协和听课笔记

外 科 学

章 杨 东 洁 主 编

中国协和医科大学出版社
北 京

图书在版编目（CIP）数据

外科学／章杨，东洁主编．—北京：中国协和医科大学出版社，2020.12
（协和听课笔记）
ISBN 978-7-5679-1623-4

Ⅰ. ①外… Ⅱ. ①章… ②东… Ⅲ. ①外科学－医学院校－教学参考资料 Ⅳ. ①R6

中国版本图书馆 CIP 数据核字（2020）第 200230 号

协和听课笔记
外科学

主　　编：章　杨　东　洁
责任编辑：张　宇

出版发行　中国协和医科大学出版社
　　　　　（北京市东城区东单三条 9 号　邮编 100730　电话 010-65260431）
网　　址：www.pumcp.com
经　　销：新华书店总店北京发行所
印　　刷：中煤（北京）印务有限公司

开　　本：889×1194　1/32
印　　张：25.5
字　　数：595 千字
版　　次：2020 年 12 月第 1 版
印　　次：2020 年 12 月第 1 次印刷
定　　价：108.00 元

ISBN 978-7-5679-1623-4

编者名单

主　编　章 杨 东 洁

编　委（按姓氏笔画排序）

王　为（北京协和医院）

王　凯（首都医科大学宣武医院）

王　炜（清华大学附属北京清华长庚医院）

东　洁（北京协和医院）

许　佳（浙江大学医学院附属妇产科医院）

吴春虎（阿虎医学研究中心）

张　昀（北京协和医院）

张雪芳（首都医科大学附属北京朝阳医院）

祝喻甲（中山大学肿瘤防治中心）

唐晓艳（北京协和医院）

黄　帅（北京医院）

章　杨（浙江大学医学院附属第二医院）

童璐莎（浙江大学医学院附属第二医院）

前　言

北京协和医学院是中国最早的一所八年制医科大学，在100多年的办学过程中积累了相当多的教学经验，在很多科目上有其独特的教学方法，尤其是各个学科的任课老师，都是其所在领域的专家、教授。刚进入协和的时候，就听说协和有三宝：图书馆、病案和教授。更有人索性就把协和的教授誉为"会走路的图书馆"。作为协和的学生，能够在这样的环境中学习，能够聆听大师们的教诲，我们感到非常幸运。同时，我们也想与大家分享自己的所学所获，由此，推出本套丛书。

本套丛书是以对老师上课笔记的整理为基础，再根据第9版教材进行精心编写，实用性极强。

本套丛书的特点如下：

1. 结合课堂教学，重难点突出

总结核心问题，突出重难点，使读者能够快速抓住内容；精析主治语录，提示考点，减轻读者学习负担；精选执业医师历年真题，未列入执业医师考试科目的学科，选用练习题，以加深学习记忆，力求简单明了，使读者易于理解。

2. 紧贴临床，实用为主

医学的学习，尤其是桥梁学科的学习，主要目的在于为临床工作打下牢固的基础，无论是在病情的诊断、解释上，还是在治疗方法和药物的选择上，都离不开对人体最基本的认识。

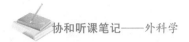

桥梁学科学好了，在临床上才能融会贯通，举一反三，学有所用，学以致用。

3. 图表形式，加强记忆

通过图表的对比归类，不但可以加强、加快相关知识点的记忆，通过联想来降低记忆的"损失率"，也可以通过表格中的对比来区分相近知识点，避免混淆，帮助大家理清思路，最大限度帮助读者理解和记忆。

外科学是医学科学的一个重要组成部分，不仅涉及外科疾病的诊断、预防以及治疗的知识和技能，还要研究疾病的发生和发展规律。全书共分71章，基本涵盖了教材的重点内容。每个章节都由本章核心问题、内容精要等部分组成，重点章节配历年真题，重点内容以下划线标注，有助于学生更好地把握学习重点。

本套丛书可供各大医学院校本科生、专科生及七年制、八年制学生使用，也可作为执业医师和研究生考试的复习参考用书，对住院医师也具有很高的学习参考价值。

由于编者水平有限，如有错漏，敬请各位读者不吝赐教，以便修订、补充和完善。如有疑问，可扫描下方二维码，会有专属微信客服解答。

编　者

2020 年 8 月

目　录

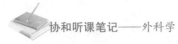

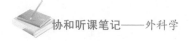

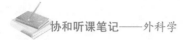

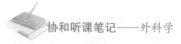

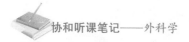

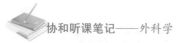

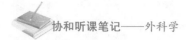

第一章　绪　　论

核心问题

外科主要涉及的疾病种类。

内容精要

一、外科疾病

按病因分类，外科疾病大致可分为：①损伤。②感染。③肿瘤。④畸形。⑤内分泌功能失调。⑥寄生虫病。⑦其他。

二、外科学的发展

现代外科学奠基于 19 世纪 40 年代，先后解决了手术疼痛、伤口感染和止血、输血等问题。

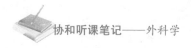
第二章 无 菌 术

核心问题

1. 常用的消毒、灭菌法。
2. 手术进行中的无菌规则。

内容精要

无菌术是临床医学的一个基本操作规范。在手术、穿刺、插管、注射及换药等过程中，必须采取一系列严格措施，否则就可能引起感染。无菌术就是针对微生物及感染途径所采取的一系列操作规范。

第一节 手术器械、物品的灭菌、消毒法

灭菌是指杀灭一切活的微生物，包括芽胞。消毒指杀灭病原微生物和其他有害微生物但并不要求清除或杀灭所有微生物。常用的消毒灭菌方法见表 2-1-1。

表 2-1-1 常用的消毒灭菌方法

消毒方法		适用范围	特　点	注意事项
高压蒸汽灭菌法		耐高温的物品	①医院应用最普遍，效果可靠 ②下排气式：蒸汽压力102.9kPa，温度121℃，敷料灭菌需30分钟，器械需20分钟 ③预真空式：蒸汽压力205.8kPa，温度132~134℃，器械敷料灭菌需4分钟	①包裹体积上限：长40cm、宽30cm、高30cm ②包扎不能过紧，不用绳扎 ③灭菌室内不宜排得过密 ④预置专用的包内及包外灭菌指示带 ⑤已灭菌的物品应注明有效日期，通常为2周
化学气体灭菌法	环氧乙烷气体法	不耐高温、湿热的医疗材料如电子仪器，光学仪器，内镜及其专用器械、心导管、导尿管	有效浓度 450~1200mg/L，灭菌室内温度37~63℃，需持续1~6小时	物品以专用纸袋密封后放入灭菌室，灭菌的有效期为半年。残留气体应设置专用的排气系统
	过氧化氢等离子体低温法		作用浓度 > 6mg/L，45~65℃，28~75分钟	灭菌前物品应充分干燥
	煮沸法	金属器械、玻璃制品及橡胶类等物品	水中煮沸至100℃，15~20分钟，杀灭芽胞至少需煮沸1小时	高原地区可用压力锅作煮沸灭菌。压力锅内的蒸汽压力可达127.5kPa，温度高达124℃左右，10分钟可达灭菌效果
	药液浸泡法	锐利手术器械、内镜等	2%中性戊二醛需30分钟达消毒，10小时达灭菌	戊二醛对皮肤黏膜有刺激性；消毒或灭菌后的器械需充分冲洗后再使用
	干热灭菌法	耐热、不耐湿，蒸汽或气体不能穿透的物品	160℃，最短灭菌时间为2小时，170℃为1小时，180℃为30分钟	某些不耐热材料不宜应用

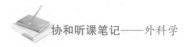

续　表

消毒方法	适用范围	特　点	注意事项
电离辐射法	无菌医疗耗材和某些药品	^{60}Co 释放的 γ 射线或者加速器产生的电子射线	对安全措施要求高

第二节　手术人员和患者手术区域的准备

一、手术人员的术前准备

1. 一般准备

（1）手术人员进入手术室后，先要换穿手术室准备的清洁鞋和衣裤，戴好帽子和口罩。

（2）剪短指甲，并去除甲缘下的积垢。手或臂部有破损或有化脓性感染时，不能参加手术。

2. 外科手消毒

（1）手臂的消毒包括清洁和消毒。

（2）先用皂液或洗手液，按"六步洗手法"彻底清洗手部及手臂，去除表面各种污渍，然后用消毒剂作皮肤消毒。

（3）消毒方法有刷洗法、冲洗法和免冲洗法。

（4）最常用的是刷洗法，按一定顺序刷洗手臂 3 分钟，可达到外科手消毒标准。

🖊 **主治语录：** 手臂消毒法能清除皮肤表面几乎所有暂居菌和少部分常居细菌。

3. 穿无菌手术衣和戴手套的方法　手臂消毒完成后，需要按无菌术的要求，穿上无菌手术衣，戴无菌手套。

二、患者手术区的准备

1. 手术区域附近皮肤如果毛发浓密，可能影响显露和操作时，应于术前去除。手术前一天，健康状况允许的患者应沐浴。如皮肤上有较多油脂或胶布粘贴的残迹，可用汽油或松节油拭去。

2. 皮肤消毒法是用 2.5%～3% 碘酊涂擦手术区，待其干燥后以 70% 乙醇溶液涂擦两遍，脱去碘酊。或用络合碘涂擦手术区域两遍。消毒规范：

（1）涂擦消毒剂时，应由手术区中心部向四周涂擦。如为感染部位手术，或为肛门区手术，则应从手术区外周涂向感染处或会阴肛门处。已经接触污染部位的药液纱布，不应再返擦清洁处。

（2）手术区皮肤消毒范围要包括手术切口周围 15cm 的区域。如切口有延长的可能，应相应扩大皮肤消毒范围。

3. 手术区消毒后，需铺设无菌布单，目的是除显露手术切口所必需的最小皮肤区以外，遮盖非手术区，尽量减少手术中的污染，为手术操作提供充分的无菌平面。

铺巾原则，先铺相对不洁区，最后铺靠近操作者的一侧，并用布巾钳将交角夹住，以防移动。无菌巾铺设完成，不可随便移动。

    主治语录： 无菌巾如果位置不准确，只能由手术区向外移，不能由外向内移动。

第三节　手术进行中的无菌原则

1. 穿无菌手术衣和戴无菌手套之后，手不能接触背部、腰部以下和肩部以上部位，手术台边缘以下的布单。

2. 不可在手术人员的背后传递手术器械及用品。坠落到无菌巾或手术台边以外的器械物品，按污染处理。

3. 手术中如手套破损或接触到有菌地方，应更换无菌手套。

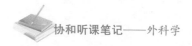

如前臂或肘部触碰有菌地方，应更换无菌手术衣或加套无菌袖套。如无菌巾、单等物已被湿透，其无菌隔离作用不再完整，应加盖干的无菌布单。

4. 手术开始前要清点器械、敷料。手术结束时，检查胸、腹等体腔，待核对器械、敷料数无误后，才能关闭切口，以免异物遗留。

5. 做皮肤切口以及缝合皮肤之前，需用70%乙醇溶液或络合碘消毒皮肤一次。

6. 切口边缘应以无菌大纱布垫遮盖。

7. 切开空腔脏器前，要先用纱布垫保护周围组织，以防止或减少污染。

8. 在手术过程中，同侧手术人员如需调换位置，一人应先退一步，背对背地转身到达另一位置，以防触及对方背部非无菌区。

9. 参观手术的人员不能太多，应与手术人员和无菌器械台保持30cm以上的距离，尽量减少在手术间的走动。

10. 手术进行时不应开窗通风或用电扇，室内空调机风口不能吹向手术台。

11. 所有参加手术人员必须严格遵守无菌制度，人人应对无菌原则保持高度的责任感。对于可疑被污染的物品，一概按污染处理。

第四节　手术室的管理

1. 手术室的建筑布局应当遵循医院感染预防与控制的原则，做到布局合理、分区明确、标识清楚，符合功能流程合理和洁污区域分开的基本原则。

2. 进入手术室的工作人员严格遵守手术室各项制度，如更衣更鞋制度、参观制度，患者安全管理制度、查对制度、仪器设备使用制度等。

3. 现代化的层流手术室采用空气洁净技术对微生物污染采取程度不同的处理，不仅提供洁净的空气，而且能控制气流的流通方向，手术室内形成正压环境，使气流从洁净度高的手术区域流向洁净度低的区域，形成一个密闭的洁净环境。手术过程中尽量减少手术间的开门次数，严禁开门进行手术。

4. 一天内同一手术间有多个手术，安排时要遵循先做无菌手术后做污染手术的原则。乙型肝炎、梅毒、艾滋病等特殊传染病患者手术应安排在无传染病患者之后。

5. 手术室的工作区域，应当每24小时清洁消毒一次。连台手术之间，当天手术全部完毕后，应当对手术间及时进行清洁消毒处理。每周要对手术间进行彻底清扫一次，包括地面、墙面、顶部、仪器设备表面等。每月对参加手术者洗手后做手指细菌培养、手术室空气细菌培养，以及消毒物品的细菌培养。

6. 特殊感染的消毒

（1）气性坏疽、铜绿假单胞菌感染者术后，用40%甲醛+高锰酸钾熏蒸（每100m^{3}用40%甲醛200ml+高锰酸钾100g）。

（2）乙型肝炎、铜绿假单胞菌感染、开放性结核病患者，所用手术器械先在2000mg/L有效氯溶液中浸泡60分钟，然后清洗、高压蒸汽灭菌。

（3）引流物及引流瓶用2000mg/L有效氯溶液浸泡60分钟后倒入指定容器，由医院统一处理。用过的敷料打包后集中送洗衣房专缸处理。

 历年真题

1. 不属于化学气体灭菌法的是
　　A. 环氧乙烷气体灭菌法

B. 甲醛蒸气灭菌法

C. 过氧化氢等离子体低温灭

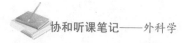

菌法

D. ^{60}Co 释放的 γ 射线灭菌法

E. 臭氧灭菌法

2. 普通培养基最适宜的灭菌方法是

  A. 巴氏消毒法

B. 煮沸法

C. 高压蒸汽灭菌法

D. 流通蒸汽灭菌法

E. 间歇灭菌法

参考答案：1. D　2. C

第三章 水、电解质代谢紊乱和酸碱平衡失调

核心问题

1. 各型脱水的病因、临床表现、诊断和治疗。
2. 钾代谢紊乱、钙代谢紊乱的防治。
3. 酸碱平衡失调的防治原则。

内容精要

人体新陈代谢在体液环境中进行，疾病和外界环境变化常引起水、电解质代谢紊乱及酸碱平衡失调。这些紊乱若得不到及时纠正，常会引起严重后果，甚至危及生命。

第一节 概 述

一、体液分布

体液是由水和溶解于其中的电解质、低分子有机化合物及蛋白质等组成，广泛分布于组织细胞内外。

体液总量
（占体重60%）
{
  细胞内液：占体重百分比40%
  细胞外液（20%）{
    血浆：占体重5%
    组织间液：占体重15%
  }
}

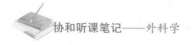

二、离子分布

1. 细胞内液　阳离子主要是 K^+，阴离子主要是 HPO_4^{2-} 和蛋白质。

2. 细胞外液　阳离子主要是 Na^+，阴离子主要是 Cl^-、HCO_3^-、HPO_4^{2-}、SO_4^{2-} 和有机酸及蛋白质。

三、血浆渗透压

血浆胶体渗透压正常值为 $280\sim310mOsm/L$。

四、体液平衡调节

正常人每天水摄入和排出处于动态平衡中，人体体液环境同样必须具有适宜的酸碱度才能维持正常代谢和生理功能。体液容量及渗透压的稳定通过神经-内分泌系统调节，渗透压感受器主要分布在下丘脑视上核和室旁核，当渗透压变化时可影响抗利尿激素分泌。

第二节　水、钠代谢紊乱

一、脱水

脱水常伴有血钠和渗透压变化。根据其伴有的血钠和渗透压变化，脱水分为低渗性脱水、高渗性脱水和等渗性脱水，各型脱水的鉴别见表3-2-1。

表3-2-1　各型脱水的鉴别

类　型	等渗性脱水	低渗性脱水	高渗性脱水
血钠浓度	$135\sim150mmol/L$	$<135mmol/L$	$>150mmol/L$
血浆渗透压	$280\sim310mOsm/L$	$<280mOsm/L$	$>310mOsm/L$

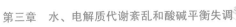

续　表

类　型	等渗性脱水	低渗性脱水	高渗性脱水
病因	①消化液急性丧失 ②体液丧失在感染区或软组织内 ③大量抽放胸腔积液、腹水，大面积烧伤等	①大量消化液丢失而只补充水 ②液体在第三间隙集聚 ③长期连续应用排钠利尿剂 ④经皮肤丢失大量体液和 Na^+	①水分摄入不足 ②水分丧失过多 ③呕吐、腹泻及消化道引流 ④中枢性或肾性尿崩症 ⑤过度通气
临床表现	①恶心、食欲缺乏、乏力、少尿等，但不口渴 ②舌干燥，眼窝凹陷，皮肤干燥、松弛等 ③可出现血容量不足、休克的表现	无口渴感，有恶心、呕吐、头晕、视物模糊、软弱无力、起立时容易晕倒等，神志淡漠、肌痉挛性疼痛、腱反射减弱、呼吸困难和昏迷等	①轻度缺水口渴，缺水量为体重 2%~4% ②中度缺水极度口渴、乏力、尿少、唇舌干燥、皮肤失去弹性、眼窝下陷、烦躁不安、肌张力增高、腱反射亢进等，缺水量为体重 4%~6% ③重度缺水除上述症状外，还可出现躁狂、幻觉、错乱、谵妄、抽搐、昏迷、死亡
诊断	①病史+临床表现 ②尿比重增高 ③血清钠和氯等一般无明显降低 ④红细胞计数、血红蛋白量、血细胞比容增高	①病史+临床表现 ②尿比重常在 1.010 以下，尿钠和氯明显减少 ③血钠浓度<135mmol/L ④红细胞计数、血红蛋白量、血细胞比容及血尿素氮均增高	①病史+临床表现 ②尿比重和尿渗透压高 ③红细胞计数、血红蛋白量、血细胞比容轻度升高 ④血清钠>150mmol/L 或血浆渗透压>310mOsm/L
治疗	治疗原发病；尽快补充血容量，静脉输注平衡盐溶液或等渗盐水	积极处理致病原因；静脉输注含盐溶液或高渗盐水，以纠正细胞外液低渗状态和补充血容量	积极治疗原发病；控制钠摄入，纠正细胞外液容量异常，若有液体持续丢失应持续补充

续　表

类　型	等渗性脱水	低渗性脱水	高渗性脱水
补液量	根据具体情况调整	需补充钠量（mmol）=〔血钠正常值（mmol/L）－血钠测得值（mmol/L）〕×体重（kg）×0.6（女性0.5）	每丧失体重1%补液400～500ml，总补水量还应包括不显性失水、尿和胃肠道失水量

二、水中毒和水肿

1. 定义

（1）水中毒：是指水潴留使体液量明显增多，血清钠浓度<130mmol/L，血浆渗透压<280mmol/L，但体钠总量正常或增多，故又称高容量性低钠血症。

（2）水肿：过多液体在组织间隙或体腔内聚集。

2. 病因

（1）急性肾衰竭。

（2）持续性大量饮水或精神性饮水过量，静脉输入不含盐或含盐量少液体过多过快，超过肾脏排水能力。

🖊 主治语录：全身性水肿多见于充血性心力衰竭、肾病综合征和肾炎、肝脏疾病，也见于营养不良和某些内分泌疾病。局限性水肿常见于器官组织局部炎症，静脉或淋巴管阻塞等情况。

3. 临床表现

（1）急性水中毒发病急骤，水过多所致脑细胞肿胀可造成颅内压增高，引起一系列神经、精神症状，如头痛、嗜睡、躁动、精神紊乱、定向能力失常、谵妄，甚至昏迷，若发生脑疝则出现相应的神经定位体征。

（2）慢性水中毒症状往往被原发疾病的症状所掩盖，可有软弱无力、恶心、呕吐、嗜睡等。体重明显增加，皮肤苍白而湿润。

（3）皮下水肿是水肿重要的临床特征，出现凹陷性水肿。

4. 治疗

（1）急性肾衰竭、心力衰竭患者应严格限制水摄入，预防水中毒发生。

（2）疼痛、失血、休克、创伤及大手术等因素容易引起抗利尿激素分泌过多。对于这类患者输液治疗应注意避免过量。

（3）轻度水中毒者只要停止或限制水摄入，在机体排出多余水后，水中毒即可解除。

（4）程度严重者，除严格禁止水摄入外，还需用利尿剂促进水排出。一般可用渗透性利尿剂，如静脉快速滴注 20% 甘露醇或 25% 山梨醇 200ml，可减轻脑细胞水肿和增加水排出，也可静脉注射呋塞米等强利尿剂以促进体内水排出。

第三节　钾代谢紊乱

钾是机体最重要矿物质之一。钾具有维持细胞新陈代谢、保持细胞静息膜电位、调节细胞内外渗透压及酸碱平衡等多种重要生理功能。钾代谢异常，见表 3-3-1。

表 3-3-1　钾代谢异常

项目	低钾血症	高钾血症
血钾浓度	<3.5mmol/L	>5.5mmol/L
病因	①钾摄入不足（消化道梗阻、长期禁食等）②消化道途径丧失大量钾（呕吐、腹泻等）③肾排钾过多（利尿剂）④钾向组织内转移	①进入体内钾太多②肾排钾功能减退③细胞内钾的移出

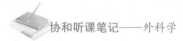

续 表

项目	低钾血症	高钾血症
临床表现	①肌无力，软瘫、腱反射减退或消失 ②食欲缺乏、恶心、呕吐和腹胀、肠蠕动消失等肠麻痹表现 ③窦性心动过速、传导阻滞和节律异常	①肌肉轻度震颤，手足感觉异常，肢体软弱无力，腱反射减退或消失，延缓性麻痹 ②窦性心动过缓、房室传导阻滞或快速性心律失常
心电图	早期出现 ST 段压低、T 波降低、增宽或倒置，随后出现 QT 间期延长和 U 波，严重者出现 P 波幅度增高、QRS 波增宽、室上性或室性心动过速、心房颤动	早期典型 T 波高而尖，QT 间期缩短；QRS 波增宽伴幅度下降，P 波波幅下降并逐渐消失
治疗	①病因治疗 ②补钾：注意量、浓度（<40mmol/L）、速度（<20mmol/h）	①病因治疗 ②停止含钾药物 ③降低血钾浓度：促使钾转入细胞内（如 10% 葡萄糖酸钙溶液 10~20ml 稀释后缓慢静脉注射）；利尿剂；阳离子交换树脂；透析疗法

主治语录：高钾血症有导致患者心搏骤停的危险，一经诊断应积极治疗。

第四节 镁及钙磷代谢紊乱

一、镁代谢紊乱

正常血清镁浓度为 0.75~1.25mmol/L，正常情况下体内镁平衡主要靠肾脏调节。镁代谢紊乱，见表 3-4-1。

表 3-4-1 镁代谢紊乱

项目	低镁血症	高镁血症
病因	①长期禁食、食欲缺乏或长时间肠外营养而没有补充镁 ②严重腹泻、长期胃肠减压引流、肠瘘以及短肠综合征等导致经胃肠道丢失镁 ③大量应用利尿剂及某些肾脏疾病，导致经肾排出镁增多而重吸收减少 ④高钙血症、严重甲状旁腺功能减退等使肾小管对镁的重吸收减少	①肾衰竭 ②严重脱水伴少尿时，镁随尿排出减少 ③肾上腺皮质功能减退、甲状腺功能减退时，肾脏排镁障碍 ④静脉内补镁过多过快 ⑤分解代谢亢进疾病
临床表现	①肌震颤、手足搐搦及 Chvostek 征阳性等，严重者表现为癫痫大发作 ②有时引起眩晕、共济失调、手足徐动症、肌无力和肌萎缩	①抑制内脏平滑肌功能，嗳气、呕吐、便秘和尿潴留 ②抑制神经肌兴奋性传递，出现乏力、疲倦、腱反射减退 ③抑制房室和心室内传导，降低心肌兴奋性
治疗	①补镁：口服镁剂、25%硫酸镁 5~10ml 加入 5%葡萄糖溶液中缓慢滴注 ②纠正其他电解质紊乱	①有明显心血管症状：10%葡萄糖酸钙（或氯化钙）溶液 10~20ml 缓慢注射 ②充分扩容时应用利尿剂 ③必要时透析治疗

二、钙磷代谢紊乱

1. 钙代谢紊乱（表 3-4-2）

表 3-4-2 钙代谢紊乱

项目	低钙血症	高钙血症
血钙浓度	<2.25mmol/L	>2.75mmol/L

续　表

项目	低钙血症	高钙血症
病因	①维生素 D 缺乏 ②甲状旁腺功能减退 ③慢性肾衰竭 ④急性胰腺炎	①甲状旁腺功能亢进 ②白血病、多发性骨髓瘤等恶性肿瘤或恶性肿瘤骨转移 ③维生素 D 中毒
临床表现	①神经肌肉兴奋性升高 ②口周及指（趾）尖麻木及针刺感、手足抽搐、腱反射亢进、Chvostek 征阳性 ③烦躁不安、抑郁及认知能力减退 ④传导阻滞等心律失常，严重时可出现心室颤动、心力衰竭	①疲乏无力、精神不集中、失眠、抑郁、腱反射迟钝、肌力下降等 ②恶心、呕吐及便秘 ③尿路结石、骨骼疼痛、畸形或病理性骨折 ④心律失常及洋地黄中毒
治疗	①应急处理：10% 葡萄糖酸钙 10~20ml 稀释后缓慢静注 ②治疗原发病	①病因治疗 ②降低血钙：增加尿钙排出（如袢利尿剂）、抑制骨吸收（如降钙素）、减少肠道钙吸收（如糖皮质激素）、透析

✎ **主治语录**：低钙血症出现手足抽搐、喉头痉挛等症状时应立即处理。

2. 磷代谢紊乱（表 3-4-3）

表 3-4-3　磷代谢紊乱

项目	低磷血症	高磷血症
血磷浓度	<0.8mmol/L	>1.6mmol/L
病因	①饥饿、禁食等致肠道吸收磷减少 ②利尿剂等使尿磷排泄增加 ③应用胰岛素等使磷进入细胞内 ④长期肠外营养未补充磷制剂	①肾功能不全，排磷减少 ②甲状旁腺功能低下，尿磷排出减少 ③维生素 D 中毒，促进肠道及肾脏对磷的重吸收 ④甲状腺功能亢进，促进溶骨发生 ⑤高热等使磷向细胞外移出

项目	低磷血症	高磷血症
临床表现	无特异性，可引起代谢性脑病、肌无力、胃肠道症状、心律失常、急性心力衰竭、心搏骤停等	急性高磷血症可引起肾衰竭；高磷常导致继发性低钙血症，出现低钙的表现
治疗	①病因治疗 ②补充磷剂 ③纠正其他电解质紊乱及维护重要脏器功能	①防治原发病 ②急性肾衰竭或伴明显高磷血症需血液透析 ③慢性高磷血症需限磷、口服钙盐等

第五节 酸碱平衡失调

一、代谢性酸中毒

1. 病因

（1）碱性物质丢失过多：严重腹泻、肠瘘等。

（2）肾脏排酸保碱功能障碍：肾衰竭、肾小管中毒等。

（3）酸性物质产生过多：如乳酸性酸中毒、酮症酸中毒。

（4）外源性固定酸摄入过多，如大量摄入阿司匹林、长期服用氯化铵。

（5）高钾血症。

2. 临床表现

（1）疲乏、眩晕、嗜睡，感觉迟钝或烦躁。最明显的表现是呼吸加快加深，典型者称为 Kussmaul 呼吸。

（2）酮症酸中毒者呼出气带有酮味，患者面颊潮红，心率加快，血压常偏低。可出现腱反射减弱或消失、神志不清或昏迷。患者常有轻微腹痛、腹泻、恶心、呕吐、胃纳下降等胃肠道症状。

（3）代谢性酸中毒可降低心肌收缩力和周围血管对儿茶酚

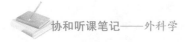

胺的敏感性，患者容易发生心律不齐、急性肾功能不全和休克。

3. 治疗

（1）原发病的治疗：最重要。

（2）对血浆 HCO_3^- 低于 10mmol/L 的重症酸中毒患者，应立即输液和用碱剂进行治疗。临床上根据酸中毒严重程度，静脉输注 5%$NaHCO_3$ 溶液 100～250ml，用后 2～4 小时复查动脉血血气分析及血浆电解质浓度，根据测定结果再决定是否需继续给药及用量。5% $NaHCO_3$ 溶液为高渗溶液，过快过多输入可致高钾血症和高渗透压，应注意避免。此外，注意防治低钾血症和低钙血症。

主治语录：低血容量性休克所致的轻度代谢性酸中毒，不宜过早使用碱剂，否则反而可能造成代谢性碱中毒。

二、代谢性碱中毒

1. 病因

（1）酸性物质丢失过多：呕吐剧烈、长时间胃肠减压等。

（2）碱性物质摄入过多：消化性溃疡患者应用过多 $NaHCO_3$ 等。

（3）H^+ 向细胞内移动：如低钾血症。

2. 临床表现

（1）神经肌肉系统：表现为烦躁不安、精神错乱或谵妄等中枢神经兴奋的表现，面部及肢体肌肉抽动、腱反射亢进及手足抽搐。

（2）抑制呼吸中枢：可导致呼吸变浅变慢，换气量减少。

（3）可引起各种心律失常、心脏传导阻滞、血压下降甚至心搏骤停。

3. 治疗

（1）治疗原发病，纠正低钾血症等。

（2）严重碱中毒时，可应用 0.1~0.2mol/L 稀盐酸溶液，可将 1mol/L 盐酸 100ml 溶入 0.9%NaCl 或 5% 葡萄糖溶液 1000ml 中，经中心静脉导管缓慢滴入（25~50ml/h）。每 4~6 小时监测血气分析及血电解质，必要时第 2 天可重复治疗。

三、呼吸性酸中毒

1. 病因

（1）如颅脑损伤、脑血管意外等使 CO_2 排出障碍。

（2）喉头痉挛或水肿、异物堵塞气管、溺水等引起急性呼吸性酸中毒。慢性阻塞性肺疾病、支气管哮喘、严重胸廓畸形、呼吸肌麻痹、气胸或胸腔积液等引起慢性呼吸性酸中毒。

（3）心源性急性肺水肿、重度肺气肿、严重肺炎、肺广泛纤维化等均可引起通气障碍。

（4）环境中 CO_2 浓度过高，吸入 CO_2 过多。

2. 临床表现

（1）急性严重的呼吸性酸中毒

1）表现为呼吸急促、呼吸困难以及明显的神经系统症状。

2）起初头痛、视物模糊、烦躁不安，进一步发展可出现震颤、神志不清甚至谵妄、昏迷等。

3）脑缺氧可致脑水肿、脑疝，甚至呼吸骤停。

4）pH 下降以及高 CO_2 血症可引起外周血管扩张，导致心律失常、血压下降等症。

（2）慢性呼吸性酸中毒：表现为咳嗽、气促、呼吸困难、发绀等缺氧症状。

3. 治疗

（1）急性呼吸性酸中毒：迅速去除引起通气障碍的原因，改善通气功能，使蓄积的 CO_2 尽快排出，如呼吸停止、气道阻塞引起者应尽快插管，机械通气等。

（2）慢性呼吸性酸中毒：积极治疗原发病，针对性地采取控制感染、扩张小支气管、促进排痰等措施，以改善换气功能和减轻酸中毒程度。

四、呼吸性碱中毒

1. 病因

（1）中枢神经系统疾病如脑血管障碍、脑炎、脑外伤或脑肿瘤等刺激呼吸中枢引起通气过度；癔症发作时可引起精神性通气过度；水杨酸、铵盐等药物可以直接兴奋呼吸中枢使得通气增强；机械通气使用不当，潮气量设置过大可引起严重呼吸性碱中毒。

（2）高热、甲状腺功能亢进、疼痛、创伤、革兰阴性杆菌败血症等机体代谢亢进可刺激引起呼吸中枢兴奋，导致通气过度。

（3）环境氧分压低、各种原因引起的低氧血症均可因为缺氧刺激引起呼吸运动增强，CO_2 排出增多。

2. 临床表现

（1）多数有呼吸急促、心率加快表现。

（2）神经肌肉兴奋性增高症状：表现为手、足和口周麻木和针刺感、肌震颤、手足搐搦等。

（3）呼吸性碱中毒：可有眩晕、神志淡漠、意识障碍等神经系统功能障碍表现。

🖋 主治语录：危重患者发生急性呼吸性碱中毒常提示预后不良，或将发生急性呼吸窘迫综合征。

3. 治疗　防治原发病和去除引起通气过度的原因。

五、混合性酸碱平衡失调

临床上有些患者存在两种以上混合性酸碱失衡，如双重性酸碱失衡类型（呼吸性酸中毒合并代谢性酸中毒、呼吸性酸中毒合并代谢性碱中毒等）、三重性酸碱失衡（呼吸性酸中毒合并高阴离子间隙的代谢性酸中毒+代谢性碱中毒等）。这些混合性酸碱平衡失调往往是多种复杂的原因所致，必须在充分了解、分析原发病情基础上，结合实验室检查进行综合分析才能作出正确的判断，制定相应的治疗措施。

 历年真题

1. 低渗性缺水常见的病因是
   A. 大量出汗
   B. 摄入水不足
   C. 急性机械性肠梗阻
   D. 大量使用利尿酸类利尿药
   E. 急性化脓性腹膜炎
2. 高钾血症常见的临床表现是

   A. 心动过缓
   B. 肠蠕动消失
   C. 四肢肌张力增强
   D. 恶心、呕吐
   E. 腹胀

参考答案：1. D 2. A

第四章 输 血

核心问题

输血的适应证和不良反应的防治。

内容精要

输血作为一种替代性治疗，可以补充血容量、改善循环、增加携氧能力，提高血浆蛋白和改善凝血功能。输血在治疗疾病的同时也有可能带来一些严重的不良后果。因此，严格掌握输血的适应证，合理选用各种血液制品，有效防止输血可能出现的并发症，对保证外科治疗的成功和节约血液资源有着重要意义。

第一节 输血的适应证和注意事项

一、适应证

1. **大量失血** 原则上，失血量在30%以下时，不输全血；超过30%时，可输全血与浓缩红细胞（CRBC）各半，再配合晶体和胶体液及血浆以补充血容量。

2. **贫血或低蛋白血症。**

3. 重症感染。

4. 凝血异常。

🖊 **主治语录**：Hb > 100g/L 不需要输血；Hb < 70g/L 可输入浓缩红细胞；Hb 为 70~100g/L 时，应根据患者的具体情况来决定是否输血。对于可输可不输的患者应尽量不输。

二、注意事项

1. 输血前必须仔细核对患者和供血者姓名、血型和交叉配血单，并检查血袋是否渗漏，血液颜色有无异常及保存时间。

2. 除生理盐水外，不向血液内加入任何其他药物和溶液，以免产生溶血或凝血。

3. 输血时应严密观察患者，询问有无不适症状，检查体温、脉搏、血压及尿液颜色等，发现问题及时处理。

4. 输血完毕后仍需要观察病情。

5. 输血后血袋应保留 1 天，以便必要时化验检查。

第二节　输血的不良反应及其防治

一、发热反应

1. **概述**　是最常见的早期输血不良反应之一，发生率为 2%~10%，输血开始后 15 分钟至 2 小时内出现。

2. **临床表现**　畏寒、寒战和高热，体温可上升至 39~40℃，同时伴有头痛、出汗、恶心、呕吐及皮肤潮红。30 分钟至 2 小时后缓解。血压多无变化。少数反应严重者还可出现抽搐、呼吸困难、血压下降，甚至昏迷等。全身麻醉时很少出现发热反应。

3. **原因**

（1）免疫反应：常见于经产妇或多次接受输血者。

（2）致热原：输血器具或制剂被污染。

4. 治疗　症状较轻，可先减慢输血速度，病情严重者则应停止输血。畏寒与寒战时应注意保暖。发热时可服用阿司匹林，严重者给予物理降温及糖皮质激素。伴寒战者可肌内注射异丙嗪 25mg 或哌替啶 50mg。

5. 预防　强调输血器具严格消毒、控制致热原。对于多次输血或经产妇患者应输注不含白细胞和血小板的成分血（如洗涤红细胞）。

二、过敏反应

1. 概述　多发生在输血数分钟后，也可在输血中或输血后发生，发生率约为 3%。

2. 临床表现　皮肤局限性或全身性瘙痒或荨麻疹。严重者可出现支气管痉挛、血管神经性水肿、会厌水肿，甚至过敏性休克乃至昏迷、死亡。

3. 原因

（1）过敏性体质患者对血中蛋白类物质过敏，或过敏体质的供血者随血将其体内的某种抗体转移给患者，当患者再次接触该过敏原时，即可触发过敏反应。抗体常为 IgE 型。

（2）患者因多次输注血浆制品，体内产生多种抗血清免疫球蛋白抗体，尤以抗 IgA 抗体为主。或有些免疫功能低下的患者，体内 IgA 低下或缺乏，当输血时便对其中的 IgA 发生过敏反应。

4. 治疗　仅表现为局限性皮肤瘙痒或荨麻疹时，应暂时中止输血，可口服抗组胺药物，反应严重者应立即停止输血，肌内注射肾上腺素（1:1000，0.5~1.0ml）和/或静脉滴注糖皮质激素。合并呼吸困难者行气管插管或切开，以防窒息。

5. 预防

（1）对有过敏史的患者，在输血前半小时同时口服抗过敏药和静脉输注糖皮质激素。

（2）对 IgA 水平低下或检出 IgA 抗体的患者，应输不含 IgA 的血液、血浆或血液制品。如必须输红细胞时，应输洗涤红细胞。

（3）有过敏史者不宜献血。

（4）献血员在采血前 4 小时应禁食。

三、溶血反应

1. 临床表现　患者输入十几毫升血型不合的血后，立即出现沿输血静脉的红肿及疼痛、寒战、高热、呼吸困难、腰背酸痛、头痛、胸闷、心率加快乃至血压下降、休克，随之出现血红蛋白尿和溶血性黄疸。严重者可引发少尿、无尿及急性肾衰竭。

延迟性溶血反应多发生在输血后 7~14 天，表现为原因不明的发热、贫血、黄疸和血红蛋白尿，一般症状并不严重。可引起全身炎症反应综合征。

主治语录：溶血反应是最严重的输血并发症。后果严重，死亡率高。

2. 原因

（1）绝大多数是因误输 ABO 血型不合的血液引起。

（2）少数在输入有缺陷的红细胞后可引起非免疫性溶血。

（3）受血者患自身免疫性贫血。

3. 治疗

（1）立即停止输血，核对受血者与供血者姓名和血型，并抽取静脉血离心后观察血浆色泽，若为粉红色即证明有溶血。

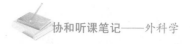

尿潜血阳性及血红蛋白尿也有诊断意义。

（2）收集供血者血袋内血和受血者输血前后血样本，重新做血型鉴定、交叉配合试验及做细菌涂片和培养，以查明溶血原因。

（3）抗休克：纠正低血容量性休克，输入新鲜同型血液或输浓缩血小板或凝血因子和糖皮质激素，以控制溶血性贫血。

（4）保护肾功能：可给予5%碳酸氢钠250ml，静脉滴注，使尿液碱化，促使血红蛋白结晶溶解，防止肾小管阻塞。

（5）若弥散性血管内凝血（DIC）明显，还应考虑肝素治疗。

（6）血浆交换治疗：彻底清除患者体内的异形红细胞及有害的抗原抗体复合物。

4．预防

（1）严格执行输血、配血过程中的核对制度。

（2）严格按照输血的规程操作，不输有缺陷的红细胞，严格把握血液预热的温度。

（3）尽量同型输血。

四、细菌污染反应

1．原因　由于采血、贮存环节中无菌技术有漏洞而致污染，革兰阴性杆菌在4℃环境生长很快，并可产生内毒素。有时也可为革兰阳性球菌污染。

2．治疗

（1）立即终止输血并将血袋内的血液离心，取血浆底层及细胞层分别行涂片染色细菌检查及细菌培养检查。

（2）采用有效的抗感染和抗休克治疗。

3．预防

（1）严格执行无菌制度，按无菌要求采血、贮血和输血。

（2）血液在保存期内和输血前定期按规定检查，如发现颜色改变、透明度变浊或产气增多等任何有受到污染的可能时，不得使用。

五、循环超负荷

1. 原因

（1）输血速度过快致短时间内血容量上升超出了心脏的负荷能力。

（2）原有心功能不全，对血容量增加承受能力小。

（3）原有肺功能减退或低蛋白血症不能耐受血容量增加。

2. 治疗　立即停止输血。吸氧，使用强心剂、利尿剂以改善循环负荷并排出过多的体液。

3. 预防　对心功能低下者要严格控制输血速度及输血量，严重贫血者以输浓缩红细胞为宜。

六、输血相关的急性肺损伤（TRALI）

1. 表现　出现急性呼吸困难、严重的双侧肺水肿及低氧血症，可伴发热和低血压。这些症状常发生在输血后1~6小时内。

2. 治疗　在及时采取有效治疗（插管、输氧、机械通气等）后，48~96小时内临床和生理学改变都将明显改善。随临床症状好转，X线肺部浸润在1~4天内消退，少数可持续7天。

3. 预防　禁用多次妊娠供血者的血浆作为血液制品，可减少TRALI的发生率。

七、输血相关性移植物抗宿主病（TA-GVHD）

1. 临床症状　发热、皮疹、肝炎、腹泻、骨髓抑制和感染，发展恶化可致死亡。

2. 预防　对用于骨髓移植、加强化疗或放射疗法的患者所

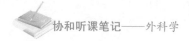

输注的含淋巴细胞的血液成分，应经 γ 射线辐射等物理方法去除免疫活性淋巴细胞。

八、疾病传播

病毒和细菌性疾病可经输血途径传播。预防措施如下。

1. 严格掌握输血适应证。
2. 严格进行献血员体检。
3. 在血制品生产过程中采用有效手段灭活病毒。
4. 自体输血等。

九、免疫抑制

输血所致的免疫抑制同输血的量和成分有一定的关系。≤3 个单位的红细胞成分血对肿瘤复发影响较小，而输注异体全血或大量红细胞液则影响较大。

十、大量输血的影响

1. 低体温。
2. 碱中毒。
3. 低钙血症。
4. 高钾血症及凝血异常等。

第三节 自体输血

一、回收式自体输血

1. 主要适用于外伤性脾破裂、异位妊娠破裂等造成的腹腔内出血；大血管、心内直视手术及门静脉高压症等手术时的失血回输和术后 6 小时内所引流血液的回输等。
2. 回收式自体输血除了可以避免异体输血的大量并发症，

回收的洗涤红细胞的变形能力和携氧能力也要远强于库血，回输后可以立刻起到氧传递的生理作用。

二、预存式自体输血

1. 适用于择期手术患者估计术中出血量较大需要输血者。

2. 术前自体血预存者必须每日补充铁剂、维生素 C、叶酸和给予营养支持。

三、稀释式自体输血

1. 指麻醉前从患者一侧静脉采血，同时从另一侧静脉输入为采血量 3~4 倍的电解质溶液，或适量血浆代用品等以补充血容量。

2. 手术中失血量超过 300ml 时可开始回输自体血，应先输最后采的血液。由于最先采取的血液中含红细胞和凝血因子的成分最多，宜在最后输入。

四、自体输血的禁忌证

1. 血液已受胃肠道内容物、消化液或尿液等污染。

2. 血液可能受肿瘤细胞污染。

3. 肝、肾功能不全的患者。

4. 已有严重贫血的患者，不宜在术前采血或血液稀释法做自体输血。

5. 有脓毒症或菌血症者。

6. 胸、腹腔开放性损伤超过 4 小时或血液在体腔中存留过久者。

主治语录：自体输血的主要优点是既可节约库存血，又可减少输血反应和疾病传播，且不需检测血型和交叉配合试验。

第四节　血液成分制品

常用的血液成分制品分为血细胞、血浆和血浆蛋白成分三大类。

一、血细胞成分

1. 红细胞制品　见表 4-4-1。

表 4-4-1　红细胞制品

品　名	特　点	适应证
浓缩红细胞	每袋含 200ml 全血中的全部红细胞，总量 110~120ml，HCT 70%~80%	各种急性失血、慢性贫血及心功能不全者输血
洗涤红细胞	200ml 中含红细胞 170~190ml，内含少量血浆、无功能白细胞及血小板，去除了肝炎病毒和抗 A、B 抗体	对白细胞凝集素有发热反应者及肾功能不全不能耐受库存血中之高钾者
冰冻红细胞	200ml 中含红细胞 170~190ml，不含血浆，在含甘油媒介中 -80℃ 或更低温度可保存 3 年，或更长时间，有利于稀有血型的保存	①同洗涤红细胞②自身红细胞的储存
去白细胞的红细胞	200ml 全血中含（1~1.5）×10^9 白细胞，去除 90% 白细胞后，残留的白细胞数为 2×10^6 左右，可减少 HLA 抗原的同种免疫反应	①多次输血后产生白细胞抗体者②预期需要长期或反复输血者

2. 白细胞制剂　主要有浓缩白细胞，较少应用。

3. 血小板制剂　可用于再生障碍性贫血和各种血小板低下的患者及大量输库存血或体外循环手术后血小板锐减的患者。

二、血浆成分

1. 新鲜冷冻血浆、冷冻血浆　两者皆适用于多种凝血因子缺乏症、肝胆疾病引起的凝血障碍和大量输库存血后的出血倾向。

主治语录：冰冻血浆中Ⅷ因子（FⅧ）和 Ⅴ因子（FⅤ）及部分纤维蛋白原的含量较新鲜冷冻血浆低。

2. 冷沉淀　主要用于血友病 A、先天或获得性纤维蛋白原缺乏症等。

三、血浆蛋白成分

1. 白蛋白制剂　适用于治疗营养不良性水肿、肝硬化或其他原因所致的低蛋白血症等。

2. 免疫球蛋白　肌内注射免疫球蛋白多用于预防病毒性肝炎等传染病，静脉注射丙种球蛋白用于低球蛋白血症引起的重症感染。

3. 浓缩凝血因子　用于治疗血友病及各种凝血因子缺乏症。

第五节　血浆代用品

血浆代用品又称血浆增量剂，是经天然加工或合成的高分子物质制成的胶体溶液，可以代替血浆以扩充血容量。临床常用的包括右旋糖酐、羟乙基淀粉和明胶制剂。

 历年真题

女，30 岁。因再生障碍性贫血 3 个月入院输血治疗。输注悬浮红细胞 30 分钟后出现寒战。既往有输血史。查体：T 39.5℃，BP 130/75mmHg。患者最可能出现的输血不良反应是

A. 输血相关循环超负荷

B. 过敏反应

C. 输血相关移植物抗宿主病

D. 非溶血性发热性反应

E. 急性溶血性输血反应

参考答案：D

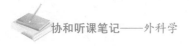

第五章 外科休克

核心问题

1. 休克的病理生理和微循环变化。
2. 休克的分类和治疗原则。

内容精要

休克是机体有效循环血容量减少、组织灌注不足，细胞代谢紊乱和功能受损的病理生理过程，由多种病因引起。组织细胞氧供给不足和需求增加是休克的本质，产生炎症介质是休克的特征，因此恢复对其供氧、促进其有效的利用，重新建立氧的供需平衡和维护正常的细胞功能是治疗休克的关键环节。

第一节 概 论

一、分类

通常将休克分为低血容量性（包括失血性及创伤性）、感染性、心源性、神经源性和过敏性休克 5 类。低血容量性和感染性休克在外科最常见。

二、病理生理

1. 微循环的变化

（1）微循环收缩期：休克早期，由于有效循环血容量显著减少，引起循环容量降低。内脏小动、静脉血管平滑肌及毛细血管前括约肌强烈收缩，动、静脉短路开放，使外周血管阻力和回心血量均有所增加；毛细血管前括约肌收缩和后括约肌相对开放有助于组织液回吸收和血容量得到部分补偿。微循环内因前括约肌收缩而致"只出不进"，血量减少，组织仍处于低灌注、缺氧状态。

（2）微循环扩张期：血液滞留在毛细血管网内，使其静水压升高，加上毛细血管壁通透性增强，使血浆外渗、血液浓缩和血液黏稠度增加，回心血量又进一步减少，心排血量继续下降，心、脑器官灌注不足，休克加重而进入微循环扩张期。

（3）微循环衰竭期：不可逆性休克，最终引起大片组织、整个器官乃至多个器官功能受损。

2. 代谢改变

（1）无氧代谢引起代谢性酸中毒。

（2）能量代谢障碍。

3. 炎症介质释放和缺血再灌注损伤

（1）严重创伤、感染、出血等可刺激机体释放过量炎症介质，形成瀑布样连锁放大反应。炎症介质包括白细胞介素、肿瘤坏死因子、集落刺激因子、干扰素和血管扩张剂一氧化氮（NO）等。活性氧代谢产物可引起脂质过氧化和细胞膜破裂。

（2）在炎症反应中，血管内皮细胞可通过调节血流、白细胞的黏附及聚集影响炎症应答的进程。

（3）代谢性酸中毒和能量不足还影响细胞各种膜的屏障功能。

4. 内脏器官的继发性损害

（1）肺：部分肺泡萎陷和不张、肺水肿以及部分肺血管嵌闭或灌注不足，引起肺分流和无效腔通气增加，严重时导致急性呼吸窘迫综合征（ARDS）。ARDS常发生于休克期内，也可在稳定后48~72小时内发生。

（2）肾：由于肾血管收缩、血流量减少→肾小球滤过率锐减→尿量减少。休克时，肾内血流重分布，可引起急性肾衰竭。

（3）脑：脑灌注压和血流量下降导致脑缺氧。缺血、CO_2潴留和酸中毒会引起脑水肿和颅内压增高，甚至脑疝。

（4）心：冠状动脉血流减少，导致心肌缺血；心肌微循环内血栓形成，可引起心肌的局灶性坏死。心肌易遭受缺血-再灌注损伤，电解质异常也将导致心律失常和心肌的收缩功能异常。

（5）胃肠道：肠黏膜因灌注不足而遭受缺氧性损伤。肠黏膜上皮的机械和免疫屏障功能受损，形成肠源性感染，导致休克继续发展和多器官功能不全，这是导致休克后期死亡的重要原因。

（6）肝：休克可引起肝缺血缺氧性损伤，可破坏肝的合成与代谢功能。受损肝的解毒和代谢能力均下降，可引起内毒素血症，并加重已有的代谢紊乱和酸中毒。

　　主治语录：有效循环血容量锐减及组织灌注不足，以及产生炎症介质是各类休克共同的病理生理基础。

三、临床表现

1. **休克代偿期**　精神紧张、兴奋或烦躁不安、皮肤苍白、四肢厥冷、心率加快、脉压小、呼吸加快、尿量减少等。

2. **休克失代偿期**　神情淡漠、反应迟钝，甚至可出现意识模糊或昏迷。出冷汗、口唇、肢端发绀，脉搏细速，血压进行性下降。严重时全身皮肤、黏膜明显发绀，四肢厥冷，脉搏摸不清、血压测不出，尿少甚至无尿。若皮肤、黏膜出现瘀斑或消化道出血，提示病情已发展至弥散性血管内凝血阶段。若出现进行性呼吸困难、脉速、烦躁、发绀，一般吸氧而不能改善呼吸状态，应考虑并发急性呼吸窘迫综合征。

四、诊断

1. 凡遇到严重损伤、大量出血、重度感染以及过敏患者和有心脏病史者，应想到并发休克的可能。

2. 临床观察中，对于有出汗、兴奋、心率加快、脉压小或尿少等症状者，应疑有休克。

3. 若患者出现神志淡漠、反应迟钝、皮肤苍白、呼吸浅快、收缩压降至 90mmHg 以下及尿少或无尿者，则标志患者已进入休克失代偿期。

五、休克的监测

（一）一般监测

1. 精神状态　是脑组织血液灌流和全身循环状况的反映。

2. 皮肤温度、色泽　是体表灌流情况的标志。

3. 血压　通常认为收缩压<90mmHg、脉压<20mmHg 是休克存在的表现；血压回升、脉压增大则是休克好转的征象。

4. 脉率

（1）休克早期，脉率的变化多出现在血压变化之前，表现为脉率加快，血压正常。

（2）休克失代偿期，脉率加快，血压下降。

（3）休克好转时，脉率往往已恢复，但此时血压可正常或低于正常。

（4）应注意，应用血管活性药物或者患者伴有心脏基础性疾病时，会影响脉率和血压对休克程度判定的原有临床价值。

5. 尿量　是反映肾血液灌注情况的重要指标。尿量＜

25ml/h、比重增加者表明仍存在肾血管收缩和供血量不足；血压正常但尿量仍少且比重偏低者，提示有急性肾衰竭可能。当尿量维持在30ml/h以上时，则休克已好转。

✎ 主治语录：创伤危重患者复苏时使用高渗溶液者可能产生明显的利尿作用；涉及神经垂体的颅脑损伤，可出现尿崩现象；尿路损伤可导致少尿与无尿。

（二）特殊监测

1. 中心静脉压（CVP） 代表了右心房或者胸腔段腔静脉内压力的变化，反映全身血容量与右心功能之间的关系，临床意义见表5-1-1。

表5-1-1　中心静脉压的临床意义

CVP 范围	意　义
$5\sim10cmH_2O$	正常值
$<5cmH_2O$	表示血容量不足
$>15cmH_2O$	提示心功能不全、静脉血管床过度收缩或肺循环阻力增高
$>20cmH_2O$	表示存在充血性心力衰竭

2. 动脉血气分析

（1）动脉血氧分压（PaO_2）正常值为$80\sim100mmHg$。

（2）动脉血二氧化碳分压（$PaCO_2$）正常值为$36\sim44mmHg$。

（3）动脉血 pH 正常为$7.35\sim7.45$。

（4）通过监测动脉血气的动态变化有助于了解休克时酸碱平衡的情况。

3. 动脉血乳酸盐测定　正常值为$1.0\sim1.5mmol/L$。持续的高乳酸血症往往表明患者死亡率增加。

4. DIC 的检测 下列 5 项检查中出现 3 项以上异常，结合临床上有休克及微血管栓塞症状和出血倾向时，便可诊断 DIC。

（1）血小板计数少于 $80 \times 10^9/L$。

（2）凝血酶原时间比对照组延长 3 秒以上。

（3）血浆纤维蛋白原低于 1.5g/L 或呈进行性降低。

（4）3P（血浆鱼精蛋白副凝）试验阳性。

（5）血涂片中破碎红细胞超过 2% 等。

5. 心肺血流动力学监测 应用 Swan-Ganz 漂浮导管可测得心排血量，并计算心脏指数，反映心排血量及外周血管阻力，同时也可测得肺动脉压和肺毛细血管楔压，可反映肺静脉、左心房和左心室的功能状态。

六、治疗

1. 紧急治疗 处理原发病，如创伤的制动、控制出血、通畅呼吸道等。采取头和躯干抬高 20°~30°、下肢抬高 15°~20°体位，建立静脉通路，早期吸氧，注意保温。

重症或创伤患者的处理原则：①保证呼吸道通畅。②及时控制活动性出血。③手术控制出血的同时予以血制品及一定量的晶体液扩容。

2. 补充血容量 晶体液仍然是容量复苏时的第一线选择，大量液体复苏时可联合应用人工胶体液，必要时进行成分输血。

主治语录：补充血容量是纠正休克引起的组织低灌注和缺氧的关键。

3. 积极处理原发病 外科疾病引起的休克，应在尽快恢复有效循环血量后，及时施行手术处理原发病变。

4. 纠正酸碱平衡失调 目前对酸碱平衡的处理多主张宁酸

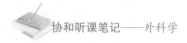

毋碱。

5. 血管活性药物的应用

（1）血管收缩剂：包括去甲肾上腺素、间羟胺和多巴胺等。多巴胺是最常用的血管活性药，抗休克时主要取其强心和扩张内脏血管的作用，宜采取小剂量。去甲肾上腺素与多巴酚丁胺联合应用是治疗感染性休克最理想的血管活性药物。

（2）血管扩张剂：分 α 受体阻断剂和抗胆碱能药两类。

（3）强心药：通常在输液量已充分但动脉压仍低，而 CVP 检测提示前负荷已经够的情况下使用。

6. 治疗 DIC 改善微循环　对诊断明确的 DIC，可用肝素抗凝。有时还使用抗纤溶药如氨甲苯酸、氨基己酸，抗血小板黏附和聚集的阿司匹林、双嘧达莫和小分子右旋糖酐。

7. 皮质类固醇

（1）阻断 α 受体兴奋作用，使血管扩张，降低外周血管阻力，改善微循环。

（2）保护细胞内溶酶体，防止溶酶体破裂。

（3）增强心肌收缩力，增加心排血量。

（4）增进线粒体功能和防止白细胞凝集。

（5）促进糖异生，使乳酸转化为葡萄糖，减轻酸中毒。

主治语录：皮质类固醇一般主张应用大剂量，静脉滴注，一次滴完。为了防止多用皮质类固醇后可能产生的副作用，一般只用 1~2 次。

8. 其他药物

（1）钙通道阻滞药：具有防止钙离子内流、保护细胞结构与功能的作用。

（2）吗啡类阻断药：改善组织血液灌流和防止细胞功能失常。

（3）氧自由基清除药：能减轻缺血再灌注损伤中氧自由基对组织的破坏作用。

（4）调节体内前列腺素：如输注前列环素，改善微循环。

（5）三磷腺苷-氯化镁：具有增加细胞内能量、恢复细胞膜钠-钾泵的作用及防治细胞肿胀和恢复细胞功能的效果。

休克复苏过程中需要动态评估其变化。除观察生命体征指标外，还包括乳酸、碱剩余、心排血量、氧转运及氧耗、组织的 pH、氧含量、二氧化碳含量、细胞膜电势等。

第二节　低血容量性休克

一、失血性休克

1. 补充血容量　输入液体的量应根据病因、尿量和血流动力学进行评估，临床上常以血压结合 CVP 测定指导补液，见表 5-2-1。

表 5-2-1　中心静脉压与补液的关系

中心静脉压	血压	原　　因	处理原则
低	低	血容量严重不足	充分补液
低	正常	血容量不足	适当补液
高	低	心功能不全或血容量相对过多	给强心药物，纠正酸中毒，舒张血管
高	正常	容量血管过度收缩	舒张血管
正常	低	心功能不全或血容量不足	补液试验

补液试验：取等渗盐水 250ml，于 5~10 分钟内经静脉注入。如血压升高而中心静脉压不变，提示血容量不足；如血压不变而中心静脉压升高 3~5cmH$_2$O，则提示心功能不全。

主治语录： 在休克纠正过程中应重视纠正酸中毒，适时静脉给予碳酸氢钠。同时要注意电解质紊乱的发生。

2. **止血** 对于肝脾破裂、急性活动性上消化道出血病例，应强调的是在恢复血容量的同时积极进行手术准备，实施紧急手术止血。

二、创伤性休克

治疗的重点在于及时控制全身炎症反应的进展恶化，措施包括以下几点。

1. 控制出血、扩容、纠正组织缺氧，正确适时地处理损伤的软组织等。

2. 适当给予镇痛、镇静药。

3. 妥善临时固定（制动）受伤部位。

4. 对危及生命的创伤如开放性或张力性气胸、连枷胸等，应做必要的紧急处理。

手术和较复杂的其他处理，一般应在血压稳定后或初步回升后进行，这一点与单纯的失血性休克处理有区别。创伤或大手术继发休克后，建议使用抗生素，以免继发感染。

第三节 感染性休克

一、病因

感染性休克常继发于革兰阴性杆菌的感染，如急性腹膜炎、胆道感染、绞窄性肠梗阻及泌尿系感染等，也称内毒素性休克。

二、全身炎症反应综合征（SIRS）

1. 体温>38℃或<36℃。

2. 心率>90 次/分。

3. 呼吸急促>20 次/分或过度通气，$PaCO_2$<4.3kPa。

4. 白细胞计数 > 12×10^9/L 或 < 4×10^9/L，或未成熟白细胞>10%。

✎ **主治语录**：感染性休克同时存在的情况包括 SIRS、细菌学感染的证据、休克的表现。

三、分类

感染性休克按照血流动力学改变可分为高动力型（高排低阻型、暖休克）和低动力型（低排高阻型、冷休克）。

1. 暖休克　比较少见，是部分革兰阳性菌感染引起的早期休克。

2. 冷休克　多见，是由革兰阴性菌感染所致的休克，也见于革兰阳性菌感染的休克加重时。

四、临床表现

感染性休克的临床表现，见表5-3-1。

表 5-3-1　感染性休克的临床表现

临床表现	冷休克（低动力型）	暖休克（高动力型）
神志	淡漠、嗜睡、躁动	清醒
皮肤色泽	苍白、发绀或花斑样发绀	淡红或潮红
皮肤温度	湿冷或冷汗	比较温暖、干燥
毛细血管充盈时间	延长	1~2 秒
脉搏	细速	慢、搏动清楚
脉压（mmHg）	<30	>30
尿量（ml/h）	<25	>30

五、治疗

1. **补充血容量** 首先以输注平衡盐溶液为主，配合适当的胶体液、血浆或全血，恢复足够的循环血量。一般应作中心静脉压监测维持正常 CVP 值，适当间断输注红细胞，纠正贫血状态。

2. **控制感染** 应用抗菌药物和处理原发感染灶。病原菌尚未确定时，采取经验给药或选用广谱抗生素。致病菌明确的情况下，则按药敏试验结果指导抗菌药物的选择。

主治语录：单靠抗生素的使用是片面的，必须尽早处理原发感染病灶，只有这样，才有助于纠正休克和巩固疗效。

3. **纠正酸碱失衡** 伴严重酸中毒者，可静脉滴注 5% 碳酸氢钠 200ml。

4. **心血管活性药物的应用** 补充血容量、纠正酸中毒而休克未见好转时，应采用血管扩张药物治疗，还可与以 α 受体兴奋为主，兼有轻度兴奋 β 受体的血管收缩剂和兼有兴奋 β 受体作用的 α 受体阻滞剂联合应用。改善心功能可给予强心苷（毛花苷 C）、β 受体激活剂多巴酚丁胺。

5. **皮质激素治疗** 糖皮质激素能抑制多种炎症介质的释放和稳定溶酶体膜，缓解 SIRS。但应用限于早期、用量宜大，可达正常用量的 10~20 倍，维持不宜超过 48 小时。

6. **其他治疗** 营养支持，对并发的 DIC、重要器官功能障碍的处理等。

六、2015 版集束化治疗建议

1. 发病 3 小时内应完成

（1）检测血清乳酸水平。

（2）应用抗生素前行血培养。

（3）予广谱抗生素治疗。

（4）低血压或乳酸≥4mmol/L时，补充晶体液（30ml/kg）。

2. 发病6小时内应完成

（1）若在前一阶段初始补液扩容后低血压未能缓解，应用血管加压药物维持平均动脉压≥65mmHg。

（2）若初始补液后持续性低血压（平均动脉压<65mmHg）或初始乳酸≥4mmol/L时，选择以下任一项重新评估血容量状态。

1）初始补液后，重新测量生命体征、心肺功能、毛细血管充盈度、心率、皮肤状态等。

2）测量以下其中2项：平均CVP；平均$ScvO_2$；床边心血管超声；抬高下肢或补液试验，动态评估患者反应。

（3）若初始乳酸水平升高，则再次检测评估。

历年真题

1. 休克代偿期表现不包括

  A. 血压下降

  B. 兴奋

  C. 过度通气

  D. 烦躁

  E. 舒张压升高

2. 在治疗失血性休克中补充血容量时，最恰当的晶体液为

  A. 5%葡萄糖溶液

  B. 5%葡萄糖盐水

  C. 平衡盐溶液

  D. 10%葡萄糖溶液

  E. 4%碳酸氢钠溶液

参考答案：1. A 2. C

第六章　麻　　醉

核心问题

1. 麻醉前用药的目的和常用药物。

2. 常用局部麻醉药的特点、毒性不良反应。

3. 全身麻醉、局部麻醉和椎管内麻醉的并发症及其防治。

内容精要

麻醉指应用药物或其他方法使患者整体或局部暂时失去感觉，从而消除手术时的疼痛。麻醉学的理论和技术，包括术前对患者的评估、人工气道的建立、器官功能的监测、心肺复苏和疼痛治疗等，不仅应用于手术中，而且广泛应用于手术室以外的诊疗工作中。

第一节　麻醉前准备和麻醉前用药

一、麻醉前评估

1. 病史采集　术前应充分了解患者的现病史、既往史、个人史、手术及麻醉史、治疗用药史、过敏史及家族史等，并进行全身各系统回顾，对可能增加麻醉风险的因素仔细询问，采取措施防止并发症。

主治语录：青光眼患者慎用阿托品，服用单胺氧化酶抑制剂患者慎用哌替啶。

2. 体格检查　重点关注患者的生命体征、一般情况、气道、心肺功能、脊柱和神经系统等，并视患者的临床状况及手术类型进行系统查体。

3. 实验室检查　多建议对择期手术患者完成血尿常规、肝肾功能、凝血功能、感染指标、心电图及胸部 X 线片等常规检查。对年龄较大，合并系统性疾病，实施复杂手术患者，应针对其具体情况，完善相关特殊检查。

4. 体格状态评估分级　现临床常用的评估方法之一为美国麻醉医师协会（ASA）颁布的患者全身健康状况分级（表6-1-1）。

表 6-1-1　ASA 病情分级和围手术期死亡率

分级	标　准	死亡率（%）
Ⅰ	体格健康，发育营养良好，各器官功能正常	0.06～0.08
Ⅱ	除外科疾病外，有轻度并存疾病，功能代偿健全	0.27～0.40
Ⅲ	并存疾病较严重，体力活动受限，但尚能应付日常活动	1.82～4.30
Ⅳ	并存疾病严重，丧失日常活动能力，经常面临生命威胁	7.80～23.0
Ⅴ	无论手术与否，生命难以维持24小时的濒死患者	9.40～50.7
Ⅵ	确诊为脑死亡，其器官拟用于器官移植手术	—

5. 合并疾病的麻醉前评估　对于存在心血管系统、呼吸系统、消化系统、泌尿系统、神经系统或内分泌系统等并发症的患者，麻醉前应根据手术风险的大小进行充分评估，及时纠正

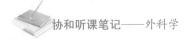

可逆因素，使患者以最佳状态应对手术。

二、麻醉前准备

1. 纠正或改善病理生理状态

（1）血红蛋白>80g/L，血浆白蛋白>30g/L，并纠正脱水、电解质紊乱和酸碱平衡失调。

（2）合并高血压者，应经过内科系统治疗以控制血压稳定，收缩压低于180mmHg、舒张压低于100mmHg较为安全。

（3）吸烟者最好停止吸烟至少2周，并进行呼吸功能训练，行雾化吸入和胸部物理治疗以促进排痰。

（4）合并糖尿病者，择期手术前应控制空腹血糖不高于8.3mmol/L，尿糖低于（++）且尿酮体阴性。

2. 心理方面的准备　在访视患者时，应以关心和鼓励的方法消除其思想顾虑和焦虑心情；耐心听取和解答患者提出的问题，以取得患者的理解、信任和合作。对于过度紧张而难以自控者，应配合药物治疗。有心理障碍者，应请心理学专家协助处理。

3. 胃肠道的准备

（1）一般择期手术患者，术前应禁食易消化固体食物或非母乳至少6小时；而禁食油炸食物，富含脂肪或肉类食物至少8小时。新生儿、婴幼儿禁母乳至少4小时，易消化固体食物、非母乳或婴儿配方奶至少6小时。

（2）所有年龄患者术前2小时可饮少量清水，包括饮用水、果汁（无果肉）、苏打饮料、清茶和纯咖啡，但不包括酒精饮料。

主治语录：择期手术前应常规排空胃，以避免围术期间发生胃内容物的反流误吸，及由此而导致的窒息和吸入性肺炎。

4. 麻醉用品、设备及药品的准备。

5. 知情同意。

三、麻醉前用药

1. 目的

（1）消除患者紧张、焦虑及恐惧的情绪；增强全身麻醉药的效果，减少全身麻醉药的副作用；对不良刺激可产生遗忘作用。

（2）提高患者的痛阈，缓解或解除原发疾病或麻醉前有创操作引起的疼痛。

（3）消除因手术或麻醉引起的不良反射，特别是迷走神经反射，抑制交感神经兴奋以维持血流动力学的稳定。

2. 药物选择　麻醉前用药应根据麻醉方法和病情来选择用药的种类、用量、给药途径和时间。

（1）全麻患者以镇静药为主，有剧痛者加用麻醉性镇痛药。

（2）腰麻患者以镇静药为主，硬膜外麻醉者可酌情给予镇痛药。

（3）冠心病及高血压患者的镇静药剂量可适当增加；而心脏瓣膜病、心功能差及病情严重者，镇静及镇痛药的剂量应酌减。

（4）一般状况差、年老体弱者、恶病质及甲状腺功能低下者对催眠镇静药及镇痛药都较敏感，用药量应酌减或避免使用；而年轻体壮或甲状腺功能亢进（简称甲亢）患者，用药量应酌增。

3. 常用药物（表 6-1-2）

表 6-1-2　常用麻醉前用药

药物类型	药　名	作　用
安定镇静药	地西泮、咪达唑仑	安定镇静、催眠、抗焦虑、抗惊厥
催眠药	苯巴比妥	镇静、催眠、抗惊厥
镇痛药	吗啡、哌替啶	镇痛、镇静
抗胆碱药	阿托品、东莨菪碱	抑制腺体分泌，解除平滑肌痉挛和迷走神经兴奋

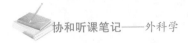

第二节 全身麻醉

一、全身麻醉药

(一) 吸入麻醉药

1. **吸入麻醉药** 是经呼吸道吸入进入人体内并产生全身麻醉作用的药物。可用于全身麻醉的诱导和维持。

2. **理化性质与药理性能**

(1) 现常用吸入麻醉药多为卤素类，经呼吸道吸入后，通过与脑细胞膜的相互作用而产生全身麻醉作用。

(2) 吸入麻醉药的强度是以最低肺泡有效浓度（MAC）来衡量的。MAC 是指某种吸入麻醉药在一个大气压下与纯氧同时吸入时，能使 50%患者在切皮时不发生摇头、四肢运动等反应时的最低肺泡浓度。MAC 越小，其麻醉效能越强。

(3) 油/气分配系数：该系数越高，麻醉强度越大。

(4) 血/气分配系数：该系数越低，在中枢神经系统内的浓度越容易控制。

3. **影响肺泡药物浓度的因素** 肺泡浓度（FA）和 FA/吸入药物浓度（FI）的上升速度取决于麻醉药的输送和由肺循环摄取的速度。

(1) 通气效应：通气量增加，FA 和 FA/FI 上升速度加快。

(2) 浓度效应：FI 越高，FA 上升越快。

(3) 心排血量（CO）：在肺通气量不变时，CO 增加时 FA 上升减慢。

(4) 血/气分配系数：吸入麻醉药的可控性与其血/气分配系数呈反比关系。

(5) 麻醉药在肺泡和静脉血中的浓度差（F_{A-v}）：诱导早

期，F_{A-V}很大，促进了血液对麻醉药的摄取，随麻醉的加深和时间的延长，F_{A-V}降低，摄取速度减慢。

4. 代谢和毒性

（1）大多数吸入麻醉药的脂溶性较大，很难以原形由肾排出，绝大部分由呼吸道排出，小部分随尿排出。主要代谢场所是肝脏。有些药物具有药物代谢酶诱导作用，可加快其自身代谢速度。

（2）毒性：衡量药物的毒性涉及其代谢率、代谢中间产物及最终产物的毒性。一般来说，药物的代谢率越低，其毒性也越低。

📝主治语录：对慢性肾功能不全或应用酶诱导药物者，应慎用卤素类吸入麻醉药。

5. 常用吸入麻醉药（表6-2-1）

表6-2-1　常用吸入麻醉药

名　称	麻醉性能	应用特点
氧化亚氮（N_2O）	较弱	①为气体麻醉药。吸入浓度大于60%时可产生遗忘作用。临床常与其他全身麻醉药复合应用于麻醉维持，常用吸入浓度为50%～70%。吸入50%N_2O可用于牙科或产科镇痛 ②肠梗阻者不宜应用
七氟烷	较强	①临床可用于麻醉诱导和维持。用面罩诱导时呛咳和屏气的发生率很低；维持浓度为1.5%～2.5%时，循环稳定 ②麻醉后清醒迅速
地氟烷	较弱	①临床可用于麻醉维持。因对循环功能的影响较小，对心脏手术或心脏病患者行非心脏手术的麻醉或更为有利 ②因其诱导和苏醒迅速，也适用于门诊手术患者的麻醉

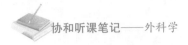

（二）静脉麻醉药

1. 氯胺酮

（1）临床可用于全身麻醉诱导，剂量为 1~2mg/kg 静脉注射。以 15~45μg/（kg·min）速度静脉滴注可用于麻醉维持。常用于小儿基础麻醉，肌内注射 5~10mg/kg 可维持麻醉 30 分钟左右。

（2）副作用：一过性呼吸暂停，幻觉、噩梦及精神症状，使眼内压和颅内压升高。

2. 依托咪酯（乙咪酯）

（1）为短效催眠药，无镇痛作用，作用方式与巴比妥类近似。起效快，静脉注射后约 30 秒患者意识即可消失，1 分钟时脑内浓度达峰值。

（2）临床主要用于全身麻醉诱导，适用于年老体弱和危重患者的麻醉，一般剂量为 0.15~0.30mg/kg。

（3）副作用：注射后常发生肌阵挛；对静脉有刺激性，引起注射部位局部疼痛；术后易发生恶心、呕吐；反复用药或持续静脉滴注后可能抑制肾上腺皮质功能。

3. 丙泊酚（异丙酚）

（1）具有镇静、催眠作用，有轻微镇痛作用。起效快，静脉注射 1~2mg/kg 后 30~40 秒患者即入睡，维持时间仅为 3~10 分钟，停药后苏醒快而完全。

（2）临床用于全麻静脉诱导。可静脉持续输注与其他全身麻醉药复合应用于麻醉维持。

（3）副作用：对静脉有刺激作用，可导致注射部位局部疼痛；对呼吸有抑制作用，必要时应行人工辅助呼吸；麻醉后恶心、呕吐的发生率为 2%~5%。

4. 咪达唑仑

（1）具有短效麻醉镇静作用，随剂量增加，可产生抗焦虑、镇静、催眠、顺行性遗忘、抗惊厥和中枢性肌松弛等不同作用，无蓄积现象。

（2）临床用于术前镇静，麻醉诱导和维持，亦可作为局部麻醉辅助用药和 ICU 患者镇静用药。

（3）副作用为注射后局部疼痛、血栓性静脉炎和顺行性遗忘。

5. 右旋美托咪定

（1）临床用于术中镇静，全身麻醉辅助用药，机械通气患者镇静。

（2）副作用为心动过缓、心脏传导抑制、低血压、恶心及过度镇静时可能导致气道梗阻。

（三）肌肉松弛药

1. 作用机制和分类（表 6-2-2）

表 6-2-2　肌肉松弛药的作用机制和分类

类　别	代表药	作用特点
去极化肌松药	琥珀胆碱	①使突触后膜呈持续去极化状态 ②首次注药后，在肌松作用出现前，可有肌纤维成束震颤，是肌纤维不协调收缩的结果 ③胆碱酯酶抑制药不仅不能拮抗其肌松作用，反而有增强效应
非去极化肌松药	筒箭毒碱	①阻滞部位在神经-肌肉接合部，占据突触后膜上的乙酰胆碱受体 ②神经兴奋时突触前膜释放乙酰胆碱的量并未减少，但不能发挥作用 ③出现肌松作用前没有肌纤维成束收缩 ④能被胆碱酯酶抑制药所拮抗

2. 常用肌松药

（1）琥珀胆碱

1）为去极化肌松药，起效快，肌松作用完全且短暂。

2）临床主要用于全麻时的气管内插管，用量为 1~2mg/kg，由静脉快速注入。

3）副作用：有引起心动过缓及心律失常的可能；广泛骨骼肌去极化过程中，可引起血清钾升高；肌强直收缩时可引起眼内压、颅内压及胃内压升高；术后肌痛。

（2）维库溴铵

1）为非去极化肌松药，肌松作用强，为泮库溴铵的 1~1.5 倍，但作用时间较短。起效时间为 2~3 分钟，临床作用时间为 25~30 分钟。

2）临床可用于全麻气管内插管和术中维持肌肉松弛。在严重肝肾功能障碍者，作用时效可延长，并可发生蓄积作用。

（3）罗库溴铵

1）罗库溴铵是目前临床上起效最快的非去极化肌松药，用量为 1.2mg/kg 时，60 秒即可行气管内插管，起效几乎与琥珀胆碱一样快。

2）临床应用于全身麻醉气管内插管和术中维持肌肉松弛。

（4）顺式阿曲库铵

1）为非去极化肌松药。起效时间为 2~3 分钟，临床作用时间为 50~60 分钟。最大优点是在临床剂量范围内不会引起组胺释放。

2）临床应用于全麻气管内插管和术中维持肌肉松弛。

3. 应用肌松药的注意事项

（1）应建立人工气道（如气管内插管或声门上通气装置），并施行辅助或控制呼吸。

（2）肌松药无镇静、镇痛作用，不能单独应用，应与其他全麻药联合应用。

（3）应用琥珀胆碱后可引起短暂的血钾升高，眼内压和颅内压升高。故严重创伤、烧伤、截瘫、青光眼和颅内压升高者禁忌使用。

（4）低体温可延长肌松药的作用时间；吸入麻醉药、某些抗生素（如链霉素、庆大霉素和多黏菌素）及硫酸镁等，可增强非去极化肌松药的作用。

（5）合并神经-肌肉接头患者，如重症肌无力患者，禁忌应用非去极化肌松药。

（6）某些肌松药有组胺释放作用，有哮喘史及过敏体质者慎用。

（四）麻醉性镇痛药

1. 吗啡

（1）作用于大脑边缘系统，可消除紧张和焦虑，并引起欣快感，有成瘾性，能提高痛阈，解除疼痛。对呼吸中枢有明显抑制作用。

（2）主要用于镇痛，如创伤或手术引起的剧痛、心绞痛等。由于吗啡具有良好的镇静和镇痛作用，常作为麻醉前用药和麻醉辅助药，并可与催眠药和肌松药配伍施行全身麻醉。

2. 哌替啶

（1）具有镇痛、安眠和解除平滑肌痉挛等作用。用药后有欣快感，并有成瘾性。对呼吸有轻度抑制作用。

（2）常作为麻醉前用药或急性疼痛治疗，与异丙嗪或氟哌利多合用可作为区域麻醉的辅助用药。2 岁以内小儿不宜使用此药。

3. 芬太尼

（1）对中枢神经系统的作用与其他阿片类药物相似，镇痛作用为吗啡的 75~125 倍，持续 30 分钟，对呼吸有抑制作用。

（2）临床应用镇痛剂量或麻醉剂量都很少引起低血压。可作为术中/术后镇痛，区域麻醉的辅助用药，或用以缓解插管时的心血管反应，也常用于心血管手术的麻醉。

4. 瑞芬太尼 为超短效镇痛药。可用于麻醉诱导和术中维

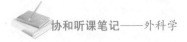

持镇痛作用，抑制气管插管时的反应。

5. 舒芬太尼 常用于术中和术后镇痛，区域麻醉期间的辅助用药，缓解气管内插管时的心血管反应。

二、全身麻醉的实施

（一）全身麻醉的诱导

1. 方法有面罩吸入诱导法、静脉诱导法。

2. 与吸入诱导法相比，静脉诱导较迅速，患者也较舒适，无环境污染；但麻醉深度的分期不明显，对循环的干扰较大。

（二）全身麻醉的维持

1. 吸入麻醉药维持 临床上常将 N_2O-O_2-挥发性麻醉药合用来维持麻醉，必要时可加用镇痛和肌松药。

2. 静脉麻醉药维持 静脉给药方法有单次、分次和连续输注法 3 种。

3. 复合全身麻醉 可分为全静脉麻醉与吸入麻醉药复合的静-吸复合麻醉。

（三）全身麻醉深度的判断

乙醚麻醉深度分期为浅麻醉期、手术麻醉期和深麻醉期（表6-2-3），对于掌握麻醉深度有一定参考意义。

表 6-2-3　通用临床麻醉深度判断标准

麻醉分期	呼吸	循环	眼征	其他
浅麻醉期	不规则，呛咳，气道阻力↑，喉痉挛	血压↑，心率↑	睫毛反射（-），眼睑反射（+），眼球运动（+），流泪	吞咽反射（+），出汗，分泌物↑，刺激时体动

续　表

麻醉分期	呼　吸	循　环	眼　征	其　他
手术麻醉期	规律，气道阻力↓	血压稍低但稳定，手术刺激无改变	眼睑反射（-），眼球固定中央	刺激时无体动，黏膜分泌物消失
深麻醉期	膈肌呼吸，呼吸↑	血压↓	对光反射（-），瞳孔散大	—

三、呼吸道的管理

（一）维持气道的通畅性

舌后坠是全麻诱导、恢复期或应用镇静药的患者发生呼吸道梗阻的最常见原因。将患者的头部后仰或托起下颌多能缓解舌后坠引起的梗阻，必要时可置入口咽或鼻咽通气道，使后坠舌根和咽部软组织撑起，从而解除梗阻。气道梗阻缓解后，可通过面罩提供适当的通气。对于全麻患者或面罩通气不足者，气管内插管是最常用的人工气道管理技术；此外，喉罩和食管-气管联合导管也是建立人工气道的有效手段。

主治语录：维持气道的通畅性是气道管理的先决条件。

（二）气管内插管术

1. 目的

（1）麻醉期间保持患者的呼吸道通畅，防止异物进入呼吸道，便于及时吸出气管内分泌物或血液。

（2）进行有效的人工或机械通气，防止患者缺氧和 CO_2 蓄积。

（3）便于吸入全身麻醉药的应用。

2. 经口腔直视插管

（1）方法

1）借助直接喉镜在直视下显露声门后，将导管经口腔插入气管内。

2）导管插入气管内的深度在成人为 4~5cm，导管尖端至中切牙的距离为 18~22cm。

（2）确认导管位置适当的方法

1）压胸部时，导管口有气流呼出。

2）人工呼吸时，可见双侧胸廓对称起伏，并可听到双肺清晰的肺泡呼吸音。

3）如用透明导管时，管壁在吸气时清亮，呼气时可见明显的白雾样变化。

4）患者如有自主呼吸，导管接麻醉机后可见呼吸囊随呼吸而张缩。

5）如能监测呼气末二氧化碳分压（$P_{ET}CO_2$），显示规律的 CO_2 图形则确认插管成功。

3. 经鼻腔插管　在某些特殊情况下，需要将气管导管经鼻腔插入气管内。插管可在直视下进行，也可在保留患者的自主呼吸的情况下盲探插入。

4. 气管内插管的并发症

（1）有引起牙齿损伤或脱落，口腔、咽喉部和鼻腔的黏膜损伤导致出血，颞下颌关节脱位的可能。

（2）浅麻醉下行气管内插管可引起剧烈呛咳、屏气、喉头及支气管痉挛，心率增快及血压剧烈波动可导致心肌缺血或脑血管意外。严重的迷走神经反射可导致心律失常、心动过缓，甚至心搏骤停。

（3）气管导管内径过小时，可使呼吸阻力增加；导管内径过大或质地过硬时，则容易损伤呼吸道黏膜，可形成慢性肉芽肿，严重者可引起急性喉头水肿；导管过软则容易变形，或因压迫、扭折而引起呼吸道梗阻。

（4）导管插入过深可误入一侧主支气管内，引起通气不足、缺氧或术后肺不张。导管插入过浅时，可因患者体位变动而意外脱出，导致严重事件发生。因此，插管后及改变体位时应仔细检查导管插入深度，并常规听诊两肺的呼吸音。

（三）喉罩

1. 确认方法　喉罩置入后，可借助听诊、气道阻力、$P_{ET}CO_2$ 波形、放置胃管等方法来判断其位置是否正确。

2. 优点　操作简单、置入成功率高、无需喉镜和肌松药辅助，初学者经过几次培训后即可很快掌握，这一点尤其适用于手术室外需要紧急建立气道的情况。

主治语录：喉罩不能完全防止误吸，因此不能用于呕吐、反流风险高的患者（例如饱胃、腹内压过高者）。

四、全身麻醉的并发症及其防治

1. 反流与误吸

（1）原因：全身麻醉时患者的意识丧失，吞咽及咳嗽反射减弱或消失，贲门松弛，胃内容物较多的患者容易发生胃食管反流。反流物一旦到达咽喉部，就可发生误吸，造成窒息或吸入性肺炎。

（2）临床表现：恶心、呕吐，伴有唾液增多，频繁的吞咽动作、痉挛性呼吸等。

（3）治疗：患者一旦出现呕吐，应迅速将头偏向一侧，并取头低足高位，避免呕吐物进入呼吸道，同时用吸引器清除口鼻腔的反流物。必要时进行气管内插管或支气管镜检查，清除气管内异物。

（4）预防：对于择期手术患者，麻醉前应禁食禁水，饱胃患者应延期手术。凡饱食后又必须进行手术者，可采用局部麻醉或椎管内麻醉并保持患者清醒。急诊饱胃患者必须行全身麻醉时，手术前可给予促进胃排空、升高胃液 pH 的药物；麻醉诱导时采用快速顺序诱导的方法，并给予环状软骨按压以降低反流误吸的风险；麻醉苏醒期等患者完全清醒且咽喉部保护性反射恢复以后再尝试拔管。

2. 呼吸道梗阻

（1）上呼吸道梗阻

1）原因：常见原因为机械性梗阻，如舌后坠、口腔内分泌物或血液及异物阻塞、喉头水肿及喉痉挛等。

2）临床表现：不全梗阻表现为呼吸困难并有鼾声；完全梗阻者有鼻翼扇动和三凹征，虽有强烈的呼吸动作而无气体交换。喉头水肿多发生于婴幼儿及气管内插管困难者，也可因手术牵拉或刺激喉头引起。喉痉挛时，患者表现为吸气性呼吸困难，吸气时有喉鸣声，可因缺氧而发绀。

3）治疗：舌后坠可采用托下颌或放置一个口咽/鼻咽导气管的方法解决梗阻。有咽喉部分泌物及异物者需及时清除。喉头水肿轻者给予糖皮质激素可缓解，严重者应立即行气管内插管或气管切开。轻度喉痉挛者经面罩加压给氧即可缓解，严重者可应用肌松药后行控制通气或经环甲膜穿刺置管行加压给氧，多数均可缓解。

4）预防：为预防喉痉挛的发生，应避免在浅麻醉时刺激喉头。

（2）下呼吸道梗阻

1）原因：支气管痉挛、气管导管扭折、导管斜面堵塞、分泌物或误吸物堵塞气管及支气管等。支气管痉挛多发生于有哮喘史或慢性阻塞性肺疾病的患者。

2）治疗：维持适当的麻醉深度和良好的氧合是缓解支气管痉挛的重要措施。氯胺酮和吸入麻醉药有扩张支气管的作用，是哮喘患者的首选药物。支气管痉挛发生时，可缓慢静脉注射氨茶碱 250~500mg、氢化可的松 100mg 或吸入支气管扩张药物，并增加吸氧浓度，保证良好的氧合指数，防止缺氧。

3. **通气量不足** 主要表现为 CO_2 潴留，可伴有低氧血症。麻醉期间发生通气量不足，应增加潮气量或呼吸频率。全麻后的通气量不足，应以辅助或控制呼吸直到呼吸功能完全恢复，必要时以拮抗药逆转。

4. **低氧血症**

（1）临床表现：呼吸急促、发绀、躁动不安、心动过速、心律失常及血压升高等。

（2）常见原因和处理原则

1）麻醉机的故障、氧气供应不足可引起吸入氧浓度过低；气管内导管插入一侧支气管或脱出气管外以及呼吸道梗阻均可引起低氧血症，应及时发现和纠正。

2）弥散性缺氧：可见于 N_2O 吸入麻醉。停止吸入 N_2O 后应继续吸氧至少 5~10 分钟。

3）肺不张：可通过吸痰、增大通气量及肺复张等措施纠正。

4）误吸：轻者应用氧治疗有效，严重者行机械通气治疗。

5）肺水肿：可发生于急性左心衰竭或肺毛细血管通透性增加。应增加吸入氧浓度，同时积极治疗原发病。

主治语录：吸空气时，$SpO_2 < 90\%$，$PaO_2 < 60mmHg$，或吸纯氧时 $PaO_2 < 90mmHg$ 即可诊断为低氧血症。

5. **低血压** 常见原因如下。

（1）麻醉过深可导致血压下降、脉压变小，麻醉前已有血容量不足者表现更为明显。

（2）术中失血过多可引起低血容量性休克。

（3）过敏反应、肾上腺皮质功能低下及复温时，均可引起血管张力降低而导致低血压。

（4）术中牵拉内脏时常可引起反射性血压下降，同时发生心动过缓。

6. 高血压

（1）术中高血压的常见原因

1）与并存疾病有关，如原发性高血压、嗜铬细胞瘤、甲状腺功能亢进症、原发性醛固酮增多症和颅内压增高等。

2）与手术、麻醉操作有关，如手术探查、气管插管等。

3）通气不足引起 CO_2 潴留。

4）药物导致的血压升高，如氯胺酮。

（2）处理：手术中出现高血压时，首先要去除诱因，并保证合适的麻醉深度。对顽固性高血压者，可适当给予降压药物以维持循环稳定。

7. 心律失常

（1）麻醉深度不当、手术刺激过强、低血压、高血压、CO_2 潴留和低氧血症均可诱发心律失常。原有心功能不全，尤其是心律失常患者，麻醉过程中更易出现心律失常。

（2）发生心律失常时，首先要寻找并去除诱因，保证麻醉深度适宜，维持患者循环容量正常、血流动力学稳定及心肌供氧平衡。

8. 高热、抽搐和惊厥　常见于小儿麻醉。发生高热时应积极行物理降温。恶性高热表现为持续肌肉收缩、$PaCO_2$ 迅速升高、体温急剧上升，可超过 42℃。治疗恶性高热的特效药物是丹曲林。

第三节 局部麻醉

一、局麻药的药理

（一）化学结构和分类

1. 结构　芳香族环、胺基团和中间链。

2. 分类　酯类（如普鲁卡因、丁卡因）和酰胺类（如利多卡因、丁哌卡因等）。

（二）理化性质和麻醉性能

局麻药的理化性质决定局麻药的效能和作用持续时间。重要指标包括解离常数、脂溶性和血浆蛋白结合率。

1. 解离常数（pKa）

（1）起效时间：pKa越大，离子部分越多，不易透过神经鞘和膜，起效时间延长。

（2）弥散性能：pKa越大，弥散性能越差。

2. 脂溶性　脂溶性越高，局部麻醉药的麻醉效能越强。

3. 血浆蛋白结合率　血浆蛋白结合率越高，作用时间越长。

（三）吸收、分布、生物转化和清除

1. 影响药物吸收的因素

（1）药物剂量：血药峰值浓度与一次注药的剂量成正比。

（2）注药部位：与该处血供情况有直接关系，一般作肋间神经阻滞吸收较快，皮下注射较慢。

（3）局部麻醉药的性能：普鲁卡因、丁卡因使注射区血管明显扩张，能加速药物的吸收。而罗哌卡因和丁哌卡因易与蛋白结合，故吸收速率减慢。

（4）血管收缩药：可延缓药液吸收，作用时间长，并可减少毒性反应的发生。

2. 分布　局部麻醉药吸收入血→肺→血供丰富的器官→血供较差的器官。

3. 生物转化和清除　酰胺类在肝中降解，酯类被假性胆碱酯酶降解，少量以原形经肾排出。

（四）不良反应

1. 毒性反应

（1）常见原因

1）一次剂量超过患者耐受量。

2）误注入血管。

3）作用部位血管丰富，吸收增快。

4）患者体质差，耐受力差。用少量局部麻醉药即出现毒性反应症状者，称为高敏反应。

（2）临床表现

1）主要表现在对中枢神经系统和心血管系统的影响，且中枢神经系统对局部麻醉药更为敏感。

2）局麻药对神经系统作用的早期临床表现以兴奋为主，如血压升高、心率增快等。但主要是抑制作用，而震颤和惊厥可能是局麻药对中枢神经系统抑制不平衡的表现。当血药浓度继续增大时，即表现为全面抑制现象。

3）局部麻醉药对心血管系统的作用主要是对心肌力、传导系统和周围血管平滑肌的抑制，阻滞交感或副交感神经传出纤维，降低心肌收缩力，心排血量减少，血压下降。

主治语录：局部麻醉药毒性反应的严重程度和血药浓度直接相关。

（3）预防：可给予麻醉前用药如地西泮或巴比妥类药物；一次局部麻醉用药量不应超过限量，药液内加入适量肾上腺素，注药前应回吸无血液以及注意缓慢给药等。

（4）治疗

1）立即停药，吸氧。

2）轻度毒性反应者可用地西泮 0.1mg/kg 或咪达唑仑 3～5mg 静脉注射。

3）发生抽搐、惊厥，需静脉注射硫喷妥钠 1～2mg/kg。对于惊厥反复发作者也可静脉注射琥珀胆碱 1～2mg/kg 后，行气管内插管及人工呼吸。

4）低血压用麻黄素、间羟胺。

5）出现心率缓慢则静注阿托品。

6）一旦呼吸心跳停止，应立即进行心肺复苏，同时静脉给予 20% 的脂肪乳 1.5ml/kg，注药时间 > 1 分钟，必要时以 0.25ml/（kg·min）持续静脉滴注，最大剂量 ≤12ml/kg。

2. 过敏反应

（1）表现：出现荨麻疹、咽喉水肿、支气管痉挛、低血压和血管神经性水肿，甚至危及生命。

（2）治疗：一旦发生，首先停止用药；保持呼吸道通畅，吸氧；维持循环稳定，适量补充血容量，紧急时可适当选用血管加压药，同时应用糖皮质激素和抗组胺药。

✎ 主治语录：酯类局部麻醉药过敏者多见，酰胺类少见。如果患者有对酯类局部麻醉药过敏史时，可选用酰胺类局部麻醉药。

（五）常用局部麻醉药

1. 普鲁卡因　弱效、短时效、较安全。黏膜穿透力很差，故不用于表面麻醉和硬膜外阻滞。适用于局部浸润麻醉。成人

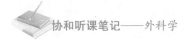

一次限量为 1g。

2. 丁卡因　强效、长时效。黏膜穿透力强，适用于表面麻醉、神经阻滞、腰麻及硬膜外阻滞。一般不用于局部浸润麻醉。成人一次限量表面麻醉 40mg、神经阻滞为 80mg。

3. 利多卡因　中等效能和时效。最适用于神经阻滞和硬膜外阻滞。成人一次限量表面麻醉为 100mg，局部浸润麻醉和神经阻滞为 400mg。反复用药可产生快速耐药性。

4. 丁哌卡因　强效和长时效。常用于神经阻滞、腰麻及硬膜外阻滞，很少用于局部浸润麻醉。它与血浆蛋白结合率高，故透过胎盘的量少，较适用于分娩镇痛。成人一次限量为 150mg。

5. 罗哌卡因　成人一次限量为 150mg。低浓度、小剂量时几乎只阻滞感觉神经；而且其血浆蛋白结合率高，故尤其适用于硬膜外镇痛如术后镇痛和分娩镇痛。

二、局部麻醉方法

1. 表面麻醉

（1）定义：将穿透力强的局部麻醉药施用于黏膜表面，使其透过黏膜而阻滞位于黏膜下的神经末梢，使黏膜产生麻醉现象，称表面麻醉。

（2）应用：眼、鼻、咽喉、气管及尿道等处的浅表手术或内镜检查常用此法。眼用滴入法，鼻用涂敷法，咽喉气管用喷雾法，尿道用灌入法。

（3）常用药物：1%~2%丁卡因或 2%~4%利多卡因。滴眼液用 0.5%~1%丁卡因。气管和尿道黏膜吸收较快，应减少剂量。

2. 局部浸润麻醉

（1）定义：将局部麻醉药注射于手术区的组织内，阻滞神经末梢而达到麻醉作用，称局部浸润麻醉。

（2）常用药物：0.5%普鲁卡因或0.25%~0.5%利多卡因。

（3）注意事项

1）注入组织内的药液需有一定容积，在组织内形成张力，使药液与神经末梢广泛接触，以增强麻醉效果。

2）为避免用药量超过一次限量，应降低药液浓度。

3）每次注药前都要回抽，以免注入血管内。

4）实质脏器和脑组织等无痛觉，不用注药。

5）药液中含肾上腺素浓度1:20万~1:40万（即2.5~5.0μg/ml）可减缓局部麻醉药的吸收，延长作用时间。

3. 区域阻滞

（1）定义：在手术部位的四周和底部注射局麻药，阻滞通入手术区的神经纤维，称区域阻滞。

（2）适应证：肿块切除术，如乳房良性肿瘤的切除术、头皮手术等。

（3）优点

1）可避免刺入肿瘤组织。

2）不致因局部浸润药液后，一些小的肿块不易被扪及，而使手术难度增加。

3）不会因注药使手术区的局部解剖难于辨认。

4. 神经阻滞

（1）臂神经丛阻滞

1）方法：肌间沟径路、锁骨上径路和腋径路。

2）适应证：臂神经丛阻滞适用于上肢手术，肌间沟径路可用于肩部手术，腋径路更适用于前臂和手部手术。

3）并发症：上述三种方法易出现局部麻醉药毒性反应。肌间沟径路和锁骨上径路还可发生膈神经麻痹、喉返神经麻痹和霍纳综合征。锁骨上径路较易发生气胸；肌间沟径路较易引起

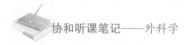

高位硬膜外阻滞，或药液意外注入蛛网膜下隙而引起全脊椎麻醉。

（2）颈神经丛阻滞

1）方法：深丛阻滞（常用颈前阻滞法、肌间沟阻滞法）和浅丛阻滞。

2）适应证：适用于颈部手术，如甲状腺手术、气管切开术等。

3）深丛阻滞的并发症：局部麻醉药毒性不良反应（颈部血管丰富，吸收较快，若注入椎动脉，药液直接进入脑内引起毒性不良反应）；药液意外注入蛛网膜下腔或硬膜外间隙；膈神经麻痹；喉返神经麻痹：故不能同时做双侧深丛阻滞；霍纳综合征。

（3）肋间神经阻滞：并发症如下。

1）气胸。

2）局部麻醉药毒性不良反应：药液意外注入肋间血管，或多点阻滞时用药量过大和吸收过快所致。

（4）指（或趾）神经阻滞：用于手指（或脚趾）手术。

第四节　椎管内麻醉

一、椎管内麻醉的解剖基础

1. 脊柱和椎管

（1）脊椎由位于前方的椎体和后方的椎弓所组成，中间为椎孔，所有上下椎孔连接在一起即成椎管。椎管上起枕骨大孔，下止于骶裂孔。

（2）正常脊柱有 4 个生理弯曲，即颈、胸、腰和骶尾弯曲。

（3）患者仰卧时，C_3 和 L_3 所处位置最高，T_5 和 S_4 最低，这对腰麻时药液的分布有重要影响。

2. 韧带 连接椎弓的韧带从外至内分别是棘上韧带、棘间韧带和黄韧带。椎管内麻醉时，穿刺针经过皮肤、皮下组织、棘上韧带、棘间韧带和黄韧带，即进入硬膜外间隙，如再刺过硬脊膜和蛛网膜即至蛛网膜下腔。

3. 脊髓、脊膜与腔隙 脊髓下端成人一般终止于 L_1 椎体下缘或 L_2 上缘，新生儿在 L_3 下缘，并随年龄增长而逐渐上移。故成人做腰椎穿刺应选择 L_2 以下的椎间隙，而儿童则在 L_3 以下间隙。

4. 根硬膜、根蛛网膜和根软膜 硬脊膜、蛛网膜和软膜均沿脊神经根向两侧延伸，包裹脊神经根，故分别称为根硬膜、根蛛网膜和根软膜。

5. 骶管 骶管是骶骨内的椎管腔，在此腔内注入局部麻醉药所产生的麻醉称骶管阻滞，是硬膜外阻滞的一种。骶裂孔和骶角是骶管穿刺定位时的重要解剖标志。

6. 脊神经 脊神经共 31 对，颈神经（C）8 对，胸神经（T）12 对，腰神经（L）5 对，骶神经（S）5 对和尾神经（Co）1 对。

二、椎管内麻醉的机制及生理

1. 脑脊液 成人总容积 120～150ml，在脊蛛网膜下腔内 25～30ml。透明澄清，pH 为 7.35，比重 1.003～1.009。脑脊液在蛛网膜下腔麻醉（以下简称腰麻）时起稀释和扩散局部麻醉药的作用。

2. 药物作用部位

（1）腰麻时，局部麻醉药直接作用于脊神经根和脊髓表面。

（2）硬膜外阻滞时局部麻醉药作用的可能途径

1）通过蛛网膜绒毛进入根部蛛网膜下腔，作用于脊神经根。

2）药液渗出椎间孔，在椎旁阻滞脊神经。由于椎间孔内神经鞘膜很薄，局部麻醉药可能在此处透入而作用于脊神经根。

3）直接透过硬脊膜和蛛网膜进入蛛网膜下腔，同腰麻一样作用于脊神经根和脊髓表面。

主治语录：腰麻与硬膜外阻滞比较，腰麻用药的浓度较高，容积较小，剂量也小（为后者的 $1/5 \sim 1/4$），而稀释后的浓度远较硬膜外阻滞为低。

3. 麻醉平面与阻滞作用

（1）各神经被阻滞后的效应：感觉—镇痛；交感—减轻内脏牵拉反应；运动—肌松弛。

（2）各神经被阻滞的顺序：交感>感觉>运动。

（3）各脊神经节段的体表分布：见表6-4-1。

表6-4-1　各脊神经节段的体表分布

脊神经节段	体表分布
T_2	胸骨柄上缘
T_4	两侧乳头连线
T_6	剑突下
T_8	季肋部肋缘
T_{10}	平脐线
T_{12}	耻骨联合上 $2 \sim 3cm$
$L_{1 \sim 3}$	大腿前面
$L_{4 \sim 5}$	小腿前面和足背
$S_{1 \sim 5}$	大、小腿后面和会阴区、肛门

4. 椎管内麻醉对生理的影响

（1）呼吸：主要取决于阻滞平面的高度，尤以运动神经阻滞范围为主。

（2）循环：低血压、心动过缓。

（3）其他：恶心、呕吐，尿潴留等。

三、蛛网膜下腔阻滞

1. 分类

（1）按局部麻醉药比重：重比重、等比重、轻比重腰麻。

（2）按麻醉平面：高平面$\geq T_4 >$中平面$> T_{10} \geq$低平面。

（3）按给药方式：单次法和连续法。

2. 腰麻穿刺术

（1）体位：侧卧位。

（2）穿刺间隙：成人一般选$L_{3\sim4}$间隙。

3. 腰麻常用药 普鲁卡因、丁卡因、丁哌卡因。

4. 麻醉平面的调节

（1）穿刺间隙：患者仰卧时L_3位置最高，T_5和S_4最低。在$L_{2\sim3}$间隙穿刺并注入重比重局部麻醉药液，患者转为仰卧位后，药液在脑脊液中会沿着脊柱的坡度向胸段流动，麻醉平面容易偏高。如在$L_{4\sim5}$间隙穿刺注药，患者仰卧后大部分药液则会向骶段流动，麻醉平面容易偏低。

（2）患者体位：体位对麻醉平面的调节十分重要。

（3）注药速度：速度越快，麻醉范围越广；速度越慢，则麻醉范围越局限。

5. 并发症

（1）术中并发症：血压下降、心率减慢；呼吸抑制；恶心呕吐。

（2）术后并发症：腰麻后头痛、尿潴留、脑神经麻痹、粘连性蛛网膜炎、马尾丛综合征和化脓性脑脊膜炎。

6. 适应证 2~3小时以内的下腹部、盆腔、下肢和肛门会阴部手术。

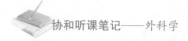

7. 禁忌证　中枢神经系统疾病、凝血功能障碍、休克、穿刺部位有皮肤感染、脓毒症、脊柱外伤或结核、急性心力衰竭或冠心病发作。

四、硬脊膜外隙阻滞

1. 硬膜外穿刺术

（1）方法：<u>直入法、侧入法</u>。

（2）判断针尖刺破黄韧带到达硬膜外间隙的方法：<u>阻力消失法、毛细管负压法</u>。

2. 常用局部麻醉药和注药方法

（1）药物：利多卡因、丁卡因、丁哌卡因和罗哌卡因。

（2）方法：穿刺置管成功后，先注入试验剂量2%利多卡因3~5ml，观察5~10分钟。如确证无腰麻现象，则根据试验剂量的效果决定追加剂量。试验剂量和追加剂量之和称初量。在初量作用消失时，再注入第二次量，其剂量为初量的1/2~2/3。

3. 麻醉平面的调节

（1）局麻药容积：注入容积愈大，扩散愈广，麻醉范围越宽。

（2）穿刺间隙：麻醉上、下平面的高低取决于穿刺间隙的高低。

（3）导管方向：导管向头端置入，药液易向胸、颈段扩散；向尾端置管，则易向腰、骶段扩散。

（4）注药方式：药量相同，如一次集中注入则麻醉范围较广，分次注入则范围缩小。通常颈段注药的扩散范围较胸段广，而胸段又比腰段广。

（5）患者情况。此外，药液浓度、注药速度和患者体位等也可产生一定影响。

4. 并发症

（1）术中并发症：全脊椎麻醉、局麻药毒性反应、血压下降、呼吸抑制、恶心呕吐。

（2）术后并发症：神经损伤、硬膜外血肿、硬膜外脓肿、脊髓前动脉综合征、导管拔出困难或折断。

✎ **主治语录：硬膜外阻滞的术后并发症一般较腰麻为少。对于并发症，应以预防为主。**

5. 适应证　最常用于横膈以下的各种腹部、腰部和下肢手术，且不受手术时间的限制。还用于颈部、上肢和胸壁手术，但麻醉操作和管理技术都较复杂，采用时要慎重。

6. 禁忌证　与腰麻相似。凡有穿刺点皮肤感染、凝血功能障碍、休克、脊柱结核或严重畸形、中枢神经系统疾病等均为禁忌。

五、骶管阻滞

1. 骶管穿刺术　常用体位为侧卧或俯卧位。常用局麻药为1.5%利多卡因或0.5%丁哌卡因。

2. 适应证　直肠、肛门和会阴部手术。

3. 并发症　局部麻醉药毒性反应、全脊椎麻醉、术后尿潴留。有骶管畸形、穿刺点感染、穿刺困难或回抽有血液的患者，可改用鞍区麻醉或硬膜外阻滞。

六、蛛网膜下腔与硬脊膜外隙联合阻滞

1. 定义　经蛛网膜下腔与硬脊膜外隙联合阻滞又称腰麻-硬膜外联合阻滞，广泛用于下腹部及下肢手术。

2. 特点　既有腰麻起效快、镇痛完善与肌松弛的优点，又有硬膜外阻滞时调控麻醉平面、满足长时间手术的需要等长处。

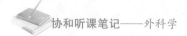

3. 穿刺方法　两点法和一点法（临床较常用）。

第五节　麻醉期间和麻醉恢复期的监测和管理

一、麻醉期间的监测与管理

1. 呼吸功能监测　呼吸功能正常是指能维持动脉血氧分压、二氧化碳分压和血液 pH 在正常范围内，这 3 项指标也是衡量呼吸管理是否合理的主要参数。

2. 循环监测和管理　常规监测心率、血压和心电图，每隔 5~10 分钟测定和记录一次血压、心率、脉搏等参数，并记录手术重要步骤、出血量、输液量、输血量、尿量及用药等。

3. 控制性降压　一般认为，术前血压正常者，应控制收缩压不低于 80mmHg，或平均动脉压在 50~65mmHg；或以降低基础血压的 30% 为标准，并根据手术野渗血等情况进行适当调节。

4. 体温的监测和管理　术中的体温监测通常采用鼻咽温，某些情况下还应监测中心体温。常用的术中保温措施包括温毯、暖风机和输液加温等。

5. 其他　麻醉期间还应密切观察患者的全身情况。此外，电解质、酸碱平衡、血糖、凝血功能的监测和维持正常也非常重要。

主治语录：麻醉期间引起循环功能障碍的可能原因包括外科疾病和并存疾病的病理生理改变，麻醉及手术对循环的影响等。

二、麻醉恢复期的监测与管理

1. 监测　麻醉恢复期应常规监测心电图、血压、呼吸频率和 SpO_2，并每 5~15 分钟记录一次，直至患者完全恢复。

2. 全身麻醉后苏醒延迟的处理

（1）原因：全身麻醉药的残余作用，包括吸入及静脉全身麻醉药、肌松药和麻醉性镇痛药等。可因麻醉过深引起，亦可因患者的病理生理改变而引起药物的代谢和排泄时间延长所致，如高龄、肝肾功能障碍和低温等。

（2）处理：维持循环稳定、通气功能正常和充分供氧。

3. 保持呼吸道通畅。

4. 维持循环系统稳定　心血管事件的常见原因，见表6-5-1。

表6-5-1　麻醉恢复期心血管事件的常见原因

名　称	常见原因
术后低血压	低血容量、静脉回流障碍、血管张力降低；心律失常、急性心力衰竭等
术后高血压	术后疼痛、尿潴留、低氧血症、高碳酸血症、颅内高压、高血压病史等
术后心律失常	缺氧、高碳酸血症、疼痛、电解质失衡（尤其是低钾血症）、心肌缺血、药物和酸碱失衡等
术后心肌缺血	低氧血症、贫血、心动过速、低血压和高血压

5. 恶心、呕吐　对于已发生的恶心呕吐，应首先考虑和治疗可能的病因，包括疼痛、低血压等。早期应用止吐药。

 历年真题

麻醉前病情评估的主要目的是

A. 认识患者以防发生麻醉错误

B. 了解患者对麻醉手术方式的耐受力

C. 了解手术方式

D. 与患者建立感情，获得患者的信任

E. 确定麻醉方案

参考答案：E

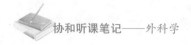

第七章　疼痛治疗

核心问题

疼痛治疗的概况。

内容精要

疼痛是人类大脑对机体组织损伤或可能导致组织损伤的刺激所产生的一种不愉快的主观感觉。疼痛可诱发机体产生代谢、内分泌、呼吸、循环、应激、神经、精神等功能或状态的改变。疼痛已成为影响人类健康的重要医学问题。

第一节　概　　述

一、分类

1. 按疼痛程度分　轻微疼痛、中度疼痛、剧烈疼痛。

2. 按起病缓急分　急性疼痛、慢性疼痛。

3. 按疼痛部位

（1）浅表痛：位于体表或黏膜。

（2）深部痛：位于骨膜、韧带、关节、内脏。

二、疼痛程度的评估

1. 视觉模拟评分法　最常用。在一个 10cm 长的标尺上，两端分别标明"0"和"10"的字样。"0"代表无痛，"10"代表最剧烈的疼痛。让患者根据自己以往的经验对当前所感受疼痛的程度，在标尺上标出相应位置，起点（0 点）至记号点的距离（以"cm"表示），即为评分值。

2. 数字评价量表　是用 0~10 这 11 个数字表示疼痛程度。0 表示无痛，10 表示剧痛。被测者根据个人疼痛感受选择一个数字表示疼痛程度。

第二节　疼痛对生理的影响

1. 精神情绪变化　急性疼痛导致患者烦躁不安，慢性疼痛使患者抑郁。

2. 内分泌系统　疼痛可使儿茶酚胺、皮质激素、血管紧张素Ⅱ、抗利尿激素、促肾上腺皮质激素、醛固酮、生长激素和甲状腺素等释放增加。儿茶酚胺可致血糖升高和负氮平衡。

3. 循环系统　剧烈的深部疼痛有时可使交感神经和副交感神经功能紊乱，使血压下降，心率减慢，甚至发生虚脱、休克。

4. 呼吸系统　术后疼痛是术后肺部并发症的重要因素之一。

5. 消化系统　慢性疼痛引起食欲缺乏，深部疼痛引起恶心、呕吐。

6. 凝血机制　急性疼痛使血液处于高凝状态，促进血栓形成。

7. 其他　疼痛可引起免疫功能下降，不利于防治感染和控制肿瘤扩散。由于疼痛可引起肾血管反射性收缩，垂体抗利尿激素分泌增加，尿量减少。也可因手术后疼痛，造成排尿困难，

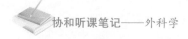

长时间排尿不畅易引起尿路感染。

8. 疼痛对机体的"益处" 疼痛可诱发机体产生保护行为，避开伤害性刺激源。

第三节 慢性疼痛治疗

一、慢性疼痛的诊治范围

1. 颈肩痛和腰腿痛 颈椎病、颈肌筋膜炎、肩周炎、腰椎间盘突出症、腰椎骨质增生症、腰背肌筋膜炎、腰肌劳损。

2. 四肢慢性损伤性疾病 滑囊炎、狭窄性腱鞘炎（如弹响指）、腱鞘囊肿、肱骨外上髁炎（网球肘）。

3. 神经痛 三叉神经痛、肋间神经痛、灼性神经痛、幻肢痛、糖尿病神经痛、酒精成瘾性神经痛、带状疱疹和带状疱疹后遗神经痛。

4. 周围血管疾病 血栓闭塞性脉管炎、雷诺综合征。

5. 癌症疼痛、癌症治疗相关痛。

6. 艾滋病疼痛 由于感觉神经病变和卡波西肉瘤病变引发疼痛。常见有头痛、口咽痛、腹痛、胸痛、关节痛、肌肉痛和皮肤痛。

7. 心因性疼痛。

二、治疗疼痛的常用方法

1. 药物治疗

（1）解热镇痛消炎药：也称非甾体抗炎药。常用药有阿司匹林、吲哚美辛、布洛芬、双氯芬酸、酮咯酸、氟比洛芬酯、对乙酰氨基酚，COX-2 抑制剂如塞来昔布、帕瑞昔布等。该类药物对头痛、牙痛、神经痛、肌肉痛或关节痛的效果较好，对创伤性剧痛和内脏痛有一定效果。该类药物（对乙酰氨基酚除外）还有较强的消炎和抗风湿作用。

（2）麻醉性镇痛药：该类药物仅用于急性剧痛如外伤、手术诱发的剧烈疼痛和晚期癌症疼痛。常用的有吗啡、芬太尼、羟考酮、布托啡诺等。使用该类药物要注意药物的成瘾性。

（3）抗癫痫药：卡马西平常用于治疗三叉神经痛和舌咽神经痛。加巴喷丁、普瑞巴林主要用于神经病理性疼痛的治疗，包括糖尿病性周围性神经痛、带状疱疹后神经痛、幻肢痛和外伤后神经痛等。

（4）抗抑郁药：常用阿米替林、多塞平和氟西汀等。对于癌症诱发的持续性病理神经痛、对阿片类药物耐药者或者对阿片类药物治疗效果不佳者，合用抗抑郁药物往往可获得较好镇痛效果。

（5）糖皮质激素类药物：常用药包括地塞米松、泼尼松龙、甲泼尼龙、利美达松、曲安奈德等。主要用于治疗炎症及创伤后疼痛、肌肉韧带劳损、神经根病变引起的疼痛、软组织或骨关节无菌性炎性疼痛、风湿性疼痛、癌痛及复杂区域疼痛综合征。

主治语录：药物治疗是最基本、最常用的疼痛治疗方法。

2. 神经阻滞

（1）星状神经节阻滞：适用于偏头痛、灼性神经痛、患肢痛、雷诺综合征、血栓闭塞性脉管炎、带状疱疹等。常见并发症如下。

1）局部麻醉药的毒性反应。

2）药物意外注入椎管内，引起血压下降，呼吸停止。

3）气胸。

4）膈神经麻痹。

5）喉返神经麻痹。

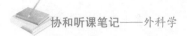

（2）腰交感神经阻滞：并发症如下。

1）药液意外注入蛛网膜下腔。

2）局部麻醉药毒性反应。

3）损伤引起局部血肿。

3. 椎管内药物治疗

（1）蛛网膜下腔注药：使用鞘内药物输注系统将吗啡注入，或注入 5%～10% 酚甘油以治疗晚期癌痛。

（2）硬脊膜外间隙注药

1）糖皮质激素：主要治疗颈椎病和腰椎间盘突出症。

2）阿片类药物：常用吗啡。因其成瘾问题，多限于癌症疼痛治疗。

3）局部麻醉药：可单独使用，但常与糖皮质激素或阿片类药物合用。

4. 痛点注射　主要用于慢性疼痛疾病，如腱鞘炎、肩周炎、肱骨外上髁炎、紧张性头痛及腰肌劳损等。

5. 针灸疗法　包括近取法、远取法、远取与近取相结合、随证取穴。

6. 推拿疗法　改善神经肌肉功能，调整脏器的功能状态，以达到治疗目的。

7. 物理疗法　主要作用是消炎、镇痛、解痉、改善局部血液循环、软化瘢痕和兴奋神经肌肉等。

8. 经皮神经电刺激疗法　提高痛阈、缓解疼痛。

9. 心理疗法。

三、癌痛治疗

1. WHO 推荐的三阶梯疗法的基本原则

（1）根据疼痛程度选择镇痛药物。

（2）口服给药，一般以口服给药为主。

（3）按时服药，根据药理特性有规律地按时用药。

（4）个体化用药，根据具体患者和疗效用药。

第一阶梯，轻度疼痛时，选用非阿片类镇痛药，如阿司匹林；也可选用胃肠道反应较轻的布洛芬和对乙酰氨基酚等。第二阶梯，在轻、中度疼痛时，单用非阿片类镇痛药不能控制疼痛，应加用弱阿片类药以提高镇痛效果，代表药物为可待因。第三阶梯，选用强阿片类药，如吗啡。

主治语录： 应根据疼痛的强度（如中、重度癌痛者）而不是根据癌症的预后或生命的时限选择用药。

2. 椎管内注药 包括硬膜外间隙注入吗啡、蛛网膜下腔内注入神经毁损性药物。

3. 放疗、化疗和激素疗法。

第四节 术后镇痛

一、镇痛药物

术后镇痛最常用的药物有阿片类药物，如吗啡和芬太尼等；非阿片类药，如曲马多等。硬膜外镇痛时局麻药常选用罗哌卡因或丁哌卡因。

二、镇痛方法

1. 传统方法 口服药物，肌内、皮下、静脉注射药物和直肠给药等。

2. 硬膜外镇痛 包括硬膜外单次和持续给药。

3. 患者自控镇痛（PCA） 它弥补了传统镇痛方法存在的镇痛不足和忽视患者个体差异，以及难以维持血药浓度稳定等问题。

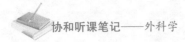

历年真题

关于癌痛三阶梯疗法基本原则的表述，不正确的是

A. 根据疼痛程度选用镇痛药

B. 以注射给药为主

C. 有规律地按时给药

D. 个性化给药

E. 一般以口服药为主

参考答案：B

第八章　重症监测治疗与复苏

核心问题

1. 心搏呼吸骤停的判断、心肺脑复苏的急救措施。
2. 急性肾衰竭的表现及治疗原则。
3. 急性肝衰竭的治疗原则。

内容精要

重症监测治疗室（ICU）可以为重症患者提供规范的、高质量的治疗和生命支持。高质量的心肺复苏能维持重要脏器的灌注，特别是充足的冠状动脉灌注是心脏恢复搏动的前提。早期进行急性肝衰竭、急性肾衰竭的治疗具有重要临床意义。

第一节　重症监测治疗

重症监测治疗室（ICU）是医院集中监护和救治重症患者的专业病房。在综合性医院，ICU 的床位数一般为医院总床位数的 2%～8%。每个 ICU 病房床数为 8～12 张，床位使用率以 65%～75%为宜。ICU 的患者救治，常体现出多专业协同工作。

一、ICU 的工作内容

1. 监测的目的

（1）早期发现高危因素。

（2）连续评价器官功能状态。

（3）评估原发疾病严重程度。

（4）指导对疾病的诊断和鉴别诊断。

（5）采用目标导向治疗方法，根据连续监测的生理参数及其对治疗的反应，随时调整治疗方案（如治疗与干预策略药物剂量和速度等），以期达到目标生理学指标。

2. 重症监测的内容

（1）循环系统

1）心电图监测。

2）血流动力学监测。

3）组织灌注的监测。

（2）呼吸系统

1）呼吸功能监测：常用参数，见表8-1-1。

表8-1-1　常用呼吸功能监测参数

参　数	正常值范围	参　数	正常值范围
潮气量（V_T，ml/kg）	6~10	动脉血氧分压（PaO_2，mmHg）	80~100
呼吸频率（RR，次/分）	12~20	动脉血氧饱和度（SaO_2,%）	96~100
无效腔量/潮气量（VD/VT）	0.25~0.40	肺内分流量（QS/QT,%）	3~5
动脉血二氧化碳分压（$PaCO_2$，mmHg）	35~45	肺活量（VC，ml/kg）	65~75
氧合指数（PaO_2/FiO_2）	>300	最大吸气力（cmH_2O）	75~100

2）氧疗：①高流量系统，气体流速高，FiO_2可以稳定控制并调节。②低流量系统：FiO_2不稳定，也不易控制。

3）机械通气的目的：保障通气功能以适应机体需要；改善

并维持肺的换气功能；减少呼吸肌做功；特殊治疗需要，如连枷胸的治疗等。

治疗语录：机械通气常用模式有控制呼吸、辅助控制呼吸、同步间歇指令通气、压力支持通气、呼气末正压。

二、病情评估

1. 使用统一标准对 ICU 患者病情进行评估的意义
（1）可正确评估病情的严重程度和预后。
（2）合理选用治疗用药和措施，并评估其疗效。
（3）为患者转入或转出 ICU 提供客观标准。
（4）可根据干预措施的效果来评价医、护的质量。
2. 常用病情评分系统
（1）急性生理与慢性健康状况评分。
（2）治疗干预评价系统。
（3）多脏器功能障碍评分。
（4）全身感染相关性器官功能衰竭评分。

三、ICU 的人文关怀

ICU 医护人员应该采取各种措施，根据患者本身基本情况、疾病特点及需求，注重个体化、人性化的监护治疗。通过各种人文关怀措施，减少重症患者监护期间的痛苦经历，降低生理上不适和心理上的应激，最终促进疾病恢复。

第二节　心肺脑复苏

一、基础生命支持

1. 尽早识别心搏骤停和启动紧急医疗服务系统。

2. 尽早开始心肺复苏（CPR） CPR 是基础生命支持的关键，启动 EMS 的同时立即开始 CPR。

（1）心脏按压

1）胸外心脏按压：施行胸外心脏按压时，患者必须平卧于硬板或地上，术者立于或跪于患者一侧。按压部位在患者胸骨下半部或两乳头连线中点的胸骨上。胸外按压频率 100~120 次/分；成人按压深度 5~6cm，儿童按压深度至少为胸廓前后径的 1/3，青春期前的儿童约为 5cm，1 岁以内的婴儿约为 4cm。

2）开胸心脏按压：开胸手术中发生心搏骤停或合并严重的开放性胸部外伤的患者，可以考虑开胸心脏按压。

（2）通气：心脏按压 30 次后进行 2 次通气。

1）开放气道：保持呼吸道通畅是进行人工呼吸的先决条件。施行人工呼吸前必须清除呼吸道内的异物。最简单有效的方法是头后仰法；但对于有颈椎或脊髓损伤者，应采用托下颌法。

2）徒手人工呼吸：以口对口（鼻）人工呼吸最适于院前复苏。不能因人工呼吸而中断心脏按压。

3）简易人工呼吸器和机械通气。

主治语录：成人 CPR 的顺序为 CAB（即心脏按压-人工呼吸-开放气道），按压通气比为 30∶2。新生儿 CPR 的顺序为 ABC，按压通气比为 3∶1。

3. 尽早电除颤 电除颤是以一定能量的电流冲击心脏使心室颤动（室颤）终止的方法，以直流电除颤法应用最为广泛。

二、高级生命支持（ALS）

1. 呼吸支持 通过人工气道进行正压通气时，频率为 8~10 次/分，气道压低于 $30cmH_2O$，避免过度通气。

2. 恢复和维持自主循环　ALS 期间应着力恢复和维持自主循环，为此应强调高质量的 CPR 和对室颤及无脉室性心动过速者进行早期电除颤。

3. CPR 期间的监测

（1）心电图。

（2）呼气末 CO_2。

（3）冠状动脉灌注压。

（4）中心静脉血氧饱和度。

4. 药物治疗

（1）目的：为了激发心脏恢复自主搏动并增强心肌收缩力，防治心律失常，调整急性酸碱失衡，补充体液和电解质。

（2）给药途径：复苏期间首选经静脉或骨内注射。

（3）常用药物：缩血管药物和抗心律失常药物。

（4）不推荐在心搏骤停时常规使用的药物：阿托品、钙剂和碳酸氢钠。

三、复苏后治疗

1. 优化通气和氧合。

2. 维持血流动力学稳定。

3. 脑复苏

（1）低温治疗。

（2）改善脑血流灌注。

（3）药物治疗。

第三节　急性肾衰竭与急性肾损伤

一、病因和分类

1. 肾前性

（1）病因：由于大出血、消化道或皮肤大量失液、液体向第三间隙转移、过度利尿等引起急性血容量不足，充血性心力衰竭、急性心肌梗死、严重心律失常、心脏压塞、肺栓塞等所致心排血量降低，全身性疾病以及肾血管病变或药物等因素引起的肾血管阻力增加等。

（2）上述病因，均可导致肾血流的低灌注状态，使肾小球滤过率不能维持正常而引起少尿。

2. 肾性　主要是由肾缺血和肾毒素所造成的肾实质性急性病变，急性肾小管坏死较常见。

3. 肾后性　由于尿路梗阻所致，包括双侧肾、输尿管以及盆腔肿瘤压迫输尿管，引起梗阻以上部位的积水。

主治语录：急性肾衰竭（ARF）或急性肾损伤（AKI）的病因，广义上讲包括肾前性、肾性、肾后性三种类型；狭义上讲即指急性肾小管坏死。

二、临床表现

1. 少尿（或无尿）期　为整个病程的主要阶段，一般为7~14 天（平均 5~6 天，长者可达 1 个月以上）。少尿期越长，病情越重，预后越差。

（1）尿量减少：尿量骤减或逐渐减少。24 小时尿量少于400ml 者称为少尿，少于 100ml 者称为无尿。

（2）进行性氮质血症。

（3）水、电解质和酸碱平衡失调。

（4）全身并发症

1）心血管系统：高血压、急性肺水肿和心力衰竭、心律失常、心包炎等。

2）消化系统：食欲减退、恶心、呕吐、腹胀、腹泻，亦可出现消化道出血、黄疸等。

3）神经系统：疲倦、精神较差，若出现意识淡漠、嗜睡或烦躁不安甚至昏迷者，提示病情严重。

4）贫血和 DIC。

2. 多尿期　在少尿或无尿后的 7~14 天，如 24 小时内尿量增加至 800ml 以上，即为多尿期开始。一般历时约 14 天，尿量每日可达 3000ml 以上。

3. 恢复期　肾小球滤过功能多在 3~6 个月内恢复正常，但部分病例肾小管浓缩功能不全可维持 1 年以上。

✎ 主治语录：若肾功能持久不恢复，提示遗留永久性肾损害，少数病例可出现肾组织纤维化而转变为慢性肾功能不全。

三、诊断和鉴别诊断

1. 病史及体格检查　需详细询问和记录与 AKI 相关的病史。

（1）有无肾前性因素。

（2）有无引起肾小管坏死的病因。

（3）有无肾后性因素。

2. 尿液检查

（1）酱油色尿提示有溶血或软组织严重破坏。

（2）肾前性 ARF 时尿浓缩，尿比重和渗透压高；肾性 ARF 为等渗尿，尿比重在 1.010~1.014。

（3）尿常规检查，镜下见到宽大的棕色管型，即为肾衰竭管型，提示急性肾小管坏死。

（4）大量红细胞管型及蛋白提示急性肾小球肾炎。

（5）有白细胞管型提示急性肾盂肾炎。

3. 血液检查

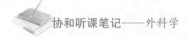

（1）血常规，嗜酸性粒细胞明显增多提示急性间质性肾炎的可能。轻、中度贫血可能与体液潴留有关。

（2）动态监测血清酸碱与电解质水平。

（3）动态监测血尿素氮、肌酐和肌酐清除率。

4. AKI 早期诊断标志物　血清半胱氨酸蛋白酶抑制剂、肾损伤分子（KIM-1）、中性粒细胞明胶酶相关脂质运载蛋白（NGAL）、IL-18 等。

5. 肾穿刺活检　通常用于没有明确致病原因的肾实质性急性肾衰竭，如肾小球肾炎、血管炎、过敏性间质性肾炎等。

四、治疗

1. AKI 的治疗原则

（1）加强液体管理，维持液体平衡。

（2）维持内环境稳定，调节电解质及酸碱平衡。

（3）控制感染。

（4）肾替代治疗，清除毒素以利于损伤细胞的修复。

（5）早期发现导致 AKI 的危险因素，积极治疗原发病。

2. 少尿期的治疗

（1）液体管理。

（2）纠正电解质、酸碱平衡紊乱。

（3）营养支持。

（4）控制感染。

（5）肾脏替代治疗：血液透析、血液滤过、连续性肾脏替代治疗和腹膜透析。

3. 多尿期的治疗　维持水、电解质和酸碱平衡，控制氮质血症，治疗原发病和防止各种并发症。

五、预防

1. 维持肾脏灌注压。

2. 避免使用肾毒性药物。

3. 控制感染。

4. 清除肾毒性物质。

5. 预防造影剂肾损伤。

第四节　急性肝衰竭

一、病因

1. 病毒性肝炎。

2. 化学物中毒。

3. 外科疾病和其他。

二、诊断

1. 我国根据病理组织学特征和病情发展速度,将肝衰竭分为四类(表 8-4-1)。

表 8-4-1　我国肝衰竭的分类

命　名	定　义
急性肝衰竭 (AHF)	急性起病,2 周以内出现以 Ⅱ 度以上肝性脑病为特征的肝衰竭
亚急性肝衰竭	起病较急,15 天至 26 周出现肝衰竭的临床表现
慢加急性肝衰竭	在慢性肝病基础上,出现急性肝功能失代偿
慢性肝衰竭	在肝硬化基础上,出现慢性肝功能失代偿

2. AHF 诊断标准

(1) 既往无肝炎病史,以急性黄疸型肝炎起病。

(2) 起病后 2 周内出现极度乏力,伴明显的恶心、呕吐等严重的消化道症状。

（3）迅速出现Ⅱ度以上（按Ⅳ度划分）的肝性脑病。

（4）出血倾向明显，凝血酶原活动度≤40%，且排除其他原因。

（5）肝浊音界进行性缩小。

（6）患者黄疸急剧迅速加深，起病初期可能黄疸很浅，甚至尚未出现黄疸，但上述表现者应考虑本病。

三、临床表现

1. 早期症状　为非特异性表现，如恶心、呕吐、腹痛、缺水及黄疸。

2. 意识障碍　主要是肝性脑病。肝性脑病根据程度分为四度：Ⅰ度（前驱期）为反应迟钝、情绪改变；Ⅱ度（昏迷前期）为嗜睡和行为不能自控；Ⅲ度（昏睡期或浅昏迷期）为嗜睡，但尚可唤醒；Ⅳ度（昏迷期）为昏迷不醒，对刺激无反应，反射逐渐消失，常伴有呼吸、循环等方面的改变。

3. 肝臭　常有特殊的甜酸气味（似烂水果味）。

4. 出血　皮肤出血斑点、注射部位出血或胃肠出血等。

5. 并发其他器官系统功能障碍

（1）肾功能损害：较常见，部分患者可合并肝肾综合征。

（2）循环功能障碍：血压下降，与血管张力下降、心排血量减少有关。

（3）脑水肿及颅内压增高：多发生在Ⅳ度肝性脑病患者，表现为血压高、心率慢、去大脑强直、癫痫发作等。

（4）肺水肿：呼吸窘迫，呼吸性碱中毒，后期可发生ARDS。

（5）感染：常见部位为肺部、尿道、肠道等。

6. 实验室检查

（1）转氨酶升高，但大面积肝坏死时可出现胆-酶分离现象，此时胆红素持续升高，而转氨酶不升高。

（2）血胆红素增高。

（3）血小板计数常减少，白细胞计数增多。

（4）血肌酐或尿素氮可增高。

（5）血电解质紊乱。

（6）酸碱失衡，多为代谢性酸中毒。

（7）发生 DIC 时，凝血时间、凝血酶原时间或部分凝血活酶时间延长，纤维蛋白原可减少，而其降解物增多，优球蛋白试验等可呈阳性。

四、治疗

1. 病因治疗 停用可疑药物、治疗病毒性肝炎等。

2. 一般治疗

（1）营养支持，首选肠内营养。

（2）补充血清清蛋白。

（3）口服乳果糖，以排软便 2~3 次/日为度。口服肠道抗菌药，以减少肠内菌群，如新霉素和甲硝唑。

（4）静脉点滴醋谷胺（乙酰谷酰胺）、谷氨酸（钾或钠）或门冬氨酸等，以降低血氨。

（5）静滴 γ-氨酪酸、左旋多巴，改善中枢神经递质，可能有利于恢复大脑功能。

（6）纠正酸碱失衡和电解质紊乱。

3. 防治多器官功能障碍。

4. 预防感染。

5. 肝性脑病的治疗

（1）脱水：建议用甘露醇（0.5~1.0g/kg）为一线治疗药物。

（2）低温：将核心体温降至 34~35℃为宜。

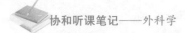

（3）自身免疫性肝炎引起的肝性脑病可考虑使用激素。

6. 人工肝支持。

7. 肝移植。

 主治语录：肝移植是治疗 AHF 最有效的治疗手段，适用于经积极内科和人工肝治疗疗效欠佳者。

历年真题

1. 心肺复苏的首选药物是
   A. 阿托品
   B. 肾上腺素
   C. 去甲肾上腺素
   D. 碳酸氢钠
   E. 异丙肾上腺素
（2~3 题共用备选答案）
   A. 肾前性急性肾衰竭
   B. 急进性肾小球肾炎
   C. 急性肾小管坏死
   D. 肾后性急性肾衰竭
   E. 急性间质性肾炎

2. 消化道大出血后少尿，尿钠 10mmol/L，该种情况考虑

3. 下尿路梗阻可引起

参考答案：1. B 2. A 3. D

第九章 围术期处理

核心问题

1. 手术前的一般准备和特殊准备。
2. 手术后常见并发症的预防和治疗。

内容精要

　　围术期是指从决定手术治疗时起，到与本次手术有关的治疗基本结束为止的一段时间，包括手术前、手术中和手术后三个阶段。围术期处理目的是为患者手术顺利康复做充分而细致的工作，包括术前准备、术中保障和术后处理三大部分。这与近年来提倡的加速康复外科理念完全一致。

第一节　术前准备

一、分类

　　1. 急症手术　例如外伤性肠破裂，在最短时间内进行必要的准备后立即手术。在胸腹腔内大血管破裂等十分急迫的情况下，为抢救生命，必须争分夺秒地进行紧急手术。

　　2. 限期手术　例如各种恶性肿瘤根治术，手术时间虽可选择但不宜延迟过久，应在尽可能短的时间内做好术前准备。

3. 择期手术　例如胆囊结石胆囊切除术、甲状腺腺瘤切除术及腹股沟疝修补术等，可在充分的术前准备后选择合适时机进行手术。

二、一般准备

1. 心理准备　向患者家属或/和监护人作详细介绍和解释，取得他们的信任和同意，协助做好患者的心理准备工作，配合整个治疗过程顺利进行。应履行书面知情同意手续，包括手术麻醉的知情同意书、输血治疗同意书等，由患者本人或法律上有责任的亲属（或监护人）签署。为挽救生命而需紧急手术，若亲属未赶到，须在病史中记录清楚。

2. 生理准备

（1）为手术后变化的适应性锻炼：包括术前练习在床上大小便，教会患者正确的咳嗽和咳痰方法。有吸烟史的患者，术前2周应停止吸烟。

（2）输血和补液：施行中、大型手术者，术前应作好血型鉴定和交叉配合试验，备好一定数量的血制品。对有水、电解质及酸碱平衡失调和贫血、低蛋白血症的患者应在术前予以纠正。

（3）预防感染：严格遵循无菌原则，手术操作轻柔，减少组织损伤等是防止手术野感染的重要环节。下列情况需要预防性应用抗生素：

1）涉及感染病灶或切口接近感染区域的手术。

2）胃肠道手术。

3）操作时间长、创伤大的手术。

4）开放性创伤，创面已污染或有广泛软组织损伤，创伤至实施清创的间隔时间较长，或清创所需时间较长以及难以彻底清创者。

5）癌肿手术。

6）涉及大血管的手术。

7）需要植入人工制品的手术。

8）脏器移植术。

（4）胃肠道准备

1）成人从术前8~12小时开始禁食，术前4小时开始禁饮。

2）涉及胃肠道手术者，术前1~2天开始进流质饮食，有幽门梗阻的患者，需在术前进行洗胃。

3）结直肠手术，酌情在术前一天及手术当天清晨行清洁灌肠或结肠灌洗，并于术前2~3天开始进流食、口服肠道制菌药物，以减少术后并发感染的机会。

（5）其他：手术前夜，可给予镇静药，以保证良好的睡眠。

主治语录：发现患者有与疾病无关的体温升高，或妇女月经来潮等情况，应延迟手术日期。

三、特殊准备

1. 营养不良　对于严重营养不良的患者，应当予以适当的营养支持改善患者的营养状况之后再施行手术治疗。

2. 脑血管病　对无症状的颈动脉杂音，近期有短暂脑缺血发作的患者，应进一步检查与治疗。近期有脑卒中病史者，择期手术应至少推迟2周，最好6周。

3. 心血管病　高血压者继续服用药物，血压控制在160/100mmHg以下。

4. 肺功能障碍　急性呼吸系统感染，择期手术应推迟至治愈后1~2周。

5. 肾疾病　术前准备最大限度改善肾功能。

6. 糖尿病　禁食患者的血糖维持在轻度升高状态（5.6~

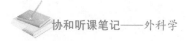

11.2mmol/L)。

7. 凝血障碍　术前 7 天停用阿司匹林，术前 2~3 天停用非甾体抗炎药，术前 10 天停用抗血小板药物。

8. 下肢深静脉血栓形成的预防　预防性使用低分子量肝素。

第二节　术后处理

一、常规处理

1. 术后医嘱。

2. 监测　常规监测生命体征，必要时监测 CVP 等。

3. 静脉输液　患者术后应接受足够量的静脉输液直至恢复进食。

4. 引流管　要经常检查放置的引流物有无阻塞、扭曲等情况，换药时要注意引流物的妥善固定。记录、观察引流物的量和性质。

二、卧位

1. 全身麻醉尚未清醒的患者除非有禁忌，均应平卧，头转向一侧，直到清醒，使口腔内分泌物或呕吐物易于流出，避免误吸入气管。

2. 蛛网膜下腔阻滞的患者，应平卧或头低卧位 12 小时，防止因脑脊液外渗致头痛。

3. 施行颅脑手术后，如无休克或昏迷，可取 15°~30° 头高脚低斜坡卧位。

4. 施行颈胸手术后，多采用高半坐位卧式，以便于呼吸及有效引流。

5. 腹部手术后，多取低半坐位卧式或斜坡卧位，以减少腹壁张力。

6. 脊柱或臀部手术后，可采用俯卧或仰卧位。

7. 腹腔内有污染的患者，在病情许可情况下，尽早改为半坐位或头高脚低位，以便体位引流。

8. 休克患者，应取下肢抬高 15°～20°，头部和躯干抬高 20°～30° 的特殊体位。

9. 肥胖患者，可取侧卧位，有利于呼吸和静脉回流。

三、各种不适的处理

1. 疼痛　常用的麻醉类镇痛药有吗啡、哌替啶和芬太尼。临床应用时，在达到有效镇痛作用的前提下，药物剂量宜小，用药间隔时间应逐渐延长，硬膜外阻滞可留置导管数日，连接镇痛泵以缓解疼痛，特别适合于下腹部手术和下肢手术的患者。

2. 呃逆　手术后早期发生者，可采用压迫眶上缘，短时间吸入二氧化碳，抽吸胃内积气、积液，给予镇静或解痉药物等措施。施行上腹部手术后，如果出现顽固性呃逆，要特别警惕膈下积液或感染之可能。此时，应做 CT、X 线平片或超声检查，一旦明确有膈下积液或感染，需要及时处理。

主治语录：术后发生呃逆者并不少见，多为暂时性，但有时可为顽固性。

四、胃肠道

1. 胃蠕动恢复较慢，右半结肠需 48 小时，左半结肠需 72 小时。

2. 胃和空肠手术后，上消化道推进功能的恢复需 2～3 天。

3. 罂粟碱类药物能影响胃肠蠕动。

五、活动

原则上应该早期床上活动，争取在短期内起床活动。有休克、心力衰竭、严重感染、出血、极度衰弱等情况，以及施行

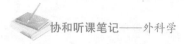

过有特殊固定、制动要求的手术患者，则不宜早期活动。

六、缝线拆除

1. 头、面颈部在术后 4~5 日拆线。

2. 下腹部、会阴部在术后 6~7 日拆线。

3. 胸部、上腹部、背部、臀部手术 7~9 日拆线。

4. 四肢手术 10~12 日拆线（近关节处可适当延长），减张缝线 14 日拆线。

主治语录：青少年患者可适当缩短拆线时间，年老、营养不良患者可延迟拆线时间，也可根据患者的实际情况采用间隔拆线。电刀切口，也应推迟 1~2 日拆线。

5. 切口分类（表 9-2-1）

表 9-2-1　切口分类

名　　称	特　　点
清洁切口（Ⅰ类切口）	无菌切口，如甲状腺切除术
可能污染伤口（Ⅱ类切口）	手术时可能带有污染的缝合切口，如胃大部切除术
污染切口（Ⅲ类切口）	邻近感染区或组织直接暴露于污染或感染物的切口，如阑尾切除术

6. 切口愈合分级（表 9-2-2）

表 9-2-2　切口愈合分级

分　　级	特　　点
甲级愈合	愈合优良，无不良反应
乙级愈合	愈合处有炎症，如红肿、硬结、积液等
丙级愈合	切口化脓，需要切开引流

第三节 术后并发症的防治

一、术后出血

1. 原因 术中止血不完善。原痉挛小动脉舒张，结扎线脱落，凝血障碍均可致术后出血。

2. 治疗 腹腔术后出血者，迅速再手术止血，清除血凝块，用生理盐水冲洗腹腔。

二、术后发热与低体温

1. 发热 是术后最常见的症状。非感染性发热通常比感染性发热来得早。

2. 低体温 轻度低体温也是一个常见的术后并发症。明显的低体温会引起一系列的并发症。

主治语录：术中应监测体温。大量输注冷的液体和库存血液时，应通过加温装置，必要时用温盐水反复灌洗体腔，术后注意保暖，可以预防术后低体温。

三、呼吸系统并发症

1. 肺膨胀不全 叩击胸、背部，鼓励咳嗽和深呼吸，经鼻气管吸引分泌物。严重慢性阻塞性肺疾病患者，雾化吸入支气管扩张剂和溶解性黏蛋白药物有效。有气道阻塞时，应行支气管镜吸引。

2. 术后肺炎 易患因素有肺膨胀不全，异物吸入和大量的分泌物。

3. 肺栓塞的治疗

（1）一般处理：重症监护、绝对卧床、适当应用镇静、止

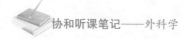

痛药物缓解患者的焦虑和惊恐症状。

（2）呼吸支持：吸氧、气管插管机械通气。

（3）循环支持。

（4）溶栓、抗凝治疗等。

四、术后感染

1. 腹腔脓肿和腹膜炎　表现为发热、腹痛、腹部触痛及白细胞计数增加。

2. 真菌感染　临床上多为假丝酵母菌（念珠菌）所致。

五、切口并发症

1. 血肿、积血和血凝块。

2. 血清肿。

3. 伤口裂开　腹壁切口完全裂开时，要立刻用无菌敷料覆盖切口，在良好的麻醉条件下重予缝合，同时加用减张缝线。切口完全裂开再缝合后常有肠麻痹，术后应放置胃肠减压。切口部分裂开的处理，按具体情况而定。

4. 切口感染　处理原则：在伤口红肿处拆除伤口缝线，使脓液流出，同时行细菌培养。

六、泌尿系统并发症

1. 尿潴留　应安抚患者情绪，如无禁忌，可协助患者坐于床沿或立起排尿。如无效，可在无菌条件下进行导尿。

2. 泌尿道感染

（1）预防措施：严格要求无菌操作，防止泌尿系统污染，预防和迅速处理尿潴留。

（2）治疗措施：给足量的液体、膀胱彻底引流和针对性应用抗生素。

历年真题

1. 腹部手术后能进食的主要依
   据是
   A. 胃管抽出澄清胃液
   B. 患者已下床活动
   C. 患者有明显饥饿感
   D. 肠鸣音增强
   E. 肛门排气后

2. 手术患者从术前 8～12 小时禁

食，4 小时禁水是为了
   A. 减少术后感染
   B. 防止术后腹胀
   C. 防止吻合口瘘
   D. 防止术后伤口裂开
   E. 防止麻醉或术中呕吐

参考答案：1. E　2. E

第十章 外科患者的代谢及营养治疗

核心问题

1. 营养状况评定的常用指标。
2. 胃肠内外营养的一般适应证、并发症。

内容精要

外科患者由于疾病和手术创伤,机体会发生明显的代谢改变,此时如果得不到及时、足够的营养补充,易导致营养不良,影响组织、器官的结构和功能以及机体的康复过程,严重者将会导致多器官功能衰竭,从而影响患者的预后。临床营养支持已经成为重症患者救治中不可缺少的重要措施。

第一节 外科患者的代谢变化

一、正常情况下的物质代谢

1. **碳水化合物** 主要生理功能是供能,同时也是细胞结构的重要成分。正常情况下,碳水化合物提供55%~65%维持成人机体正常功能所需的能量,机体一些组织器官如大脑神经细胞、肾上腺及血细胞等则完全依赖葡萄糖氧化供能。

2. 蛋白质 是构成生物体的重要组成成分。在生命活动中起着极其重要的作用。蛋白质的主要生理功能是参与构成各种细胞组织，维持细胞组织生长、更新和修复参与多种重要生理功能及氧化供能。食物中蛋白质是人体蛋白质的主要来源，在蛋白酶及肽酶的作用下水解成为寡肽及氨基酸而被吸收。

3. 脂肪 主要生理功能是提供能量、构成身体组织、供给必需脂肪酸并携带脂溶性维生素等。

二、能量代谢

1. 机体能量消耗组成、测定及计算 机体每日的能量消耗包括基础能量消耗（或静息能量消耗）、食物的生热效应、兼性生热作用、活动的生热效应几个部分。临床上最常用的机体能量消耗测定方法是间接测热法，其原理是通过测量机体气体交换而测定物质氧化率和能量消耗。

（1）Weir 公式是间接测热法计算机体 24 小时静息能量消耗的公式：

$$REE(kcal/d) = [3.9(VO_2) + 1.1(VCO_2)] \times 1440$$

式中 VO_2 为氧耗量（L/min）；VCO_2 为二氧化碳产生量（L/min），可通过非侵入性间接测热法进行测定。通过测定 VO_2 及 VCO_2 还可计算出呼吸商（RQ）：$RQ = VCO_2/VO_2$，根据呼吸商值可了解各种营养物质氧化代谢情况。

（2）Harris-Benedict 公式是计算机体基础能量消耗的经典公式：

$$BEE(kcal/d) = 66 + 13.7W + 5.0H - 6.8A(男)$$
$$BEE(kcal/d) = 655 + 9.6W + 1.85H - 4.7A(女)$$
$$W:体重(kg); H:身高(cm); A:年龄(岁)$$

Haris-Benedict 公式是健康机体基础能量消耗估算公式，临床上各种疾病状态下患者的实际静息能量消耗值与 Harris-Benedict 公式估算值之间存在一定的差异，如择期手术增加 10% 左右，严重创伤、多发性骨折感染时可增加 20%~30%，大面积烧伤时能量消耗增加最明显，最大可增高 100% 左右。

2. 机体能量需要量的确定　目前认为，对于非肥胖患者 25~30kcal/（kg·d）能满足大多数住院患者的能量需求，而体重指数（BMI）≥30kg/m^2 的肥胖患者，推荐的能量摄入量为正常目标量的 70%~80%。

三、饥饿、创伤状况下机体代谢改变

1. 饥饿时机体代谢改变　饥饿时机体生存有赖于利用自身储存的脂肪、糖原及细胞内的功能蛋白。饥饿早期，机体首先利用肝脏及肌肉中的糖原储备消耗以供能，直至糖原耗尽，然后再依赖糖异生作用。此时，机体能量消耗下降，肝脏及肌肉蛋白分解以提供糖异生前体物质，蛋白质合成下降。随后，脂肪动员增加成为主要能源物质，体内酮体形成及糖异生作用增强，大脑及其他组织越来越多利用酮体作为能源。

2. 创伤应激状态下机体代谢变化　外科感染、手术创伤等应激情况下，机体发生一系列代谢改变。

应激状态时碳水化合物代谢改变主要表现为内源性葡萄糖异生作用明显增加，组织、器官葡萄糖的氧化利用下降以及外周组织对胰岛素抵抗，从而造成高血糖。

创伤后蛋白质代谢变化是蛋白质分解增加、负氮平衡，其程度和持续时间与创伤应激程度、创伤前营养状况、患者年龄及应激后营养摄入有关，并在很大程度上受体内激素反应水平的制约。脂肪是应激患者的重要能源，创伤应激时机体脂肪分解增强，其分解产物作为糖异生作用的前体物质，减少蛋白质

分解，保存机体蛋白质。

主治语录：创伤应激状态下机体代谢变化的特征为静息能量消耗增高、高血糖及蛋白质分解增强。

第二节　营养状况评定

一、临床检查

1. 病史采集　包括膳食调查、病史、精神史、用药史及生理功能史等。

2. 膳食调查　可记录一段时期内每日、每餐摄入食物和饮料量，以了解有无食欲缺乏、进食量改变情况。

3. 体格检查　可以及时发现肌肉萎缩、毛发脱落、皮肤损害、水肿或腹水，必需脂肪酸及维生素等缺乏的体征并判定其程度。

二、人体测量

1. 体重　体重丢失>10%（无时间限定）或 3 个月体重丢失>5%，即存在营养不良。

2. 体质指数　BMI=体重（kg）/身高^2（m^2）。BMI 正常值为 18.5~24.0kg/m^2；<18.5kg/m^2 为营养不良，25~30kg/m^2 为超重，>30kg/m^2 为肥胖。

3. 皮褶厚度与臂围　通过三头肌皮褶厚度、上臂中点周径及上臂肌肉周径的测定可以推算机体脂肪及肌肉总量，间接反映机体营养状况。

4. 握力测定　是反映肌肉功能十分有效的指标，正常男性握力≥35kg，女性握力≥23kg。

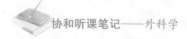

主治语录：体重是营养评价中最简单、直接而又可靠的方法。

三、生化及实验室检查

1. 血浆蛋白　血浆蛋白水平可以反映机体蛋白质营养状况、疾病的严重程度和预测手术风险程度，因而是临床上常用的营养评价指标之一。

2. 氮平衡与净氮利用率　氮平衡是评价机体蛋白质代谢状况的可靠指标。氮平衡＝摄入氮－排出氮。

3. 免疫功能　总淋巴细胞计数是评价细胞免疫功能的简易方法，测定简便、快速，适用于各年龄段，其正常值为 $(2.5\sim3.0)\times10^9/L$，低于 $1.8\times10^9/L$ 为营养不良。

四、综合性营养评价指标

1. 主观全面评定　以病史和临床检查为基础，省略实验室检查，其内容主要包括病史和体检 7 个项目的评分。

（1）A 级为营养良好。

（2）B 级为轻至中度营养不良。

（3）C 级为重度营养不良。

2. 微型营养评定　这是一种评价老年人营养状况的简单快速方法，包括人体测量整体评定、膳食问卷以及主观评定等 18 项内容评分相加即为 MNA 总分。分级标准如下：

（1）MNA≥24 表示营养状况良好。

（2）17≤MNA<24 表示存在发生营养不良危险。

（3）MNA<17 表示有确定的营养不良。

3. 营养不良通用筛查工具

（1）机体体重指数测定（0~2 分）。

（2）体重变化情况（0~2 分）。

（3）急性疾病影响情况（如果已经存在或将会无法进食>5天者加2分）。

总评分=上述三个部分评分之和，0分=低风险、1分=中等风险、2分=高风险。

五、人体组成测定

目前临床上常用的测定人体组成测定方法有生物电阻分析法、双能X射线吸收技术、CT和MRI。

六、营养风险及营养风险筛查工具

1. 营养风险 是指"现存或者潜在的与营养因素相关的导致患者出现不利临床结局的风险"。

2. 营养风险筛查2002 是目前住院患者营养风险筛查首选工具，应用相对简单、易用。

第三节 肠外营养

一、肠外营养制剂

肠外营养由碳水化合物、脂肪乳剂、氨基酸、水、维生素、电解质及微量元素等基本营养素组成，以提供患者每日所需的能量及各种营养物质，维持机体正常代谢。

二、肠外营养途径选择

1. 中心静脉途径 需要长期肠外营养，需要高渗透压营养液的患者。临床上常用的中心静脉途径有：

（1）颈内静脉途径。

（2）锁骨下静脉途径。

（3）经头静脉或贵要静脉插入中心静脉导管（PICC）途径。

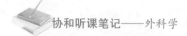

2. **周围静脉途径** 浅表静脉适用于只需短期（<2周）肠外营养者。

三、肠外营养液的输注

1. 持续输注法 对机体的代谢及内环境的影响较少。

2. 循环输注法 适用于病情稳定、需长期肠外营养，而且肠外营养量无变化者。

四、并发症及防治

1. 静脉导管相关并发症 分为非感染性并发症及感染性并发症两大类。感染性并发症主要指中心静脉导管相关感染，周围静脉则可发生血栓性静脉炎。

2. 代谢性并发症 肠外营养时提供的营养物质直接进入循环中，营养底物过量或不足容易引起或加重机体代谢紊乱和器官功能异常，产生代谢性并发症，如高血糖、低血糖、氨基酸代谢紊乱等。

3. 脏器功能损害 长期肠外营养可引起肝脏损害，主要病理改变为肝脏脂肪浸润和胆汁淤积。其原因与长期禁食时肠内缺乏食物刺激、肠道激素的分泌受抑制、过高能量供给或不恰当的营养物质摄入等有关。此外，长期禁食可引发肠源性感染。

4. 代谢性骨病。

🖊 **主治语录：** *肠外营养并发症主要有静脉导管相关并发症、代谢性并发症、脏器功能损害及代谢性骨病等。*

第四节 肠内营养

一、肠内营养制剂

肠内营养制剂根据其组成可分为非要素型、要素型、组件型及疾病专用型肠内营养制剂四类。

二、肠内营养方式和途径选择

1. 支持方式
（1）口服营养补充。
（2）管饲。
2. 输入途径
（1）鼻胃/十二指肠、鼻空肠管喂养。
（2）胃或空肠造口。
（3）口服。

三、肠内营养的输注

1. 一次性投给　将配好的营养液或商品型肠内营养液用注射器缓慢注入喂养管内，每次200ml左右，每日6~8次。该方法常用于需长期家庭肠内营养的胃造瘘患者。

2. 间歇性重力输注　将配制好的营养液经输液管与肠道喂养管连接，借重力将营养液缓慢滴入胃肠道内，每次250~400ml，每日4~6次。此法优点是患者有较多自由活动时间，类似正常饮食。

3. 连续经泵输注　应用输液泵12~24小时均匀持续输注，是临床上推荐的肠内营养输注方式，胃肠道不良反应相对较少，营养效果好。

主治语录：肠内营养液输注时应循序渐进，开始时采用低浓度、低剂量、低速度，随后再逐渐增加营养液浓度、滴注速度以及投给剂量。

四、并发症及防治

1. 机械性并发症　主要有鼻、咽及食管损伤，喂养管堵塞，喂养管拔出困难，造口并发症等。

2. **胃肠道并发症** 恶心、呕吐、腹泻、腹胀、肠痉挛等症状是临床上常见的消化道并发症，这些症状大多数能够通过合理的操作来预防和及时纠正、处理。

3. **代谢性并发症** 代谢方面并发症主要有水、电解质及酸碱代谢异常，糖代谢异常，微量元素、维生素及脂肪酸的缺乏，各脏器功能异常。

4. **感染性并发症** 主要与营养液误吸和营养液污染有关。吸入性肺炎常见于幼儿、老年患者及意识障碍患者。防止胃内容物潴留及反流是预防吸入性肺炎的重要措施，一旦发现误吸应积极治疗。

主治语录：吸入性肺炎是肠内营养最严重的并发症。

第五节 肥胖与代谢病外科

一、概述

1. 肥胖症是指热量摄入超过热量消耗而导致体内脂肪尤其是甘油三酯积聚过多、体重过度增长并引起病理生理改变的一种慢性疾病。

2. 腰围是描述腹型肥胖内脏脂肪沉积量的常用指标。女性肥胖症患者的腰围>80cm、男性>90cm；亚洲地区肥胖症患者多为腹型肥胖，在相同 BMI 值的情况下亚洲人群比欧美人群更容易出现代谢病。

3. 肥胖症的传统非手术治疗方法有饮食控制疗法、运动疗法、中医针灸疗法和药物疗法等。这些疗法虽然有一定的短期效果，但长期效果欠佳。

二、手术治疗

1. 手术适应证

（1）BMI $\geqslant 35 \mathrm{kg/m}^2$，伴或不伴代谢病及相关疾病。

（2）BMI $27.5 \sim 34.9 \mathrm{kg/m}^2$，且伴有经改变生活方式和药物治疗血糖控制不佳的 2 型糖尿病，或伴有 2 种以上其他代谢病及相关疾病。

2. 手术禁忌证　没有绝对禁忌证，相对禁忌证包括：

（1）滥用药物或乙醇成瘾者。

（2）智力障碍或严重精神疾病者。

（3）不能配合术后饮食及生活习惯改变者。

（4）全身状况差，主要器官功能严重障碍，难以耐受全身麻醉或手术者。

（5）癌症、肝硬化门脉高压、腹壁巨大疝和严重腹腔粘连者。

3. 手术方式

（1）袖状胃切除术。

（2）Roux-en-Y 胃旁路术（RYGB）。

手术效果：RYGB 可改善糖代谢及其他代谢异常，是治疗肥胖与代谢病的有效术式，术后 1 年的减重比为 $70\% \sim 80\%$，2 型糖尿病（T2DM）缓解率为 $80\% \sim 85\%$。术后常见的并发症有出血、吻合口漏、吻合口狭窄、吻合口溃疡、腹内疝、倾倒综合征、营养不良等；并发症发生率约为 5%，手术死亡率约为 0.5%。

4. 围术期处理与术后支持治疗

（1）术前对患者进行多学科评估。明确患者有无手术适应证及确定术式，预测手术风险和手术效果。

（2）对于 BMI $>50 \mathrm{kg/m}^2$ 或重要脏器功能不全的高风险患

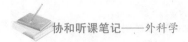

者，术前降低 5%~10% 体重，以降低手术风险。

（3）术后全流质饮食→半流质饮食→软食→普食逐步过渡。

（4）术后戒烟酒，补充足量的复合维生素和微量元素，摄入足量蛋白质，避免摄入过多的碳水化合物与脂肪。

（5）术后养成适当体育运动的良好习惯。

（6）术后终生定期随访，内容包括体重变化、饮食及运动习惯、并发症、代谢病与相关疾病缓解情况，并进行相应的指导和干预。

 历年真题

1. 机体发生创伤后，营养状况的评估指标中不包括的是

   A. 血小板测定

   B. 体重

   C. 白蛋白测定

   D. 皮褶厚度

   E. 淋巴细胞测定

2. 长期肠外营养支持者，应选择的穿刺血管是

   A. 颈内静脉

   B. 大隐静脉

   C. 颈外静脉

   D. 足背静脉

   E. 头静脉

参考答案：1. A　2. A

第十一章 外科感染

核心问题

1. 疖、痈、急性蜂窝织炎、急性淋巴结炎、急性淋巴管炎、甲沟炎及脓性指头炎的临床表现及治疗。
2. 脓毒症的临床表现和治疗原则。
3. 破伤风的病因、临床表现、防治。
4. 外科感染的抗生素治疗原则。

内容精要

外科感染通常指需要外科处理的感染，包括与创伤、烧伤、手术相关的感染。外科感染的发生与病原体的数量与毒力有关，局部或全身免疫力的下降亦是引发感染的条件。去除感染灶、通畅引流是外科治疗的基本原则，抗菌药物不能取代引流等外科处理。

第一节 浅部组织细菌性感染

一、疖与痈

1. 病因与病理

（1）疖和痈都是毛囊及其周围组织急性细菌性化脓性炎症，大多为金黄色葡萄球菌感染，偶可因表皮葡萄球菌或其他病菌致病。

（2）疖只累及单个毛囊和周围组织，与局部皮肤不洁、擦伤、毛囊与皮脂腺分泌物排泄不畅或机体抵抗力降低有关。

（3）金黄色葡萄球菌多能产生血浆凝固酶，可使感染部位的纤维蛋白原转变为纤维蛋白，从而限制了细菌的扩散，炎症多为局限性且有脓栓形成。

（4）痈是多个相邻毛囊及其周围组织同时发生的急性化脓性炎症，或由多个相邻疖融合而成。

（5）痈的炎症范围比疖大，病变累及深层皮下结缔组织，表面皮肤血运障碍甚至坏死；自行破溃常较慢，全身反应较重，甚至发展为脓毒症。

2. 临床表现

（1）疖好发于头面、颈项和背部，初始局部皮肤有红、肿、痛的小硬结（直径<2cm 左右）。数日后肿痛范围扩大、小硬结中央组织坏死、软化，出现黄白色的脓栓，触之稍有波动；继而，大多脓栓可自行脱落、破溃，待脓液流尽后炎症逐步消退愈合。

（2）痈发病以中、老年居多，大部分患者合并糖尿病。

（3）痈好发于皮肤较厚的项部和背部，俗称"对口疔"和"搭背"。

（4）痈初起表现为局部小片皮肤硬肿、热痛，肤色暗红，其中可有数个凸出点或脓点，有畏寒、发热、食欲减退和全身不适，但一般疼痛较轻。随着局部皮肤硬肿范围增大，周围呈现浸润性水肿，引流区域淋巴结肿大，局部疼痛加剧，全身症状加重。继而病变部位脓点增大、增多，中心处可坏死脱落、破溃流脓，使疮口呈蜂窝状。

主治语录：颌面部疖痈十分危险，位于鼻、上唇及周围"危险三角区"，称为面疖和唇痈，临床症状明显、病情严重。特别是由于处理不当，如被挤碰时，病菌可经内眦静脉、眼静脉进入颅内海绵状静脉窦，引起颅内化脓性海绵状静脉窦炎，出现颜面部进行性肿胀，寒战、高热、头痛、呕吐、昏迷甚至死亡。

3. 预防和治疗

（1）局部处理

1）疖在红肿阶段可选用热敷、超短波、红外线等理疗。也可敷贴中药金黄散、玉露散或鱼石脂软膏。

2）疖顶见脓点或有波动感时，可用碘附点涂脓点，也可用针尖或小刀头将脓栓剔出，但禁忌挤压，出脓后敷以碘附湿纱条或化腐生肌中药膏直至病变消退。

3）痈在初期仅有红肿时，可用50%硫酸镁湿敷或外敷上述中药和理疗，争取病变范围缩小。

4）痈已出现多个脓点、表面紫褐色或已破溃流脓时，需要及时切开引流。在静脉麻醉下做"+"或"++"形切口切开引流，切口线应达到病变边缘健康组织，深度需达到痈的基底部（深筋膜层），清除已化脓和尚未成脓、但已失活的组织，在脓腔内填塞生理盐水、碘附或凡士林纱条，外加干纱布绷带包扎。

主治语录：痈术后注意创面渗血，渗出液过多时应及时更换敷料。术后应每天更换敷料一次，注意创面抗感染，待炎症控制后可使用生肌散促使肉芽组织生长，促进创面收缩愈合。较大的创面皮肤难以覆盖者，可在肉芽组织长好后予以植皮以加快修复。

（2）药物治疗

1）痈和出现发热、头痛、全身不适等症状的疖，特别是面部疖和唇痈，并发急性淋巴结炎、淋巴管炎时，可选用青霉素类或头孢菌素类抗菌药物，应用清热解毒中药方剂。

2）有糖尿病病史者应给予胰岛素或降血糖类药物。

二、急性蜂窝织炎

1. 病因和病理

（1）发生部位：皮下、筋膜下、肌间隙或是深部蜂窝组织。

（2）致病菌：多为溶血性链球菌、金黄色葡萄球菌以及大肠埃希菌或其他型链球菌等。

2. 临床表现

（1）表浅者初起时患处红、肿、热、痛，继之炎症迅速沿皮下向四周扩散，肿胀明显，疼痛剧烈。

（2）此时局部皮肤发红、指压后可稍褪色，红肿边缘界限不清楚，可出现不同大小的水疱，病变部位的引流淋巴结常有肿痛。

（3）病变加重时，皮肤水疱溃破出水样液，部分肤色变褐。

（4）深部的急性蜂窝织炎皮肤病状不明显，常因病变深在而影响诊治，多有寒战、高热、头痛、乏力等全身症状；严重时体温极高或过低，甚至有意识改变等严重中毒表现。

主治语录：由于细菌种类与毒性、患者状况和感染部位的不同，可有产气性皮下蜂窝织炎；新生儿皮下坏疽；口底、颌下蜂窝织炎。

3. 诊断与鉴别诊断

（1）根据病史、体征、白细胞计数增多等表现，诊断多不困难。浆液性或脓性分泌物涂片可检出致病菌，血和脓液的细菌培养与药物敏感试验有助于诊断与治疗。

（2）鉴别诊断

1）新生儿皮下坏疽初期有皮肤质地变硬时，应与硬皮病区别。后者皮肤不发红，体温不增高。

2）小儿颌下蜂窝织炎引起呼吸急促、不能进食时，应与急性咽峡炎区别。后者颌下肿胀稍轻，而口咽内红肿明显。

3）产气性皮下蜂窝织炎应与气性坏疽区别。后者发病前创伤常累及肌肉，病变以产气荚膜梭菌引起的坏死性肌炎为主，伤口常有某种腥味，X 线检查肌肉间可见气体影。脓液涂片检查可大致区分病菌形态，细菌培养有助于确认致病菌。

4. 治疗

（1）抗菌药物：可用青霉素或头孢菌素类抗生素，疑有厌氧菌感染时加用甲硝唑。根据临床治疗效果或细菌培养与药物敏感试验结果调整用药。

（2）局部处理

1）早期急性蜂窝织炎，可用 50%硫酸镁湿敷，或敷贴金黄散、鱼石脂膏等。若形成脓肿应及时切开引流。

2）口底及颌下急性蜂窝织炎则应尽早切开减压，以防喉头水肿、压迫气管。

3）其他各型皮下蜂窝织炎，为缓解皮下炎症扩展和减少皮肤坏死，也可在病变处作多个小的切口减压。

4）产气性皮下蜂窝织炎必须及时隔离，伤口可用 3%过氧化氢液冲洗、碘附湿敷等处理。

（3）对症处理：改善患者全身状态和维持内环境的稳定，降温、维持营养和体液平衡等。

三、丹毒

1. 病因和病理

（1）丹毒是皮肤淋巴管网的急性非化脓性炎症感染，为乙型溶血性链球菌侵袭所致。

（2）好发部位是下肢与面部。

2. 表现

（1）起病急，开始即可有畏寒、发热、头痛、全身不适等。

（2）病变多见于下肢，表现为片状微隆起的皮肤红疹、色鲜红、中间稍淡、边界清楚，有的可起水疱，局部有烧灼样疼痛。

（3）病变范围向外周扩展时，中央红肿消退而转变为棕黄。

（4）附近淋巴结常肿大、有触痛，但皮肤和淋巴结少见化脓破溃。

（5）病情加重时可出现全身性脓毒症。

主治语录：丹毒经治疗好转后，可因病变复发而导致淋巴管阻塞、淋巴液淤滞，最终形成淋巴水肿、肢体肿胀、局部皮肤粗厚，甚至发展成"象皮肿"。

3. 预防　注意皮肤清洁，及时处理小创口；在接触丹毒患者或换药前后，应洗手消毒，防止交叉感染；与丹毒相关的足癣、溃疡、鼻窦炎等应积极治疗并避免复发。

4. 治疗　注意卧床休息，抬高患肢。局部可用50%硫酸镁液湿敷。全身应用抗菌药物，如静脉滴注青霉素、头孢菌素类敏感抗生素。

四、浅部急性淋巴管炎和淋巴结炎

1. 病因与病理

（1）致病菌如乙型溶血性链球菌、金黄色葡萄球菌等，从皮肤、黏膜破损处或其他感染病灶侵入淋巴系统，导致淋巴管与淋巴结的急性炎症，一般属非化脓性感染。

（2）浅部的急性淋巴结炎好发部位多在颌下、颈部、腋窝、肘内侧、腹股沟或腘窝，感染源于口咽炎症、足癣、皮损，各种皮肤、皮下化脓性感染和引流区域的多为淋巴管炎。

2. 临床表现

（1）管状淋巴管炎多见于四肢，下肢更常见。浅部病变表皮下可见红色条线，有触痛扩展时红线向近心端延伸，中医称"红丝疔"。皮下深层的淋巴管炎不出现红线，可有条形触痛带。

（2）急性淋巴结炎轻者局部淋巴结肿大、疼痛，但表面皮肤正常，可清晰扪及肿大且触痛的淋巴结，大多能自行消肿痊愈；炎症加重时肿大淋巴结可粘连成团形成肿块，表面皮肤可发红、发热，疼痛加重。

（3）严重者淋巴结炎可因坏死形成局部脓肿而有波动感，或溃破流脓，并有发热、白细胞增多等全身炎症反应。

3. 诊断与鉴别　深部淋巴管炎需与急性静脉炎鉴别，后者也有皮肤下索条状触痛，沿静脉走行分布，常与外周血管内长期留置导管或输注刺激性药物有关。

4. 预防与治疗

（1）急性淋巴管炎应着重治疗原发感染病灶。发现皮肤有红线条时，可用50%硫酸镁湿敷；如果红线向近侧延长较快，可在皮肤消毒后用较粗针头沿红线分别选取几个点垂直刺入皮下，并局部再湿敷以控制感染。

（2）急性淋巴结炎未形成脓肿时，应积极治疗，例如，疖、痈、急性蜂窝织炎等原发感染，淋巴结炎多可在原发感染控制后消退。

（3）若已形成脓肿，除应用抗菌药物外，还需切开引流。一般可先试行穿刺吸脓，然后在局部麻醉下切开引流，注意避免损伤邻近神经血管。

主治语录：少数急性淋巴结炎没有得到及时有效治疗，可转变为慢性炎症而迁延难愈。

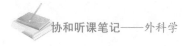

第二节　手部急性化脓性感染

一、甲沟炎和脓性指头炎

1. 病因和病理

（1）甲沟炎是皮肤沿指甲两侧形成的甲沟及其周围组织的化脓性细菌感染，常因微小刺伤、挫伤、逆剥或剪指甲过深等引起。

（2）脓性指头炎为手指末节掌面皮下化脓性细菌感染，多因甲沟炎加重或指尖、手指末节皮肤受伤后引起。

（3）致病菌多为金黄色葡萄球菌。

2. 临床表现

（1）甲沟炎

1）常常先发生在一侧甲沟皮下，先为局部红肿、热、痛。

2）发生化脓后甲沟皮下出现白色脓点，有波动感，但不易破溃，可以蔓延至甲根或另一侧甲沟，形成半环形脓肿；向下蔓延形成甲下脓肿，继续向深层蔓延则会导致指头炎或慢性甲沟炎。

3）感染加重时常有疼痛加剧和发热等症状。

（2）脓性指头炎

1）初始指头有针刺样疼痛，轻度肿胀。

2）继而指头肿胀加重、剧烈跳痛，可伴有发热、全身不适、白细胞计数增多。

3）感染加重时，可因神经末梢受压麻痹而疼痛缓解；皮肤由红转白，提示局部缺血趋于坏死。

4）末节指骨如发生骨髓炎，则可能皮肤破溃流脓，指骨坏死，创口经久不愈。

3. 预防与治疗

（1）甲沟炎尚未化脓时，局部可给予鱼石脂软膏、金黄散糊等敷贴或超短波、红外线等理疗，并口服敏感抗菌药物。脓肿形成者应行手术，沿甲沟旁纵行切开引流。甲根脓肿则需要分离拔出部分甚至全部指甲。

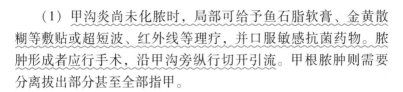

主治语录：术中需注意避免损伤甲床，以利于指甲再生。不可在病变邻近处采用指神经阻滞麻醉，以免感染扩散。

（2）指头炎初发时应悬吊前臂、平放患手，给予敏感抗生素，以金黄散糊剂敷贴患指。如患指剧痛、肿胀明显、伴有全身症状，应及时切开引流，以免发生指骨坏死及骨髓炎。

二、急性化脓性腱鞘炎和化脓性滑囊炎

1. 病因和病理

（1）手的屈指腱鞘炎多为局部刺伤后继发细菌感染，也可由掌部感染蔓延而来，手伸指腱鞘感染少见。

（2）致病菌多为金黄色葡萄球菌。

2. 临床表现

（1）急性化脓性腱鞘炎：病指中、近节均匀肿胀，皮肤极度紧张；患指各个关节轻度弯曲，腱鞘有压痛，被动伸指运动疼痛加剧；如腱鞘感染不及时切开引流减压，可致肌腱缺血坏死；感染可蔓延至手掌深部间隙，甚至经滑囊到腕部和前臂。

（2）化脓性滑囊炎：桡侧和尺侧滑囊感染，分别由拇指和小指的腱鞘炎引起。桡侧滑囊感染时，拇指肿胀微屈、不能外展及伸直，拇指及大鱼际处压痛。尺侧滑囊感染时，小指及环指半屈、被动伸直剧痛，小指及小鱼际处压痛。

3. 预防与治疗

（1）避免手的损伤，并及时处理手外伤，防止继发细菌感染。

（2）早期治疗与脓性指头炎相同，治疗后无好转或局部肿痛明显时，需尽早切开引流减压，防止患指肌腱受压坏死。

（3）化脓性腱鞘炎可在肿胀腱鞘之一侧切开引流，也可双侧切开对口引流，注意避免损伤神经和血管。

主治语录：桡侧与尺侧滑囊炎分别在大鱼际与小鱼际掌面做小切口引流或对口引流，注意切口近端距离腕横纹不少于1.5cm，以免损伤正中神经。

（4）术后抬高患手，并固定于功能位。

三、掌深间隙急性细菌性感染

1. 病因和病理

（1）掌深间隙急性细菌性感染可由腱鞘炎蔓延或直接刺伤引起。

（2）致病菌多为金黄色葡萄球菌。

2. 临床表现

（1）掌深间隙感染均有发热、头痛、脉快、白细胞计数增多等全身症状。还可继发肘内或腋窝淋巴结肿痛。

（2）掌中间隙感染可见掌心隆起，正常凹陷消失，皮肤明显紧张、发白、压痛，手背水肿。中指、环指及小指处于半屈位，被动伸指引起剧痛。

（3）鱼际间隙感染时掌深凹陷存在，而鱼际和拇指指蹼肿胀、压痛，示指半屈，拇指外展略屈，活动受限不能对掌。

3. 预防与治疗

（1）掌深间隙感染应大剂量敏感抗生素静脉滴注。局部早期处理与化脓性腱鞘炎相同，如无好转应及早切开引流。

（2）掌深间隙感染时纵行切开中指与环指间的指蹼掌面，切口不应超过手掌远侧掌纹，以免损伤掌浅动脉弓。也可以在环指相对位置的掌远侧横纹处作一小横切口，进入掌中间隙。

（3）鱼际间隙感染引流的切口可直接在鱼际最肿胀、波动最明显处。还可以在拇指示指间指蹼处"虎口"作切口，或于第二掌骨桡侧作纵切口。手掌部脓肿常表现为手背肿胀，切开引流应该在掌面而非手背进行。

第三节 脓 毒 症

一、病因

1. 致病菌数量多、毒力强和机体免疫力低下。
2. 常见的致病菌 有革兰阴性菌、革兰阳性菌、厌氧菌和真菌。

二、临床表现

1. 常见表现
（1）发热，可伴寒战。
（2）心率加快、脉搏细速，呼吸急促或困难。
（3）神志改变，如淡漠、烦躁、谵妄、昏迷。
（4）肝脾可肿大，可出现皮疹。
2. 不同病原菌引发脓毒症的特点
（1）革兰阴性菌所致的脓毒症常继发于腹膜炎、腹腔感染、大面积烧伤感染等，一般比较严重，可出现"三低"现象（低温、低白细胞、低血压），发生脓毒症休克者也较多。
（2）革兰阳性菌所致的脓毒症常继发于严重的痈、蜂窝织炎、骨关节化脓性感染等，多数为金黄色葡萄球菌所致，常伴高热、皮疹和转移性脓肿。
（3）厌氧菌常与需氧菌掺杂形成混合感染，其所致的脓毒症常继发于各类脓肿、会阴部感染、口腔颌面部坏死性感染等，

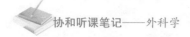

感染灶组织坏死明显，有特殊腐臭味。

（4）真菌所致的脓毒症常继发于长期使用广谱抗生素或免疫抑制剂，或长期留置静脉导管，可出现结膜瘀斑、视网膜灶性絮样斑等栓塞表现。

三、诊断

通常使用脓毒症相关的序贯器官衰竭评分（SOFA）诊断脓毒症。临床上建议使用快速 SOFA（qSOFA）对感染或疑似感染者先进行初步评估。

1. 当 qSOFA ≥2 分时，应使用 SOFA 进一步评估患者情况。如果感染导致患者 SOFA 比原基线水平高出 2 分以上，表示患者存在器官功能障碍，即可诊断脓毒症。

2. 如果脓毒症患者在充分液体复苏后仍需使用血管活性药物维持平均动脉压 ≥65mmHg，且伴血清乳酸浓度 >2mmol/L，即可诊断脓毒症休克。

3. 致病菌的检出对脓毒症的确诊和治疗具有重要意义。

四、治疗

1. 早期复苏　对确诊为脓毒症或脓毒症休克的患者，应立即液体复苏。对需要使用血管活性药物的脓毒症休克患者，建议复苏初始目标为平均动脉压 65mmHg。

2. 抗微生物治疗　静脉抗生素治疗。早期建议经验性地使用一种或几种广谱抗生素，一旦致病菌和药敏结果明确，建议使用针对性的窄谱抗生素。

3. 感染源控制　尽早明确感染的原发灶，并采取措施。

　　主治语录：静脉导管感染时，拔除导管应属首要措施。

4. 其他　酌情补液和使用血管活性药物。尽早启动肠内营养，必要时输血等。

第四节 有芽胞厌氧菌感染

一、破伤风

1. 病因

（1）致病菌：破伤风梭菌（专性厌氧，革兰染色阳性）。

（2）感染主要因素：缺氧环境。

2. 病理生理

（1）在缺氧环境中，破伤风梭菌的芽胞产生大量痉挛毒素（外毒素）。

（2）痉挛毒素吸收至脊髓、脑干等处，与联络神经细胞的突触相结合，抑制突触释放抑制性传递介质。

（3）运动神经元因失去中枢抑制而兴奋性增强，致使随意肌紧张与痉挛。

（4）破伤风毒素还可阻断脊髓对交感神经的抑制，致使交感神经过度兴奋，引起血压升高、心率增快、体温升高、自汗等。

3. 临床表现

（1）肌紧张性收缩（肌强直、发硬），阵发性强烈痉挛。

（2）最先受影响的肌群是咀嚼肌，随后顺序为面部表情肌、颈、背、腹、四肢肌，最后为膈肌。相应出现的征象：

1）张口困难（牙关紧闭）、咧嘴"苦笑"。

2）颈部强直、头后仰，"角弓反张"或"侧弓反张"。

3）膈肌受影响后，发作时面唇青紫，通气困难，可出现呼吸暂停。

主治语录：患者可因轻微的刺激，如光、声、接触、饮水等而诱发。

（3）发作时神志清楚，表情痛苦。强烈的肌痉挛，可使肌断裂，甚至发生骨折。膀胱括约肌痉挛可引起尿潴留。持续的呼吸肌和膈肌痉挛，可造成呼吸骤停。患者死亡原因多为窒息、心力衰竭或肺部并发症。

4. 诊断和鉴别诊断

（1）诊断：主要根据临床表现。凡有外伤史，不论伤口大小、深浅，如果伤后出现肌紧张、扯痛、张口困难、颈部发硬、反射亢进等，均应此病的可能性。

（2）鉴别诊断

1）化脓性脑膜炎：虽有"角弓反张"状和颈项强直等症状，但无阵发性痉挛；有剧烈头痛、高热、喷射性呕吐、神志有时不清；脑脊液检查有压力增高、白细胞计数增多等。

2）狂犬病：有被疯犬、猫咬伤史，以吞咽肌抽搐为主。喝水不能下咽，并流大量口涎，患者听见水声或看见水，咽肌立即发生痉挛。

3）其他：如颞下颌关节炎、子痫等。

5. 预防

（1）创伤后早期彻底清创，改善局部循环，是预防破伤风发生的关键。

（2）人工免疫，产生较稳定的免疫力，包括主动免疫法（采用破伤风类毒素抗原注射）、被动免疫法（包括注射破伤风抗毒素、破伤风免疫球蛋白）。

6. 治疗

（1）伤口处理：清创、充分引流等。

（2）抗毒素的应用：早期有效。

（3）抗生素治疗：首选青霉素。如伤口有混合感染，则相应选用抗菌药物。

（4）支持对症治疗：应住隔离病室，避免光、声等刺激；

酌情使用镇静、解痉药物等。

（5）防治并发症：重症患者应尽早进行气管切开，必要时可进行人工辅助呼吸，还可利用高压氧舱辅助治疗。气管切开患者应注意作好呼吸道管理，包括气道雾化、湿化、冲洗等。要定时翻身、拍背，以利排痰，并预防压疮。严格无菌技术，防止交叉感染。

已并发肺部感染者，根据菌种选用抗生素。应安排专人护理，防止意外，如防止咬伤舌，或发作时掉下床造成摔伤（骨折等）。

✎ 主治语录：破伤风痉挛毒素已与神经组织结合，则抗毒素难以收效。

二、气性坏疽

1. 病因　本病是厌氧菌感染的一种，即梭状芽胞杆菌所致的肌坏死或肌炎。引起本病主要的有产气荚膜梭菌、水肿杆菌、腐败杆菌、溶组织杆菌等。

2. 病理生理

（1）这类细菌可产生多种有害于人体的外毒素与酶。

（2）有的酶是通过脱氮、脱氨、发酵的作用而产生大量不溶性气体如硫化氢、氮等，积聚在组织间。

（3）有的酶能溶组织蛋白，使组织细胞坏死、渗出，产生严重水肿。

（4）由于气、水夹杂，急剧膨胀，局部张力迅速增加，皮肤表面可变得如"木板样"硬。

（5）筋膜下张力急剧增加，从而压迫微血管，进一步加重组织的缺血、缺氧与失活，更有利于细菌繁殖生长，形成恶性循环。

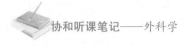

3. 临床表现

（1）通常在伤后 1~4 天发病，最快者可在伤后 8~10 小时，最迟为 5~6 天。

（2）病情急剧恶化，烦躁不安，夹有恐惧或欣快感；皮肤、口唇变白，大量出汗，脉搏快速，体温逐步上升。

（3）随着病情的发展，可发生溶血性贫血、黄疸、血红蛋白尿、酸中毒，全身情况可在 12~24 小时内迅速恶化。

（4）患者常诉伤肢沉重或疼痛，持续加重，有如胀裂，程度常超过创伤伤口所能引起者，镇痛药不能奏效。

（5）伤口中有大量浆液性或浆液血性渗出物，可渗湿厚层敷料，当移除敷料时有时可见气泡从伤口中冒出。皮下如有积气，可触及捻发音。

（6）渗出物涂片染色可发现革兰阳性粗大杆菌。X 线摄片检查常显示软组织间有积气。

4. 诊断与鉴别诊断

（1）早期诊断的重要依据是局部表现。伤口内分泌物涂片检查有革兰阳性染色粗大杆菌和 X 线检查显示伤处软组织间积气，有助于确诊。

（2）鉴别诊断

1）组织间积气并不限于梭状芽胞杆菌的感染。某些脏器如食管、气管因手术或病变导致破裂溢气，体检也可出现皮下气肿、捻发音等，但不同之处是不伴有全身中毒症状；局部的水肿疼痛、皮肤改变均不明显，且随时间的推移，气体常逐渐吸收。

2）一些兼性需氧菌感染如大肠埃希菌、克雷伯杆菌的感染也可产生一定气体，但主要是 CO_2，属可溶性气体，不易在组织间大量积聚，而且无特殊臭味。

3）厌氧性链球菌也可产气，但其所造成的损害是链球菌蜂窝织炎、链球菌肌炎等，全身中毒症状较轻，发展较缓。处理及时，切开减张、充分引流，加用抗生素等治疗，预后较好。

5. 预防　对容易发生此类感染的创伤应特别注意。预防的关键是尽早彻底清创，包括清除失活、缺血的组织、去除异物特别是非金属性异物；对深而不规则的伤口要充分敞开引流，避免无效腔存在；筋膜下张力增加者，应早期切开筋膜减张等。对疑有气性坏疽的伤口，可用3%过氧化氢或1：1000高锰酸钾等溶液冲洗湿敷。挫伤、挤压伤的软组织在早期较难判定其活力，24～36小时后界限才趋明显，这段时间内要密切观察。对腹腔穿透性损伤，也应警惕此类感染的发生。上述患者均应早期使用大剂量青霉素和甲硝唑。

6. 治疗

（1）急诊清创：如感染限于某一筋膜腔，应切除该筋膜腔的肌群。如整个肢体已广泛感染，应果断截肢。如感染已部分超过关节截肢平面，其上的筋膜腔应充分敞开，术后用氧化剂冲洗、湿敷，经常更换敷料，必要时还要再次清创。

（2）应用抗生素：首选青霉素。

✎主治语录：氨基糖苷类抗生素（如卡那霉素、庆大霉素等）对产气荚膜梭菌等证实无效。

（3）高压氧治疗。

（4）全身支持治疗。

第五节　外科应用抗菌药的原则

一、抗菌药物合理应用的基本原则

1. 尽早确认致病菌。

2. 选择最佳抗菌药物。

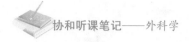

3. 制定合理用药方案　制定用药方案时应考虑以下因素：给药途径、给药剂量、给药次数、疗程、联合用药。

联合用药的指征：①病因未明的严重感染，包括免疫缺陷者的严重感染。②单一抗菌药物不能控制的混合感染或严重感染，如腹膜炎、盆腔炎、感染性心内膜炎、脓毒症等。③需长时间用药，病原菌易产生耐药性的感染，如结核病、尿路感染等。④减少个别药物剂量，降低毒性反应，如两性霉素B与氟胞嘧啶联用治疗深部真菌病。

二、围术期预防用药的原则

1. 清洁手术　手术野无污染，通常不需预防用抗菌药物，仅在下列情况中考虑预防用药。

（1）手术范围大、时间长、污染机会增加。

（2）手术涉及重要脏器，且发生污染将造成严重后果者，如颅脑手术、心脏手术、眼内手术等。

（3）异物植入手术。

（4）患者为高龄或免疫缺陷者等高危人群。

2. 清洁-污染手术　需预防应用抗生素。

3. 污染手术　需预防应用抗生素。

三、抗菌药物在特殊人群中的应用

1. 肾功能减退者　根据感染的严重程度、病原菌种类及药敏试验结果等，选用低肾毒性或无肾毒性的抗菌药物；必须使用肾毒性抗菌药物时，应调整给药剂量和方法。

2. 肝功能减退者

（1）主要经肝脏清除的药物：肝功能减退可导致药物清除明显减少，若无明显毒性不良反应，仍可正常使用，但治疗过程中需严密监测肝功能，必要时减量，若发生毒性反应，应避免使用此类药物。

（2）经肝、肾途径清除的药物：严重肝病时应减量应用。

（3）主要经肾脏清除的药物：无需调整用药剂量。

3. 老年患者　给药时应按轻度肾功能减退情况减量，即使用正常治疗量的 $1/2\sim2/3$；宜选用毒性低、杀菌作用强的药物，若必须使用高毒性药物，应同时行血药浓度监测，并及时调整剂量。

4. 新生儿患者　新生儿感染应避免使用毒性大的抗菌药物，若确有应用指征，必须同时行血药浓度监测，并及时调整剂量；避免使用可能发生严重不良反应的抗菌药物；主要经肾脏代谢的药物需减量应用；给药方案应按新生儿日龄进行调整。

5. 小儿患者　尽量避免使用有耳、肾毒性的抗生素，若确有应用指征，需在使用过程中严密观察不良反应。

主治语录：四环素类抗生素可致牙齿黄染及牙釉质发育不良，不可用于 8 岁以下小儿；喹诺酮类抗生素对骨骼发育可能产生不良影响，应避免用于 18 岁以下未成年人。

6. 妊娠期患者　对胎儿有致畸或明显毒性作用的药物，应避免使用。对母体和胎儿均有毒性的药物，应避免使用；确有应用指征时，需行血药浓度监测。对母体和胎儿均无明显影响，且无致畸作用的药物，如 β-内酰胺类，适宜在妊娠期使用。

7. 哺乳期患者　哺乳期患者使用抗菌药物，药物均可自乳汁分泌，不论乳汁中药物浓度如何，均可对乳儿产生潜在影响，因此，哺乳期使用任何抗菌药物均应暂停哺乳。

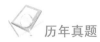 历年真题

1. 上唇部疖或痈的主要危险是　　｜　　导致

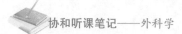

A. 颈部蜂窝织炎

B. 大脑脓肿

C. 眼球感染

D. 上颌骨骨髓炎

E. 海绵窦静脉炎

2. 关于外科感染的特点，错误的是

A. 多为混合性感染

B. 有明显的局部症状

C. 常需外科处理感染

D. 可伴器质性病变

E. 不会引起严重的全身性感染

参考答案：1. E   2. E

第十二章 创 伤

> **核心问题**
>
> 伤口的分类及愈合过程、创伤的治疗。

内容精要

狭义的创伤是指机械性致伤因素作用于人体所造成的组织结构完整性的破坏和功能障碍；而广义上讲，物理、化学、心理等因素对人体造成的伤害也可称为创伤。

第一节 创 伤 概 论

一、概念和分类

1. **特点** 组织结构完整性破坏、功能障碍。
2. **分类** 见表 12-1-1。

表 12-1-1 创伤的分类

分类方法	具体类别
按致伤机制分	挫伤、擦伤、刺伤、切割伤、挤压伤、撞击伤、火器伤等
按受伤部位分	头部伤、颌面部伤、颈部伤、胸（背）部伤、腹（腰）部伤、骨盆伤、脊柱脊髓伤、四肢伤和多发伤等

续　表

分类方法	具体类别
按伤后皮肤或黏膜完整性分	闭合伤、开放伤
按伤情轻重分	轻度、中度和重度伤

二、病理生理

1. 局部反应

（1）原因：组织结构破坏，或细胞变性坏死、微循环障碍，或病原微生物入侵及异物存留等所致。

（2）表现：局部炎症反应，其基本病理过程与一般炎症相同，创伤性炎症反应是非特异性的防御反应，有利于清除坏死组织、杀灭细菌及组织修复。

2. 全身反应

（1）致伤因素作用于人体后引起的一系列神经内分泌活动增强并由此而引发的各种功能和代谢改变的过程，是一种非特异性应激反应。

（2）表现为综合性的复杂过程，不仅包括神经内分泌系统和物质能量代谢，还涉及凝血系统、免疫系统，重要的生命器官和一些炎症介质及细胞因子等。

（3）由于神经内分泌系统的作用，伤后机体总体上处于一种分解代谢的状态，表现为基础代谢率增高，能量消耗增加，糖、蛋白质、脂肪分解加速，糖异生增加。

主治语录：伤后常出现高血糖、高乳酸血症，血中游离脂肪酸和酮体增加，尿素氮排出增加，从而出现负氮平衡状态。水、电解质代谢紊乱可导致水、钠潴留，钾排出增多及钙、磷代谢异常等。

3. 组织修复和创伤愈合

（1）组织修复的基本过程

1）局部炎症反应阶段：在创伤后立即发生，常可持续3~5天。主要是血管和细胞反应、免疫应答、血液凝固和纤维蛋白的溶解，目的在于清除损伤或坏死的组织，为组织再生和修复奠定基础。

2）细胞增殖分化和肉芽组织生成阶段：局部炎症开始不久，即可有新生细胞出现。浅表的损伤一般通过上皮细胞的增殖、迁移，可覆盖创面而修复。但大多数软组织损伤则需要通过肉芽组织生成的形式来完成。

3）组织塑形阶段：胶原纤维交联增加、强度增加；多余的胶原纤维被胶原蛋白酶降解；过度丰富的毛细血管网消退和伤口的黏蛋白及水分减少等。

（2）创伤愈合的类型

1）一期愈合：组织修复以原来的细胞为主，仅含少量纤维织，局部无感染血肿或坏死组织，再生修复过程迅速，结构和功能修复良好。多见于损伤程度轻、范围小、无感染的伤口或创面。

2）二期愈合：以纤维组织修复为主，不同程度地影响结构和功能恢复，多见于损伤程度重、范围大、坏死组织多，且常伴有感染而未经合理的早期外科处理的伤口。

✎ 主治语录：在创伤治疗时，应采取合理的措施，创造条件，争取达到一期愈合。

（3）影响创伤愈合的因素

1）局部因素：伤口感染是最常见的原因。

2）全身因素：主要有营养不良（蛋白质、维生素、铁、铜、锌等微量元素缺乏或代谢异常）、大量使用细胞增生抑制剂

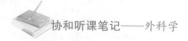

（如皮质激素等）免疫功能低下及全身性严重并发症（如多器官功能不全）等。

4. 创伤并发症

（1）感染：开放性创伤很容易发生感染。闭合性创伤如累及消化道或呼吸道，也容易发生感染。初期可为局部感染，重者可迅速扩散成全身感染。

（2）休克：早期常为失血性休克，晚期由于感染发生可导致脓毒症，甚至脓毒性休克。

（3）脂肪栓塞综合征：常见于多发性骨折，主要病变部位是肺，可造成肺通气功能障碍甚至呼吸功能不全。

（4）应激性溃疡：发生率较高，多见于胃、十二指肠，严重时可发生大出血或穿孔。

（5）凝血功能障碍：主要是由于凝血物质消耗、缺乏，有出血倾向。

（6）器官功能障碍：容易并发急性肾衰竭、急性呼吸窘迫综合征等严重内脏并发症。

（7）创伤后应激障碍：治疗方式主要为心理治疗和药物治疗及家庭治疗。

第二节　创伤的诊断与治疗

一、诊断

1. 受伤史　受伤情况、伤后表现及其演变过程和伤前情况。

2. 体格检查　初步检查、详细检查和伤口检查。

3. 辅助检查　实验室检查、穿刺和导管检查、影像学检查。

4. 创伤检查的注意事项

（1）发现危重情况如窒息、大出血、心搏骤停等，必须立即抢救，不能单纯为了检查而耽误抢救时机。

（2）检查步骤尽量简捷，询问病史和体格检查可同时进行。检查动作必须谨慎轻巧，切勿因检查而加重损伤。

（3）重视症状明显的部位，同时应仔细寻找比较隐蔽的损伤。

（4）接收批量伤员时，不可忽视异常安静的患者，因为有窒息、深度休克或昏迷者已不可能呼唤呻吟。

（5）一时难以诊断清楚的损伤，应在对症处理过程中密切观察，争取尽早确诊。

（6）对于严重创伤伤员，只有当伤员生命体征相对平稳时，才能进行 CT 等影像学检查，以防伤员在检查时发生生命危险。

二、治疗

1. 急救　其目的是挽救生命和稳定伤情。

（1）处理复杂伤情时，应优先解除危及伤员生命的情况，然后再进行后续处理以稳定伤情，为转送和后续确定性治疗创造条件。

（2）必须优先抢救的急症主要包括心脏、呼吸骤停，窒息，大出血，张力性气胸和休克等。

（3）常用的急救技术主要有复苏、通气、止血、包扎、固定和搬运等。

2. 进一步救治　对其伤情进行判断、分类，然后采取针对性的措施进行救治。

（1）判断伤情：可分为三类：第一类，致命性创伤；第二类，生命体征尚属平稳的伤员；第三类，潜在性创伤。

（2）呼吸支持：维持呼吸道通畅，必要时行气管插管或气管切开。

✎ 主治语录：张力性气胸行穿刺排气或闭式引流；开放性气胸封闭伤口后行闭式引流。

（3）循环支持：积极抗休克。

（4）镇静镇痛和心理治疗：在不影响病情观察的情况下选用药物镇静、镇痛。

（5）防治感染：遵循无菌术操作原则，使用抗菌药物。

（6）密切观察。

（7）支持治疗。

3. 急救程序　基本原则：先救命，后治伤。

（1）把握呼吸、血压、心率、意识和瞳孔等生命体征，检查伤部，迅速评估伤情。

（2）对生命体征的重要改变迅速作出反应，如心肺复苏、抗休克及外出血的紧急止血等。

（3）重点询问受伤史，分析受伤情况，仔细体格检查。

（4）实施各种诊断性穿刺或安排必要的辅助检查。

（5）进行确定性治疗，如各种手术等。

4. 批量伤员的救治

（1）**危重患者（第一优先）**：有危及生命的严重创伤，但经及时治疗能够获救，应给予红色标记，优先给予护理及转运。现场先简单处理致命伤、控制大出血、支持呼吸等。并尽快送院。如气道阻塞、活动性大出血及休克，开放性胸腹部创伤、进行性昏迷，颈椎损伤、超过50%的Ⅱ～Ⅲ度烧烫伤等。

（2）**重症患者（第二优先）**：有严重损伤，但经急救处理后生命体征或伤情暂时稳定，可在现场短暂等候而不危及生命或导致肢体残缺，给予黄色标记，给予次优先转运，如不伴意识障碍的头部创伤、不伴呼吸衰竭的胸部外伤、除颈椎外的脊柱损伤等。

（3）**轻症患者（第三优先）**：可自行行走，无严重损伤，其损伤可适当延迟转运和治疗，给予绿色标记，将伤者先引导到轻伤接收站，如软组织挫伤、轻度烧伤等。

（4）死亡或濒死者（第四优先）：已死亡或无法挽救的致命性创伤造成的濒死状态。如呼吸、心跳已停止，且超过 12 分钟未给予心肺复苏救治，或因头、胸腹严重外伤而无法实施心肺复苏救治者，给予黑色标记，停放在特定区域，等待相应后续处理。

5. 损伤控制外科策略的实施指征

（1）严重脏器损伤伴大血管损伤。

（2）严重多发伤。

（3）大量失血。

（4）出现低体温、酸中毒和凝血功能障碍。

（5）在上述指标处于临界值而预计手术时间超过>90 分钟。

6. 闭合性创伤的治疗　常用物理疗法，如伤后初期局部可用冷敷，12 小时后改用热敷或红外线治疗，或包扎制动，还可服用云南白药等。

7. 开放性创伤的处理　擦伤、表浅的小刺伤和小切割伤，可用非手术疗法。其他的开放性创伤均需手术处理，目的是修复断裂的组织，但必须根据具体的伤情选择方式方法。

（1）浅表小伤口的处理：先用等渗盐水棉球蘸干净组织裂隙，再用 70%乙醇溶液或碘附消毒外周皮肤。可用一条小的蝶形胶布固定创缘使皮肤完全对合，再在皮肤上涂碘附，外加包扎。1 周内每日涂碘附一次；10 天左右除去胶布。仅有皮肤层裂口，消毒后无菌包扎即可。

（2）一般伤口处理：开放性伤口常有污染，应行清创术，目的是将污染伤口变成清洁伤口，为组织愈合创造良好条件。清创时间越早越好，伤后 6~8 小时内清创一般都可达到一期愈合。清创步骤是：

1）先用无菌敷料覆盖伤口，用无菌刷和肥皂液清洗周围皮肤。

2）去除伤口敷料后可取出明显可见的异物、血块及脱落的组织碎片，用生理盐水反复冲洗。

3）常规消毒铺巾。

4）沿原伤口切除创缘皮肤 1～2mm，必要时可扩大伤口，但肢体部位应沿纵轴切开，经关节的切口应做 S 形切开。

5）由浅至深，切除失活的组织，清除血肿、凝血块和异物，对损伤的肌腱和神经可酌情进行修复或仅用周围组织掩盖。

6）彻底止血。

7）再次用温生理盐水反复冲洗伤口。

8）彻底清创后，伤后时间短和污染轻的伤口可予缝合，但不宜过密、过紧，以伤口边缘对合为度。缝合后消毒皮肤，外加包扎，必要时固定制动。

主治语录：如果伤口污染较重或处理时间已超过伤后 8～12 小时，但尚未发生明显的感染，皮肤的缝线暂不结扎，伤口内留置盐水纱条引流。24～48 小时后伤口仍无明显感染者，可将缝线结扎使创缘对合。如果伤口已感染，则取下缝线按感染伤口处理。

（3）感染伤口的处理：等渗盐水或呋喃西林等药液纱布条敷在伤口内，引流脓液促使肉芽组织生长。

8. 康复治疗　主要包括物理治疗和功能练习，特别是对骨折和神经损伤者更有必要。

第三节　战伤救治原则

1. 组织形式　分级救治。

2. 技术方面　强调火线急救、挽救生命。

3. 火器伤　全身治疗主要是全面了解伤情，积极防治休克，维持呼吸、循环的稳定。局部治疗主要是尽早清创，充分显露伤道，清除坏死和失活的组织，清创后不宜一期缝合，同时，积极抗感染和支持治疗。

4. 冲击伤　治疗的关键是早期、正确的诊断，救治原则与其他伤相似。

5. 复合伤　救治原则是尽早消除致伤因素的作用、积极抗休克、复苏、防治感染、伤口处理及全身支持等。

 历年真题

1. 下列按伤情分类属于**重伤**的是
　　A. 肱骨骨折
　　B. 股骨干骨折合并肺脂肪栓塞
　　C. 脾被膜下破裂
　　D. 开放性胫腓骨骨折
　　E. 膀胱破裂
2. 软组织挫伤早期正确的处理是

　　A. 应用镇痛药
　　B. 热敷
　　C. 冷敷
　　D. 局部抗生素
　　E. 理疗

参考答案：1. B　2. C

第十三章 烧伤、冻伤、蛇咬伤、犬咬伤、虫蜇伤

核心问题

1. 烧伤面积和深度的判断。
2. 烧伤的治疗原则，烧伤的初期处理和补液疗法。

内容精要

烧伤可由指由火焰、热液、高温气体、激光、炽热金属液体或固体等所引起的组织损害，为通常所称的或狭义的烧伤（临床上也有将热液、蒸汽所致的烧伤称为烫伤）。由电、化学物质等所致的损伤，也属烧伤范畴。冻伤是低温寒冷侵袭所引起的损伤。

第一节 热力烧伤

一、伤情判断

伤情判断最基本的要求是烧伤面积和深度，同时还应考虑全身情况如休克、重度吸入性损伤和较重的复合伤。

1. 烧伤面积的估算 中国新九分法见表13-1-1、图13-1-1。

表 13-1-1　中国新九分法

部 位		占成人体表面积（%）			占儿童体表面积（%）
头颈	发部	3	9×1	（9%）	9+（12-年龄）
	面部	3			
	颈部	3			
双上肢	双上臂	7	9×2	（18%）	9×2
	双前臂	6			
	双手	5			
躯干	躯干前	13	9×3	（27%）	9×3
	躯干后	13			
	会阴	1			
双下肢	双臀	5	9×5+1	（46%）	46+1-（12-年龄）
	双大腿	21			
	双小腿	13			
	双足	7			

主治语录：一般成年女性的臀部和双足各占6%。

2. 烧伤深度的判定　采用三度四分法。Ⅰ度、浅Ⅱ度烧伤一般称浅度烧伤；深Ⅱ度和Ⅲ度烧伤则属深度烧伤。

（1）Ⅰ度烧伤

1）仅伤及表皮浅层，生发层健在。

2）表面红斑状、干燥，烧灼感。

3）3~7天脱屑痊愈，短期内有色素沉着。

（2）浅Ⅱ度烧伤

1）伤及表皮的生发层、真皮乳头层。

2）局部红肿明显，大小不一的水疱形成，内含淡黄色澄清液体，水疱皮如剥脱，创面红润、潮湿，疼痛明显。

3）创面修复靠残存的表皮生发层和皮肤附件（汗腺、毛囊）的上皮再生。

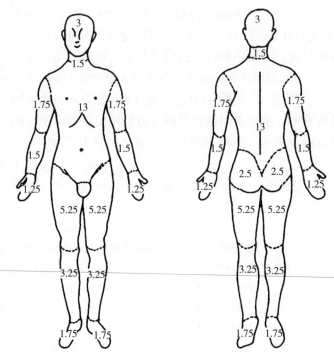

图 13-1-1　成人体表各部所占百分比示意图

4）1~2 周内愈合，一般不留瘢痕，多数有色素沉着。

（3）深Ⅱ度烧伤

1）伤及真皮乳头层以下。

2）深浅不尽一致，也可有水疱，但去疱皮后，创面微湿、红白相间，痛觉较迟钝。

3）由于真皮层内有残存的皮肤附件，可依赖其上皮增殖形成上皮小岛。

4）如无感染，可融合修复，需时 3~4 周。常有瘢痕增生。

（4）Ⅲ度烧伤

1）又称焦痂型烧伤。全层皮肤烧伤，可深达肌肉甚至骨骼、内脏器官等。

2）创面蜡白或焦黄，甚至炭化，硬如皮革，干燥，无渗液，发凉，针刺和拔毛无痛感。

3）因皮肤及其附件全部被毁，3~4周后焦痂脱落形成肉芽创面，创面修复有赖于植皮。

3. 烧伤严重程度分度

（1）轻度烧伤：Ⅱ度烧伤面积 10% 以下。

（2）中度烧伤：烧伤面积 11%~30%，或Ⅲ度烧伤面积不足 10%。

（3）重度烧伤：烧伤总面积 31%~50%，或Ⅲ度烧伤面积 11%~20%；或Ⅱ度、Ⅲ度烧伤面积虽不到上述百分比，但已发生休克、合并较重的吸入性损伤和复合伤等。

（4）特重烧伤：烧伤总面积 50% 以上；或Ⅲ度烧伤 20% 以上。

4. 吸入性损伤的诊断依据

（1）密闭环境发生的烧伤。

（2）面、颈和前胸部烧伤，特别口、鼻周围深度烧伤。

（3）鼻毛烧焦，口唇肿胀，口腔、口咽部红肿有水疱或黏膜发白。

（4）刺激性咳嗽，痰中有炭屑。

（5）声嘶、吞咽困难或疼痛。

（6）呼吸困难和/或哮鸣。

（7）纤维支气管镜检查发现气道黏膜充血、水肿，黏膜苍白、坏死、剥脱等，是诊断吸入性损伤最直接和准确的方法。

主治语录：吸入性损伤的致伤因素除了热力引起外，燃烧时烟雾中还含有大量化学物质如 CO 中毒、氰化物等，被吸入至下呼吸道，引起局部腐蚀或全身中毒。

二、烧伤病理生理和临床分期

1. 体液渗出期

（1）伤后迅速发生体液渗出。

（2）渗出速度以伤后 6~12 小时最快，持续 24~36 小时。

（3）较小面积的浅度烧伤，体液渗出主要表现为局部组织水肿，烧伤面积较大时表现为休克。

（4）烧伤休克的发生和发展：6~12 小时达高峰，持续 36~48 小时。

2. 急性感染期　严重烧伤易全身感染的主要原因如下。

（1）皮肤、黏膜屏障功能受损，为细菌入侵打开了门户。

（2）机体免疫功能受抑制。

（3）机体抵抗力降低。

（4）易感性增加。

3. 创面修复期

（1）浅度烧伤多能自行修复，深Ⅱ度靠残存的上皮融合修复，Ⅲ度烧伤靠皮肤移植修复。

（2）关键是加强营养，扶持机体修复功能和抵抗力，积极消灭创面和防治感染。

4. 康复期

（1）深度创面愈合形成的瘢痕，需康复锻炼。

（2）深Ⅱ度和Ⅲ度创面愈合后常有瘙痒或疼痛，形成"残余创面"。

三、治疗原则

1. 早期及时补液，迅速纠正休克，维持呼吸道通畅。

2. 使用有效抗生素，及时有效地防治全身感染。

3. 尽早切除深度烧伤组织，用自、异体皮移植覆盖，促进创面修复，减少感染来源。

4. 积极治疗严重吸入性损伤，采取有效措施防治脏器功能障碍。

5. 实施早期救治与功能恢复重建一体化理念，早期重视心理、外观和功能的康复。

四、现场急救、转送与初期处理

1. 现场急救、转送 现场抢救应尽快去除致伤原因，脱离现场和对危及生命的情况采取救治措施。

（1）迅速去除致伤原因

1）包括尽快扑灭火焰、脱去着火或沸液浸渍的衣服。

2）劝止伤员衣服着火时站立或奔跑呼叫，以防增加头面部烧伤或吸入性损伤；迅速离开密闭和通风不良的现场；及时冷疗能防止热力继续作用于创面使其加深，并可减轻疼痛、减少渗出和水肿，越早效果越好。

3）冷疗：一般适用于中小面积烧伤、特别是四肢烧伤。方法是将烧伤创面在自来水下淋洗或浸入水中（水温一般为15~20℃），或用冷水浸湿的毛巾、纱垫等敷于创面。一般至冷疗停止后不再有剧痛为止，多需 0.5~1 小时。

（2）注意有无心跳及呼吸停止、复合伤，对大出血、窒息、开放性气胸、骨折、严重中毒等危及患者生命的情况应先施行相应的急救处理。

（3）妥善保护创面：可用干净敷料或布类保护，或行简单包扎后送医院处理。避免用有色药物涂抹，增加对烧伤深度判定的困难。

（4）保持呼吸道通畅：火焰烧伤常伴烟雾热力等吸入性损伤，应注意保持呼吸道通畅。合并 CO 中毒者应移至通风处，有条件者应吸入氧气。

（5）其他救治措施

1）严重口渴、烦躁不安者常提示休克严重，应迅速建立静脉通道加快输液，现场不具备输液条件者，可口服含盐饮料，

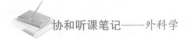

以防单纯大量饮水发生水中毒。转送路程较远者，应留置导尿管，观察尿量。

2）安慰和鼓励患者，使其情绪稳定。疼痛剧烈可酌情使用地西泮、哌替啶（度冷丁）等。已有休克者，需经静脉用药，但应注意避免抑制呼吸中枢。

（6）转送：严重大面积烧伤早期应避免长途转送，烧伤面积较大者，如不能在伤后 1~2 小时内送到附近医院，应在原单位积极抗休克治疗或加作气管切开，待休克被控制后再转送。

2. 入院后初期处理

（1）轻度烧伤：主要为创面处理，包括清洁创周健康皮肤，创面可用 1：1000 苯扎溴铵或 1：2000 氯己定清洗、移除异物，浅Ⅱ度水疱皮应予保留，水疱大者，可用消毒空针抽去水疱液。深度烧伤的水疱皮应予清除。

（2）中、重度烧伤应按下列程序处理

1）简要了解受伤史后，记录血压、脉搏、呼吸，注意有无吸入性损伤及其他合并伤，严重吸入性损伤应及早行气管切开。

2）立即建立静脉输液通道，按照补液公式输液防治休克。

3）留置导尿管，观察每小时尿量、比重、pH，并注意有无血红蛋白尿。

4）清创，估算烧伤面积和深度。特别应注意肢体、躯干有无Ⅲ度环状焦痂的压迫，如影响血液循环或呼吸，应行焦痂切开减张术。

5）按烧伤面积、深度和补液反应，调整制定第一个 24 小时的输液计划。

6）广泛大面积深度烧伤一般采用暴露疗法。

7）注射破伤风抗毒素血清，并用抗生素治疗防治感染。

五、烧伤休克

1. 临床表现与诊断

（1）心率增快、脉搏细弱，听诊心音低弱。

（2）血压的变化：早期脉压变小，随后为血压下降。

（3）呼吸浅、快。

（4）尿量减少：是低血容量休克的一个重要标志，成人每小时尿量低于 20ml 常示血容量不足。

（5）口渴难忍，在小儿特别明显。

（6）烦躁不安，是脑组织缺血、缺氧的一种表现。

（7）周边静脉充盈不良、肢端凉、畏冷。

（8）血液化验，常出现血液浓缩（血细胞比容升高）、低血钠、低蛋白、酸中毒。

2. 治疗

（1）休克防治

1）伤后第 1 个 24 小时补液量：成人每 1% Ⅱ 度、Ⅲ 度烧伤面积每千克体重补充电解质液 1ml 和胶体液 0.5ml（电解质与胶体比例为 2∶1），另加基础水分 2000ml。

2）伤后前 8 小时内输入一半，后 16 小时补入另一半。

3）伤后第 2 个 24 小时补液量：胶体及电解质均为第 1 个 24 小时实际输入量的一半，5% 葡萄糖溶液补充水分 2000ml。

主治语录：广泛深度烧伤者与小儿烧伤胶体及电解质比例可改为 1∶1。第 2 个 24 小时，胶体和电解质液为第 1 个 24 小时的一半，水分补充仍为 2000ml。

（2）休克监测

1）尿量每千克体重每小时不低于 1ml。

2）患者安静，无烦躁不安。

3）无明显口渴。

4）脉搏、心搏有力，脉率在 120 次/分以下。

5）收缩压维持在 90mmHg，脉压维持在 20mmHg 以上。

6）呼吸平稳，保持呼吸道通畅。

7）有条件者可检测中心静脉压、血气、血乳酸等。

六、烧伤全身性感染

1. 病因

（1）创面大量坏死组织和渗出成为微生物良好的培养基。

（2）严重烧伤虽伤在体表，肠黏膜屏障有明显的应激性损害，肠道微生物、内毒素等均可移位，肠道可成为内源性感染的重要来源。

（3）吸入性损伤后，继发肺部感染的概率高。

（4）长时间静脉输液，静脉导管感染是最常见的医源性感染。

2. 诊断

（1）性格的改变。

（2）体温骤升或骤降。

（3）心率加快（成人常在 140 次/分以上）。

（4）呼吸急促。

（5）创面骤变。常可一夜之间出现创面生长停滞、创缘变锐、干枯、出血坏死斑等。

（6）白细胞计数骤升或骤降。

（7）其他如尿素氮、肌酐清除率、血糖、血气分析都可能变化。

3. 防治

（1）积极纠正休克。

（2）正确处理创面。

（3）合理应用抗生素。

（4）营养支持、水及电解质紊乱的纠正、脏器功能的维护等。

七、常见内脏并发症的防治

1. 肺部并发症 首先应针对主要病因进行预防，其次是早期诊断与治疗。

2. 心功能不全 在烧伤抗休克的同时，常规给予心肌保护和心功能扶持，平稳度过休克和防治严重感染，是防治心功能不全的关键。

3. 肾功能不全 早期应迅速补充血容量，适当增加输液量，及早应用利尿剂以增加尿量，碱化尿液。如已发生急性肾衰竭，应及早按少尿型肾衰竭治疗。

4. 烧伤应激性溃疡 避免发生严重休克和脓毒症。对严重烧伤，常规给予抗酸、抗胆碱药物以保护胃黏膜，并给予 H_2 受体阻断药等。一般出血量不大时，可先采用保守治疗。

5. 脑水肿 去除病因。

八、创面处理

1. Ⅰ度烧伤无需特殊处理，能自行消退。但应注意保护创面。如烧灼感重，可涂薄层油脂。

2. 小面积浅Ⅱ度烧伤清创后，如水疱皮完整，应予保存，只需抽去水疱液，消毒包扎；如水疱皮已撕脱，可以无菌油性敷料包扎。

3. 深度烧伤应正确选择外用抗菌药物。常用的外用药有1%磺胺嘧啶银霜剂、碘附等。

第二节 电烧伤和化学烧伤

一、电烧伤

1. 临床表现

（1）全身性损害（电损伤）：轻者有恶心、心悸、头晕或短暂的意识障碍；重者昏迷，呼吸、心搏骤停。

（2）局部损害（电烧伤）：电流通过人体有"入口"和"出口"，入口处较出口处重。入口处常炭化，形成裂口或洞穴，烧伤常深达肌肉、肌腱、骨骼，损伤范围常外小内大。

2. 治疗

（1）现场急救：使患者迅速脱离电源。

（2）液体复苏。

（3）创面处理：处理清创时应注意切开减张，包括筋膜切开减压。

主治语录：床旁常备止血带与止血包，因这类患者可在静卧或熟睡时，血管悄然破裂，大量出血而致休克，遇此情况，应找到破裂血管，在其近心端高位健康血管处结扎。

（4）预防感染：早期全身应用较大剂量的抗生素。

二、化学烧伤

一般处理原则：立即解脱被化学物质浸渍的衣物，连续大量清水冲洗，时间应不少于30分钟。早期输液量可稍多，加用利尿药以排出毒性物质。已明确为化学毒物致伤者，应选用相应的解毒剂或对抗剂。

第三节　冻　伤

一、非冻结性冻伤

1. 病理生理

（1）冻疮多发生在肢体末端、耳、鼻等处，在长江流域比北方多见。

（2）可能因低温、潮湿的作用，使血管处于长时间收缩或痉挛状态，继而发生血管持续扩张、血液淤滞，血细胞和体液外渗，局部渗血、淤血、水肿等。

2. 临床表现

（1）足、手等部位常见，先有寒冷感和针刺样疼痛，皮肤苍白，可起水疱。

（2）去除水疱皮后见创面发红，有渗液；并发感染后形成糜烂或溃疡。

（3）甚至可诱发闭塞性血管病。

3. 预防和治疗

（1）冬季在野外劳动、执勤时，应有防寒、防水服装。

（2）患过冻疮者，特别是儿童，在寒冷季节应注意手、足、耳等的保暖，并可涂擦防冻疮霜剂。

（3）发生冻疮后，局部表皮未糜烂者可涂冻疮膏，每日湿敷数次。

（4）有糜烂或溃疡者可用含抗菌药和皮质类固醇激素的软膏，也可用冻疮膏。

（5）战壕足、水浸足除了局部处理，还可用温经通络、活血化瘀的中药以改善肢体循环。

二、冻结性损伤

1. 病理生理

（1）人体局部接触冰点以下低温时，发生强烈的血管收缩反应。如接触时间稍久或温度很低，则细胞外液甚至连同细胞内液形成冰晶。

（2）冻伤损害主要发生在冻融后，局部血管扩张、充血、渗出以及血栓形成等。

2. 临床表现　在冻融以前，伤处皮肤苍白、温度低、麻木

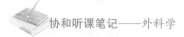

刺痛，不易区分其深度。复温后不同深度的创面表现有所不同。依损害程度，分度见表13-3-1。

表13-3-1　冻结性损伤的分度

分　　度	表　　现
Ⅰ度（红斑性冻伤）	损伤在表皮层。受冻皮肤红肿、充血，自觉热、痒或灼痛。症状多在数日后消失。愈合后除表皮脱落外，不留瘢痕
Ⅱ度（水疱性冻伤）	损伤达真皮层。除上述症状外，红肿更显著，伴水疱，疱内为血清样液，有时可为血性。局部疼痛较剧，但感觉迟钝，对针刺、冷、热感觉消失。1~2天后疱内液体吸收，形成痂皮。如无感染，2~3周后脱痂痊愈，一般少有瘢痕
Ⅲ度（焦痂性冻伤）	损伤达全皮层，严重者可深至皮下组织、肌肉骨骼，甚至使整个肢体坏死。开始复温后，可表现为Ⅱ度冻伤，但水疱为血性，随后皮肤逐渐变褐、变黑，以至坏死。有的一开始皮肤即变白，逐渐坏死。一般多为干性坏死，但如有广泛血栓形成、水肿和感染时，也可为湿性坏死
Ⅳ度冻伤（坏疽性冻伤）	损伤深达肌肉、骨骼，甚至肢体坏死，表面呈死灰色、无水疱；坏死组织与健康组织的分界在20天左右明显，通常呈干性坏死，也可并发感染而呈湿性坏疽。局部表现类似Ⅲ度冻伤，治愈后多留有功能障碍或致残

　　主治语录：全身冻伤开始时有寒战、苍白、发绀、疲乏、无力、打呵欠等表现，继而出现肢体僵硬、幻觉或意识模糊甚至昏迷、心律失常、呼吸抑制、心脏呼吸骤停。

　　3. 治疗

　　（1）急救和复温：迅速脱离低温环境和冰冻物体。迅速复温是急救的关键。快速复温方法：用40~42℃恒温温水浸泡肢体或浸浴全身，水量要足够，要求在15~30分钟内使体温迅速提高至接近正常。温水浸泡至肢端转红润、皮温达36℃左右为度。

　　（2）局部冻伤的治疗

1）Ⅰ度冻伤创面保持清洁干燥，数日后可治愈。

2）Ⅱ度冻伤经过复温、消毒后，创面干燥者可加软干纱布包扎。有较大的水疱者，可将疱内液体吸收后，用干纱布包扎，或涂冻伤膏后暴露。创面已感染者局部使用抗生素，采用包扎或半暴露疗法。

3）Ⅲ度冻伤多用暴露疗法，保持创面清洁干燥，待坏死组织边界清楚时予以切除。若出现感染，则应充分引流；坏死组织脱落或切除后的创面应及早植皮，对并发湿性坏疽者常需截肢。

主治语录：Ⅲ度和广泛Ⅱ度冻伤还常需全身治疗。

（3）全身冻伤的治疗：复温后首先要防治休克和维护呼吸功能。防治休克主要是补液、选用血管活性药、除颤等。

第四节 蛇 咬 伤

一、临床表现

局部留有齿痕伴有疼痛和肿胀。肿胀蔓延迅速，淋巴结肿大，皮肤出现血疱、瘀斑甚至局部组织坏死。全身虚弱、口周感觉异常、肌肉震颤，或是发热、恶寒、烦躁不安，头晕目眩、言语不清，恶心呕吐、吞咽困难，肢体软瘫、腱反射消失、呼吸抑制，最后导致循环呼吸衰竭。

二、治疗

1. 急救措施

（1）现场立即以布带等物绑扎伤肢的近心端，松紧度掌握在能够使被绑扎的下部肢体动脉搏动稍微减弱为宜。

（2）绑扎后每隔30分钟左右松解一次，每次1~2分钟，以

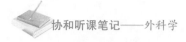
免影响血液循环造成组织坏死。

（3）然后用手挤压伤口周围将毒液排出。

（4）用 0.05% 高锰酸钾液或 3% 过氧化氢冲洗伤口，拔出残留的毒蛇牙，伤口较深者切开真皮层少许，或在肿胀处以三棱针平刺皮肤层，接着用拔罐法或吸乳器抽吸，促使部分毒液排出。

（5）蛋白酶有直接解蛇毒作用，可取 2000～6000IU 加于0.05% 普鲁卡因或注射用水 10～20ml，封闭伤口外周或近侧，必要时 12～24 小时后再用一次。

2. 解毒药物

（1）蛇药是治疗毒蛇咬伤有效的中成药，有季德胜蛇药等，可以口服或敷贴局部，有的还有注射剂。

（2）抗蛇毒血清有单价和多价两种，对于已知蛇类咬伤可用针对性强的单价血清，否则使用多价血清。用前需做过敏试验，阳性者采用脱敏注射法。

第五节　犬　咬　伤

1. 浅小的伤口可常规消毒处理。深大的伤口应立即清创，清除异物与坏死组织，以生理盐水或稀释的碘附液冲洗伤口，再用 3% 过氧化氢液淋洗；伤口应开放引流，原则上不宜做一期缝合。

2. 注射破伤风抗毒素 1500IU，清创术前给予抗生素预防感染。

3. 伤后应以狂犬病免疫球蛋白（RIC，20IU/kg）做伤口周围浸润注射。采用狂犬病疫苗主动免疫分别于伤后当天和伤后第 3、7、14、28 天各注射一剂，共 5 剂。如曾经接受过全程主动免疫，则咬伤后不需被动免疫治疗，仅在伤后当天与第 3 天强化主动免疫各一次。

第六节　虫　蜇　伤

一、蜂蜇伤

1. 临床表现

（1）蜜蜂蜇后，局部出现红肿、疼痛，数小时后可自行消退，如蜂刺留在伤口内，可引起局部化脓。

（2）黄蜂蜂毒的毒性较剧烈，蜇伤后局部肿痛明显，可出现全身症状，伤口一般不留蜂刺。

（3）群蜂蜇伤后症状严重，除皮肤红肿外，还有头晕目眩、恶心、呕吐、面部水肿、呼吸困难、烦躁不安，出现昏迷、休克甚至死亡。

（4）对蜂毒过敏者，可引发严重的全身过敏反应。

2. 治疗

（1）蜜蜂蜇伤后尽量拔除蜂刺，局部以弱碱液（如3%氨水、2%~3%碳酸氢钠溶液、肥皂水）洗敷，再以南通蛇药糊剂敷于伤口，并口服蛇药片。

（2）黄蜂蜇伤处局部以弱酸液冲洗或以食醋纱条敷贴。局部症状较重者，可进行局部封闭和使用镇痛药，以3%依米丁（吐根碱）1ml溶于5ml注射用水后做伤处注射。

（3）蜂蜇后有全身症状严重者，应采取相应急救措施。

二、蝎蜇伤与蜈蚣咬伤

1. 临床表现

（1）蝎毒是一种神经毒，可引起局部和全身反应。被蝎蜇后局部红肿、疼痛，蜇伤部位出现水疱，甚至局部组织坏死。有烦躁不安、头痛、头晕、发热、流涎、腹痛等全身症状。重者有呼吸急促、肺水肿、消化道出血等表现。儿童被蜇严重时可死亡。

（2）蜈蚣咬伤可使局部组织损害和发生过敏反应。蜈蚣头部第一对钳足有毒腺开口，咬人时释放出毒液，引起局部红肿、淋巴结炎、淋巴管炎。小儿被咬中毒症状重时，可有畏寒、发热、恶心、呕吐、谵妄、昏迷，甚至致命。

2. 治疗

（1）蝎蜇伤后，应局部冷敷，蜇伤处近心端绑扎，口服及局部应用蛇药片。蜇伤处消毒后，在局部麻醉下切开伤口，取出残留的钩刺。伤口以弱碱性溶液或高锰酸钾液清洗。以3%依米丁1ml溶于5ml注射用水后做伤处注射。局部组织坏死或有感染时可使用抗生素。

（2）被蜈蚣咬后，伤口应以碱性液洗涤，伤口周围组织以0.25%普鲁卡因封闭。口服及局部敷用南通蛇药。局部有坏死感染或淋巴管炎时，加用抗生素。

三、毒蜘蛛咬伤

可致过敏、死亡，可引起局部损害和过敏反应。治疗与蝎蜇伤相同。肌痉挛严重者，可注射新斯的明或箭毒。

 历年真题

1. 深Ⅱ度烧伤深度已达
   A. 皮下脂肪层
   B. 表皮浅层
   C. 表皮生发层和真皮乳头层
   D. 皮肤全层和肌肉
   E. 真皮深层

2. 浅Ⅱ度烧伤创面特征是

   A. 局部红肿
   B. 局部水疱
   C. 红白相间
   D. 可见网状栓塞血管
   E. 焦黄无水疱

3. 大面积烧伤患者，近日来常寒战、高热，呈间歇性，四肢厥

冷，发绀，尿量明显减少，很快发生血压下降，休克。其原因可能是

A. 革兰阳性细菌败血症

B. 革兰阴性细菌败血症

C. 真菌性败血症

D. 厌氧菌性败血症

E. 二重感染

参考答案：1. E　2. B　3. B

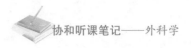

第十四章 肿 瘤

内容精要

肿瘤是机体细胞在各种始动与促进因素作用下产生的增生与异常分化所形成的新生物。绝大多数肿瘤以肿块的形式出现，又称实体瘤。

第一节 概 论

一、肿瘤的诊断

（一）临床诊断

1. 恶性肿瘤的早期信号

（1）身体任何部位发现肿块并逐渐增大。

（2）身体任何部位发现经久不愈的溃疡。

（3）中年以上妇女出现阴道不规则流血或白带增多。

（4）进食时胸骨后不适，灼痛、异物感或进行性吞咽困难。

（5）久治不愈的干咳或痰中带血。

（6）长期消化不良，进行性食欲减退，不明原因的消瘦。

（7）排便习惯改变或便血。

（8）鼻塞、鼻出血。

（9）黑痣增大或破溃出血。

（10）无痛性血尿。

2. 局部表现

（1）肿块：肿块常是第一表现，因肿瘤性质而具不同硬度、移动度及边界均可不同。位于深部或内脏的肿块不易触及，但可出现脏器受压或空腔器官梗阻症状。良性者多生长慢，恶性者则快，且可出现相应的转移灶。

（2）疼痛：局部刺痛、跳痛、灼热痛、隐痛或放射痛，常难以忍受，夜间更明显。

（3）溃疡：体表或胃肠的肿瘤，若生长过快，血供不足而继发坏死，或因继发感染可致溃烂。恶性者常呈菜花状，或肿块表面有溃疡，可有恶臭及血性分泌物。

（4）出血：上消化道肿瘤有呕血或黑便；下消化道肿瘤可有血便或黏液血便；泌尿道肿瘤除出现血尿外，常伴局部绞痛；肺癌可有咯血或痰中带血；子宫颈癌可有血性白带或阴道出血；肝癌破裂可致腹腔内出血。

（5）梗阻：肿瘤可导致空腔器官阻塞，而随部位不同可出现不同症状。

（6）转移症状。

3. 全身症状　良性及早期恶性肿瘤，多无明显的全身症状，随病情进展可产生一系列非特异性改变，直至出现恶病质。

4. 病史和体检

（1）年龄：儿童肿瘤多为胚胎性肿瘤或白血病。青少年肿

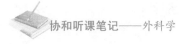

瘤多为肉瘤。

（2）病程：良性者病程较长，恶性者较短。

（3）其他病史。

主治语录：有些肿瘤有家族多发或遗传倾向；有的肿瘤有明显的癌前病变或相关疾病的疾病史；在个人史中，应注意行为与环境相关的情况。

（4）体格检查：全身体检，除肿瘤局部及全身一般常规体检外，对于肿瘤转移多见部位如颈、锁骨上、腹股沟淋巴结，以及对腹内肿瘤者肝脏触诊及直肠指检等均不可疏漏；局部检查，包括肿块的部位、肿瘤的性状和区域淋巴结或转移灶的检查。

（二）实验室诊断

1. 常规检查　包括血、尿及粪常规检查。

2. 血清学检查　用生化方法可测定人体内由肿瘤细胞产生的分布在血液、分泌物、排泄物中的肿瘤标志物。

（1）酶学检查：肝癌、骨肉瘤患者血清碱性磷酸酶可增高，前列腺癌时可见血清酸性磷酸酶增高，肝癌及恶性淋巴瘤有乳酸脱氢酶不同程度的增高。

（2）糖蛋白：肺癌者血清 α 酸性糖蛋白、消化系统癌 CA19-9、CA50 等增高。

（3）激素类：内分泌器官肿瘤可出现激素分泌的增加，出现内分泌-肿瘤综合征。

（4）肿瘤标志物：癌胚抗原、甲胎蛋白。

3. 流式细胞测定。

（三）影像学和内镜诊断

1. X 线检查

（1）透视与平片：肺肿瘤、骨肿瘤可见特定的阴影。

（2）造影检查。

（3）特殊 X 线显影术。

2. 超声　对判断囊性与实质性肿块很有价值。

3. CT　常用于颅内肿瘤、实质性脏器肿瘤、实质性肿块及淋巴结等的鉴别诊断。

4. 其他检查　放射性核素显像、MRI、正电子发射断层显像和内镜检查。

（四）病理学诊断

1. 临床细胞学检查。

2. 病理组织学检查。

（五）肿瘤分子诊断

1. 病理组织免疫组织化学检查。

2. 病理组织的基因检查。

3. 液体活检。

（六）肿瘤分期诊断（TNM 分期法）

1. T 是指原发肿瘤、N 为淋巴结、M 为远处转移。

2. 再根据病灶大小及浸润深度等在字母后标以 0~4 的数字，表示肿瘤发展程度。1 代表小，4 代表大，0 为无。

3. 在临床无法判断肿瘤体积时则以 Tx 表示。

二、实体肿瘤的常用治疗方法

良性肿瘤及临界性肿瘤以手术切除为主。恶性肿瘤的治疗方法主要有外科治疗、化学治疗、放射治疗（表 14-1-1）。

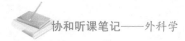

表 14-1-1　恶性肿瘤的治疗

分　期	治　疗
Ⅰ期	手术治疗为主
Ⅱ期	局部治疗为主，原发肿瘤切除或放疗
Ⅲ期	综合治疗，手术前、后及术中放疗或化疗
Ⅳ期	以全身治疗为主，辅以局部对症治疗

（一）外科治疗

1. 肿瘤外科治疗按其应用目的可以分为预防性手术、诊断性手术、根治性手术、姑息性手术和减瘤手术等。

2. 外科治疗的原则

（1）不切割原则。

（2）整块切除原则。

（3）无瘤技术原则。

（二）化学治疗

1. 适应证

（1）首选化疗的恶性肿瘤。

（2）可获长期缓解的肿瘤。

（3）化疗配合其他治疗有一定作用的肿瘤。

2. 抗肿瘤药物（表 14-1-2）

表 14-1-2　抗肿瘤药物

药物类型	作用机制	常用药物
细胞毒素类药物	烷化剂的氮芥基团可作用于 DNA、RNA、酶和蛋白质，导致细胞死亡	环磷酰胺、氮芥、卡莫司汀、白消安、洛莫司汀等

续　表

药物类型	作用机制	常用药物
抗代谢类药	药物对核酸代谢物与酶的结合反应有相互竞争作用，影响与阻断了核酸的合成	氟尿嘧啶、替加氟（呋喃氟尿嘧啶）、甲氨蝶呤、巯嘌呤、阿糖胞苷等
抗生素类	破坏 DNA、干扰转录过程和阻止 RNA 合成等	放线菌素 D（更生霉素）、丝裂霉素、阿霉素（多柔比星）、平阳霉素、博来霉素等
生物碱类	长春碱类主要干扰细胞内纺锤体的形成，使细胞停留在有丝分裂中期	长春新碱、羟喜树碱、紫杉醇及鬼臼毒素类依托泊苷、替尼泊苷等
激素和抗激素类	能改变内环境进而影响肿瘤生长，有的能增强机体对肿瘤侵害的抵抗力	他莫昔芬（三苯氧胺）、托瑞米芬、缓退癌、己烯雌酚、黄体酮、丙酸睾酮、甲状腺素、泼尼松等

3. 化疗方式　诱导化疗、辅助化疗和转化化疗。

4. 不良反应

（1）骨髓抑制：白细胞、血小板计数减少。

（2）消化道反应，如恶心、呕吐、腹泻、口腔溃疡等。

（3）毛发脱落。

（4）血尿。

（5）免疫功能降低，容易并发细菌或真菌感染。

（三）放射治疗

1. 放射线及放射治疗机的种类

（1）放射线：电磁辐射、粒子辐射。

（2）放射治疗机：加速器、^{60}Co 远距离治疗机、^{137}Cs 中距离治疗机、X 线治疗机。

2. 放疗技术　远距离治疗、近距离治疗、适形放射治疗、X（γ）刀立体定向放射治疗、全身放射治疗、半身放射治疗、

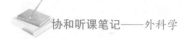

等中心治疗等。

3. 放疗的临床应用

（1）根治性放疗。

（2）姑息性放疗。

（3）放射结合手术、化疗的综合治疗。

4. 副作用　主要为骨髓抑制（白细胞计数减少，血小板计数减少）、皮肤黏膜改变及胃肠道反应等。治疗中必须常规检测白细胞和血小板计数。

（四）免疫治疗

目前的免疫治疗大致可分为 3 种，分别是细胞免疫疗法、抗体药物阻断异常免疫检查点疗法以及肿瘤治疗性疫苗。

（五）中医中药治疗

中药可补益气血、调理脏腑。

三、肿瘤的预防及随访

1. 预防

（1）一级预防：免疫预防、化学预防。

（2）二级预防：早发现、早诊断、早治疗。

（3）三级预防：姑息治疗、对症治疗。

2. 随访

（1）目的

1）早期发现有无复发或转移病灶。

2）研究、评价、比较各种恶性肿瘤治疗方法的疗效，提供改进综合治疗的依据，以进一步提高疗效。

3）随访对肿瘤患者有心理治疗和支持的作用。

（2）时间：在恶性肿瘤治疗后最初 2 年内，每 3 个月至少随访 1 次，以后每半年复查 1 次，超过 5 年后每年复查 1 次直至终生。

（3）内容

1）肿瘤切除后有无局部和区域淋巴结复发情况。

2）肿瘤有无全身转移。

3）与肿瘤相关的肿瘤标志物、激素和生化指标检查。

4）机体免疫功能测定，以了解患者的免疫状况。

第二节 常见体表肿瘤与肿块

一、皮肤乳头状瘤

特点：皮肤乳头状瘤，易恶变为皮肤癌。乳头状疣，非真性肿瘤，多由病毒所致。

二、皮肤癌

常见为基底细胞癌与鳞状细胞癌，多见于头面部及下肢。

1. 皮肤基底细胞癌

（1）来源于皮肤或附件基底细胞。

（2）发展缓慢。

（3）呈浸润性生长，很少有血行或淋巴转移。

（4）可伴色素增多，呈黑色，称色素性基底细胞。

（5）对放射线敏感，故可行放疗。

（6）早期也可手术切除。

2. 鳞状细胞癌

（1）早期即可呈溃疡。

（2）常继发于慢性溃疡或慢性窦道开口，或瘢痕部的溃疡经久不愈而癌变。

（3）表面呈菜花状，边缘隆起不规则，底部不平，易出血，

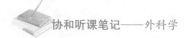

常伴感染致恶臭。

（4）可局部浸润及淋巴结转移。

（5）手术治疗为主，区域淋巴结应清扫。

三、痣与黑色素瘤

1. **黑痣**　为色素斑块。可分为：

（1）皮内痣：痣细胞位于表皮下，真皮层，常高出皮面。表面光滑，可存有汗毛。少见恶变。

（2）交界痣：痣细胞位于基底细胞层。局部扁平，色素较深。该痣细胞易受激惹，局部受外伤或感染后易恶变。多位于手和足，易受外伤处。

（3）混合痣：皮内痣与交界痣同时存在。

　　主治语录：当黑痣色素加深、变大，或有瘙痒、疼痛时，为恶变可能，应及时作完整切除，送做病理检查。

2. **黑色素瘤**　为高度恶性肿瘤，发展迅速。应作广泛切除治疗。手术治疗为局部扩大切除。

四、脂肪瘤

1. 好发于四肢、躯干。

2. 境界清楚，呈分叶状，质软；可有假囊性感、无痛。

3. 生长缓慢，但可达巨大体积。

4. 深部者可恶变，应及时切除。多发者瘤体常较小，常呈对称性，有家族史，可伴疼痛（痛性脂肪瘤）。

五、纤维瘤及纤维瘤样病变

1. **纤维黄色瘤**

（1）直径一般在1cm以内，如增大应疑有纤维肉瘤变。

（2）多见于躯干、上臂近端。

（3）质硬，边界不清呈浸润感，易误为恶性。

2. 隆突性皮纤维肉瘤

（1）多见于躯干。

（2）低度恶性，具假包膜。

（3）切除后局部极易复发，多次复发恶性度增高，并可出现血道转移。

（4）该类肿瘤手术切除应包括足够的正常皮肤及足够的深部相应筋膜。

3. 带状纤维瘤　位于腹壁，虽非真性肿瘤，但无明显包膜，应完整切除。

六、神经纤维瘤

包括神经鞘瘤与神经纤维瘤。

1. 神经鞘瘤　可见于四肢神经干的分布部位。中央型手术应沿神经纵行方向切开，包膜内剥离出肿瘤；边缘型源于神经边缘，神经索沿肿瘤侧面而行，易手术摘除，较少损伤神经干。

2. 神经纤维瘤　可夹杂有脂肪、毛细血管等。为多发性，且常对称。大多无症状。

七、血管瘤

1. 毛细血管瘤　早期瘤体较小时易治疗。

2. 海绵状血管瘤　及早施行血管瘤切除术。

3. 蔓状血管瘤　争取手术切除。

八、囊性肿瘤及囊肿

1. 皮样囊肿　为囊性畸胎瘤，浅表者好发于眉梢或颅骨骨缝处，可与颅内交通呈哑铃状。手术摘除前应有充分估计和准备。

2. 皮脂囊肿　非真性肿瘤,易继发感染伴奇臭,感染控制后手术切除治疗。

3. 表皮样囊肿　多见于易受外伤或磨损部位,手术切除治疗。

4. 腱鞘或滑液囊肿　多见于手腕、足背肌腱或关节附近。可加压击破或抽出积液,注入醋酸氢化可的松或手术切除治疗,但治疗后易复发。

 历年真题

1. 属于良性肿瘤的是
   A. 神经母细胞瘤
   B. 软骨母细胞瘤
   C. 无性细胞瘤
   D. 鲍温病
   E. 骨髓瘤
2. 属于上皮组织发生的肿瘤是

   A. 淋巴管瘤
   B. 血管瘤
   C. 乳头状瘤
   D. 平滑肌瘤
   E. 脂肪瘤

参考答案：1. B　2. C

第十五章　器官、组织和细胞移植

核心问题

临床排斥反应的机制和分类、防治。

内容精要

移植是指将一个个体有活力的细胞、组织或器官用手术或其他方法，植入到自体或另一个体的体内，以替代或增强原有细胞、组织或器官功能的医学技术。提供移植物的个体被称为供者或供体，而接受移植物的个体被称为受者或受体。

第一节　移植免疫

一、移植抗原

引起移植排斥反应的抗原称为移植抗原，包括主要组织相容性复合体抗原（MHCA）；次要组织相容性抗原（mHA）；其他参与排斥反应的抗原，包括 ABO 血型抗原和组织特异性抗原等。

二、移植抗原的识别与免疫应答

1. 移植抗原的识别包括直接识别和间接识别。

2. 移植抗原也可以激发 B 细胞介导的体液免疫应答，产生抗同种异体抗原的抗体，通过体液免疫或抗体介导的细胞免疫反应，导致血管内皮细胞损伤，并介导凝血、血小板聚集、细胞溶解和促炎症介质释放等，参与排斥反应发生。

三、临床排斥反应的机制和分类

1. 宿主抗移植物反应

（1）超急性排斥反应

1）在移植物再灌注后数分钟至数小时内发生，是典型的体液免疫反应。

2）通常由于受体预先存在抗供体抗原的抗体（如 ABO 血型不相容或多次妊娠、反复输血和曾接受过器官移植而对 HLA 致敏）迅速与移植物内皮细胞结合，激活补体而直接破坏靶细胞。

3）病理特点为广泛的急性动脉炎伴血栓形成，可见器官实质明显水肿、出血和坏死，毛细血管与小血管内血栓，管壁有多形核粒细胞浸润和纤维素样坏死。一旦发生，抗排斥治疗往往难以逆转，只能切除移植物。

（2）急性排斥反应

1）典型临床表现为发热、移植部位胀痛和移植器官功能减退等。

2）确定诊断需病理学检查，其特征为大量炎性细胞浸润，包括淋巴细胞、单核细胞、浆细胞，有时可见中性粒细胞和嗜酸性粒细胞。

3）一旦确诊，尽早治疗，大剂量激素冲击、应用抗淋巴细胞的免疫球蛋白制剂或调整免疫抑制方案通常有效。

（3）慢性排斥反应

1）临床表现为移植器官功能缓缓减退。

2）病理特征主要是移植物动脉血管内膜因反复的免疫损伤以及修复增生而增厚，继而导致移植物广泛缺血、纤维化直至功能丧失。

3）慢性排斥反应对免疫抑制剂不敏感，是影响移植物长期存活的主要原因。

2. 移植物抗宿主反应

（1）移植物中的特异性淋巴细胞识别宿主（受体）抗原而诱发针对受体的排斥反应。

（2）常见于造血干细胞移植和小肠移植。

四、排斥反应的防治

1. 组织配型

（1）ABO 血型检查：供受体 ABO 血型应相同或相容。

（2）HLA 分型：与移植相关的位点包括 HLA-A、B、DR、DQ，应尽量选择 HLA 相配的供体。一般认为 HLA-DR 对移植排斥反应最为重要。

（3）群体反应性抗体检测：用于检测受体体内预存的 HLA 抗体，超过 10% 即为致敏。移植、妊娠、输血均可能使受体致敏。

（4）淋巴细胞毒交叉配型：即采用供体活淋巴细胞作为抗原，加入移植受体血清，在补体作用下，发生抗原抗体反应。交叉配型试验阳性（>10%）是器官移植的禁忌证，对于肾移植和心脏移植尤为重要。

2. 受体的预处理　血浆置换去除受体血液内预存的特异性抗体，利妥昔单抗清除 B 淋巴细胞和预防抗体介导的排斥反应，大剂量静脉注射免疫球蛋白中和抗体等。

3. 免疫抑制剂的应用

（1）免疫诱导药物：主要是抗淋巴细胞的免疫球蛋白制剂，

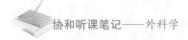

包括多克隆抗体和单克隆抗体。

（2）免疫维持用药

1）糖皮质激素。

2）抗增殖类药物。

3）钙调磷酸酶抑制剂。

4）哺乳动物雷帕霉素靶蛋白抑制剂：如西罗莫司。

主治语录：免疫抑制剂使用的基本原则是联合用药，减少单一药物的剂量以及毒副作用，并增加协同治疗作用。

4. 移植后的免疫检测。

五、移植免疫耐受

移植免疫耐受是指受体免疫系统在不使用任何免疫抑制剂的情况下，对移植物不产生排斥反应，且保持对其他抗原的免疫应答反应，从而使移植物长期存活的免疫状态。根据耐受机制可分为中枢性免疫耐受和外周性免疫耐受。

第二节　移植器官的获取

一、供体的选择

1. 器官的捐献　移植器官的来源可分为尸体器官和活体器官。

2. 器官的选择

（1）年龄的界限

1）供肺、胰腺者不超过55岁。

2）供心脏、肾、肝者分别不超过60岁、65岁、70岁。

（2）器官移植的供者禁忌

1）已知有全身性感染伴血微生物培养阳性或尚未彻底

治愈。

2）人类免疫缺陷病毒感染。

3）恶性肿瘤。

主治语录：采用乙型、丙型肝炎病毒感染者、吸毒者、有相关脏器病史者也应慎重。有丙型肝炎病史供体的肾可用于曾患丙型肝炎的受体。

（3）免疫学方面选择应做的检查

1）ABO 血型测定。

2）淋巴细胞毒交叉配合试验。

3）HLA 配型。

二、器官的切取与保存

1. 移植的器官不同，切取与保存的方法也不相同。

2. 获得器官的过程主要包括切开探查、原位灌注、切取器官、保存器官和运送。

3. 器官的保存原则

1）低温，预防细胞肿胀、避免生化损伤。

2）UW 液作为器官保存液。

3）保存时限定为：心 5 小时，肾 40 ~ 50 小时，胰腺 10 ~ 20 小时和肝 12 ~ 15 小时。

第三节　器官移植

一、肾移植

1. 适应证　各种肾病发展到慢性肾衰竭（尿毒症）期。在长期寿命、生活质量、医疗费用等方面肾移植明显优于尿毒症透析治疗，存活者可恢复良好的工作、生活、心理和精神状态。

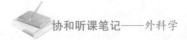

2. 术式　移植肾放在腹膜后的髂窝，肾动脉与髂内或髂外动脉吻合，肾静脉与髂外静脉吻合，输尿管经过一段膀胱浆肌层形成的短隧道与膀胱黏膜吻合，以防止尿液回流，通常在输尿管膀胱吻合放置双"J"管以防止输尿管并发症。

二、肝移植

1. 适应证　进行性、不可逆性和致死性终末期肝病，且无其他有效治疗方法，患者预期生存期低于 1 年的肝脏良恶性病变。

2. 肝移植标准术式　原位肝移植、背驮式肝移植和改良背驮式肝移植。

三、胰腺移植

1. 分类

（1）同期胰联合移植。

（2）肾移植后胰腺移植。

（3）单纯胰腺移植。

2. 适应证　胰肾联合移植已成为公认的治疗合并尿毒症的 1 型糖尿病和部分 2 型糖尿病患者的最有效方法。单纯胰腺移植可延缓甚至部分逆转糖尿病相关的严重并发症。

3. 胰腺移植外科手术的要点　重建移植胰腺的外分泌和内分泌引流。移植胰腺外分泌处理方式主要有经肠道引流和膀胱引流。

四、小肠移植

适应证：各种病因导致小肠功能衰竭，且不能很好耐受营养支持者。

五、肺移植

1. 适应证　各类无法继续内科治疗的终末期肺部疾病。

2. 肺移植的主要术式　单肺移植、序贯式双肺移植、肺叶移植、肺减容后移植和心肺联合移植等。

六、心脏移植

1. 适应证　经内科治疗的广泛心肌不可逆性损害或先天性复杂性心脏畸形不适合外科手术或矫正术无效者。

2. 移植心因慢性排斥反应所致的冠状动脉硬化是影响术后长期存活的主要原因。

 历年真题

淋巴细胞毒交叉配型实验中，当死亡细胞率超过多少时，移植医师必须考虑排斥发生的可能性会增加

A. >10%

B. >20%

C. >30%

D. >50%

E. <10%

参考答案：A

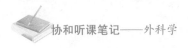

第十六章 外科微创技术

核心问题

内镜技术在外科中的临床应用，腹腔镜的外科手术适应证及并发症。

内容精要

微创有助于降低或减少手术操作对机体造成的损伤与不良后果，它包括微创医学与微创外科技术。

第一节 内镜技术

一、内镜的基本原理和种类

1. **原理** 电子内镜系统原理，即借助内镜顶端的电荷耦合元件将光信号转换成电信号，经视频系统处理后转换为监视器上的图像。

2. **硬式内镜** 包括膀胱镜、腹腔镜、胸腔镜、关节镜等，其结构固定，无法弯曲。

3. **软式内镜** 包括胃镜、结肠镜、小肠镜、胆道镜、鼻咽镜及支气管镜等，其镜身及头端均可弯曲。术者在内镜直视下可进行活检及切除等操作。

二、内镜下的常用诊断技术及治疗器械

1. 内镜下的常用诊断技术

（1）染色和放大：染色与放大技术联合应用可更准确地反映病变的特点，提高病变的检出率有利于明确病变范围。

（2）电子染色技术：可增加黏膜上皮和黏膜下血管的对比度和清晰度，对早期黏膜病变、消化道肿瘤表面微血管形态以及炎症性黏膜改变等有较好的观察效果。

（3）内镜下造影技术。

（4）活检。

2. 内镜下治疗常用的器械

（1）高频电刀：是一种取代机械手术刀进行组织切割的电外科器械。

（2）激光：高亮度、单色性好、方向性强等特点。

（3）微波：是一种频率为 300~300 000MHz 的电磁波。

（4）射频：是一种高频交流变化电磁波。

（5）氩氦刀：是一种冷冻治疗仪，可使靶区组织的温度在 10~20 秒内迅速降到 -140℃ 以下，然后快速升温至 30~35℃，从而使病变组织毁损。

三、内镜技术在外科中的临床应用

1. 内镜技术在消化外科中的应用

（1）胃镜：胃镜下可使用高频电刀对病变进行切除，也可采用内镜下黏膜切除术、内镜黏膜下剥离术。胃镜下采用套扎、栓塞及硬化等技术也可有效治疗食管-胃底静脉曲张。

（2）十二指肠镜：经十二指肠镜的逆行胰胆管造影术及内镜下十二指肠乳头括约肌切开术。

（3）小肠镜：可分为双气囊小肠镜、单气囊小肠镜等，常用于不明原因消化道出血、放射性小肠损伤胶囊内镜未明确的小肠病变等疾病的诊断，也可用于息肉切除活检等。

（4）大肠镜：于大肠镜下采用高频电刀切除、内镜黏膜切除术（EMR）、内镜黏膜剥离术（ESD）对大肠息肉及早癌进行治疗。

（5）胆道镜：可用于胆道疾病的诊断、活检、止血以及结石和异物的取出，也可联合球囊用于扩张狭窄的胆管。

（6）胆囊内镜：诊断病情。

（7）超声内镜：可在内镜引导下，于消化道腔内对消化道及消化道周围的脏器进行超声扫描，其在消化道肿瘤分期、消化道黏膜下肿瘤诊断、胰腺和胆道疾病的诊断等方面极具价值。

（8）共聚焦激光纤维内镜：可以实时显示检测部位的细微结构，使内镜检查与组织学检查同步。

2. 内镜技术在泌尿外科中的应用　经皮肾镜、输尿管镜、膀胱镜或腹腔镜，可采用气压弹道、液电、超声波、激光等方法碎石，清除绝大多数肾、输尿管或膀胱结石。

　主治语录：内镜技术在泌尿系肿瘤的治疗中占有重要地位。

3. 内镜技术在胸外科中的应用　支气管镜在胸外科主要用于支气管病变的诊断和切除、止血或支气管狭窄球囊扩张。

4. 内镜技术在骨科中的应用　关节镜是一种观察滑膜、软骨、半月板以及韧带等关节内部结构的内镜，主要用于关节内疾病的诊疗。此外，还可采用脊柱内镜行侧路或后路的脊柱微创手术，具有组织损伤小、出血少、脊柱稳定性能破坏小、术后疼痛轻、住院时间短等优点。

5. 内镜技术在神经外科中的应用　用于脑积水、颅内囊肿、颅内血肿、脑室及室旁肿瘤、垂体腺瘤、颅咽管瘤等神经外科疾病的治疗。

第二节　腔镜外科技术

一、腹腔镜外科手术设备、器械与基本技术

1. 腹腔镜图像显示与存储系统　由腹腔镜镜头、高清晰度微型摄像头、数模转换器、高分辨率显示器、全自动冷光源和图像存储系统等组成。

2. CO_2 气腹系统　建立 CO_2 气腹的目的是为手术提供足够的空间和视野，是避免意外损伤其他脏器的必要条件。整个系统由全自动大流量气腹机、二氧化碳钢瓶、保护装置的穿刺套管鞘、弹簧安全气腹针组成。

3. 手术设备与器械。

4. 基本技术　建立气腹、腹腔镜下止血、腹腔镜下组织分离与切开、腹腔镜下缝合、标本取出。

二、腹腔镜外科手术适应证及常用的手术

1. 适应证　炎性疾病（如胆囊炎、阑尾炎）、先天性发育异常（如小儿巨结肠）、外伤及良性肿瘤等。

2. 常用手术　腹腔镜胆囊切除术、结肠切除术（良性肿瘤）、阑尾切除术、食管反流手术（Nissen 手术）、小肠切除术、疝修补术、甲状腺手术、胃部分（楔形）切除术、脾切除术、胰腺尾部切除术、淋巴清扫、肝楔形切除术（良性肿瘤）等。

三、腹腔镜手术的并发症

1. CO_2 气腹相关的并发症与不良反应。

2. 血管损伤。

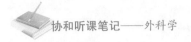

3. 内脏损伤。

4. 腹壁并发症　主要是与戳孔有关。

四、机器人外科技术

达芬奇手术机器人是目前世界上最有代表性可以在腹腔手术中使用的手术机器人系统，也是目前世界上最复杂、最昂贵的手术系统之一。

第三节　介入放射学

1. 分类　经血管介入技术和非经血管介入技术。

2. 并发症

（1）经血管介入技术相关并发症：穿刺并发症、对比剂不良反应。

（2）非经血管介入技术相关并发症：感染、出血、穿刺部位相关的组织和脏器损伤等。

 历年真题

不是腹腔镜手术腹壁并发症的是

 A. 戳孔出血

 B. 戳孔感染

 C. 戳孔疝

 D. 腹壁血肿

 E. 内脏损伤

参考答案：E

第十七章　颅内压增高和脑疝

内容精要

颅内压增高是神经外科常见的临床综合征。颅脑损伤、肿瘤、血管病、脑积水、炎症等多种病理损害发展至一定阶段，都可能导致颅内压持续超过正常上限，从而引起相应的综合征。

第一节　概　　述

一、颅内压的形成与正常值

1. 定义　颅腔、脑组织、脑脊液和血液是颅内压形成的物质基础。颅缝闭合后颅腔的容积固定不变，1400~1500ml。颅腔内的上述三种内容物，使颅内保持一定的压力，称为颅内压。

2. 正常值　成人的正常颅内压为 70~200mmH$_2$O，儿童为 50~100mmH$_2$O。

二、颅内压增高原因

1. 颅内占位性病变挤占了颅内空间，如颅内血肿、脑肿瘤、脑脓肿等。

2. 脑组织体积增大，如脑水肿。

3. 脑脊液循环和/或吸收障碍所致梗阻性脑积水或交通性脑积水。

4. 脑血流过度灌注或静脉回流受阻，见于脑肿胀、静脉窦、血栓等。

5. 先天性畸形使颅腔的容积变小，如狭颅症、颅底凹陷症等。

三、颅内压增高病理生理

1. 影响颅内压增高因素 年龄、病变扩展程度、病变部位、伴发脑水肿程度、全身系统性疾病。

2. 颅内压增高后果

（1）脑血流量的降低，造成脑缺血甚至脑死亡。

✎ 主治语录：脑血流量（CBF）＝［平均动脉压（MAP）－颅内压（ICP）］／脑血管阻力（CVR）。

（2）脑移位和脑疝。

（3）脑水肿。

（4）库欣反应。

（5）胃肠功能紊乱及消化道出血。

（6）神经源性肺水肿。

第二节　颅内压增高

一、分类

1. 根据颅内压增高范围分类

（1）弥漫性颅内压增高。

（2）局灶性颅内压增高。

2. 根据病变进展速度分类

（1）急性颅内压增高。

（2）亚急性颅内压增高。

（3）慢性颅内压增高。

主治语录：急性或慢性颅内压增高均可导致脑疝发生。

二、引起颅内压增高的常见疾病

1. 颅脑损伤　颅内血肿、脑挫裂伤伴脑水肿、大面积凹陷性颅骨骨折是外伤性颅内压增高常见原因。

2. 颅内肿瘤　肿瘤的大小、部位、性质和生长速度都会影响颅内压的演进。

3. 颅内感染　化脓性脑膜炎或脑脓肿可引起颅内压增高。结核性脑膜炎晚期容易出现脑积水和颅内压增高。

4. 脑血管疾病。

5. 脑寄生虫病。

6. 颅脑先天性疾病。

7. 良性颅内压增高。

8. 脑缺氧。

三、临床表现

1. 颅内压增高三主征　头痛、呕吐、视神经盘水肿。

2. 头痛　以早晨或夜间较重，部位多在额部及颞部。头痛程度随颅内压的增高而进行性加重。

3. 喷射性呕吐。

4. 视神经盘水肿　表现为视神经盘充血，边缘模糊不清，中央凹陷消失，视盘隆起，静脉怒张。

5. 意识障碍及生命体征变化　疾病初期意识障碍可出现嗜

睡，反应迟钝。严重病例，可出现昏睡、昏迷、伴有瞳孔散大、对光反射消失、发生脑疝，去脑强直。生命体征变化包括血压升高、脉搏徐缓、呼吸减缓、体温升高等，脑疝晚期终因呼吸循环衰竭而死亡。

6. 其他　小儿患者可有头颅增大、头皮和额眶部浅静脉扩张、颅缝增宽或分离、前囟饱满隆起。头颅叩诊时呈破罐音（Macewen征）。

四、诊断

1. 临床表现　发现视神经盘水肿及头痛、呕吐三主征时，颅内压增高诊断可以确立。

2. CT　快速、精确、无创伤，是诊断颅内病变首选检查。

3. 数字减影血管造影（DSA）　用于诊断脑血管性疾病和血管丰富的颅脑肿瘤。

4. X线平片　颅内压增高时可见颅骨骨缝分离，指状压迹增多，鞍背骨质稀疏及蝶鞍扩大等。

5. 腰椎穿刺　对颅内压增高的患者有一定危险，可诱发脑疝危险，故应慎重。

6. 颅内压监测　通过持续监测颅压，指导药物治疗和手术时机选择。

五、治疗

1. 一般处理

（1）凡有颅内压增高的患者，应留院观察。

（2）密切观察神志、瞳孔、血压、呼吸、脉搏及体温的变化。

（3）符合颅内压监测指征者，宜通过监测指导治疗。

（4）频繁呕吐者应暂禁食，以防吸入性肺炎。

（5）补液量应量出为入，补液过多可促使颅内压增高恶化，补液不足可引发血液浓缩。

（6）用轻泻剂来疏通大便，不可作高位灌肠，以免颅内压骤然增高。

（7）对昏迷的患者及咳痰困难者要考虑做气管切开术，防止因呼吸不畅而使颅内压更加增高。

2. 病因治疗　对无手术禁忌的颅内占位性病变，首先应考虑做病变切除术。

主治语录： 有脑积水者，可行脑脊液分流术，将脑脊液通过分流系统导引至蛛网膜下腔、腹腔或心房。

3. 药物治疗

（1）若患者意识清楚，颅内压增高较轻，先选用口服药物。常用氢氯噻嗪、乙酰唑胺、氨苯蝶啶、呋塞米（速尿）、50%甘油盐水溶液。

（2）若有意识障碍或颅内压增高症状较重的病例，则选用静脉或肌内注射药物。常用注射制剂有20%甘露醇、20%尿素转化糖或尿素山梨醇溶液、呋塞米。

4. 激素　地塞米松、氢化可的松、泼尼松口服或静脉使用，可减轻脑水肿，有助于缓解颅内压增高。

5. 脑脊液体外引流。

6. 巴比妥治疗　给药期间宜监测血药浓度和脑血流、脑代谢。

7. 过度换气。

8. 对症治疗。

第三节　脑　疝

一、病因

1. 各种颅内血肿，如硬膜外血肿、硬膜下血肿及脑内血肿。

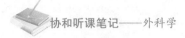
2. 大面积脑梗死。

3. 颅内肿瘤。

4. 颅内脓肿、颅内寄生虫病及各种肉芽肿性病变。

5. 医源性因素，如对颅内压增高患者进行腰椎穿刺，使颅腔和脊髓蛛网膜下腔压力差增大，进而促发脑疝。

二、病理学

1. 当小脑幕切迹疝发生时，移位的脑组织疝入小脑幕切迹下方，脑干受压移位导致枕叶皮层缺血坏死。

2. 发生枕骨大孔疝时，延髓直接受压，患者可迅速出现呼吸骤停。

3. 脑疝发生时，脑脊液循环通路进一步受阻，加剧了颅内压增高，形成恶性循环，使病情迅速恶化。

三、临床表现

1. 小脑幕切迹疝

（1）颅内压增高的症状：剧烈头痛，与进食无关的频繁呕吐。

（2）瞳孔改变：先变小后变大。

（3）运动障碍：病变对侧肢体的肌力减弱或麻痹，病理征阳性。

（4）意识改变：患者随脑疝进展可出现嗜睡、浅昏迷至深昏迷。

（5）生命体征紊乱：心率减慢或不规则，血压忽高忽低，呼吸不规则、大汗淋漓或汗闭，面色潮红或苍白。体温可高达41℃以上或体温不升。

2. 枕骨大孔疝

（1）由于脑脊液循环通路被堵塞，颅内压增高，患者剧烈头痛。频繁呕吐，颈项强直，强迫头位。

（2）生命体征紊乱出现较早，意识障碍出现较晚。因脑干缺氧，瞳孔可忽大忽小。

四、治疗

1. 脑疝是由于急剧的颅内压增高造成的，在作出脑疝诊断的同时应按颅内压增高的处理原则快速静脉输注高渗降颅内压药物，以缓解病情，争取时间。

2. 病因明确者，应尽快手术去除病因，如清除颅内血肿或切除脑肿瘤等。如难以确诊或虽病因难于去除时，可选用姑息性手术，以降低颅内高压和抢救脑疝。

3. 姑息手术 侧脑室外引流术、脑脊液分流术和减压术。

 历年真题

1. 颅内压增高的典型表现是

　A. 头痛、呕吐、视盘水肿

　B. 头痛、呕吐、癫痫发作

　C. 头痛、呕吐、感觉障碍

　D. 头痛、呕吐、运动障碍

　E. 头痛、呕吐、复视

2. 以下生理性与病理性因素中，不影响颅内压力变化的是

　A. 脑脊液动力学改变

　B. 脑组织血流改变

　C. 脑组织肿胀

　D. 颅骨的完整性

　E. 颅骨密度改变

参考答案：1. A　2. E

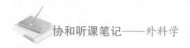

第十八章 颅脑损伤

核心问题

1. 颅底骨折的临床表现、诊断和治疗原则。
2. 脑震荡、脑挫裂伤、急性硬脑膜外血肿的发病机制、临床表现和诊断。

内容精要

颅脑损伤是常见疾病，主要因交通事故、坠落、跌倒、火器等所致。

第一节 概 述

一、颅脑损伤方式

1. 直接损伤（表18-1-1）

表18-1-1 颅脑直接损伤

分 类	含 义	举 例
加速性损伤	相对静止的头部突然受到外力打击，头部沿外力的作用方向呈加速运动而造成的损伤	如钝器击伤。损伤部位主要发生在头部着力点，即着力伤

续 表

分 类	含 义	举 例
减速性损伤	运动着的头部，突然撞在静止的物体后引起的损伤	如坠落或跌倒时头部被物体阻挡停止运动。此类损伤发生于着力部位，以及着力部位对侧的脑组织及血管，即对冲伤
挤压性损伤	两个或两个以上不同方向的外力同时作用于头部，颅骨变形造成的损伤	如车轮压轧和新生儿头颅产伤等

2. 间接损伤

（1）患者坠落时双下肢或臀部着地，外力经脊柱传导至颅底引起颅底骨折和脑损伤。

（2）外力作用于躯干，引起躯干突然加速运动，由于惯性作用，头颅的运动落后于躯干，运动的躯干再快速带动相对静止的头颅，在颅颈之间发生强烈的过伸或过屈，头颅运动有如挥动鞭子末端的运动，造成颅颈交界处延髓与脊髓连接部的损伤，即挥鞭伤。

（3）胸部突然遭受挤压时，胸腔压力突然升高，血液经上腔静脉逆行，使上胸、肩颈、头面部的皮肤和黏膜以及脑组织出现弥散点状出血灶，称为创伤性窒息。

二、分类

根据 GCS 法（表 18-1-2）可将颅脑损伤分为：轻型颅脑损伤，13~15 分，伤后昏迷<20 分钟；中型颅脑损伤，9~12 分，伤后昏迷 20 分钟至 6 小时；重型颅脑损伤，3~8 分，伤后昏迷>6 小时，或在伤后 24 小时内意识恶化并昏迷>6 小时。

表 18-1-2　GCS 昏迷评分表

运动反应	计分	言语反应	计分	睁眼反应	计分
按吩咐动作	6	正确	5	自动睁眼	4
定位动作	5	不正确	4	呼唤睁眼	3
屈曲反应	4	错乱	3	刺痛睁眼	2
过屈反应（去皮质）	3	难辨	2	不睁眼	1
伸展反应（去大脑）	2	不语	1		
无反应	1				

第二节　头皮损伤

一、头皮血肿

1. 特点（表 18-2-1）

表 18-2-1　头皮血肿特点

类型	皮下血肿	帽状腱膜下血肿	骨膜下血肿
特点	①局限，周边较中心区更硬，无波动②量少，短期内可自行吸收	①可扩散至全头，触之较软，可有明显波动②婴幼儿巨大帽状腱膜下血肿可引起贫血甚至失血性休克	①不跨过颅缝②血肿张力较高③可有波动

主治语录：皮下血肿易误诊为颅骨凹陷骨折，必要时行 CT 检查进行鉴别。

2. 治疗

（1）皮下血肿无需特殊处理。

（2）帽状腱膜下血肿、骨膜下血肿，小者自行吸收；较大者无菌穿刺，加压包扎，感染切开引流。

二、头皮裂伤

1. **特点**　伤口创缘整齐，多数裂伤仅限于头皮，可深达骨膜，一般颅骨完整。

2. **治疗**

（1）短时间内清创缝合。

（2）清除异物，切除坏死污染的头皮。

（3）术后给予抗生素。

三、头皮撕脱伤

1. **特点**

（1）大块头皮自帽状腱膜下或连同骨膜一并撕脱。

（2）伤口出血多，易发生失血性休克。

2. **治疗**

（1）若皮瓣部分脱离且血供尚好，则清创后原位缝合。

（2）如皮瓣已完全脱落，完整，无明显污染，血管断端整齐，且伤后未超过 6 小时，则清创后头皮血管显微吻合，再全层缝合头皮。

（3）撕脱的皮瓣挫伤或污染不能再利用，而骨膜未撕脱，可取自体中厚皮片作游离植皮，或作转移皮瓣；若骨膜已遭破坏，颅骨外露，可先作局部筋膜转移，再植皮。

（4）撕脱时间长，创面感染或经上述处理失败者，可先行创面清洁和更换敷料，待肉芽组织生长后再植皮。

第三节　颅骨损伤

一、颅盖骨折

1. **线形骨折**　颅骨全层骨折，少数为内板断裂。骨折线多为单一，或呈线条状或放射状。骨缝宽度一般为一条裂缝或数毫米，偶尔可达1cm。

2. 凹陷骨折　为颅骨全层凹陷，少数为内板内陷。陷入骨折片周边的骨折线呈环状或放射状。婴幼儿颅骨质软，着力点处的颅骨可产生乒乓球样凹陷。

3. 凹陷骨折的手术指征

（1）凹陷深度>1cm。

（2）位于脑重要功能区。

（3）骨折片刺入脑内。

（4）骨折引起瘫痪、失语等神经功能障碍或癫痫者。

主治语录：非脑功能区的轻度凹陷，或无脑受压症状的静脉窦处凹陷骨折，可暂不手术。

二、颅底骨折

1. 临床表现（表18-3-1）

表18-3-1　颅底骨折的临床表现

类型	颅前窝骨折	颅中窝骨折	颅后窝骨折
临床表现	①常累及眶顶及筛骨 ②常伴有鼻出血、脑脊液鼻漏、眼眶周围淤血（熊猫眼）、颅内积气、嗅神经损伤	①脑脊液外流出、耳漏 ②如骨折位于中线处，可累及视神经、动眼神经、滑车神经、三叉神经和展神经	①乳突和枕部皮下淤血 ②骨折位于中线者，有舌咽神经、迷走神经、副神经和舌下神经损伤
		可伤及颈内动脉，造成颈动脉-海绵窦瘘或鼻出血	

主治语录：颅底骨折的诊断依靠临床表现，头颅CT可明确诊断。

2. 治疗

（1）颅底骨折如为闭合性，可无特殊处理。

（2）若合并脑脊液漏，患者须取头高位并绝对卧床休息，避免用力咳嗽、打喷嚏和擤鼻涕，同时给予抗生素预防颅内感染治疗，一般不堵塞或冲洗破口处，不做腰穿。

（3）绝大多数漏口会在伤后 1~2 周内自行愈合。如超过 1 个月仍未停止漏液，可考虑行手术修补漏口。

（4）对伤后视力减退，疑为碎骨片挫伤或血肿压迫视神经者，应争取在 24 小时内行视神经探查减压术。

第四节　脑　损　伤

一、脑震荡

1. 临床表现和诊断

（1）伤后立即出现短暂的意识丧失，持续数秒至数分钟，一般不超过半小时。有的仅表现为瞬间意识混乱或恍惚，并无昏迷。同时伴有面色苍白、瞳孔改变、出冷汗、血压下降、脉弱、呼吸浅慢等自主神经和脑干功能紊乱的表现。

（2）意识恢复后，对受伤当时和伤前近期的情况不能记忆，即逆行性遗忘。多有头痛、头晕、疲乏无力、失眠、耳鸣、心悸、畏光、情绪不稳、记忆力减退等症状，一般持续数日、数周，少数持续时间较长。

（3）神经系统检查无明显阳性体征。腰椎穿刺检查，发现颅内压和脑脊液都在正常范围。CT 检查颅内无异常。

2. 治疗　无特殊治疗，一般卧床休息 5~7 天，酌情用镇静、镇痛药物，消除患者的畏惧心理，多数患者在 2 周内恢复正常，预后良好。

二、脑挫裂伤

1. 病理　显微镜下可见脑组织出血，脑皮质分层不清或消失；神经元胞质空泡形成，尼氏体消失，核固缩、碎裂、溶解、轴突肿胀、断裂，髓鞘崩解；胶质细胞变性肿胀；毛细血管充血，细胞外间隙水肿。

2. 临床表现

（1）意识障碍：是脑挫裂伤最突出的症状之一。

（2）头痛、恶心、呕吐：疼痛可局限于某一部位（多为着力部位），亦可为全头性疼痛，呈间歇或持续性，伤后1~2周内最明显，以后逐渐减轻。

（3）生命体征：轻度和中度脑挫裂伤患者的血压、脉搏、呼吸多无明显改变。严重脑挫裂伤，可出现血压上升、脉搏变慢、呼吸深慢，危重者出现病理呼吸。

（4）局灶症状和体征：伤后立即出现与脑挫裂伤部位相应的神经功能障碍或体征。

主治语录：运动区损伤出现对侧肢体瘫痪，语言中枢损伤出现失语等。但额叶和颞叶前端损伤后，可无明显神经功能障碍。

3. 诊断

（1）根据伤后立即出现的意识障碍、局灶症状和体征及较明显的头痛、恶心、呕吐等，多可诊断为脑挫裂伤。

（2）头部CT扫描能清楚地显示脑挫裂伤的部位、范围和程度，是目前最常用的检查手段。脑挫裂伤的典型CT表现为局部脑组织内有高低密度混杂影，点片状高密度影为出血灶，低密度影则为水肿区。

（3）MRI检查时间较长，一般很少用于急性颅脑损伤的诊断。但对发现较轻的脑挫伤灶，MRI 优于 CT。

（4）腰椎穿刺可检查脑脊液是否含有血液，同时可测定颅内压，并可引流血性脑脊液，以减轻症状。但对颅内压明显增高的患者，腰穿应谨慎或禁忌。

4. 治疗和预后

（1）严密观察病情：密切观察生命体征、意识、瞳孔和肢体活动情况，必要时做颅内压监测或及时复查 CT。

（2）一般处理

1）体位：抬高床头 15°~30°，以利颅内静脉血回流。对昏迷患者，头偏一侧再取侧卧位或侧俯卧位，以免涎液或呕吐物误吸。

2）保持呼吸道通畅：对昏迷患者必须及时清除呼吸道分泌物。短期内不能清醒者，宜早作气管切开。呼吸减弱潮气量不足的患者，应用呼吸机辅助治疗。定期作呼吸道分泌物细菌培养和药敏试验，选择有效抗生素，防治呼吸道感染。

主治语录：呼吸道梗阻可加重脑水肿，使颅内压进一步升高，导致病情恶化。

3）营养支持：对于血流动力学稳定的患者，早期可采用肠道外营养。建立肠内营养通道，如病情允许，尽早使用肠内营养。少数患者由于呕吐、腹泻或消化道出血，长时间处于营养不良状态，可经中心静脉输入高营养液。少数长期昏迷者，可考虑放置空肠管或行胃造瘘术。

4）躁动和癫痫的处理：对躁动不安者应查明原因，如疼痛、尿潴留、颅内压增高、体位不适、缺氧等，并作相应处理。癫痫呈连续状态者可危及生命，应视为紧急情况，联合应用多种抗癫痫药物加以控制。

5）高热的处理：中枢性高热，可取亚低温冬眠治疗。其他

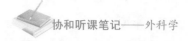

原因（如感染）所致的高热，应按原因不同分别处理。

6）脑保护，促苏醒和功能恢复治疗：给予药物治疗。

（3）防止脑水肿或脑肿胀。

（4）手术治疗：手术方法包括脑挫裂伤灶清除、额极或颞极切除、颞肌下减压和去骨瓣减压等。手术适应证如下。

1）继发性脑水肿严重，脱水治疗无效，病情加重。

2）颅内血肿清除后，颅内压无明显缓解，伤区脑组织继续水肿或肿胀，并除外颅内其他部位血肿。

3）脑挫裂伤灶和血肿清除后，病情好转，转而又恶化出现脑疝。

三、弥漫性轴索损伤

1. 病理　肉眼可见损伤区组织间裂隙和血管撕裂性出血灶，一般不伴明显脑挫裂伤和颅内血肿。显微镜下发现轴索球是确认弥漫性轴索损伤的主要依据。

2. 分级

Ⅰ级，显微镜下发现轴索球，分布于轴索聚集区，以胼胝体旁白质区为主。

Ⅱ级，具有Ⅰ级的特点，肉眼还可见胼胝体有撕裂出血灶。

Ⅲ级，除具有Ⅱ级特点外，尚可见脑干上端背外侧组织撕裂出血灶。

3. 临床表现

（1）意识障碍：伤后即刻发生的长时间的严重意识障碍是弥漫性轴索损伤的典型临床表现。

（2）瞳孔和眼球运动改变：部分患者可有单侧或双侧瞳孔散大，广泛损伤者可有双眼同向偏斜、向下凝视或双侧眼球分离等眼征。

4. 诊断

（1）伤后持续昏迷（>6小时）。

（2）CT示脑组织撕裂出血或正常。

（3）颅内压正常但临床状况差。

（4）无明确脑结构异常的伤后持续植物状态。

（5）创伤后期弥漫性脑萎缩。

（6）尸检见脑组织特征性病理改变。

5. 治疗 包括呼吸道管理、过度换气和吸氧、低温、钙通道阻断药、脱水、巴比妥类药物等。必要时手术。

第五节 颅内血肿

一、硬脑膜外血肿

1. 临床表现

（1）意识障碍：进行性意识障碍是主要症状。

1）原发脑损伤轻，伤后无原发昏迷，待血肿形成后出现意识障碍（清醒→昏迷）。

2）原发脑损伤略重，伤后一度昏迷，随后完全清醒或好转，但不久又陷入昏迷（昏迷→中间清醒或好转→昏迷）。

3）原发脑损伤较重，伤后昏迷进行性加重或持续昏迷。

主治语录：因为硬脑膜外血肿患者的原发脑损伤一般较轻，所以大多表现为前两项情况。

（2）颅内压增高。

（3）瞳孔改变：病侧瞳孔先缩小后散大，继而双侧瞳孔散大。

（4）神经系统体征：伤后立即出现的局灶神经功能障碍的症状和体征，系原发性脑损伤的表现。

2. 诊断

（1）根据头部受伤史，伤后当时清醒，随后昏迷，或出现有中间清醒（好转）期的意识障碍过程，结合 CT 检查显示骨折线经过脑膜中动脉或静脉窦沟，一般可以早期诊断。

（2）CT 扫描不仅可以直接显示硬脑膜外血肿，表现为颅骨内板与硬脑膜之间的双凸镜形或弓形高密度影，还可了解脑室受压和中线结构移位的程度及并存的脑挫裂伤、脑水肿等情况。

3. 治疗

（1）手术治疗

1）适应证：有明显颅内压增高症状和体征；CT 扫描提示明显脑受压的硬脑膜外血肿；小脑幕上血肿量>30ml、颞区血肿量>20ml、幕下血肿量>10ml 以及压迫大静脉窦而引起颅高压的血肿。

2）手术方法：可根据 CT 扫描所见采用骨瓣或骨窗开颅，清除血肿，妥善止血。血肿清除后，如硬脑膜张力高或疑有硬脑膜下血肿时，应切开硬脑膜探查。对少数病情危急，未及时作 CT 检查者，应直接手术钻孔探查，再扩大成骨窗清除血肿。

（2）非手术治疗：凡伤后无明显意识障碍，病情稳定，CT 扫描所示幕上血肿量<30ml，小脑幕下血肿量<10ml，中线结构移位<1.0cm 者，可在密切观察病情的前提下，采用非手术治疗。

二、硬脑膜下血肿

1. 临床表现

（1）急性和亚急性硬脑膜下血肿的表现

1）意识障碍：伴有脑挫裂伤的急性复合型血肿患者多表现为持续昏迷或昏迷进行性加重，亚急性或单纯型血肿则多有中间清醒期。

2）颅内压增高。

3）瞳孔改变。

4）神经系统体征：伤后立即出现的偏瘫等征象，系脑挫裂伤所致。逐渐出现的体征，则是血肿压迫功能区或脑疝的表现。

（2）慢性硬脑膜下血肿

1）以颅压增高症状为主，缺乏定位症状。

2）以病灶症状为主，如偏瘫、失语、局限性癫痫等。

3）以智力和精神症状为主，表现为头晕、耳鸣、记忆力减退、精神迟钝或失常。

主治语录： 前两种类型易与颅内肿瘤混淆，第三种类型易误诊为阿尔茨海默病或精神病。

2. 诊断

（1）根据头部外伤史，伤后即有意识障碍并逐渐加重，或出现中间清醒期，伴有颅压增高症状，多表明有急性或亚急性硬脑膜下血肿。

（2）CT 检查可以确诊，急性或亚急性硬脑膜下血肿表现为脑表面与颅骨之间有新月形高密度、混杂密度或等密度影，多伴有脑挫裂伤、脑组织受压和中线移位。

（3）凡老年人出现慢性颅压增高症状、智力和精神异常，或病灶症状，特别近期有过轻度头部受伤史者，应考虑到慢性硬脑膜下血肿的可能。

（4）慢性硬脑膜下血肿：及时行 CT 或 MRI 检查可确诊。CT 显示脑表面新月形或半月形低密度或等密度影，MRI 则为新月形或半月形的短 T_1、长 T_2 信号影。

3. 治疗

（1）急性和亚急性硬脑膜下血肿的治疗原则与硬脑膜外血肿类似。硬脑膜外血肿多见于着力部位，而硬脑膜下血肿既可见于着力部位，也可见于对冲部位。当病情危急，术前未作 CT 检查确定血肿部位而需要行开颅手术挽救生命时，着力部位和对冲部位均应钻孔，尤其是额极、颞极及其底部，是硬脑膜下血肿的最常见部位。

（2）慢性硬脑膜下血肿患者凡有明显症状者，应手术治疗，且首选钻孔置管引流术。

三、脑内血肿

1. 临床表现与诊断

（1）脑内血肿与伴有脑挫裂伤的复合性硬脑膜下血肿的症状很相似，而且事实上两者常同时存在。

（2）及时施行 CT 检查可证实脑内血肿的存在，表现为脑挫裂伤区附近或脑深部白质内类圆形或不规则高密度影。

2. 治疗

（1）脑内血肿的治疗与硬脑膜下血肿相同，多采用骨瓣或骨窗开颅，在清除脑内血肿的同时清除硬脑膜下血肿和明显挫碎糜烂的脑组织。

（2）对少数脑深部血肿，如颅压增高显著，病情进行性加重，也应考虑手术，根据具体情况选用开颅血肿清除或钻孔引流术。

第六节　开放性颅脑损伤

一、非火器性开放颅脑损伤

1. 临床表现

（1）意识障碍：锐器所致的脑损伤，伤后很少立即出现意识障碍；钝器所致的脑损伤，伤后立即出现意识障碍。如合并颅内血肿，也可出现中间清醒（好转）期的意识变化过程。

（2）脑局灶症状：瘫痪、感觉障碍、失语、偏盲等。

（3）生命体征改变：锐器所致的局限性开放伤，生命体征多无明显变化。但如直接伤及脑干、下丘脑部等重要结构，或钝器引起广泛脑损伤时，生命体征可有明显改变。另外，头部开放伤口大量失血者，可出现失血性休克征象。

（4）脑脊液、脑组织外溢。

2. 诊断　CT检查可以确定脑损伤的部位和范围及是否继发颅内血肿、脑水肿或脑肿胀，对存留的骨折片或异物作出精确的定位。

3. 治疗

（1）防治休克：迅速控制出血，补充血容量，纠正休克。

（2）插入颅腔致伤物的处理：不可贸然撼动或拔出，以免引起新的损伤，如突然的颅内大出血。在对致伤物的位置与可能伤及的颅内重要结构（血管等）进行评估并做好充分准备的情况下，才可在手术中尽量显露致伤物周围重要结构后，将其小心取出。

（3）显露脑组织的保护。

（4）清创手术：开放性颅脑损伤应争取在6~8小时内施行清创术，在无明显污染并应用抗生素的前提下，早期清创的时限可延长到72小时。

二、火器性颅脑损伤

1. 分类

（1）头皮软组织伤：有头皮损伤，颅骨尚完整，少数患者局部脑组织可能有挫伤。

（2）非穿透伤：有头皮损伤和颅骨骨折，硬脑膜尚完整，脑组织多有挫裂伤，甚至形成颅内血肿。

（3）穿透伤：有头皮伤和颅骨骨折，硬脑膜破裂，脑组织

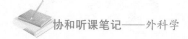

损伤较严重，常合并血肿。分类，见表18-6-1。

表18-6-1　穿透伤的分类

分类	表　现
盲管伤	致伤物由大脑凸面或颜面部射入，停留于颅腔内。一般在入口或伤道近端有许多碎骨片，致伤物位于伤道最远端。有时致伤物穿过颅腔，冲击对侧的颅骨内板后弹回，折转一段距离，停留在脑内，称反跳伤。脑组织的损伤严重
贯通伤	致伤物贯通颅腔，有入口和出口，入口脑组织内有许多碎骨片等异物，出口骨缺损较大。伤道长，脑的重要结构和脑室常被累及，损伤严重
切线伤	致伤物与颅骨和脑呈切线性擦过，脑内无致伤物。颅骨和脑组织呈沟槽状损伤，常有许多碎骨片等异物散在浅部脑组织中

2．临床表现

（1）意识障碍：低速致伤物（如弹片）造成的脑损伤较局限，伤后立即出现的意识障碍较少。但高速致伤物（如枪弹）容易引起弥漫性脑损伤，伤后意识丧失的发生率较高。如伤后出现进行性意识障碍加重，应考虑颅内血肿形成的可能。

（2）生命体征变化：重型火器性颅脑伤患者，伤后多有生命体征变化，伤及脑干生命中枢者，可迅即出现中枢性呼吸、循环衰竭。

主治语录：伤后出现呼吸深慢、脉缓有力、血压升高等，是颅内压增高的表现，提示有颅内血肿或严重脑水肿。

（3）瞳孔变化：伤后逐步出现的一侧瞳孔散大、对光反应消失的小脑幕切迹疝的征象时，应考虑颅内血肿形成。双侧瞳孔散大固定，提示脑干受累严重，已处濒危阶段。

（4）脑局灶症状：伤后立即出现的肢体瘫痪，是皮质运动区或其传导束直接损伤的结果。

3. 治疗

（1）急救

1）包扎伤口，减少出血，有脑膨出时，注意保护。

2）昏迷患者应取侧俯卧位，及时清除口、鼻、气管内的血液、呕吐物或分泌物，必要时作气管插管，以确保呼吸道通畅。

3）对休克患者，在抗休克治疗的同时，迅速查明引起休克的原因（头部伤口失血过多、胸腹脏器伤、肢体骨折等），并做相应的处理。

（2）早期清创

1）目的是将污染、出血、内有破碎脑组织和异物的开放性损伤，变成洁净、无活动性出血、无异物的闭合性损伤。

2）早期清创应力争在伤后数小时到24小时内进行，在应用抗生素的情况下，也可延长到48小时或72小时。

3）清创的基本原则是彻底。清创结束后，严密修复硬脑膜和缝合伤口。术后加强抗感染和抗癫痫治疗。

 历年真题

1. 颅前窝骨折造成的熊猫眼征指的是
   A. 双侧视盘水肿
   B. 眶周广泛性淤血斑
   C. 乳突部皮下淤血斑
   D. 双眼视网膜出血
   E. 双额部皮肤表面淤血

2. 颅内压增高的常见原因不包括
   A. 硬膜外血肿
   B. 脑水肿
   C. 梗阻性脑积水
   D. 颅骨缺损
   E. 脑肿瘤

参考答案：1. B 2. D

第十九章　颅内和椎管内肿瘤

核心问题

颅内和椎管内肿瘤的分类、临床表现。

内容精要

原发中枢神经系统肿瘤以胶质瘤最为常见。椎管内肿瘤包括发生于脊髓、神经根、脊膜和椎管壁组织的原发和继发性肿瘤。

第一节　颅内肿瘤

一、概述

1. 病因

（1）已知病因包括某些遗传综合病症临床表现的一部分和继发于放射治疗。

（2）潜在危险因素包括电磁辐射神经系统致癌物、过敏性疾病和病毒感染等。

（3）胚胎发育中一些残留细胞或组织也可分化生长成肿瘤，如颅咽管瘤、脊索瘤和畸胎瘤等。

2. 临床表现

（1）颅内压增高：头痛、呕吐和视神经盘水肿。

（2）定位症状：破坏性症状和压迫症状。

（3）癫痫：瘤性癫痫的发生及发作类型与肿瘤部位有关。

（4）老年和儿童颅内肿瘤特点：老年以幕上脑膜瘤和转移瘤多见。儿童以发生于中线区肿瘤多见，幕下以髓母细胞瘤和室管膜瘤常见，幕上以颅咽管瘤为多；常出现脑积水症状而掩盖肿瘤定位体征，易误诊为胃肠道疾病。

3. 诊断　包括定位诊断、定性诊断；需要与脑部炎症、变性或脑血管病等鉴别。

4. 治疗

（1）药物抗癫痫治疗

1）降低颅内压。

2）术前有癫痫病史者，术后一般常规应用抗癫痫药物3个月，若无癫痫发作，且复查脑电图结果阴性可逐渐减量停药。

✐主治语录：对于术前无癫痫发作病史的幕上肿瘤患者，预防性使用抗癫痫药物，术后一般应用抗癫痫药物2周，若无癫痫发作即可逐渐减量停药。

（2）手术治疗：切除肿瘤，降低颅内压和解除对脑神经的压迫。

（3）放射治疗：是多数恶性肿瘤切除术后的辅助治疗或少数特殊肿瘤的主要治疗手段。生殖细胞瘤和淋巴瘤对放射线高度敏感，垂体腺瘤、颅咽管瘤、脊索瘤、星形细胞瘤对放射线低度敏感。方法：①全脑、全脊髓照射。②瘤内放射治疗。③立体定向放射治疗。

（4）化学药物治

1）替莫唑胺是治疗胶质母细胞瘤和间变性星形细胞瘤的一

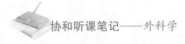

线化疗药物。

2）替莫唑胺同步放疗联合 6 周期辅助化疗是胶质母细胞瘤术后的标准化治疗方案。

二、弥漫性胶质瘤

1. 低级别星形细胞瘤　主要发生于中青年，发病高峰是 25~45 岁。多位于大脑半球，以额叶、颞叶多见，顶叶次之，枕叶少见。星形细胞瘤生长缓慢，平均病史 2~3 年，癫痫常为首发症状。

（1）诊断：在 CT 上常表现为低密度脑内病灶，较均匀一致，占位效应不明显，瘤周无明显水肿；在 MRI 上，多呈长 T_1、长 T_2 信号，增强扫描后肿瘤一般不强化，与脑实质分界不清，少数可表现为囊性。

（2）治疗：手术是低级别星形细胞瘤的主要治疗措施，目前主张早期手术治疗。

2. 高级别星形细胞瘤　包括间变性星形细胞瘤和胶质母细胞瘤，好发于中老年。

（1）诊断：在 CT 上呈低密度或不均一密度的混杂病灶，占位效应明显，伴有瘤周水肿；在 MRI 上 90%~95% 呈明显不均匀强化，可伴囊变、出血，肿瘤形态不规则。

（2）治疗：高级别星形细胞瘤的治疗模式是手术联合术后辅助放疗和/或化疗的综合治疗。手术原则是保留重要神经功能前提下最大程度切除肿瘤。

3. 少突胶质细胞肿瘤　以癫痫为首发症状。

（1）少突胶质细胞瘤最显著的影像学特征是钙化。肿瘤有浸润性生长倾向，灰红色，质地柔韧，与正常脑组织界限较清楚。

（2）少突胶质细胞肿瘤对化疗敏感，因此推荐的治疗方案是手术切除加化疗的联合治疗。如果肿瘤发生间变可给予放疗。

三、脑膜瘤

1. 系脑外肿瘤，通常为良性，起源于蛛网膜。位于矢状窦旁、大脑凸面、蝶骨和鞍结节。常见于神经纤维瘤患者。

2. CT 显示肿瘤密度均匀一致，可伴有钙化，有或无脑水肿，基底较宽，常附着在硬脑膜，增强扫描后肿瘤明显强化。

3. MRI T_2 加权像可显示肿瘤和硬脑膜窦通畅情况，增强后可见"硬脑膜尾征"。

4. 脑血管造影（DSA）可了解肿瘤供血，术前栓塞供血血管可减少术中切除肿瘤时出血。

5. 有症状脑膜瘤者应手术切除，完全切除肿瘤后大多数肿瘤可治愈，但有时难以全切。

6. 偶然发现无症状小脑膜瘤，尤其是高龄患者可定期 MRI 随访，不急于手术，某些肿瘤可能会逐渐停止生长。对于恶性脑膜瘤和复发的不典型脑膜瘤建议行放疗。

四、蝶鞍区肿瘤

1. 垂体腺瘤

（1）分类

1）功能性腺瘤：催乳素细胞瘤、生长激素细胞瘤、肾上腺皮质激素细胞腺瘤和促甲状腺激素细胞腺瘤。

2）无功能性垂体腺瘤：促性腺激素细胞腺瘤和裸细胞细胞瘤。

（2）临床表现

1）垂体腺瘤常因垂体或靶腺功能亢进或减退导致相应内分泌症状。

2）垂体腺瘤体积较大时可产生占位症状，包括压迫视神经，可引起视力下降、视野缺损，膨胀性生长推挤硬膜引起头痛等。肿瘤内出血、坏死导致垂体卒中，患者出现突然头痛、视力急剧下降。

（3）诊断

1）影像学检查：MRI 是诊断垂体腺瘤的首要方式，鞍区动态增强扫描有助于发现垂体微腺瘤。CT 扫描可见蝶鞍扩大。

2）垂体腺及靶腺功能检查：垂体功能检查包括 PRL、GH、IGF1、TSH、FSH/LH 和 ACTH 等；靶腺功能检查包括甲状腺功能、肾上腺皮质功能和性腺功能等。结合影像学检查可临床诊断垂体腺瘤。

（4）治疗

1）多数垂体腺瘤首选手术治疗，手术指征：①非分泌性肿瘤体积较大引起占位症状。②垂体卒中。③溴隐亭治疗无效或药物副作用不能耐受的 PRL 细胞腺瘤。④GH 细胞腺瘤。⑤ACTH 细胞腺瘤。⑥伴脑脊液漏的垂体瘤。

2）药物治疗：PRL 细胞腺瘤首选药物治疗。

3）放射治疗：常用于对不能手术切除的肿瘤。

2. 颅咽管瘤

（1）颅咽管瘤发自颅咽管残余在垂体结节部即垂体茎鳞状上皮细胞，为良性肿瘤，多位于蝶鞍隔上。

（2）临床表现

1）肿瘤阻塞脑脊液通路常导致脑积水、颅内压增高。

2）肿瘤影响垂体腺及下丘脑功能，表现为性发育迟缓性功能减退。

3）鞍上肿瘤多引起双颞偏盲，可有视盘萎缩或水肿。

4）CT 扫描可发现肿瘤钙化和囊性变，MRI 扫描显示肿瘤与下丘脑终板、垂体和颈内动脉关系。

5）实验室检查见垂体腺、肾上腺皮质和甲状腺功能减退。

（3）治疗：手术治疗的目的是通过切除肿瘤达到解除肿瘤对视交叉及其他神经组织的压迫，解除颅内高压，但对下丘脑-垂体功能障碍则难以恢复。术后需激素补充与替代治疗。

五、前庭神经施万细胞瘤

1. 临床表现

（1）多以单侧高频耳鸣隐匿性起病，逐渐丧失听力。

（2）大多数肿瘤早期表现为同侧神经性听力下降、耳鸣和平衡障碍三联征。

（3）大型听神经瘤压迫脑干和小脑，堵塞脑脊液循环出现颅内压增高。

2. 诊断　薄层轴位 MRI 扫描显示内听道圆形或卵圆形强化肿瘤，大型肿瘤可囊变。CT 扫描呈现内听道扩大，呈喇叭口状，伴骨质破坏。

3. 治疗

（1）患者高龄、肿瘤<1.5cm，可密切观察听力变化，定期行影像学检查及听力检查。

（2）如肿瘤生长较快应手术。肿瘤>2.5cm 应力争全切。

（3）高龄、全身状况差、肿瘤<3.0cm 或瘤内部分切除后，可考虑行立体放射治疗。

六、髓母细胞瘤

1. 胚胎性肿瘤，肿瘤多起自小脑蚓部，位于第四脑室顶，易引起梗阻性脑积水。

2. 临床表现为颅内压增高和共济失调。

3. CT 和 MRI 可见颅后窝中线实性肿瘤，MRI T_2 像为轻度高信号，肿瘤增强明显。

4. 手术尽量切除肿瘤，术后辅以放疗和化疗。根据肿瘤分

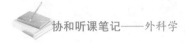

子遗传学特征分为 4 型，不同亚型预后不同。

七、室管膜瘤

1. 肿瘤常起源于第四脑室侵犯闩部，灰色似有边界，恶性程度较髓母细胞瘤低，但可通过脑脊液"种植"散播，预后差。

2. 患者多伴有颅内压增高，眩晕，共济失调。幕上肿瘤可能发生癫痫。如肿瘤起源于Ⅳ脑室底，常伴脑积水。

3. MRI T_1 加权像为混杂信号，T_2 加权像为显著高信号，有时 CT 可见钙化。

4. 手术切除肿瘤，术后放疗。

八、原发中枢神经系统淋巴瘤

1. 肿瘤主要位于深部脑白质、胼胝体基底核及丘脑，可多发，易出现脑内播散。

2. 症状上以颅内压增高引起的头痛、呕吐和神经功能缺失较为常见，另外还可出现精神症状或者癫痫等。

3. 典型的 CT/MRI 表现常为均匀一致的增强病灶伴瘤周严重水肿。若考虑该诊断应采用活检明确肿瘤性质。

4. 首选甲氨蝶呤为基础的联合化疗，不能耐受化疗或化疗后进展者需要及时采用放疗控制肿瘤的进展。

九、生殖细胞肿瘤

1. 包括生殖细胞瘤和非生殖细胞瘤的生殖细胞肿瘤两类，后者包括胚胎癌、绒毛膜癌、内胚窦瘤和成熟/未成熟畸胎瘤，除成熟畸胎瘤外均为恶性。

2. 多发生在间脑中线部位，男性以松果体区多见，女性以鞍上区多见。

3. 肿瘤压迫中脑顶盖可引起眼球上视不能，肿瘤位于鞍上出现视力视野障碍、尿崩和垂体腺功能减退，导水管受压或阻塞侧脑室 Monro 孔可引起梗阻性脑积水、颅内压增高和共济失调。肿瘤位于基底核区，出现偏瘫、偏身感觉障碍等症状。

4. 治疗模式为静脉化疗与中等剂量放疗的联合。

十、表皮样囊肿和皮样囊肿

1. 表皮样囊肿和皮样囊肿是先天性良性肿瘤，起源于椎管内外胚层的异位组织。

2. 肿瘤全切可治愈，少数复发。表皮样囊肿刺激性强，会导致化学性脑膜炎，应尽量全切除，但不勉强切除囊壁以防损伤脑神经。

十一、脊索瘤

1. 来源于胚胎残留结构脊索组织，浸润性缓慢生长，好发于中枢神经中线骨性结构，肿瘤有或无包膜，切面呈半透明、灰白色胶冻状，浸润破坏颅底骨及其附近的脑神经和脑实质。

2. 大多数患者仅有头痛而无定位体征。肿瘤位于斜坡有后组脑神经功能障碍和脑干受压症状。

3. CT 呈等密度或略高密度影，伴骨质破坏，瘤内可有残留骨片。MRI 可见骨组织为软组织所取代，呈不均匀信号可增强。

4. 斜坡脊索瘤全切除困难，对放疗不敏感。手术加放疗可抑制肿瘤生长。

十二、脑转移瘤

1. 肺癌、乳腺癌和黑色素瘤是脑转移瘤最常见的原发肿瘤类型，肉瘤脑转移少见。

2. 黑色素瘤、绒毛膜癌和支气管肺癌所致脑转移瘤常伴瘤内出血。

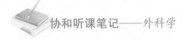

3. 伴颅内压增高单发病灶可手术切除。多发转移灶可采用全脑放疗或立体定向放疗。激素可减轻脑水肿。

十三、血管网织细胞瘤

1. 多见于后颅窝，肿瘤为良性，边界清楚。

2. 临床表现为颅内压增高和小脑体征。

3. CT 扫描为低密度囊性或实性占位病变，增强扫描后肿瘤实质部分显著强化。

4. MRI 可见瘤内实质部分流空，周围脑组织因含铁血黄素沉积而形成的低信号区。

5. 脑血管造影可显示密集的血管团。

6. 实性肿瘤手术切除困难。术前栓塞肿瘤血管有助于手术切除。放射治疗可延缓肿瘤生长。

第二节 椎管内肿瘤

一、概述

1. 分类

（1）髓内肿瘤。

（2）髓外硬脊膜下肿瘤。

（3）硬脊膜外肿瘤。

2. 临床表现

（1）分四期：根性痛期、脊髓半侧损害期、不全截瘫期和截瘫期。

（2）主要表现

1）根性痛。

2）感觉障碍。

3）肢体运动障碍及反射异常。

4）自主神经功能障碍。

5）其他。

3. 治疗　除患者全身状况差或已有广泛转移外，应及早手术治疗。

二、神经鞘瘤

1. 神经鞘瘤最常见，占椎管内良性肿瘤一半，起源于神经根鞘膜。神经鞘瘤以胸段最常见。大部分起源于脊神经后根，呈纺锤状。

2. 发展缓慢，瘤内囊变或出血可呈急性发病。首发症状多为神经根性疼痛；从远端开始肢体运动障碍；肿瘤水平附近有皮肤过敏区和括约肌功能障碍。

3. 脊柱 X 线平片可见椎弓破坏，椎弓根间距加宽，椎间孔扩大。CT 可显示瘤内钙化影，增强扫描瘤体强化。MRI 肿瘤呈长 T_1、长 T_2 信号，T_1 加权像肿瘤呈低信号，T_2 加权像肿瘤呈高信号，瘤体与脊髓分界清楚。一旦确诊均应手术治疗，手术效果好。

三、脊膜瘤

1. 胸段好发。瘤体小而质地硬，具有完整的包膜，基底在硬脊膜，瘤体血运丰富，通常单发，少数可多发或恶性变。

2. 临床表现与神经鞘瘤相似，神经根性痛或束性疼痛、从足部逐渐向上发展肢体麻木及锥体束征阳性。

3. 脊椎 X 线平片可见局限性椎弓根变形和骨质变薄，椎体后缘凹陷，椎弓根距离增宽和椎间孔扩大，CT 扫描瘤体呈等或稍高密度，可被均匀增强。MRI 扫描肿瘤 T_1 加权像等信号，T_2 加权像高信号。手术切除效果好。马尾区脊膜瘤少见，易恶变，应广泛切除受侵硬脊膜。

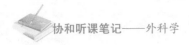

四、室管膜瘤

1. 肿瘤起源于脊髓中央管的室管膜细胞，好发于颈段脊髓和圆锥终丝部。肿瘤有假包膜，质地柔软，巨大肿瘤可突破脊髓表面。瘤体上下两极的中央管常膨大形成囊肿或脊髓空洞。

2. 生长缓慢，首发症状以单侧或双侧肢体疼痛最多见，可为灼痛、刺痛等；以后出现感觉异常运动障碍及括约肌功能障碍。

3. MRI 扫描 T_1 加权像肿瘤边界清楚，信号高于正常脊髓。

4. 包膜完整的肿瘤可以手术全切。手术切除后可辅助放疗。相较颅内室管膜瘤，预后良好。

五、星形细胞瘤

1. 肿瘤可发生于脊髓各个节段，胸段最多见，其次为颈段。瘤体无包膜，分界不清，可发生囊变。

2. MRI 扫描可见肿瘤部位脊髓增粗，肿瘤信号高于邻近脊髓。

3. 肿瘤呈浸润性生长，难以全切。手术切除高颈段肿瘤应慎重。一般不宜缝合硬脊膜，以充分减压。对高级别星形细胞瘤术后应放疗。

六、转移瘤

1. 大多数椎管内转移瘤位于硬脊膜外。原发灶多为肺、前列腺、乳腺和肾的癌肿。以胸段多见，其次为腰段。转移途径为血管或淋巴系统；椎旁肿瘤可经椎间孔侵入椎管，也可直接转移至脊柱。

2. 多数患者以局部根性痛或牵扯痛为首发症状，疼痛剧烈，卧床时背痛是此类肿瘤典型表现。

3. 脊柱 X 线平片显示椎弓破坏，椎间孔扩大。CT 扫描可见硬脊膜外软组织低密度影向内压迫脊髓，向外累及椎管壁；邻近椎体溶骨性骨破坏和椎间孔狭窄。MRI 扫描肿瘤为长 T_1、长 T_2 信号。

4. 应积极寻找原发灶。放疗可单独或术后应用，照射范围应包括肿瘤上下两个节段。双膦酸盐是治疗骨转移的有效药物。此外，根据肿瘤性质可选择化学药物治疗。

主治语录：转移瘤的治疗目的是缓解疼痛，维持脊柱稳定性，保护括约肌和行走功能。

七、畸胎瘤

多见于骶尾部，有包膜，表面不规整，与周围组织粘连，肿瘤内可见 3 个胚叶组织，可囊变出血及坏死。一般为良性，少数恶性畸胎瘤可转移至身体其他部位。采取手术治疗。

历年真题

脑膜瘤复发的最重要因素是

  A. 年龄

  B. 组织类型

  C. 肿瘤部位

  D. 性别

  E. 术后肿瘤残余

参考答案：E

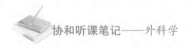

第二十章　颅内和椎管内血管性疾病

核心问题

1. 蛛网膜下腔出血的临床表现及治疗。
2. 颅内动脉瘤的临床表现与治疗。
3. 脑出血、缺血性脑卒中的治疗。

内容精要

　　脑血管疾病发病率和死亡率都很高，与心血管疾病和恶性肿瘤构成严重威胁人类健康的三大疾病。颅内和椎管内血管疾病，如血管畸形和颅内动脉瘤等需要外科治疗。

第一节　自发性蛛网膜下腔出血

一、病因

　　1. 颅内动脉瘤和脑（脊髓）血管畸形　占自发性蛛网膜下腔出血的70%，前者较后者多见。
　　2. 其他　动脉硬化、烟雾病、脑肿瘤卒中、血液病、动脉炎、脑炎、脑膜炎及抗凝治疗的并发症等。

二、临床表现

　　1. 剧烈头痛。

2. 半数患者出现一过性意识障碍，严重者昏迷。

3. 20%患者出血后抽搐发作。

4. 脑神经损害。

5. 视力视野障碍。

6. 约1%的颅内动静脉畸形和动脉瘤可出现颅内杂音。部分患者蛛网膜下腔出血发病后数日可有低热。

三、诊断

1. CT 血管造影（CTA）是诊断动脉瘤和血管畸形的首选无创检查，对 SAH 的鉴别很有帮助。

2. 磁共振 FLAIR 像是检查蛛网膜下腔出血最敏感的影像学检查。

3. 对怀疑脊髓动静脉畸形者应行脊髓动脉造影。

4. 腰椎穿刺获取脑脊液化验检查在自发性蛛网膜下腔出血（SAH）伴有颅内压增高时可能诱发脑疝。

四、鉴别诊断

见表 20-1-1。

表 20-1-1　自发性蛛网膜下腔出血的鉴别诊断

	动脉瘤	动静脉畸形	动脉硬化	烟雾病	脑瘤卒中
发病年龄	多见于 40~60 岁	多见于 35 岁以下	多见于 50 岁以上	多见于儿童或中年	多见于 30~60 岁
出血前症状	无症状或脑神经麻痹	癫痫发作	高血压史	肢体麻木	颅压高和病灶症状
血压	正常或增高	正常	增高	正常	正常
复发出血	常见且有规律	年出血率2%	可见	可见	少见
意识障碍	较严重	较重	较重	有轻有重	较重

续　表

	动脉瘤	动静脉畸形	动脉硬化	烟雾病	脑瘤卒中
脑神经麻痹	Ⅱ～Ⅳ脑神经	无	少见	少见	颅底肿瘤可见
偏瘫	少见	较常见	多见	常见	常见
眼症状	可见玻璃体积血	可有同向偏盲	眼底动脉硬化	少见	可有视盘水肿
CT检查	蛛网膜下腔高密度	增强可见AVM影	脑萎缩或脑梗死灶	脑室出血铸型或脑梗死灶	增强可见脑肿瘤影
脑血管造影或CTA	动脉瘤和血管痉挛	AVM	脑动脉粗细不均	脑底动脉异常血管网形成	有时可见肿瘤染色

五、治疗

1. 出血急性期，患者应绝对卧床休息，可用止血剂。头痛剧烈者给镇痛、镇静剂，保持大便通畅等。伴颅内压增高应用20%甘露醇溶液脱水治疗。

2. 尽早病因治疗，如开颅动脉瘤夹闭或介入栓塞，动静脉畸形或脑肿瘤切除等。

第二节　颅内动脉瘤

一、病理生理

1. 动脉瘤多为囊性，呈球形或浆果状，外观紫红色瘤壁极薄，瘤顶部最薄弱多为出血点。

2. 动脉瘤破裂口周围被凝血块包裹，瘤顶破口处与周围组织粘连。

3. 组织学检查可见动脉瘤壁仅存一层内膜，缺乏中层平滑肌组织，弹性纤维断裂或消失。瘤壁内有炎性细胞浸润。

4. 电镜下可见瘤壁弹力板消失。巨大动脉瘤内常有血栓甚至钙化，血栓呈"洋葱"状分层。

二、分类

1. 位置

（1）颈内动脉系统动脉瘤。

（2）椎基底动脉系统动脉瘤。

2. 大小　小型动脉瘤：动脉瘤直径<0.5cm。0.6~1.5cm者为一般型，1.6~2.5cm者属大型，>2.5cm者为巨型。

三、临床表现

1. 未破裂出血的中、小型动脉瘤

（1）患者无症状，多为偶然发现。

（2）部分患者出血前有劳累、情绪激动等诱因，也可无明显诱因或睡眠中发病。

（3）多数动脉瘤破口会被凝血封闭停止出血，病情逐渐稳定。随着动脉瘤破口周围血块溶解，动脉瘤可能再次破溃出血，多发生在第一次出血后2周内。

（4）局部血管痉挛，脑血管造影显示动脉瘤附近动脉纤细，患者症状不明显，广泛脑血管痉挛会导致脑梗死，患者意识障碍加重，出现偏瘫，甚至死亡。

主治语录：SAH后脑脊液中红细胞破坏产生5-羟色胺、儿茶酚胺等多种血管活性物质使脑血管痉挛，多发生在出血后3~15天。

2. 局灶症状　取决于动脉瘤部位毗邻解剖结构及动脉瘤大小。

（1）动眼神经麻痹常见于颈内动脉-后交通动脉瘤和大脑后

动脉动脉瘤，病侧眼睑下垂、瞳孔散大，内收、上、下视不能，直接、间接光反应消失。

（2）有时局灶症状出现在 SAH 前，如头痛、眼眶痛，继之动眼神经麻痹，此时应警惕随之而来的动脉瘤破裂出血。

（3）大脑中动脉瘤出血形成血肿，患者可出现偏瘫和/或失语。

（4）巨型动脉瘤压迫视路时，患者可有视力、视野障碍。

四、治疗

1. 手术时机　应尽快对破裂动脉瘤进行夹闭或栓塞，以避免再出血。

2. 围术期治疗

（1）患者置 ICU 监护，绝对卧床，适当镇静治疗，减少不良声、光刺激。维持正常血压。便秘者应给缓泻剂。

（2）合并脑血管痉挛时经颅多普勒超声监测脑血流变化，观察病情进展。

（3）蛛网膜下腔出血后的脑血管痉挛采用尼莫地平治疗。为预防动脉瘤再次出血，采用抗纤维蛋白溶解剂（氨基己酸），但肾功能障碍者慎用，副作用有血栓形成的可能。

3. 手术方法

（1）动脉瘤颈夹闭术可彻底消除动脉瘤，保持动脉瘤的载瘤动脉通畅。

（2）高龄、病情危重或不接受手术夹闭动脉瘤的患者，椎-基底动脉瘤可选血管内治疗。

（3）复杂性动脉瘤可在多功能手术室实施一站式手术治疗。动脉瘤术后均应复查脑血管造影，证实动脉瘤是否闭塞。

> 主治语录：吲哚氰绿血管造影（ICG）可评估显微手术中动脉瘤夹闭状态，及时调整动脉瘤夹不当位置，保持载瘤动脉通畅和动脉瘤夹闭完全。

4. 未破裂动脉瘤　目前治疗未破裂动脉瘤策略主要考虑患者年龄、有无 SAH 史、动脉瘤尺寸和位置。巨大和/或症状性动脉瘤、动脉瘤增大或形态改变者建议治疗，特别是年轻患者。未经治疗的偶发动脉瘤推荐每年进行一次 MRA/CTA 检查，如显示动脉瘤增大应进行治疗；动脉瘤未见增大可继续随访观察。

第三节　颅内和椎管内血管畸形

一、分类

1. 动静脉畸形　最常见。
2. 海绵状血管畸形。
3. 毛细血管扩张。
4. 静脉畸形。

主治语录：颅内和椎管内血管畸形的分类中以动静脉畸形最常见。

二、动静脉畸形（AVM）

1. 颅内动静脉畸形

（1）临床表现

1）出血。

2）额、颞部 AVM 的患者多以癫痫为首发症状。

3）间断性局部或全头痛。

4）由于 AVM 盗血、脑内出血或合并脑积水，患者出现肢体运动、感觉、视野以及语言进行性功能障碍。个别患者可有头部杂音或三叉神经痛。

5）儿童大脑大静脉畸形也称大脑大静脉动脉瘤，可以导致心力衰竭和脑积水。

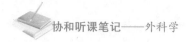

（2）诊断

1）CT：增强扫描AVM表现为混杂密度区，大脑半球中线结构无移位。出血急性期CT可以确定出血量、部位以及脑积水。

2）MRI：MRI扫描AVM表现为流空现象，显示畸形血管团与脑的解剖关系，为切除AVM选择手术入路提供依据。

3）全脑血管造影：可了解畸形血管团大小、范围、供血动脉、引流静脉以及血流速度。

4）脑电图：大脑半球AVM可见慢波或棘波。

（3）治疗

1）手术切除是根治AVM最佳方法，可以去除病灶出血危险，恢复正常脑的血液供应。开颅前完成脑血管造影，以明确畸形血管。患者已发生脑疝，无条件行脑血管造影可紧急开颅手术清除血肿，待二期手术再切除畸形血管，未行血管造影贸然切除畸形血管是危险的。

2）位于脑深部重要功能区如脑干、间脑等部位的AVM，不适宜手术切除。

3）各种治疗后都应复查脑血管造影，了解畸形血管是否消失。对残存的畸形血管团还需辅以其他治疗，避免再出血。

2. 脊髓动静脉畸形

（1）临床表现

1）AVM压迫脊髓或神经根出现病灶所在阶段肢体麻木和肌力下降。

2）病灶血管破裂引起蛛网膜下腔出血或脊髓内血肿。患者以畸形所在脊髓节段相符合的急性疼痛发病，改变体位可诱发疼痛；间歇性跛行，肢体力弱甚至瘫痪，括约肌障碍等症状临床也常见。

3）MRI扫描AVM为流空的血管影，有时为异常条索状等

T_2 信号。合并出血时病灶混有不规则点片状短 T_1 高强度信号。MRI 也可鉴别髓内 CM。脊髓血管造影可显示 AVM 位置和范围。

（2）治疗：显微外科手术切除表浅局限的脊髓 AVM 效果满意。范围广泛脊髓 AVM 可血管内治疗。

三、海绵状血管畸形（CM）

1. 脑海绵状血管畸形

（1）病理

1）CM 发生在脑或脊髓实质，少见于脑神经，体积从几毫米到几厘米。CM 可伴发静脉畸形、动静脉畸形和毛细血管畸形，身体其他部位也可伴发小型 CM。

2）CM 大体标本呈桑葚状黑红色或是紫色。光镜下 von Willebrand 因子染色阳性平滑肌缺失。电镜下内皮细胞出现不正常裂隙，内皮下平滑肌缺失和分化不良。

（2）临床表现

1）脑内出血。

2）癫痫。

3）CM 逐渐增大，病灶占位效应可以引起进行性神经功能障碍。

（3）诊断

1）CT：典型表现是脑实质中毛糙环形或不规则形状病灶。CT 平扫表现为高密度，强化扫描轻度强化或不强化，或有钙化。

2）MRI：病灶边界清楚，病灶中心形状不规则混杂信号，周边为低信号区。病灶中央或者周围可见不同时期出血。T_2 像显示病灶周边脑组织因脑水肿呈现高密度。造影剂强化后病灶可轻微强化或不强化。

3）脑血管造影主要用于鉴别诊断。

（4）手术适应证

1）CM 影像学表现具有特征性，活检或手术切除只用于明确诊断。

2）无症状、偶然发现的 CM，可以 MRI 随访观察。首次诊断后前 2 年内复查 MRI，病灶稳定者每年复查一次。家庭成员有 CM 的一级亲属，应做增强 MRI 扫描及遗传学调查。

3）手术治疗取决于患者年龄、临床症状、医疗条件和患者愿望。

4）CM 反复出血、进行性神经功能障碍或难治性癫痫，可采用微创神经外科技术切除。

5）伴有癫痫的 CM 患者，病灶切除后皮层电灼消除癫痫灶。

6）手术治疗 CM，必须注意术后神经功能恶化，特别是脑干 CM。

2. 脊髓海绵状血管畸形

（1）脊髓 CM 罕见，出血后可出现脊髓功能障碍，如神经根痛和间歇性跛行等。

（2）CM 在 MRI 特征性表现，和 T_2 加权像上显示为一个混合信号强度的中心。加权像可看到此中心被一个低密度（含铁血黄素）环包绕。

（3）无症状脊髓 CM 无需治疗。因出血造成神经功能障碍病例，可行手术治疗。大多数脊髓 CM 可以安全地切除，效果较好。

第四节　脑底异常血管网症

一、临床表现

1. 儿童和青壮年多见，可表现为缺血或出血性脑卒中。

2. 脑缺血，儿童更常见，可反复发作。用力使劲或过度换气（如吹奏乐器，哭喊）可诱发神经症状，可能产生低碳酸血症合并反应性血管收缩。两侧肢体交替出现偏瘫和/或失语，智力减退等。有些患者反复头痛或癫痫发作。

3. 脑出血患者急性发病，突然头痛、呕吐、意识障碍或伴偏瘫。

二、诊断

1. 头部 CT 和 MRI 扫描 可显见脑梗死、脑萎缩或脑（室）内出血铸型。

2. 脑血管造影 显示颈内动脉床突上段狭窄或闭塞；基底核部位出现纤细的异常血管网呈烟雾状；广泛血管吻合，如大脑后动脉与胼周动脉吻合网，颈外动脉与颞动脉吻合。

三、治疗

1. 药物治疗 常用血小板抑制剂、抗凝药、钙通道阻断药、激素、甘露醇等。

2. 手术治疗。

3. 病因治疗。

第五节 颈动脉海绵窦瘘

一、临床表现

1. 颅内杂音 为连续如机器轰鸣般的声音，心脏收缩时加重，常影响睡眠，可在额部和眶部听到，用手指压迫病侧颈总动脉，杂音减弱或消失。

2. 突眼 患侧眼球突出，结膜充血水肿，眼睑充血肿胀，下睑结膜因水肿外翻。有时眶部及额部静脉怒张并有搏动。

3. 眼球搏动　与心脏搏动一致，用手指压病侧颈总动脉，眼球搏动减弱或消失。

4. 眼球运动障碍　第三、四、五脑神经麻痹，眼球运动障碍，甚至眼球固定。

5. 三叉神经　第一支受侵，额部、眼部疼痛和角膜感觉减退。

6. 眼底　视神经盘水肿，视网膜血管扩张，静脉尤甚，有时视网膜出血。

二、诊断

应与眶内、鞍旁肿瘤及海绵窦动脉瘤鉴别。全脑血管造影显示颈内动脉与海绵窦出现短路，海绵窦蝶顶窦和眼静脉在动脉期显影并扩张，当压迫患侧颈内动脉时可发现瘘口。

三、治疗

1. 大约半数的低流量颈动脉海绵窦瘘（CCF）可自行血栓形成，所以对无视力障碍的患者尽量观察较长时间。

2. 高流量或合并进行性视力恶化的患者需要治疗，为保护视力，消除颅内杂音，防止发生脑梗死和鼻出血。

3. 介入治疗。选用可脱乳胶球囊或弹簧圈等栓塞材料封闭瘘口。

第六节　脑血管疾病一站式手术

1. 将诊断性血管病造影、介入和/或手术治疗、治疗后复查血管造影在多功能手术室一次完成称为一站式手术。

2. 一站式手术治疗脑血管疾病可以避免患者多次辗转于手术室和放射治疗室之间，治疗后立即复查 DSA，发现问题即时弥补，可提高手术效果，减少患者痛苦和负担，是现代脑、心血管病治疗的新模式。

3. 临床应用

（1）动脉瘤治疗。

（2）手术切除巨大 AVM 前栓塞。

（3）出血性动脉瘤和 AVM 合并血肿紧急手术。

第七节 缺血性脑卒中外科治疗

一、概述

1. 缺血性脑卒中主要原因是动脉粥样硬化。

2. 临床表现为短暂脑缺血发作（TIA）、可逆缺血性神经功能缺陷、进展性脑卒中或完全脑卒中。

二、诊断

1. 超声　用于诊断颈内动脉起始段和颅内动脉狭窄、闭塞的筛选手段。可显示动脉横切面、血液流速等信息。

2. CT　脑卒中后 24~48 小时可发现脑梗死区。

3. MRI 弥散加权像　可在脑卒中发生后数小时内显示脑缺血区。

4. DSA　显示不同部位脑动脉狭窄、闭塞或扭曲。

三、手术治疗

（一）颈动脉内膜切除术

1. 适应证

（1）TIA

1）多发 TIA，相关颈动脉狭窄。

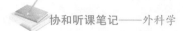

2）单次 TIA，相关颈动脉狭窄≥50%。

3）颈动脉软性粥样硬化斑或有溃疡形成。

4）抗血小板治疗无效。

（2）轻、中度脑卒中：相关颈动脉狭窄。

（3）无症状颈动脉狭窄

1）狭窄≥70%，软性粥样硬化斑或有溃疡形成。

2）此类患者手术的严重并发症发生率<3%。

（4）斑块严重钙化或血栓形成，狭窄在颈内动脉 C_2 段以下。

（5）颈内动脉严重偏心型狭窄。

（6）颈内动脉迂曲严重。

2. 禁忌证

（1）重度脑卒中，伴意识改变和/或严重功能障碍。

（2）3 个月内有颅内出血，2 周内有新发脑梗死。

（3）颈动脉闭塞，且闭塞远端颈内动脉不显影。

（4）有应用肝素、阿司匹林或其他抗血小板凝聚药的禁忌证。

（5）手术难以抵达的狭窄。

（6）6 个月内心肌梗死，或有难以控制的严重高血压、心力衰竭，严重肺、肝、肾功能不全。

3. 手术时机　见表 20-7-1。

表 20-7-1　缺血性脑卒中的手术时机

择期手术	①暂时性缺血发作
	②无症状狭窄
	③脑卒中后稳定期
延期手术	①轻、中度急性脑卒中
	②症状波动的脑卒中
急诊手术	①颈动脉高度狭窄、伴血流延迟
	②颈动脉狭窄伴血栓形成
	③TIA 频繁发作
	④颈部杂音突然消失

主治语录：颈内动脉完全性闭塞 24 小时以内亦可考虑手术，闭塞超过 24~48 小时，已发生脑软化者不宜手术。

（二）颈动脉支架成形术

手术适应证为严重血管和心脏并发症。充血性心力衰竭和/或已知的重度左心衰竭者；6 周内需要行开胸心脏手术者；近期心肌梗死者（24 小时~4 周）；不稳定型心绞痛；对侧颈动脉闭塞；既往 CEA 治疗过再狭窄复发；颈内动脉颈段位置较高/颈总动脉的病变低于锁骨；重度的串联病灶；年龄大于 80 岁。

第八节 脑出血外科治疗

一、病因

1. 高血压。
2. 饮酒。
3. 吸烟。
4. 肝功能障碍。
5. 长期服用阿司匹林或补充维生素 E。

二、诊断

1. 既往有高血压动脉硬化史，患者突然剧烈头痛、呕吐及不同程度意识障碍，同时可伴有偏瘫、失语等神经功能障碍，应及时行头部 CT 检查，以鉴别脑出血或脑梗死。

2. 头部 CT 扫描可快速准确定位急性脑出血，出血表现为高密度影区，可破入脑室或合并脑积水。

3. MRI 扫描不作为首选检查，后期可帮助诊断脑血管淀粉

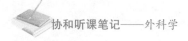

样变。

4. 患者年龄≥60 岁、限于脑叶皮质或皮质-皮质下多发出血、缺乏其他出血原因，应怀疑脑淀粉样血管病变（CAA）脑出血。确诊淀粉样变需对脑组织进行病理检查。

三、治疗

目的是清除血肿、终止出血、缓解血肿和脑水肿占位效应。

1. 手术治疗

（1）手术适应证：根据患者年龄、神经功能、出血部位和出血量，以及患者家属对治疗结果的期盼而定。手术清除血肿适宜：

1）年轻患者。

2）血肿和脑水肿占位效应明显，由此引发肢体偏瘫、失语、精神错乱或躁动等症状。CT 扫描脑中线结构移位，有早期脑疝迹象。

3）大脑半球的脑叶皮质（非深部）出血、非优势半球，血肿体积中等（10~30ml）适于手术。

主治语录：<10ml 的血肿通常不需要手术。>30ml 大血肿预后差，>60ml 大量出血、伴 GCS≤8，30 天死亡率为 91%。小脑出血 GCS≤30 分、血肿直径≥4cm，应手术清除。

4）出血后出现症状早期或恶化后 4 小时内手术较好效果。

5）脑积水可行侧脑室-腹腔分流术。

（2）手术禁忌证

1）高龄，糖尿病、心肺、肝、肾功能严重不全的患者不宜手术。

2）优势半球深部出血、血肿量大；深昏迷（GCS≤5 分）；神经功能损害严重；脑干功能消失（眼球固定，强直）。

（3）手术注意事项

1）可采用显微手术，微骨窗入路神经内镜手术和 CT 引导穿刺吸出血肿，血肿腔内注射尿激酶有助于溶解血凝块。

2）手术中应采集标本（包括血肿块、存在的异常缠结的血管，若可能再留取一些血肿腔壁）行病理分析以排除肿瘤、动静脉畸形和脑淀粉样血管病等。

3）脑疝是导致死亡的主要原因，绝大多数是在出血后第 1 周的 GCS≤7 分的患者。

主治语录：死亡率差异很大，取决于血肿的大小和位置、患者年龄和基础疾病状况，以及出血病因。脑叶出血者预后好于深部（如基底节和脑干）出血。

2. 保守治疗　症状轻微，患者清醒，GCS 评分>10 分，轻微偏瘫，可观察治疗。小脑出血 GCS 评分 ≥ 14 分和血肿直径<4cm。

历年真题

1. 目前颅内动脉瘤主要的确诊检查是

　　A. 头颅 CT

　　B. 脑血管造影

　　C. 腰椎穿刺示血性脑脊液

　　D. 蛛网膜下腔出血

　　E. 头痛反复发作史

2. 最常见脑膜刺激征阳性的疾病是

　　A. 脑栓塞

　　B. 脑血栓形成

　　C. 高血压脑病

　　D. 短暂性脑缺血发作

　　E. 蛛网膜下腔出血

参考答案：1. B　2. E

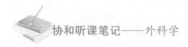

第二十一章 颅脑和脊髓先天畸形

核心问题

脑积水的临床表现和治疗。

内容精要

颅脑和脊髓先天畸形包括先天性脑积水、颅裂、脊柱裂、狭颅症和颅底陷入症。

第一节 先天性脑积水

一、分类

1. 梗阻性脑积水。
2. 交通性脑积水。

二、病因

1. 脑脊液产生过多。
2. 脑脊液吸收障碍。
3. 脑脊液循环受阻 如中脑导水管狭窄、脑室内肿瘤等。

三、临床表现

1. 颅压增高引起的症状 儿童和成人脑积水进展期，头痛、呕吐、视神经盘水肿的症状更为突出。而婴幼儿多表现为喂养困难、易激惹和头围增长过快等。

2. 头围和头部形态异常

（1）婴幼儿头围增长超过每月 2cm。

（2）头皮菲薄、头皮静脉怒张、"落日征"等均提示脑积水的可能。

（3）头部叩诊可听到破壶音（Macewen 征）。

3. 神经功能障碍。

4. 静止期脑积水。

四、辅助检查

1. 腰椎穿刺　腰椎穿刺可以测定颅内压力，但存在诱发脑疝的风险。

2. X 线检查　典型表现为颅骨变薄、骨缝增宽、脑回压迹加深等，常需数周至数月方能显现。

3. CT　可显示脑室扩张部位和程度，寻找病因。

4. MRI　能准确地显示脑室和蛛网膜下腔各部位的形态、大小和狭窄部位，揭示梗阻原因和其他合并异常情况较 CT 敏感，还可进行脑脊液动力学检查（脑脊液电影），动态了解脑脊液循环状况。

5. 超声　对于胎儿和新生儿，床旁超声检查可以动态监测脑室形态和脑室内出血。

五、治疗

目前常采用的治疗方式如下。

1. 非手术治疗　通常都是暂时性的措施。对于静脉窦的闭塞、脑膜炎、新生儿脑室内出血等可能有效。

（1）药物治疗包括乙酰唑胺、脱水剂等。

（2）对于新生儿脑室内出血，多次腰椎穿刺可以缓解部分病儿的脑积水。

2. 手术治疗　目前采用的手术有脑室–腹腔分流术、腰大池–腹腔分流术、脑室–右心房分流术、神经内镜下第三脑室造瘘术等。

（1）脑室–腹腔分流术（V-P分流术）：是目前应用最广的术式。通过颅骨钻孔，穿刺脑室置入分流管的脑室端；连接控制阀门；远端导管经皮下隧道，置入腹腔内。

（2）脑室–右心房分流术（V-A分流术）：主要适用于无法实施V-P分流术患者。导管通过面总静脉或经右侧颈内静脉，置入右心房。远期并发症较多。

（3）腰大池–腹腔分流术（L-P分流术）：脑室系统至腰大池蛛网膜下腔无梗阻的脑积水患者，可选用腰大池–腹腔分流术。该方法实施简便无需穿刺神经组织。L-P分流后容易发生过度引流并发症，建议采用可调压分流装置。

（4）神经内镜下第三脑室造瘘术：使用神经内镜在第三脑室底部开孔，沟通第三脑室和脑底池，达到治疗梗阻性脑积水目的。

主治语录：除极少数经利尿脱水等治疗或未经治疗可缓解症状，停止发展外，绝大多数脑积水病儿需行手术治疗。

3. 手术后并发症

（1）穿刺并发症：穿刺道出血、脑内血肿。快速引流高压的脑脊液容易诱发急性硬膜下出血、脑室内出血或硬膜外血肿。

（2）分流管梗阻：梗阻部位可以发生于脑室端和/或腹腔端。常见的堵管原因有：脑脊液蛋白含量过高；脉络丛或血凝块堵塞脑室端；大网膜粘连包裹腹腔端。

（3）感染：一旦怀疑分流感染，应立即采集标本、尽快明确病原学，使用强力药物控制感染。感染迁延不愈者应拔除分流装置，改行腰大池持续引流或脑室外引流。如果发生脑室炎，则病死、病残率激增。腹腔感染可并发腹膜炎、腹腔脓肿。

（4）分流管移位：分流管穿透皮肤、肠管腹壁脱出时，应及时处理，防止感染逆行入体腔、颅腔，并兼顾脑积水的治疗。

（5）过度引流：临床出现颅内低压症状，严重者可导致硬膜下积液/积血、脑室内出血或硬脑外血肿。分流装置的选择和压力的调节至关重要。

（6）裂隙脑室综合征：脑脊液引流过度、脑室狭小。脑室壁间歇性阻塞引流管导致颅内压力的增高，脑室顺应性下降。处理较为棘手。

第二节　颅裂和脊柱裂

一、颅裂

1. 概述　显性颅裂又称囊性颅裂或囊性脑膜膨出，根据膨出物的内容分类，见表 21-2-1。

表 21-2-1　显性颅裂的分类

类　别	膨出内容物
脑膜膨出	脑膜和脑脊液
脑膨出	脑膜和脑实质，不含脑脊液
囊状脑膜脑膨出	脑膜、脑实质和部分脑室，脑实质与脑膜之间有脑脊液
囊状脑膨出	脑膜、脑实质和部分脑室，但在脑实质和脑膜之间无脑脊液存在

2. 临床表现和诊断

（1）颅裂多发于颅骨的中线部位，好发于枕部及鼻根部。

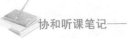

（2）穹隆部的颅裂畸形表现为出生时即可发现的局部肿块，并逐渐增大。

主治语录：根据膨出内容物的不同，质感、透光性、随体位和胸腹压力变化的趋势而有所不同。

（3）触诊可扪及颅骨缺损。

（4）合并脑发育不全、脑积水等其他脑畸形者，可有肢体瘫痪、挛缩或抽搐等脑损害征象。

（5）颅底的囊性颅裂常在鼻根部，表现为眼距增宽，眼眶变小，可堵塞鼻腔引起呼吸困难，并可引起泪囊炎；还可影响相应的脑神经，出现脑神经损害的症状和体征。

3. 辅助检查

（1）CT能清楚地显示颅裂的部位、大小、膨出的内容以及是否合并脑发育不全、脑积水等。

（2）头部 MRI 可更清晰地显示脑部畸形和膨出物的各种内容。

4. 治疗

（1）尽早手术，目的是关闭颅裂处的缺损，切除膨出的肿块，将膨出的脑组织复位，整复皮肤、兼顾外观。

（2）位于颅盖的颅裂，颅骨缺损可暂不修补，只需修补硬脑膜和缝合头皮。

（3）颅裂位于颅底部者，常需开颅修补颅骨裂孔及硬脑膜。

（4）有脑积水者，需先作脑脊液分流术。

二、脊柱裂

1. 临床表现

（1）局部表现

1）皮肤异常：皮肤表面浅凹、多毛、毛细血管瘤样皮损、窦道等。

2）局部肿块：生后即可发现腰骶部、下胸段、颈段、上胸段中线附近有隆起的肿块。

主治语录：哭闹时肿块增大；内容物以液体成分为主者，透光试验阳性。合并椎管内外脂肪瘤者，肿块呈实性。

（2）脊髓、神经受损表现

1）下肢运动感觉障碍：新生儿下肢自发运动的不对称。运动障碍以弛缓性瘫痪为主。

2）括约肌功能障碍：排尿次数减少、肛门括约肌皱褶减少、张力降低、粪便溢流。

3）合并畸形产生的临床症状：可合并脑积水、Chiari 畸形、脊柱侧弯、后凸畸形、皮毛窦等畸形，呈现相应症状。

（3）囊状脊柱裂溃破的表现：内容物外露、脑脊液外溢，临床识别不难。

2. 诊断　结合临床表现，脊柱三维 CT 可显示骨缺损的形式，MRI 显示脊柱裂的细节（脊髓低位、终丝增粗、合并的脂肪瘤和膨出物的组成等），诊断即可成立。

3. 治疗

（1）非手术治疗：合并重度脑积水、严重脊柱畸形、其他脏器先天畸形、截瘫、胸腰段囊性脊柱裂等疾病的脊柱裂患儿，新生儿期病死率较高。患儿状况逐步稳定、度过了生命危险期，可考虑延期手术。

（2）手术治疗：显性脊柱裂均需手术治疗，手术时机在出生后 1~3 个月；如囊壁已极薄须提前手术。脊髓外露、脊髓脊膜膨出溃破的患儿需要急诊手术。手术治疗的关键技术：松解粘连和栓系，处理伴发病损，恢复脊髓的包被，分层修复硬脊膜、筋膜层和皮下层，无张力缝合皮肤。需要长

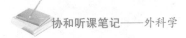

期随访。

第三节 狭 颅 症

一、临床表现

1. 头部畸形

（1）矢状缝过早闭合，形成舟状头或长头畸形。

（2）两侧冠状缝过早闭合，形成短头或扁头畸形。

（3）一侧冠状缝过早闭合，形成斜头畸形。

（4）额缝过早闭合，形成三角颅。

（5）所有颅缝均过早闭合，形成尖头畸形或塔状头。

2. 神经功能障碍和颅内压增高　部分患儿可有智能低下。视力障碍较为常见，晚期发生视神经萎缩、视野缺损甚至失明。颅内高压症候多不典型。

3. 眼部症状和合并畸形　眼部征象包括眼球突出、眼球内陷、眼距异常、斜视等。常合并身体其他部位畸形，如并指（趾）、腭裂、唇裂及脊柱裂等。

二、诊断

颅骨 X 线平片发现骨缝过早消失，代之以融合处骨密度增加，并有脑回压迹增多、鞍背变薄等颅内压增高征象。三维 CT 可以多角度显示颅骨形态。

三、治疗

手术越早效果越好。生后 3~6 个月内手术，可选择内镜辅以头盔矫形。

第四节　颅底陷入症

一、临床表现

1. 婴幼儿期多不出现临床症状。

2. 成年以后可出现颈神经根脊髓、后组脑神经受损症状。

3. 严重者可出现颅内压增高，并可因小脑扁桃体疝而危及生命。

4. 颈项粗短、枕后发际较低、头部歪斜、面颊和耳郭不对称等特殊外观，也提示本病的可能。

二、诊断

1. 在 X 线颅骨侧位片上，测量 Chamberlain 线和 Boogaard 角。

Chamberlain 线：硬腭后缘与枕骨大孔后上缘连线，正常者枢椎齿突低于此线，若齿突高出此线 3mm 以上，即为颅底陷入。

Boogaard 角：颅前窝底与斜坡构成的颅底角，正常为 $115°\sim145°$，大于 $145°$ 即为扁平颅底。

2. 头部 CT 颅底薄层和三维重建可以很好地显示骨畸形。

3. MRI 能清楚地显示延髓、颈髓的受压部位和有无小脑扁桃体疝。

三、治疗

无明显临床症状者，可暂不手术。若出现明显临床症状，需及时手术。根据是否存在寰枢关节脱位，手术包括枕下减压术和后路固定术。

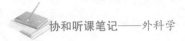

 历年真题

矢状缝早闭早闭的患儿头型呈现

  A. 尖头畸形

  B. 短头畸形

  C. 舟状头

  D. 斜头畸形

  E. 大头畸形

参考答案：C

第二十二章 颈部疾病

核心问题

1. 结节性甲状腺肿、甲状腺瘤、甲状腺癌的临床表现及治疗。

2. 甲状腺功能亢进的外科治疗原则及并发症的表现和处理。

3. 甲状旁腺功能亢进、颈部肿块的处理原则。

内容精要

颈部疾病包括甲状腺疾病、甲状旁腺功能亢进、颈淋巴结结核和颈部肿块。其中以甲状腺疾病最重要。甲状腺的外科治疗具有重要临床意义。

第一节 甲状腺疾病

一、解剖生理概要

1. 解剖

（1）位置：由中央的峡部和左右两个侧叶构成，峡部位于第 2~4 气管软骨的前面；侧叶位于喉与气管的两侧，下极多位于第 5~6 气管环。

（2）被膜

1）内层——甲状腺固有被膜。

2）外层被膜——甲状腺外科被膜。

主治语录： 手术时分离甲状腺应在此两层被膜之间进行。

（3）血液供应

1）甲状腺上动脉（颈外动脉的分支）和甲状腺下动脉（锁骨下动脉的分支）供应。

2）甲状腺有三条主要静脉即甲状腺上、中、下静脉。

2. 生理作用　甲状腺主要合成、贮存和分泌甲状腺素。

二、单纯性甲状腺肿

1. 病因

（1）甲状腺素原料（碘）缺乏。

（2）甲状腺素需要量增高。

（3）甲状腺素合成和分泌的障碍。

2. 临床表现

（1）女性多见，一般无全身症状。

（2）甲状腺不同程度的肿大，能随吞咽上下活动。

（3）病程早期，甲状腺呈对称、弥漫性肿大，腺体表面光滑，质地柔软，随吞咽上下移动。随后，在肿大腺体的一侧或两侧可扪及多个（或单个）结节。

（4）当发生囊肿样变的结节内并发囊内出血时，可引起结节迅速增大。

主治语录： 甲状腺不同程度的肿大和肿大结节对周围器官引起的压迫症状是本病主要的临床表现。

（5）单纯性甲状腺肿体积较大时可压迫气管、食管和喉返神经，出现气管弯曲、移位和气道狭窄影响呼吸。开始只在剧烈活动时感觉气促，发展严重时，甚至休息睡觉也有呼吸困难。受压过久还可使气管软骨变性、软化。少数喉返神经或食管受压的患者可出现声音嘶哑或吞咽困难。

（6）病程长久、体积巨大的甲状腺肿，可下垂于颈下胸骨前方。

（7）甲状腺肿向胸骨后延伸生长形成胸骨后甲状腺肿，易压迫气管和食管，还可能压迫颈深部大静脉，引起头颈部静脉回流障碍，出现面部青紫肿胀及颈胸部表浅静脉怒张。

（8）此外，结节性甲状腺肿可继发甲亢，也可发生恶变。

3. 治疗

（1）生理性甲状腺肿，可不给予药物治疗，宜多食含碘丰富的海带、紫菜等食物。

（2）对 20 岁以下的弥漫性单纯甲状腺肿患者可给予小量甲状腺素或左甲状腺素（优甲乐），以抑制腺垂体 TSH 分泌，缓解甲状腺的增生和肿大。

（3）施行甲状腺大部切除术的情况

1）因气管、食管或喉返神经受压引起临床症状者。

2）胸骨后甲状腺肿。

3）巨大甲状腺肿影响生活和工作者。

4）结节性甲状腺肿继发功能亢进者。

5）结节性甲状腺肿疑有恶变者。

（4）手术方式：多采用甲状腺次全切除术。

三、甲状腺功能亢进的外科治疗

甲状腺功能亢进是由各种原因引起循环中甲状腺素异常增多而出现以全身代谢亢进为主要特征的疾病总称，分为原发性、

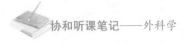

继发性和高功能腺瘤三类。

1. 临床表现　甲状腺肿大、性情急躁、容易激动、失眠、两手颤动、怕热、多汗、皮肤潮湿、食欲亢进但却消瘦、体重减轻、心悸、脉快有力（脉率常在每分钟 100 次以上，休息及睡眠时仍快）、脉压增大（主要由于收缩压升高）、内分泌紊乱（如月经失调）以及无力、易疲劳、出现肢体近端肌萎缩等。

🖋 **主治语录：脉率增快及脉压增大，常可作为判断病情程度和治疗效果的重要标志。**

2. 诊断　主要依靠临床表现，结合辅助检查。

（1）基础代谢率测定：测定基础代谢率要在完全安静、空腹时进行。常用计算公式为：

$$基础代谢率 = （脉率 + 脉压）- 111$$

正常值为 ± 10%；增高至 + 20% ~ + 30% 为轻度甲亢，+30% ~ +60% 为中度，+60% 以上为重度。

（2）甲状腺摄^{131}I率的测定：正常甲状腺 24 小时内摄取的^{131}I量为人体总量的 30% ~ 40%。如果在 2 小时内甲状腺摄取^{131}I量超过人体总量的 25%，或在 24 小时内超过人体总量的 50%，且吸^{131}I高峰提前出现，均可诊断甲亢。

（3）血清中 T_3 和 T_4 含量的测定：T_3 测定对甲亢的诊断具有较高的敏感性。

3. 手术治疗

（1）手术指征

1）继发性甲亢或高功能腺瘤。

2）中度以上的原发性甲亢。

3）腺体较大，伴有压迫症状，或胸骨后甲状腺肿等类型甲亢。

4）抗甲状腺药物或¹³¹I 治疗后复发者或坚持长期用药有困难者。

5）妊娠早、中期的甲亢患者凡具有上述指征者，应考虑手术治疗，并可以不终止妊娠。

（2）手术禁忌证

1）青少年患者。

2）症状较轻者。

3）老年患者或有严重器质性疾病不能耐受手术者。

（3）术前准备

1）一般准备：对精神过度紧张或失眠者可适当应用镇静和安眠药以消除患者的恐惧心情。心率过快者，可口服普萘洛尔（心得安）10mg，每日 3 次。发生心力衰竭者，应予以洋地黄制剂。

2）术前检查：除体格检查和必要的化验检查外，还包括颈部摄片，了解有无气管受压或移位；心电图检查；喉镜检查，确定声带功能；测定基础代谢率，了解甲亢程度。

3）药物准备：①抗甲状腺药物加碘剂，可先用硫脲类药物，待甲亢症状得到基本控制后，即改服 2 周碘剂，再进行手术；②单用碘剂；③普萘洛尔。

（4）手术和手术后注意事项

1）麻醉：常用气管插管全身麻醉。

2）手术：操作轻柔细致，认真止血、注意保护甲状旁腺和喉返神经。

3）术后观察和护理：术后当日应密切注意患者呼吸、体温、脉搏、血压的变化，预防甲亢危象发生。患者术后要继续服用复方碘化钾溶液，每日 3 次，每次 10 滴，共 1 周左右；或由每日 3 次，每次 16 滴开始，逐日每次减少 1 滴。

（5）手术的主要并发症

1）术后呼吸困难和窒息：术后48小时内，常见原因为切口内出血压迫气管、喉头水肿、气管塌陷、双侧喉返神经损伤等。处理方法：立即行床旁抢救，敞开切口，除去血肿；如呼吸仍无改善，立即施行气管切开；情况好转后，送手术室行进一步检查和其他处理。

2）喉返神经损伤：表现为一侧损伤，声嘶；双侧喉返神经损伤，可致失音或严重的呼吸困难，甚至窒息，需立即作气管切开。

3）喉上神经损伤：喉上神经外支损伤，环甲肌瘫痪，声带松弛、音调降低。内支损伤，喉部黏膜感觉丧失，进食、饮水时，发生呛咳。

4）甲状旁腺功能减退：手术时误伤及甲状旁腺或其血液供给受累所致。切除甲状腺时，注意保留腺体背面部分的完整。

抽搐发作时，立即静脉注射10%葡萄糖酸钙或氯化钙10~20ml。症状轻者可口服葡萄糖酸钙或乳酸钙；症状较重或长期不能恢复者，可加服维生素D。口服双氢速甾醇（双氢速变固醇，DT10）油剂能明显提高血中钙含量。

5）甲状腺危象：脉搏>120次/分，体温>39℃，同时合并神经、循环及消化系统严重功能紊乱，严重时昏迷、休克，甚至死亡。治疗如下。①肾上腺素能阻滞剂：降低周围组织对肾上腺素的反应，缓解症状。②碘剂：降低血液中甲状腺素水平。③氢化可的松：拮抗过多甲状腺素的反应。④镇静剂：缓解症状。⑤降温：保持患者体温在37℃左右。⑥静脉输入大量葡萄糖溶液补充能量，吸氧，以减轻组织的缺氧。

主治语录：甲状腺危象发生与术前准备不够、甲亢症状未能很好控制及手术应激有关，充分的术前准备和轻柔的手术操作是预防的关键。

四、甲状腺炎

1. 亚急性甲状腺炎

（1）临床表现：多数表现为甲状腺突然肿胀、发硬。吞咽困难及疼痛，并向病侧耳颞处放射。常始于甲状腺的一侧，很快向腺体其他部位扩展。患者可有发热，血沉增快。病程约为3个月，愈后甲状腺功能多不减退。

（2）诊断：病前1~2周有上呼吸道感染史。病后1周内因部分滤泡破坏可表现基础代谢率略高，血清 T_3、T_4 浓度升高，但甲状腺摄取^{131}I量显著降低（分离现象）和泼尼松实验治疗有效有助于诊断。

（3）治疗：泼尼松每日4次，每次5mg，2周后减量，全程1~2个月；同时加用甲状腺干制剂，效果较好。停药后如果复发，则给予放射治疗，效果持久。抗生素无效。

2. 慢性淋巴细胞性甲状腺炎

（1）临床表现：多为无痛性弥漫性甲状腺肿，对称，质硬，表面光滑，多伴甲状腺功能减退，较大腺肿可有压迫症状。

（2）诊断：甲状腺肿大、基础代谢率低。甲状腺摄^{131}I量减少，结合血清甲状腺过氧化物抗体（TPOAb）和甲状腺球蛋白抗体（TgAb）显著增高可帮助诊断。疑难时，可行穿刺活检以确诊。

（3）治疗：可长期用优甲乐或甲状腺素片治疗。有压迫症状者、疑有恶变者可考虑手术。

五、甲状腺腺瘤

1. 临床表现

（1）颈部出现圆形或椭圆形结节，多为单发。稍硬，表面光滑，无压痛，随吞咽上下移动。

（2）大部分患者无任何症状。腺瘤生长缓慢。

（3）当乳头状囊性腺瘤因囊壁血管破裂发生囊内出血时，肿瘤可在短期内迅速增大，局部出现胀痛。

（4）甲状腺腺瘤与结节性甲状腺肿的单发结节在临床上较难区别。病理组织学上区别较为明显：腺瘤有完整包膜，周围组织正常，分界明显；结节性甲状腺肿的单发结节包膜常不完整。

2. 治疗　因甲状腺腺瘤有引起甲亢和恶变的可能，故应早期行包括腺瘤的病侧甲状腺腺叶或部分（腺瘤小）切除。切除标本必须立即行冰冻切片检查，以判定有无恶变。

六、甲状腺癌

1. 病理（表22-1-1）

表22-1-1　甲状腺癌的病理

分　型	特　点
乳头状癌	多见于30~45岁女性。分化好，恶性程度低。较早出现淋巴结转移，预后较好
滤泡状腺癌	常见于50岁左右中年人，肿瘤生长较快属中度恶性，可经血运转移到肺、肝和骨及中枢神经系统
髓样癌	恶性程度中等，可有颈淋巴结侵犯和血行转移
未分化癌	多见于70岁左右老年人。发展迅速，高度恶性。且约50%早期便有颈淋巴结转移，或侵犯气管、喉返神经或食管，常经血运向肺、骨等远处转移

✎ 主治语录：乳头状癌和滤泡状腺癌统称为分化型甲状腺癌。

2. 临床表现

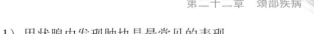

（1）甲状腺内发现肿块是最常见的表现。

（2）随病程进展，肿块增大常可压迫气管，使气管移位，并有呼吸障碍症状。

（3）肿瘤侵犯气管，可产生呼吸困难或咯血。

（4）肿瘤压迫或浸润食管，可引起吞咽障碍。

（5）肿瘤侵犯喉返神经，可出现声音嘶哑。

（6）交感神经受压引起霍纳综合征及侵犯颈丛出现耳、枕、肩等处疼痛。

（7）未分化癌常以浸润表现为主。

（8）局部淋巴结转移可出现颈淋巴结肿大，有的以颈淋巴结肿大为首要表现。晚期常转移到肺、骨等器官，出现相应临床表现。

（9）髓样癌除有颈部肿块外，患者还可有腹泻、面部潮红和多汗等类癌综合征或其他内分泌失调的表现。

3. 诊断

（1）主要根据临床表现，若甲状腺肿块质硬、固定，颈淋巴结肿大，或有压迫症状者，或存在多年的甲状腺肿块，在短期内迅速增大者，均应怀疑为甲状腺癌。

（2）超声、细针穿刺细胞学检查等检查有助于诊断。血清降钙素测定可协助诊断髓样癌。

4. 治疗

（1）手术治疗：甲状腺癌的手术治疗包括甲状腺本身的切除，以及颈淋巴结清扫。

诊断明确的甲状腺癌，有以下任何一条指征者建议行甲状腺全切或近全切：①颈部有放射史。②已有远处转移。③双侧癌结节。④甲状腺外侵犯。⑤肿块直径>4cm。⑥不良病理类型：高细胞型、柱状细胞型、弥漫硬化型、岛状细胞或分化程度低的变型。⑦双侧颈部多发淋巴结转移。

仅对满足以下所有条件者建议行腺叶切除：①无颈部有放射史。②无远处转移。③无甲状腺外侵犯。④无其他不良病理类型。⑤肿块直径<1cm。因良性病变行腺叶切除术后病理证实为分化型甲状腺癌者，若切缘阴性、对侧正常、肿块直径<1cm，可观察；否则，须再行手术。手术是治疗髓样癌最有效手段，多主张甲状腺全切或近全切。

（2）放射性核素治疗。

（3）TSH 抑制治疗。

（4）放射外照射治疗。

七、甲状腺结节的诊断和处理原则

1. 诊断

（1）病史：不少患者无症状，而在体格检查时偶然发现。有些患者可有症状，如短期内突然发生的甲状腺结节增大，则可能是腺瘤囊性变出血所致；若过去存在甲状腺结节，近日突然快速、无痛地增大，应考虑癌肿可能。

（2）体格检查：明显的孤立结节是最重要的体征。

（3）血清学检查：甲状腺球蛋白水平一般用于曾做手术或核素治疗的分化型癌患者，检测是否存在早期复发。TSH 水平与甲状腺结节的良恶性相关。降钙素水平>100pg/ml 提示髓样癌。

（4）超声检查。

（5）核素显像。

主治语录：结节的功能和血供状态与病变的良恶性相关，功能越低下，血供越丰富，结节为恶性的概率越大。

（6）针吸涂片细胞学检查：注意假阳性及假阴性。

2. 治疗 若能恰当应用细针抽吸细胞学检查，则可更精确地选择治疗方法。若针吸细胞学诊断为可疑或恶性病变，则需早期手术以取得病理诊断。对甲状腺可疑结节的手术，一般选择腺叶及峡部切除，并作快速病理检查。

第二节 甲状旁腺功能亢进的外科治疗

一、解剖及生理概要

1. 解剖 甲状旁腺紧密附于甲状腺左右甲状腺叶背面，呈卵圆形或扁平形，外观呈黄、红或棕红色。

2. 生理 甲状旁腺分泌甲状旁腺素。甲状旁腺素的生理功能是调节体内钙的代谢并维持钙和磷的平衡。

✎ 主治语录：原发性甲状旁腺功能亢进包括腺瘤、增生及腺癌。

二、临床表现

我国目前以症状型原发性甲状旁腺功能亢进多见。分型如下。

1. Ⅰ型 最为多见，以骨病为主，也称骨型。患者可诉骨痛，易于发生骨折。骨膜下骨质吸收是本病特点，最常见于中指桡侧或锁骨外 1/3 处。

2. Ⅱ型 以肾结石为主，故称肾型。在尿路结石病患者中，约有 3% 是甲状旁腺腺瘤，患者在长期高血钙后，逐渐发生氮质血症。

3. Ⅲ型 为兼有上述两型的特点，表现有骨骼改变及尿路结石。

4. 其他症状 可有消化性溃疡、腹痛、神经精神症状、虚弱及关节痛。

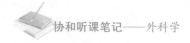

三、诊断

主要根据临床表现，结合实验室检查、定位检查来确定诊断。

1. 实验室检查

（1）血钙测定：是发现甲状旁腺功能亢进的首要指标，正常人的血钙值一般为 2.1~2.5mmol/L，甲状旁腺功能亢进可>3.0mmol/L。

（2）血磷测定：血磷值<0.65~0.97mmol/L。

（3）PTH 测定：PTH 测定值升高是诊断甲状旁腺功能亢进最可靠的直接证据，可高达正常值的数倍。

（4）尿中环腺苷酸的测定：原发性甲状旁腺功能亢进时，尿中环腺苷酸排出量明显增高，可反映甲状旁腺的活性，有助于诊断甲状旁腺功能亢进。

2. 定位检查

（1）超声检查：是常用的检查方法。

（2）核素显像目前普遍采用^{99m}Tc-MIBI 双时相法，效果满意，定位准确率可达 90%以上。

四、治疗

主要采用手术治疗。术中超声可帮助定位，术中冰冻切片检查，病灶切除后血钙和甲状旁腺激素降低有助于定性诊断。

1. 甲状旁腺腺瘤　　原则是切除腺瘤，对早期病例效果良好。病程长并有肾功能损害的病例，切除腺瘤后可终止甲状旁腺功能亢进的继续损害，但对已有肾功能损害，若属严重者，疗效较差。

2. 甲状旁腺增生　　有两种手术方法，一是作甲状旁腺次全切除，即切除 3 枚腺体，保留 1/2 枚腺体。另一种方法是切除所有 4 枚甲状旁腺，同时作甲状旁腺自体移植，并冻存部分腺体，以备必要时应用。

3. 甲状旁腺癌　应作整块切除，且应包括一定范围的周围正常组织。

4. 手术并发症及术后处理　术后 24~48 小时内血清钙会明显下降，患者会感到面部、口周或肢端发麻，严重者可发生手足抽搐。静脉注射 10% 葡萄糖酸钙溶液，剂量视低血钙症状而定。一般在术后 3~4 天后恢复正常。术后出现血清钙下降，往往表示手术成功，病变腺体已经切除。

第三节　颈淋巴结结核

一、临床表现

1. 多见于儿童和青年人。颈部一侧或两侧有多个大小不等的肿大淋巴结，一般位于胸锁乳突肌的前、后缘。

2. 初期，肿大的淋巴结较硬，无痛，可推动。

3. 病变继续发展，发生淋巴结周围炎，使淋巴结与皮肤和周围组织发生粘连；各个淋巴结也可相互融合成团，形成不易推动的结节性肿块。

4. 随病情进展，淋巴结发生干酪样坏死、液化，形成寒性脓肿，脓肿破溃后形成经久不愈的窦道或慢性溃疡。

5. 上述不同阶段的病变，可同时出现于同一患者的不同淋巴结。少部分患者还可有低热盗汗、食欲缺乏、消瘦等全身症状。

主治语录：颈淋巴结结核常为结核杆菌经扁桃体、龋齿侵入所致，约 5% 继发于肺和支气管结核病变。

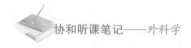

二、诊断

根据结核病接触史及局部体征，特别是已形成寒性脓肿，或已溃破形成经久不愈的窦道或溃疡时，多可明确诊断。如果鉴别困难，可以行穿刺活检和其他影像学检查。

三、治疗

1. 全身治疗　适当注意营养和休息。口服异烟肼 6～12 个月；伴有全身症状或身体他处有结核病变者，应接受正规抗结核治疗。

2. 局部治疗

（1）少数局限的、较大的、能推动的淋巴结，可考虑手术切除，手术时注意勿损伤副神经。

（2）寒性脓肿尚未穿破者，可行穿刺抽吸治疗，应从脓肿周围的正常皮肤处进针，尽量抽尽脓液，然后向脓腔内注入 5% 异烟肼溶液作冲洗，并留适量于脓腔内，每周 2 次。

（3）对溃疡或窦道，如继发感染不明显，可行刮除术，伤口不加缝合，开放引流。

（4）寒性脓肿继发化脓性感染者，需先行切开引流，待感染控制后，必要时再行刮除术。

第四节　颈部肿块

一、概述

1. 肿瘤　包括原发性肿瘤和转移性肿瘤。

2. 炎症　急性、慢性淋巴结炎、淋巴结结核、涎腺炎、软组织感染等。

3. 先天性畸形　甲状舌管囊肿或瘘、胸腺咽管囊肿或瘘、囊状淋巴管瘤（囊状水瘤）、皮样囊肿等。

二、颈部各区常见肿块（表 22-4-1）

表 22-4-1 颈部各区常见肿块

部 位	单发性肿块	多发性肿块
颌下颏下区	颌下腺炎、颏下皮样囊肿	急、慢性淋巴结炎
颈前正中区	甲状舌管囊肿、各种甲状腺疾病	—
颈侧区	胸腺咽管囊肿、囊状淋巴管瘤、颈动脉体瘤、血管瘤	急、慢性淋巴结炎、淋巴结结核、转移性肿瘤、恶性淋巴肿瘤
锁骨上窝	—	转移性肿瘤、淋巴结结核
颈后区	纤维瘤、脂肪瘤	急、慢性淋巴结炎
腮腺区	腮腺炎、腮腺多行性腺瘤或癌	—

 历年真题

甲状腺癌预后最好的病理类型是

  A. 未分化癌

  B. 乳头状癌

  C. 髓样癌

  D. 鳞状细胞癌

  E. 滤泡状癌

参考答案：B

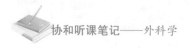

第二十三章　乳房疾病

核心问题

1. 乳腺疾病常用的辅助检查方法。
2. 急性乳腺炎的病因、临床表现、诊断与治疗。
3. 乳腺纤维腺瘤、乳管内乳头状瘤的临床表现和治疗。
4. 乳腺癌的临床表现、诊断方法和治疗原则。

内容精要

乳房疾病是妇女常见病。其中，乳腺癌的发病率占女性恶性肿瘤的第一位。其检查与外科治疗尤为重要。

第一节　解剖生理概要

一、位置

乳房位于胸大肌浅面，在第 2 至第 6 肋骨水平的浅筋膜浅、深层之间。

二、乳腺解剖

1. 乳腺有 15~20 个腺叶，每一腺叶分成很多腺小叶，腺小叶由小乳管和腺泡组成。

2. 每一腺叶有其单独的导管（乳管），腺叶和乳管均以乳头为中心呈放射状排列。

3. 小乳管汇至乳管，乳管开口于乳头，乳管靠近开口的1/3段略为膨大，称为"壶腹部"，是乳管内乳头状瘤的好发部位。

4. 腺叶、小叶和腺泡间有结缔组织间隔，腺叶间还有与皮肤垂直的纤维束。

5. 淋巴液输出途径

（1）乳房大部分淋巴液流至腋窝淋巴结，部分乳房上部淋巴液可直接流向锁骨下淋巴结。

（2）部分乳房内侧的淋巴液通过肋间淋巴管流向胸骨旁淋巴结。

（3）两侧乳房间皮下有交通淋巴管。

（4）乳房深部淋巴网可沿腹直肌鞘和肝镰状韧带通向肝。

6. 腋区淋巴结分组

（1）Ⅰ组：胸小肌外侧腋窝淋巴结。

（2）Ⅱ组：胸小肌后方的腋窝淋巴结和胸大、小肌间淋巴结。

（3）Ⅲ组：胸小肌内侧锁骨下淋巴结。

第二节 乳房检查

一、视诊

1. 观察两侧乳房的形状、大小是否对称，有无局限性隆起或凹陷，皮肤有无红、肿及"橘皮样"改变，浅表静脉是否扩张。

2. 两侧乳头是否在同一水平，如乳头上方有癌肿，可将乳头牵向上方，使两侧乳头高低不同。

3. 乳头内陷可为发育不良所致，若是一侧乳头近期出现内陷，则有临床意义。还应注意乳头、乳晕有无糜烂。

二、扣诊

检查者采用手指掌面扣诊，应循序对乳房外上、外下、内下、内上各象限及中央区作全面检查。先查健侧，后查病侧。

✎ **主治语录：发现乳房肿块后，应注意肿块大小、硬度、表面是否光滑、边界是否清楚以及活动度。**

三、影像学检查

1. 乳房 X 线摄影　是常用的影像学检查方法，广泛用于乳腺癌的普查。乳腺癌的 X 线表现为密度增高的肿块影，边界不规则，或呈毛刺征。有时可见钙化点，颗粒细小、密集。

2. 超声　适用于致密型乳腺病变的评价，是乳房 X 线摄影检查的有效补充。

3. MRI　对微小病灶、多中心、多病灶的发现及评价病变范围有优势。

四、活组织病理检查

1. 常用的活检方法有空芯针穿刺活检术、真空辅助旋切活检系统、细针针吸细胞学。

2. 乳头溢液未扣及肿块者，可作乳腺导管内视镜检查，乳头溢液涂片细胞学检查。

3. 乳头糜烂疑为湿疹样乳腺癌时，可做乳头糜烂部刮片、印片细胞学检查或乳头区切取活检术。

第三节 急性乳腺炎

一、病因

1. 乳汁淤积 乳汁是理想的培养基，乳汁淤积将有利于入侵细菌的生长繁殖。

2. 细菌入侵 乳头破损或皲裂，使细菌沿淋巴管入侵是感染的主要途径。致病菌主要为金黄色葡萄球菌。

主治语录：急性乳腺炎多数发生于初产妇。

二、临床表现

1. 患者感觉乳房疼痛、局部红肿、发热。随着炎症发展，可有寒战、高热、脉搏加快，常有病侧淋巴结肿大、压痛，白细胞计数明显增高。

2. 局部表现可有个体差异。一般起初呈蜂窝织炎样表现，数天后可形成脓肿，脓肿可以是单房或多房性。

3. 感染严重者，可并发脓毒症。

4. 当局部有波动感或超声证明有脓肿形成时，应在压痛最明显的炎症区或超声定位下进行穿刺，抽到脓液表示脓肿已形成，脓液应作细菌培养及药物敏感试验。

三、治疗

1. 早期形成脓肿前应用抗生素

（1）应用青霉素治疗，或用耐青霉素酶的苯唑西林钠（新青霉素Ⅱ），或头孢一代抗生素如头孢拉啶。

（2）若患者对青霉素过敏，则应用红霉素。

（3）四环素、氨基糖苷类、喹诺酮类，磺胺药和甲硝唑等药物应避免使用。

2. 脓肿形成后及时切开引流

（1）放射状切开。

（2）乳晕下脓肿应沿乳晕边缘作弧形切口。

（3）深部脓肿或乳房后脓肿可沿乳房下缘作弧形切口，经乳房后间隙引流。

（4）脓腔较大时，可在脓腔的最低部位另加切口作对口引流。

（5）患侧乳房应停止哺乳，并以吸乳器吸尽乳汁，促使乳汁通畅排出。

（6）感染严重或脓肿引流后并发乳瘘，应停止哺乳。

（7）可口服溴隐亭 1.25mg，每日 2 次，服用 7~14 天，或己烯雌酚 1~2mg，每日 3 次，共 2~3 日，或肌内注射苯甲酸雌二醇，每次 2mg，每日 1 次，至乳汁停止分泌为止。

主治语录： 急性乳腺炎的治疗原则是消除感染、排空乳汁。

四、预防

1. 关键在于避免乳汁淤积，防止乳头损伤，并保持其清洁。

2. 应加强孕期卫生宣教，指导产妇经常用温水、肥皂洗净两侧乳头。

3. 如有乳头内陷，可经常挤捏、提拉矫正之。

4. 要养成定时哺乳、婴儿不含乳头而睡等良好习惯。

5. 每次哺乳应将乳汁吸空，如有淤积，可按摩或用吸乳器排尽乳汁。

6. 哺乳后应清洗乳头。乳头有破损或皲裂要及时治疗。注意婴儿口腔卫生。

第四节　乳腺囊性增生病

一、病因

雌、孕激素比例失调，使乳腺实质增生过度和复旧不全。部分乳腺实质成分中女性激素受体的质和量异常，使乳房各部分的增生程度参差不齐。

二、临床表现

1. 一侧或双侧乳房胀痛和肿块是本病的主要表现，部分患者具有周期性。乳房胀痛一般于月经前明显，月经后减轻，严重者整个月经周期都有疼痛。

2. 体检发现一侧或双侧乳房内可有大小不一，质韧的单个或为多个结节，可有触痛，与周围分界不清，亦可表现为弥漫性增厚。

3. 少数患者可有乳头溢液，多为浆液性或浆液血性液体。

三、诊断

要特别注意乳腺癌与本病有同时存在的可能，应嘱患者每隔3~6个月复查。当局限性乳腺增生肿块明显时，要与乳腺癌相区别。后者肿块更明确，质地偏硬，与周围乳腺有较明显区别，有时伴腋窝淋巴结肿大，钼靶和超声检查有助于两者的鉴别。

四、治疗

1. 对症治疗，可用中药如口服中药逍遥散3~9g，每日3次。对症状较重者，可用他莫昔芬治疗，于月经干净后5天开始口服，每天两次，每次10mg，连用15天后停药。

主治语录：他莫昔芬治疗效果好，但因对子宫内膜及卵巢有影响而不宜长期服用。

2. 对局限性乳腺囊性增生病，应在月经干净后 5 天内复查。若肿块变软、缩小或消退，则可予以观察并继续中药治疗。

3. 若肿块无明显消退者，或在观察过程中，对局部病灶有恶性病变可疑时，应予切除并作快速病理检查。

4. 如有不典型上皮增生，同时有对侧乳腺癌或有乳腺癌家族史等高危因素者，以及年龄大，肿块周围乳腺组织增生也较明显者，可作单纯乳房切除术。

第五节　乳房肿瘤

一、乳房纤维腺瘤

1. 病因　小叶内纤维细胞对雌激素的敏感性异常增高，与纤维细胞所含雌激素受体的量或质的异常有关。

2. 临床表现

（1）高发年龄是 20~25 岁。

（2）多数为单发，少数属多发。

（3）常无明显自觉症状。

（4）肿块增长缓慢，质似硬橡皮球的弹性感，表面光滑，易推动。

3. 治疗　手术切除是唯一有效的方法。将肿瘤连同其包膜整块切除，以周围包裹少量正常乳腺组织为宜，肿块必须常规做病理检查。

二、乳管内乳头状瘤

1. 临床特点

（1）多见于经产妇。

（2）40～50岁为多。

（3）乳头溢液，溢液可为血性、暗棕色或黄色液体。

（4）肿瘤小，常不能触及。

2. 治疗　以手术为主，对单发的乳管内乳头状瘤应切除病变的乳管系统。

✎ 主治语录：乳管内乳头状瘤一般属良性。

三、乳房肉瘤

1. 临床特点

（1）较少见，常见于50岁以上的妇女。

（2）表现为乳房肿块，体积可较大，皮肤表面可见扩张静脉。

（3）腋淋巴结转移很少见，可出现血运转移。

2. 治疗　一般采用局部肿物扩大切除术，多次复发或恶性叶状肿瘤可考虑单纯乳房切除。

四、乳腺癌

1. 病因

（1）雌酮及雌二醇对乳腺癌的发病有直接关系。

（2）月经初潮年龄早、绝经年龄晚、不孕及初次足月产的年龄晚与乳腺癌发病均有关。

（3）遗传因素。

（4）环境因素及生活方式。

2. 病理类型

（1）非浸润性癌，包括导管内癌（癌细胞未突破导管壁基底膜）、小叶原位癌（癌细胞未突破末梢乳管或腺泡基底膜）及乳头湿疹样乳腺癌（伴发浸润性癌者，不在此列）。此型属早期，预后较好。

（2）浸润性特殊癌，包括乳头状癌、髓样癌（伴大量淋巴细胞浸润）、小管癌（高分化腺癌）、腺样囊性癌、黏液腺癌、大汗腺样癌、鳞状细胞癌等。

（3）浸润性非特殊癌，包括浸润性小叶癌、浸润性导管癌、硬癌、髓样癌（无大量淋巴细胞浸润）、单纯癌、腺癌等。此型最常见。

3. 转移途径

（1）局部扩展：癌细胞沿导管或筋膜间隙蔓延，继而侵及 Copper 韧带和皮肤。

（2）淋巴转移

1）癌细胞经胸大肌外侧缘淋巴管侵入同侧腋窝淋巴结，然后侵入锁骨下淋巴结、锁骨上淋巴结，进而可经胸导管（左）或右淋巴管侵入静脉血流而向远处转移。

2）癌细胞向内侧淋巴管，沿着乳内淋巴管的肋间穿支引流到胸骨旁淋巴结，继而达到锁骨上淋巴结，并可通过同样途径侵入血流。

（3）血运转移：最常见的远处转移依次为肺、骨、肝。

主治语录：早期乳腺癌已有血运转移，癌细胞可直接侵入血液循环而致远处转移。

4. 临床表现

（1）早期表现

1）患侧乳房无痛、单发的小肿块。

2）肿块质硬，表面不光滑，分界不是很清楚，不易被推动。

3）可出现"酒窝征""橘皮样"改变。

（2）晚期表现

1）侵入胸筋膜、胸肌，以致肿瘤固定于胸壁而不易推动。

2）癌细胞侵入大片皮肤，可出现多个小结节，甚至彼此融合。

3）有时皮肤可溃破而形成溃疡，溃疡常有恶臭，易出血。

4）乳腺癌淋巴转移最初多见于腋窝。淋巴结肿大、质硬、无痛、可被推动；后数目增多，并融合成团，甚至与皮肤或深部组织粘连。

5）乳腺癌转移至肺、骨、肝时，可出现相应的症状。

5. 诊断

（1）病史、体格检查以及乳腺超声、钼靶检查或 MRI 是临床诊断的重要依据。确诊乳腺癌，要通过组织活检进行病理检查。

（2）鉴别诊断

1）纤维腺瘤：常见于青年妇女，肿瘤大多为圆形或椭圆形，边界清楚，活动度大，发展缓慢，一般易于诊断。

2）乳腺囊性增生病：特点是乳房胀痛，肿块大小与质地可随月经周期变化。肿块或局部乳腺腺体增厚与周围乳腺组织分界不明显。若经过影像学检查未发现可疑肿物，且月经来潮后"肿块"缩小、变软，则可继续观察。

3）浆细胞性乳腺炎：是乳腺的无菌性炎症，炎性细胞中以浆细胞为主。急性期应予抗炎治疗，炎症消退后若肿块仍存在，可考虑手术切除。

6. 治疗

（1）手术治疗

1）保留乳房的乳腺癌切除术：手术目的是完整切除肿块。适合于临床Ⅰ期、Ⅱ期的乳腺癌患者，且乳房有适当体积，术后能保持外观效果者。无法获得切缘阴性者禁忌施行该手术。

2）乳腺癌改良根治术：有两种术式，一是保留胸大肌，切

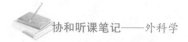

除胸小肌；一是保留胸大、小肌。这是目前常用的手术方式。

3）乳腺癌根治术和乳腺癌扩大根治术：较少使用。

4）全乳房切除术。

5）前哨淋巴结活检术及腋淋巴结清扫术。

主治语录： 对早期乳腺癌患者，手术治疗是首选。全身情况差、主要脏器有严重疾病、年老体弱不能耐受手术者属手术禁忌。

（2）化学治疗

1）乳腺癌：是实体瘤中应用化疗最有效的肿瘤之一。

2）浸润性乳腺癌伴腋淋巴结转移者：是应用辅助化疗的指征。一般认为腋淋巴结阴性而有高危复发因素者，诸如原发肿瘤直径大于2cm，组织学分级差，雌激素、孕激素受体阴性，癌基因表皮生长因子受体2（HER2）有过度表达者，适宜应用术后辅助化疗。

3）化疗期间应定期检查血常规及肝、肾功能。应用阿霉素（多柔比星）者要注意心脏毒性。

（3）内分泌治疗：乳腺癌细胞中雌激素受体含量高者，称激素依赖性肿瘤，这些病例对内分泌治疗有效。他莫昔芬系非甾体激素的抗雌激素药物，可抑制肿瘤细胞生长。芳香化酶抑制剂如阿那曲唑、来曲唑、依西美坦等对绝经后患者其效果优于他莫昔芬。

（4）放疗：是乳腺癌局部治疗的手段之一。

（5）靶向治疗：通过转基因技术制备的曲妥珠单抗对HER2过度表达的乳腺癌患者有良好效果。

 历年真题

1. 乳腺癌侵及 Cooper 韧带，可 ｜ 导致

A. 皮肤凹陷

B. 橘皮样变

C. 卫星结节

D. 铠甲状癌

E. Paget 病

2. 预后最好的乳腺癌病理类型是

A. 硬癌

B. 单纯癌

C. 导管内癌

D. 黏液腺癌

E. 髓样癌

参考答案：1. A　2. C

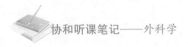

第二十四章　胸　部　损　伤

核心问题

　　1. 肋骨骨折、气胸、血胸的临床表现、诊断和治疗。

　　2. 创伤性窒息、膈肌损伤的临床表现和处理原则。

内容精要

　　胸部的基本结构是骨性胸廓支撑保护胸内肺和心脏大血管等脏器，是维持呼吸和循环功能的重要部位。胸部创伤的严重性不仅取决于骨性胸廓和胸内脏器的损伤范围与程度，还取决于损伤所导致的呼吸和循环功能的紊乱程度。主要疾病有肋骨骨折、气胸及血胸等。

第一节　概　　述

一、分类

　　根据损伤暴力性质不同和是否造成胸膜腔与外界沟通，可分为钝性伤和穿透伤。

二、紧急处理

　　包括院前急救处理和院内急诊处理。

1. 院前急救处理的原则

（1）维持呼吸通畅、给氧，控制外出血、补充血容量，镇痛、固定长骨骨折、保护脊柱，并迅速转运。

（2）对快速致命性胸伤患者，需在现场施行紧急处理。

（3）张力性气胸需放置具有单向活瓣作用的胸腔穿刺针或闭式胸腔引流。

（4）开放性气胸需迅速包扎和封闭胸部吸吮性伤口，安置上述穿刺针或引流管。

（5）对大面积胸壁软化的连枷胸有呼吸困难者，需要有效镇痛，给予正压人工辅助呼吸。

🖊 主治语录：院前急救处理包括基本生命支持与快速致命性胸部损伤的现场紧急处理。

2. 院内急诊处理的开胸探查手术指征

（1）进行性血胸。

（2）心脏大血管损伤。

（3）严重肺裂伤或气管、支气管损伤。

（4）食管破裂。

（5）胸腹或腹胸联合伤。

（6）胸壁大块缺损。

（7）胸内存留较大的异物。

三、急诊室开胸手术

1. 急诊室开胸探查手术指征

（1）穿透性胸伤重度休克者。

（2）穿透性胸伤濒死者，且高度怀疑存在急性心脏压塞。

2. 手术抢救成功的关键

（1）迅速缓解心脏压塞。

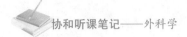

（2）控制出血。

（3）快速补充血容量。

（4）及时回收胸腔或心包内失血。

主治语录：胸部穿透伤患者急诊室开胸手术的预后较好，而钝性伤患者的生存率极低。

第二节 肋骨骨折

一、概述

1. 部位 第4~7肋骨最易发生骨折。

2. 分类

（1）闭合性肋骨骨折：肋骨骨折处胸壁皮肤软组织完整，不与外界相通。

（2）开放性肋骨骨折：肋骨断端与外界相通。

（3）多根多处肋骨骨折：两根以上相邻肋骨各自发生2处或以上骨折。

二、临床表现

1. 局部疼痛，在深呼吸、咳嗽或转动体位时加剧。

2. 胸壁可有畸形，局部明显压痛，可有骨摩擦音。

3. 血胸、气胸、皮下气肿或咯血。

4. 连枷胸的反常呼吸运动。

5. 胸部X线片可显示肋骨骨折断裂线和断端错位。

主治语录：胸部X线片不能显示前胸肋软骨骨折。

三、治疗

处理原则：有效控制疼痛、肺部物理治疗和早期活动。

一般肋骨骨折可采用口服或肌内注射镇痛药，多根多处肋骨骨折则需要持久有效的镇痛治疗。方法包括硬膜外镇痛、静脉镇痛、肋间神经阻滞和胸膜腔内镇痛。

1. 闭合性单处肋骨骨折　采用多头胸带或弹性胸带固定胸廓，能减少肋骨断端活动、减轻疼痛。这种方法也适用于胸背部胸侧壁多根多处肋骨骨折、胸壁软化范围小而反常呼吸运动不严重的患者。

2. 闭合性多根多处肋骨骨折　有效镇痛和呼吸管理是主要治疗原则。

（1）咳嗽无力、呼吸道分泌物滞留的伤员，应施行纤维支气管镜吸痰和肺部物理治疗，出现呼吸功能不全的伤员，需要气管插管呼吸机正压通气，正压通气对浮动胸壁可起到"内固定"作用。

（2）长期胸壁浮动且不能脱离呼吸机者，可施行常规手术或电视胸腔镜下固定肋骨，术中采用 Judet 夹板、克氏针或不锈钢丝等固定肋骨断端。

（3）因其他指征需要开胸手术时，也可同时施行肋骨固定手术。

3. 开放性肋骨骨折　胸壁伤口需彻底清创，选用上述方法固定肋骨断端。

第三节　气　　胸

一、闭合性气胸

1. 临床表现

（1）胸膜腔内压仍低于大气压。

（2）胸膜腔积气量决定伤侧肺萎陷的程度。

（3）伤侧胸膜腔内压增加可引起纵隔向健侧移位。

（4）体检可能发现伤侧胸廓饱满，呼吸活动度降低，气管向健侧移位，伤侧胸部叩诊呈鼓音，呼吸音降低。

（5）胸部 X 线检查可显示不同程度的肺萎陷和胸膜腔积气有时可伴有少量胸腔积液。

2. 治疗

（1）气胸发生缓慢且积气量少，毋需特殊处理，1~2 周内自行吸收。

（2）大量气胸需进行胸膜腔穿刺，行闭式胸腔引流术，排出积气，促使肺尽早膨胀。

二、开放性气胸

1. 临床表现

（1）呼吸困难、鼻翼扇动、口唇发绀、颈静脉怒张。

（2）伤侧胸壁可见伴有气体进出胸腔发出吸吮样声音的伤口，称为胸部吸吮性伤口。

（3）气管向健侧移位，伤侧胸部叩诊鼓音，呼吸音消失，严重者可发生休克。

（4）胸部 X 线检查可见伤侧胸腔大量积气，肺萎陷，纵隔移向健侧。

主治语录：呼、吸气时，出现两侧胸膜腔压力不均衡的周期性变化，使纵隔在吸气时移向健侧，呼气时移向伤侧，称为纵隔扑动。纵隔扑动和移位影响腔静脉回心血流。

2. 急诊处理要点　立即将开放性气胸变为闭合性气胸，赢得挽救生命的时间，并迅速转送至医院。使用无菌敷料如凡士林纱布、纱布、棉垫或清洁器材如塑料袋、衣物、碗杯等制作不透气敷料和压迫物，在伤员用力呼气末封盖吸吮性伤口，并加压包扎。

3. 送达医院进一步处理

（1）给氧，补充血容量，纠正休克。

（2）清创、缝合胸壁伤口，并作闭式胸腔引流。

（3）给予抗生素，鼓励患者咳嗽排痰，预防感染。

（4）如疑有胸腔内脏器损伤或进行性出血，则需行开胸探查手术。

4. 闭式胸腔引流术

（1）适应证

1）中、大量气胸、开放性气胸、张力性气胸。

2）经胸腔穿刺术治疗，伤员下肺无法复张者。

3）需使用机械通气或人工通气的气胸或血气胸者。

4）拔除胸腔引流管后气胸或血胸复发者。

5）剖胸手术。

（2）方法

1）根据临床诊断确定安置引流管的部位，气胸引流一般在前胸壁锁骨中线第 2 肋间隙；血胸则在腋中线与腋后线第 6 或第 7 肋间隙。

2）消毒后在局部胸壁全层作局部浸润麻醉，切开皮肤，钝性分离肌层，经肋骨上缘置入带侧孔的胸腔引流管。

3）引流管的侧孔应深入胸腔内 2~3cm。

4）引流管外接闭式引流装置，保持胸腔内气、液体克服 $0.3~0.4kPa$（$3~4cmH_2O$）的压力能通畅引流出胸腔，而外界空气、液体不会吸入胸腔。

5）术后经常挤压引流管以保持管腔通畅，密切观察气体和液体引流情况，记录每小时或 24 小时引流液量。

6）引流后肺膨胀良好，已无气体和液体排出，可在患者深吸气屏气时拔除引流管，并封闭伤口。

三、张力性气胸

1. 病理生理

（1）伤侧肺严重萎陷，纵隔显著向健侧移位，健侧肺受压，腔静脉回流障碍。

（2）高于大气压的胸膜腔内压，驱使气体经支气管、气管周围疏松结缔组织或壁层胸膜裂伤处，进入纵隔或胸壁软组织，形成纵隔气肿或面、颈、胸部的皮下气肿。

2. 临床表现

（1）严重或极度呼吸困难、烦躁、意识障碍、大汗淋漓、发绀。

（2）气管明显移向健侧，颈静脉怒张，多有皮下气肿。伤侧胸部饱满，叩诊呈鼓音，呼吸音消失。

（3）胸部 X 线检查显示胸腔严重积气，肺完全萎陷、纵隔移位，并可能有纵隔和皮下气肿。

（4）胸腔穿刺有高压气体外推针筒芯。

（5）不少患者有脉搏细快，血压降低等循环障碍表现。

3. 治疗

（1）入院前或院内急救需迅速使用粗针头穿刺胸膜腔减压，并外接单向活瓣装置。

（2）进一步处理应安置闭式胸腔引流，使用抗生素预防感染。闭式引流装置可连接负压引流瓶，以利加快气体排除，促使肺膨胀。

（3）持续漏气而肺难以膨胀时需考虑开胸或电视胸腔镜探查手术。

主治语录：张力性气胸是可迅速致死的危急重症。

第四节　血　　胸

一、临床表现

血胸的临床表现与出血量、速度和个人体质有关。成人伤

员，血胸量≤500ml 为少量血胸，500~1000ml 为中量，>1000ml
为大量血胸（图 24-4-1）。

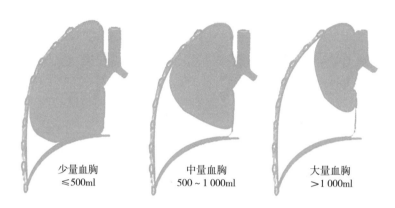

少量血胸
≤500ml

中量血胸
500~1 000ml

大量血胸
>1 000ml

图 24-4-1　血胸出血量分类

1. 常见表现

（1）面色苍白、脉搏细速、血压下降和末梢血管充盈不良
等低血容量休克表现。

（2）呼吸急促、肋间隙饱满、气管向健侧移位、伤侧叩诊
浊音和呼吸音减低等胸腔积液的临床表现。

（3）胸部 X 线检查表现为胸腔积液征象。胸膜腔穿刺抽出
血液可明确诊断。

2. 进行性血胸

（1）持续脉搏加快、血压降低，或虽经补充血容量血压仍
不稳定。

（2）闭式胸腔引流量每小时超过 200ml，持续 3 小时。

（3）血红蛋白量、红细胞计数和血细胞比容进行性降低，
引流胸腔积血的血红蛋白量和红细胞计数与周围血相接近，且
迅速凝固。

3. 感染性血胸

（1）有畏寒、高热等感染的全身表现。

（2）抽出胸腔积血 1ml，加入 5ml 蒸馏水，无感染呈淡红透明状，出现混浊或絮状物提示感染。

（3）胸腔积血无感染时，红细胞、白细胞计数比例应与周围血相似，即 500：1。感染时白细胞计数明显增多，比例达 100：1 可确定为感染性血胸。

（4）积血涂片和细菌培养发现致病菌有助于诊断，并可依此选择有效的抗生素。

二、治疗

1. 非进行性血胸，胸腔积血量少，可采用胸腔穿刺及时排出积血。

2. 中等量以上血胸、血胸持续存在会增加发生凝固性或感染性血胸的可能者，应该积极安置闭式胸腔引流，促使肺膨胀，改善呼吸功能，并使用抗生素预防感染。

3. 进行性血胸应及时开胸探查手术。

4. 凝固性血胸应待伤员情况稳定后尽早手术，清除血块，并剥除胸膜表面血凝块和机化形成的纤维包膜；开胸手术可提早到伤后 2~3 天。

主治语录：凝固性血胸更为积极地开胸引流则无益，但明显推迟手术时间可能使清除肺表面纤维蛋白膜变得困难，从而使手术复杂化。

5. 感染性血胸应及时改善胸腔引流，排尽感染性积血积脓。

6. 电视胸腔镜用于凝固性血胸、感染性血胸的处理，具有创伤小、疗效好、住院时间短、费用低等优点。

第五节 创伤性窒息

一、临床表现

1. 伤员面颈、上胸部皮肤出现针尖大小的紫蓝色瘀斑，以面部与眼眶部为明显。

2. 口腔、球结膜、鼻腔黏膜瘀斑，甚至出血。

3. 视网膜或视神经出血可产生暂时性或永久性视力障碍。

4. 鼓膜破裂可致外耳道出血、耳鸣，甚至听力障碍。

5. 伤后多数患者有暂时性意识障碍、烦躁不安、头昏、谵妄，甚至四肢痉挛性抽搐，瞳孔可扩大或极度缩小。

✎ **主治语录**：上述表现可能与脑内轻微点状出血和脑水肿有关。

6. 若有颅内静脉破裂，患者可发生昏迷或死亡。

二、治疗

创伤性窒息患者预后取决于承受压力大小、持续时间长短和有无合并伤。患者在严密观察下对症处理，皮肤黏膜的出血点及瘀斑多数于2~3周后自行吸收消退。少数伤员在压力移除后可发生心搏呼吸停止，应做好充分抢救准备。有合并伤者应针对具体伤情给予积极处理。

第六节 肺 损 伤

一、分类

1. 肺裂伤 肺裂伤伴有脏层胸膜裂伤者可发生血气胸，而脏层胸膜完整者则多形成肺内血肿。

2. 肺挫伤　肺挫伤大多为钝性暴力致伤，在伤后炎症反应致毛细血管通透性增加，炎性细胞浸润和炎性介质释放，使损伤区域发生水肿，大面积肺间质和肺泡水肿则引起换气障碍，导致低氧血症。

3. 肺爆震（冲击）伤　由爆炸产生的高压气浪或水波浪冲击损伤肺组织。

二、治疗

1. 肺内血肿　大多在胸部 X 线检查时发现，表现为肺内圆形或椭圆形、边缘清楚、密度增高的团块状阴影，常在 2 周至数月自行吸收。

2. 肺挫伤　治疗原则如下。

（1）及时处理合并伤。

（2）保持呼吸道通畅。

（3）氧气吸入。

（4）限制晶体液过量输入。

（5）早期合理使用肾上腺皮质激素。

（6）低氧血症使用机械通气支持。

（7）预防和治疗感染。

主治语录：肺挫伤表现为呼吸困难、咯血、咳血性泡沫痰及肺部啰音，重者出现低氧血症，并常伴有连枷胸。X 线胸片出现斑片状浸润影，一般伤后 24~48 小时变得更明显。

第七节　心脏损伤

一、钝性心脏损伤

1. 临床表现　轻度心肌挫伤可能无明显症状，中、重度挫伤可能出现胸痛、心悸、气促，甚至心绞痛等症状。

2. 诊断

（1）心电图：可出现 ST 段抬高，T 波低平或倒置，房性、室性期前收缩或心动过速等心律失常。

（2）超声心动图：可显示心脏结构和挫伤心肌节段功能异常，经食管超声心动图能提高心肌挫伤的检出率。

（3）心肌酶学检测。

3. 治疗　对于心肌挫伤的患者早期应该严密监护，充分休息、吸氧、镇痛等。积极预防可能致死的并发症。如果患者的血流动力学不稳定、心电图异常或上述心肌标志物异常，应转入 ICU 监护治疗。

二、穿透性心脏损伤

1. 临床表现

（1）穿透性心脏损伤的临床表现取决于心包、心脏损伤程度和心包破口引流情况。致伤物和致伤动能较小时，心包与心脏裂口较小，心包裂口易被血凝块阻塞而引流不畅，导致心脏压塞。临床表现为静脉压升高，颈静脉怒张，心音遥远、心搏微弱，脉压窄、动脉压降低的贝克三联征。

（2）致伤物和致伤动能较大时，心包和心脏裂口较大，心包裂口不易被血凝块阻塞，大部分出血流入胸腔，主要表现为失血性休克。

2. 诊断

（1）胸部伤口位于心脏体表投影区域或其附近。

（2）伤后短时间出现与失血量不相符的循环不稳定。

（3）贝克三联征或失血性休克和大量血胸的征象。

主治语录：穿透性心脏伤的病情进展迅速，依赖胸部 X 线、心电图、超声心动图，甚至心包穿刺术明确诊断都是耗时、准确性不高的方法。

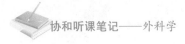

3. 治疗

（1）对于伤后时间短、生命体征尚平稳、不能排除心脏伤者，应尽快转运伤员到具备全身麻醉和开胸手术条件的手术室，扩探伤道明确诊断，迅速开胸，以避免延误抢救的黄金时机。

（2）伤员已有心脏压塞或失血性休克表现，应立即在急诊手术室施行开胸手术。在气管插管全身麻醉下，切开心包缓解压塞，控制出血，迅速补充血容量。大量失血者需回收胸腔内积血，经大口径输液通道回输。情况稳定后，缝合修补心脏裂口。心脏介入诊治过程中发生的医源性心脏损伤，多为导丝尖端所致，因破口较小，发现后应立即终止操作、拔除导丝，给予鱼精蛋白中和肝素抗凝作用，进行心包穿刺抽吸治疗。

（3）经上述处理，心包有持续出血，患者循环不稳定，甚至有心脏压塞表现者，应积极开胸手术修复。在有条件的医院，对于心脏裂口复杂、患者循环难以维持、需要同时处理基础心脏疾病者，可以建立体外循环，完成心脏裂口修补。

穿透性心脏损伤经抢救存活者，应注意心腔内和心包内有无遗留的异物及其他病变。

第八节　膈肌损伤

一、穿透性膈肌损伤

1. 概述

（1）下胸部或上腹部穿透性损伤都可累及膈肌，造成穿透性膈肌损伤。

（2）穿透性暴力同时伤及胸部、腹部内脏和膈肌，致伤物入口位于胸部，称为胸腹联合伤；致伤物入口位于腹部，称为腹胸联合伤。

（3）受损胸部脏器多为肺与心脏，受损腹部脏器右侧多为肝。左侧常为脾，其他依次为胃结肠、小肠等。

（4）火器伤动能大、穿透力强，多造成贯通伤，甚至造成穹隆状膈肌多处贯通伤；刃器则多为非贯通伤。穿透性暴力所致单纯膈肌伤较为少见。

2. 临床表现　腹胸联合伤除了伤口处大量外出血、有失血性休克等临床表现外，多数伤员可能同时存在血胸、血气胸、心包积血，腹腔积血、积气和空腔脏器穿孔所致的腹膜炎等体征。

3. 诊断

（1）床旁超声检查可快速、准确地判断胸腹腔积血情况。

（2）胸腔穿刺术和腹腔穿刺术，是判断胸腹腔积血的简单而有效的措施。

（3）患者情况稳定时，胸腹部 X 线检查和 CT 检查有助于明确金属异物存留、血气胸、腹内脏器疝入胸腔、膈下游离气体和腹腔积血。

4. 治疗　穿透性膈肌损伤应急诊手术治疗。首先处理胸部吸吮伤口和张力性气胸，积极纠正休克，并迅速手术。根据伤情与临床表现选择经胸或经腹切口，控制胸腹腔内出血，仔细探查胸腹腔器官，并对损伤的器官与膈肌予以修补。

二、钝性膈肌损伤

1. 概述　交通事故和高处坠落是最常见原因。约 90% 的钝性膈肌损伤发生在左侧。CT 检查有助于明确膈肌破裂。

主治语录：对怀疑有创伤性膈疝者禁用充气的军用抗休克裤，以免增加腹内压。

2. 治疗　一旦高度怀疑或确诊为创伤性膈破裂或膈疝，应尽早进行手术探查和膈肌修补术。视具体伤情选择经胸经腹或

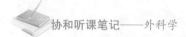
胸腹复合手术径路。仔细探查胸腹腔内脏器，并予以相应处理。

 历年真题

血气胸开胸手术处理的指征不包括

A. 胸腔活动性出血，血压下降

B. 大咯血不止

C. 大的开放性胸壁伤的闭合修补

D. 张力性气胸与支气管断裂；引流瓶中持续大量溢气，肺仍不复张者

E. 胸腔闭式引流后呼吸系统症状缓解，血压稳定者

参考答案：E

第二十五章　胸壁、胸膜疾病

核心问题

1. 脓胸的临床表现、诊断和治疗。
2. 胸壁结核和胸壁、胸膜肿瘤的治疗原则。

内容精要

脓胸是指脓性渗出液积聚于胸膜腔内的化脓性感染，按病理发展过程可分为急性和慢性。胸壁结核治疗包括药物治疗、手术治疗等。

第一节　先天性胸壁畸形

一、漏斗胸

1. **概述**　漏斗胸是最常见的胸壁畸形。部分患者有家族倾向或伴有先天性心脏病。

2. **临床表现**

（1）常有吸气性喘鸣和胸骨吸入性凹陷。患儿常体形瘦弱，易患上呼吸道感染，活动能力受到限制。

（2）活动时可出现心慌、气短和呼吸困难。

（3）阳性体征除胸廓畸形外，常有轻度驼背、腹部凸出等特殊体型。

（4）青少年或成年患者的肺功能检查常表现为用力呼气量和最大通气量明显降低。

（5）心电图常提示顺时针方向旋转。侧位胸片可见下段胸骨向后凹陷，与脊柱间距离缩短。胸部 CT 扫描不仅能确诊漏斗胸，而且能评估其严重程度。

主治语录：胸部 CT 扫描常作为手术治疗的依据。

3. 治疗

（1）畸形程度较轻者毋需特殊处理，随年龄增长多可自行矫正。

（2）畸形严重者不仅会影响生长发育和呼吸、循环功能，还可造成患儿心理负担，应进行手术治疗。手术时机以 2~5 岁最佳，早期手术效果较好。

（3）常用的传统手术方式有胸骨抬举术、胸骨翻转术和带蒂胸骨翻转术。近年来微创漏斗胸矫正术（Nuss 手术）已广泛应用于临床。

二、鸡胸

1. 概述　鸡胸是仅次于漏斗胸的第二种常见胸壁畸形。可能与遗传有关。

2. 临床表现

（1）多数鸡胸不像漏斗胸那样在出生后即能发现，往往在患儿五六岁以后才逐渐被注意到。

（2）畸形轻者对心肺功能无影响，亦无临床症状。重症者因胸廓前后径加长，导致呼吸幅度减弱，肺组织弹性减退，产生气促、乏力症状，患儿常反复出现上呼吸道感染和哮喘，活动耐力较差。易疲劳。

主治语录：大部分病儿因胸壁畸形而在精神上负担较重，常有自卑感。

（3）主要体征是前胸壁前凸畸形、胸廓前后径增大以及驼背。

（4）严重的鸡胸畸形明显，临床上很容易确诊，侧位胸片能清楚显示胸骨的畸形状况，胸部CT有助于诊断胸部及心血管等系统有无合并畸形。

3. 治疗

（1）鸡胸的治疗包括锻炼身体塑形矫形、胸廓动力按压装置矫形和手术矫形等方法。

（2）畸形程度较轻的患者，健身活动特别是游泳对畸形矫正有帮助。对中、重度畸形患者可采用胸廓动力按压装置，同时结合锻炼矫正。早期矫形治疗对鸡胸患儿效果明显，但有复发可能，多需要长时间佩戴。

（3）保守治疗效果不佳或严重畸形患者则需要手术治疗。

第二节　脓　胸

一、病因和病理

1. 致病菌　肺炎链球菌、链球菌和耐药性金黄色葡萄球菌。

2. 致病菌进入胸膜腔的途径

（1）直接由化脓病灶侵入或破入胸膜腔，或因外伤、手术污染胸膜腔。

（2）经淋巴途径。

（3）血源性播散。

3. 病程

（1）1期（肺炎旁积液期）：感染侵犯胸膜后，引起胸液大量渗出。早期脓液稀薄，在胸膜腔内可自由流动，其胸液特点是呈浆液性，白细胞计数减少，乳酸脱氢酶（LDH）水平低于血清的1/2，pH和葡萄糖水平正常，无病原微生物生长。在此期内若能有效引流胸液，肺组织容易复张。

（2）2期（脓性纤维蛋白期）：随病程进展，渗出液逐渐由浆液性转为脓性，胸液中脓细胞及纤维蛋白增多，纤维蛋白逐步沉积于脏、壁胸膜表面形成纤维素层，可将胸液分隔成多个小腔。胸液的 pH < 7.20，葡萄糖含量 < 2.2mmol/L，LDH > 1000IU/L。初期纤维素膜附着不牢固，质软而易脱落。

（3）3期（慢性机化期）：随着纤维素层增厚，在壁层和脏层胸膜表面形成瘢痕组织。晚期毛细血管及炎性细胞增生形成肉芽组织，纤维蛋白沉着机化形成韧厚致密的纤维板，构成脓腔壁。纤维板可嵌入肺组织中，使肺膨胀受限，损害肺功能并形成一个可能持续感染的脓腔。

主治语录：1期和2期临床上统称为急性脓胸，3期称为慢性脓胸。

二、急性脓胸

1. 临床表现

（1）常有高热、脉快、呼吸急促、食欲缺乏、胸痛、全身乏力、白细胞增多等征象。

（2）积脓较多者尚有胸闷、咳嗽、咳痰症状。

（3）体检患侧语颤减弱，叩诊呈浊音，听诊呼吸音减弱或消失。

（4）严重者可伴发绀和休克。

2. 诊断

（1）胸部 X 线检查：患侧存在积液所致的致密阴影。若有大量积液，患侧可呈现大片浓密阴影，纵隔向健侧移位。如脓液在下胸部，可见由外上向内下的斜行弧线形阴影。脓液不多者，有时可同时发现肺内病灶。同时伴有气胸时则可见气液平面。尤其是未经胸腔穿刺而出现气液平面者，应高度怀疑有支气管瘘或食管瘘的可能。

（2）经胸超声检查：是目前最常用的检查方法，能够快速、安全地明确脓胸范围和准确定位，有助于胸腔积液穿刺定位和实时干预治疗。

（3）胸部 CT：常不但能够评估胸膜腔受累情况，还能评估胸管放置位置；能发现是否存在脓腔分隔，是否存在肺实质改变和支气管病灶，并有助于区分脓胸和肺脓肿。

（4）胸腔穿刺术：可抽出脓液送检，是确诊的主要方法。首先观察脓液外观性状、质地稀稠、有无臭味，其次作涂片镜检、细菌培养及药物敏感试验，以指导临床用药。

（5）支气管镜检：有助于明确是否存在支气管胸膜瘘，对脓胸诊断没有帮助。

3. 治疗

（1）原则

1）控制原发感染，根据致病菌对药物的敏感性，选用有效抗生素。

2）彻底排净脓液，促使肺组织尽快复张。

（2）排净脓液方法：胸腔穿刺抽脓和胸腔闭式引流两种。闭式引流术方法：经肋间插管法和经肋床插管法。

（3）胸腔镜手术治疗。

三、慢性脓胸

1. 病因

（1）急性脓胸未及时治疗。

（2）急性脓胸处理不当。

（3）脓腔内有异物存留使胸膜腔内感染难以控制。

（4）存在其他并发症。

（5）存在特殊病原菌。

2. 病理　胸膜脏层和壁层纤维性增厚。形成致密坚韧的脓腔厚壁，使肺膨胀受限，脓腔无法缩小，感染难以控制；壁层胸膜增厚还可使肋间隙变窄，胸廓塌陷；脓腔壁收缩使纵隔向患侧移位。这些改变会严重影响呼吸功能，部分患者还可出现杵状指（趾）。

3. 临床表现和诊断

（1）慢性全身中毒症状，伴气促、咳嗽、咳脓痰等。

（2）曾作胸腔闭式引流术者胸壁可见引流管口瘢痕或瘘管形成。

（3）慢性脓胸根据病史、体征和胸部 CT 扫描可明确诊断。

4. 治疗

（1）原则：通过手术方法消灭致病原因和脓腔，使受压的肺复张，恢复肺通气功能。

（2）常用的手术方法：胸膜纤维板剥脱术；胸廓成形术；胸膜肺切除术。对于肺萎陷时间过久，肺组织已纤维化不能复张；或肺内存在广泛炎症、结核性空洞或支气管扩张等病变者，均不宜行胸膜纤维板剥脱术，应采取胸膜肺切除术。

第三节　胸壁结核

一、概述

胸壁结核是继发于肺或胸膜结核感染的肋骨、胸骨、胸壁软组织结核病变。多表现为结核性寒性脓肿或慢性胸壁窦道。

二、病理

1. 胸内结核经淋巴系统、血行播散或直接累及胸壁淋巴结及胸壁各层组织，包括骨骼系统和软组织部分。

2. 胸壁结核脓肿起源于胸壁深处的淋巴结较多，穿透肋间肌蔓延至胸壁浅部皮下层，往往在肋间肌层里、外各有一个脓腔，中间有孔道相通，形成哑铃状脓肿。

3. 有的脓肿穿通肋间肌之后，因重力坠积作用，逐渐向外、向下沉降至胸壁侧面或上腹壁。

三、临床表现和诊断

1. 胸壁结核全身症状多不明显。若原发结核病灶尚有活动，则可有疲倦、盗汗、低热、虚弱等症状。

2. 多数患者除有局部不红、不热、无痛的脓肿外，几乎没有症状，故称寒性脓肿。

3. 若脓肿穿破皮肤，常排出水样混浊脓液，无臭，伴有干酪样物质，经久不愈，形成溃疡或窦道，且其边缘往往有悬空现象。

4. 若寒性脓肿继发化脓性感染，可出现急性炎症症状。

5. 胸壁无痛软块，按之有波动，首先应考虑胸壁结核的可能性。

6. 穿刺若抽得脓液，涂片及细菌培养阴性，多可确定诊断。

主治语录：穿刺部位应选在脓肿上方，避免垂直刺入而致脓液沿针道流出形成瘘管。

7. 胸部X线检查有时可发现肺、胸膜或肋骨结核病变。

8. 鉴别诊断，应与化脓性肋骨、胸骨骨髓炎及胸壁放线菌病相鉴别。

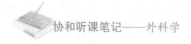

四、治疗

1. 由于胸壁结核是全身结核的局部表现，故首先应采用全身抗结核治疗。

2. 有活动性结核时不可进行手术治疗。

3. 对胸壁结核脓肿，在上述全身治疗基础上，可行穿刺排脓并注入抗结核药物。

4. 手术治疗胸壁结核的原则是要求彻底切除病变组织，包括受累的肋骨、淋巴结和有病变的肋间肌、胸膜等，切开所有窦道，彻底刮除坏死组织和肉芽组织，反复冲洗后用健康带蒂肌瓣充填以消除残腔。有时胸壁结核病变可能通向胸膜腔或肺组织，因此应作好开胸手术的准备。

主治语录：结核脓肿合并化脓性感染时，可先切开引流，待感染控制后再按上述原则处理。

第四节 胸壁、胸膜肿瘤

一、胸壁肿瘤

1. 诊断

（1）主要根据病史、症状和肿块的性质。生长比较迅速、边缘不清、表面有扩张血管、疼痛等，往往是恶性肿瘤的表现。肿块坚硬如骨、边缘清楚、增大缓慢者，多属良性骨或软骨肿瘤。

（2）CT 扫描有助于诊断及鉴别诊断。必要时可作肿瘤的针刺活检或切取活检明确诊断。活检与手术可同期进行。

2. 治疗

（1）诊断明确的良性原发性胸壁肿瘤如无症状且肿瘤较小

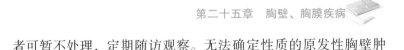

者可暂不处理，定期随访观察。无法确定性质的原发性胸壁肿瘤均应行手术切除。

（2）转移性胸壁肿瘤若原发病变已经切除，亦可采用手术治疗。对于恶性肿瘤应进行包括受累的肌肉、骨髓、肋间组织、壁层胸膜和局部淋巴结在内的胸壁组织整块切除，切除后胸壁缺损面积大者应同期进行胸廓重建术。

（3）放疗和化疗对某些不能手术的恶性肿瘤有一定缓解作用。

二、胸膜肿瘤

1. 胸膜肿瘤包括原发性和继发性胸膜肿瘤两类，后者即其他部位原发肿瘤转移至胸膜形成。几乎任何部位的原发癌瘤均可形成胸膜转移，其中乳腺癌和肺癌是最常见的原发肿瘤。

2. 治疗应主要针对原发肿瘤，但在大量胸腔积液引起呼吸困难时应行胸腔穿刺抽液或闭式引流术，以减轻肺组织受压。同时可向胸腔内注射药物或生物制品以减少胸液渗出。

 历年真题

诊断脓胸的最重要依据是

A. 发热、胸痛

B. 白细胞计数增多

C. 胸部叩诊呈浊音或实音

D. 胸部 X 线检查见胸膜腔有致

密阴影

E. 胸膜腔穿刺抽出脓液

参考答案：E

第二十六章　肺　疾　病

核心问题

1. 肺感染性疾病的手术指征。
2. 肺癌的病理、临床表现、诊断方法和治疗原则。

内容精要

肺肿瘤包括原发性和转移性肿瘤，原发性肿瘤中良性肿瘤少见，多数为恶性肿瘤，最常见的是肺癌。肺的转移瘤绝大多数为其他器官组织的恶性肿瘤经血行播散到肺部。

第一节　肺　大　疱

一、病因及病理

1. 肺大疱一般继发于小支气管的炎性病变。有些由先天基因异常引起，不少为病因不清的特发性肺大疱。

2. 显微镜下可见大疱壁为肺泡扁平上皮细胞，也可仅有纤维膜或纤维结缔组织存在。肺大疱的分型，见表26-1-1。

表 26-1-1 肺大疱的分型

分型	特 点
Ⅰ型	窄基底肺大疱。突出于肺表面，并有狭窄的蒂部与肺实质相连。常单发，也可见多个大疱呈簇状集中构成。常见于肺上叶，壁薄，易破裂形成自发性气胸
Ⅱ型	宽基底表浅肺大疱。位于肺实质表层，在脏层胸膜与肺组织之间。肺大疱腔内可见结缔组织间隔，可见于任何肺叶
Ⅲ型	宽基底深部肺大疱。结构与Ⅱ型相似，但部位较深，周围为肺组织，肺大疱可伸展至肺门，可见于任何肺叶

二、临床表现

较小、数目少的单纯肺大疱可无任何症状，有时只是在胸片或胸部 CT 检查时偶然被发现；体积大或多发性肺大疱可有胸闷、气短，少数肺大疱患者有咯血和胸痛。

主治语录：症状主要与大疱的数目、大小以及是否伴有慢性弥漫性阻塞性肺部疾病密切相关。

三、并发症

1. 自发性气胸　是最常出现的并发症。

（1）临床表现：突发胸痛、喘憋、咳嗽及呼吸困难。

（2）体格检查：患侧胸部叩诊呈鼓音，听诊呼吸音减弱或消失，严重时可见气管向健侧移位。

（3）症状的严重程度：取决于气胸量、发病时间以及是否伴有其他肺部疾病。

2. 自发性血气胸

（1）一般缘于气胸发生时胸膜腔粘连带撕裂所致的小血管断裂。

（2）除气胸症状外，可有头晕、心悸、面色苍白等失血

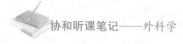

症状。

（3）胸片检查可见胸膜腔积气、积液。部分表现为进行性血胸，需急诊手术治疗。

3. 继发感染　肺大疱继发感染时大疱腔被炎性物质填充，可使空腔消失，或形成液气平面，患者出现咳嗽、咳痰、发热，原有的喘憋症状加重。

四、诊断与鉴别诊断

1. X 线平片表现为肺野内的薄壁空腔。腔内肺纹理稀少或仅有条索状阴影，大的肺大疱周围可有因受压而膨胀不好的肺组织。

2. CT 可进一步明确大疱的数目、大小以及是否伴有其他肺部疾病。

3. 体积大的肺大疱需要与气胸进行鉴别。胸部 CT 是有效的鉴别诊断方法。巨大肺大疱与气胸鉴别困难时，作胸穿应慎重，以免刺破大疱，造成医源性气胸，甚至成为张力性气胸。

五、治疗

肺大疱是一种不可逆转的肺部病损，无有效的药物治疗。检查发现的无症状的肺大疱一般无需治疗。

1. 手术适应证

（1）肺大疱破裂引起自发性气胸或血气胸者。

（2）肺大疱体积大、压迫邻近肺组织，症状明显者。

（3）肺大疱反复感染者。

2. 手术方法

（1）绝大多数的肺大疱均可在胸腔镜下通过肺楔形切除，完整切除肺大疱。

（2）难以完整切除的肺大疱，可切开大疱，仔细缝合漏气部位，部分切除多余的大疱壁，缝合切缘。

（3）位于深部肺组织内的肺大疱，除非巨大或合并感染，否则可不用处理。

（4）较小的或靠近肺门的肺大疱，难以楔形切除，可行结扎或缝扎等处理。

（5）如受累肺叶除肺大疱外几无正常肺组织，也可行肺叶切除。

合并复发性气胸的肺大疱患者，建议同期行胸膜固定术。

第二节　肺感染性疾病的外科治疗

一、支气管扩张的外科治疗

1. 临床表现

（1）主要为咳痰、咯血，反复发作呼吸道和肺部感染。

（2）患者排痰量较多，呈黄绿色脓性黏液，甚至有恶臭。

（3）体位改变，尤其是清晨起床时可能诱发剧烈咳嗽、咳痰。

（4）部分患者痰中带血或大量咯血。

（5）病程久者可能有贫血、营养不良或杵状指（趾）。

主治语录：支气管扩张在青壮年发病主要继发于感染，儿童发病主要是继发于先天畸形。

2. 诊断

（1）X线平片：显示轻度支气管扩张可无明显异常，随着病情发展可出现肺纹理增多、紊乱或呈网格、蜂窝状改变。

（2）CT：表现为局限性炎症浸润，肺容积减小，支气管远端呈现柱状或囊状扩张。高分辨CT薄层扫描对支气管扩张诊断的敏感性与特异性均很高，三维重建图像可以精确显示病变范

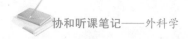

围与程度，是目前支气管扩张最重要的检查手段。

3. 外科治疗

（1）手术适应证

1）一般情况较好，心、肝、肾等重要器官功能可以耐受手术。

2）经规范内科治疗，但症状无明显减轻，存在大量脓痰、反复或大量咯血等症状。

3）病变相对局限。

（2）手术禁忌证

1）一般情况差，心、肺、肝、肾功能不全，合并肺气肿、哮喘或肺源性心脏病等不能耐受手术者。

2）双肺弥漫性病变。

（3）术前准备

1）心、肺、肝、肾功能检查，评估患者手术耐受性。

2）近期高分辨 CT 检查，确定病变范围，决定手术方式。

3）纤维支气管镜检查，用以排除支气管内异物或肿瘤，同时对咯血患者，可协助判断出血部位，指导手术切除范围。

4）控制感染和减少痰量，超声雾化吸入、体位引流排痰、呼吸训练等治疗，争取每日排痰量在 50ml 以下。

5）痰细菌培养和药物敏感试验，以指导临床用药。

6）支持治疗，给予高蛋白、高维生素饮食，纠正营养不良和贫血。

（4）手术方法

1）一侧病变：病变局限于一叶肺、一段或多段者，可作肺叶或肺段切除术；病变累及多叶甚至全肺，而对侧肺的功能良好者，可做多叶甚至一侧全肺切除术。

2）双侧病变：若一侧肺的肺段或肺叶病变显著，估计痰或血主要来自病重的一侧，可作病重一侧的肺段或肺叶切除术，也可根据情况同期或分期作双侧手术。

3）双侧病变，范围广泛：一般不宜作手术治疗。但若反复大咯血不止，积极内科治疗无效，能明确出血部位，可考虑切除出血的病肺以抢救生命。此外，弥散性病变和多肺段切除患者，可考虑肺移植手术。

二、肺结核的外科治疗

1. 肺切除术

（1）手术适应证

1）肺结核空洞：如厚壁空洞、张力空洞、巨大空洞和下叶空洞。

2）结核性球形病灶（结核球）：直径大于2cm的结核球或干酪样病灶不易愈合者，结核球难以与肺癌鉴别，或并发肺泡癌或瘢痕组织发生癌变者，也应早作手术切除。

3）毁损肺：肺叶或一侧全肺毁损，有广泛的干酪病变、空洞、纤维化和支气管狭窄或扩张，肺功能已基本丧失，药物治疗难以奏效，且成为感染源，引起反复的化脓菌或霉菌感染者。

4）结核性支气管狭窄或支气管扩张：瘢痕狭窄可造成肺段或肺叶不张，结核病灶及肺组织纤维化可造成支气管扩张，继发感染，引起反复咳痰、咯血者。

5）其他：包括久治不愈的慢性纤维干酪型肺结核，胸廓成形术后仍有排菌，诊断不确定的肺部可疑块状阴影或原因不明的肺不张等。

（2）手术禁忌证

1）肺结核正在扩展或处于活动期，全身症状重，血沉等基本指标不正常，或肺内其他部位出现新的浸润性病灶者。

2）肺外其他脏器结核病未得到有效控制者。

3）严重的心、肝、肾疾病未得到控制，代偿能力差；肺功能测定提示病肺切除后将严重影响患者呼吸功能；糖尿病未得到良好控制者。

（3）术前准备及术后护理

1）心、肺、肝、肾功能检查，评估患者手术耐受性。

2）详细询问患者抗结核药物使用情况，评价疗效。对有耐药性的患者，应采用新的抗结核药物，必要时静脉滴注。

3）痰菌阳性者应作支气管镜检，观察有无支气管内膜结核。有支气管内膜结核者应继续抗结核治疗，直到病情稳定。

4）术后继续抗结核治疗至少6~12个月。若肺切除后有胸内残腔，余肺内尚有残留病灶，应考虑同期或分期加作胸廓成形术。

2. 胸廓成形术

（1）手术可一期或分期完成，自上而下切除肋骨，每次切除肋骨不超过3~4根，手术应加压包扎胸部，避免胸廓反常呼吸运动。

（2）主要适用于患者一般情况差不能耐受肺切除术，或病变广泛而不能耐受一侧全肺切除术者。

三、肺棘球蚴病的外科治疗

1. 诊断

（1）患者居住在或到过棘球蚴病流行区，有犬、羊、牛、马等家畜接触史。

（2）X线胸片或CT表现：单纯肺棘球蚴囊肿典型X线征象为密度均匀、边界清楚、边缘整齐的圆形或椭圆形单发或多发孤立阴影。

（3）超声检查：显示肺内有囊性病变。

（4）实验室检查：血常规显示嗜酸性粒细胞比例增高；棘球蚴补体结合试验阳性；棘球蚴液皮内试验（Casoni 试验）

阳性。

主治语录：怀疑肺棘球蚴病时，禁用穿刺术作为诊断方法，以避免发生囊液外渗产生过敏反应和棘球蚴播散等严重并发症。

2. 预防 在棘球蚴病流行区进行宣传教育，如注意饮食卫生、饭前洗手和保护水源，调查掌握病变流行情况，对牧犬投驱虫药，加强对屠宰场管理等措施可以降低发病率。

3. 治疗 手术治疗肺棘球蚴囊肿，主要方法有内囊摘除术、囊肿摘除术、肺叶或肺段切除术。

四、侵袭性肺真菌感染的外科治疗

1. 手术适应证

（1）病变局限，经抗真菌药物正规治疗 3~6 个月无明显好转者，或病变进展，形成肺脓肿、空洞等。

（2）肺内病变无法明确诊断，与肺内肿瘤以及结核等不能鉴别。

（3）病变累及胸膜、胸壁，形成脓胸、胸壁脓肿或瘘道等，需外科引流或扩创术。

（4）有反复呼吸道症状如咯血、血痰，经药物治疗不能控制者。

（5）肺内病变邻近大血管，为防止大咯血，需手术切除。

（6）血液系统恶性肿瘤化疗前预防肺内病变复发。

2. 手术方式 肺楔形切除、肺段切、肺叶切除、全肺切除。胸膜胸壁受累者应行引流或扩大切除术，胸壁有瘘道者应行扩创术。

3. 手术并发症及处理

（1）术后并发症主要为脓胸、支气管胸膜瘘、复发、肺感染以及切口感染等。

（2）术前、术后正规应用抗真菌药物，合理使用抗生素；术中严格无菌操作，妥善处理支气管残端；术后保持呼吸道以及胸腔引流管通畅，使余肺尽早充分膨胀；严格注意口腔卫生等，对防止及减少术后并发症有重要作用。

第三节 肺 肿 瘤

一、肺癌

1. 病因

（1）长期大量吸烟是肺癌的一个重要致病因素。

（2）职业接触。

（3）大气污染。

（4）人体内在因素，如免疫状态、代谢活动、遗传因素、肺部慢性感染等。

2. 病理

（1）肺癌起源于支气管黏膜上皮或肺泡上皮。

（2）起源于主支气管、肺叶支气管的肺癌，位置靠近肺门者称为中心型肺癌。

（3）起源于肺段支气管以下的肺癌，位置在肺的周围部分者称为周围型肺癌。

（4）常见类型（表26-3-1）。

表 26-3-1　肺癌的常见病理类型

	鳞状细胞癌	腺　癌	小细胞癌
一般特点	与吸烟关系密切，男性多见，大多起源于较大支气管	发病年龄普遍低于鳞癌和小细胞肺癌	与吸烟关系密切，老年男性多见

续　表

	鳞状细胞癌	腺　癌	小细胞癌
类型	多为中心型	多为周围型	多为中心型
特点	生长速度较缓慢，病程较长，肿块较大时可有中心坏死，形成厚壁空洞。通常先经淋巴转移，血行转移发生相对较晚	一般生长较慢，但有时在早期即发生血行转移，淋巴转移相对较晚	神经内分泌起源，恶性程度高，生长快，很早可出现淋巴和血行转移

3. 扩散及转移

（1）直接扩散。

（2）淋巴转移：是常见的扩散途径。

（3）血行转移：是肺癌的晚期表现。小细胞癌和腺癌的血行转移较鳞癌更为常见。

　　主治语录：肺癌的分布情况，右肺多于左肺，上叶多于下叶。

4. 临床表现　与癌肿的部位、大小、是否压迫、侵犯邻近器官以及有无转移等情况密切相关。

（1）早期肺癌征象

1）早期肺癌特别是周围型肺癌往往无任何症状，大多在行胸片或胸部 CT 检查时发现。

2）临床常见症状包括咳嗽、血痰、胸痛、发热、气促。最常见的症状为咳嗽，癌肿在较大的支气管内长大后，常出现刺激性咳嗽。

3）当癌肿继续长大阻塞支气管，继发肺部感染，痰量增多，伴有脓痰。

4）血痰常见于中心型肺癌，通常为痰中带血点、血丝或断续地少量咯血；大量咯血则很少见。

主治语录：肺癌症状没有特异性，凡超过两周经治不愈的呼吸道症状，尤其是血痰、干咳，或原有的呼吸道症状发生改变，要警惕肺癌的可能性。

（2）局部晚期肺癌压迫或侵犯邻近器官时的症状和体征

1）压迫或侵犯膈神经：引起同侧膈肌麻痹。

2）压迫或侵犯喉返神经：引起声带麻痹，声音嘶哑。

3）压迫上腔静脉：引起上腔静脉梗阻综合征，表现为面部、颈部、上肢和上胸部静脉怒张，皮下组织水肿。

4）胸膜腔种植：可引起胸膜腔积液，常为血性积液，导致气促；癌肿侵犯胸膜及胸壁，还可引起持续性剧烈胸痛。

5）侵入纵隔：压迫食管，可引起吞咽困难。

6）肺上沟瘤：亦称Pancoast瘤，侵入纵隔和压迫位于胸廓入口的器官或组织，如第1肋骨、锁骨下动脉和静脉、臂丛神经、颈交感神经等，产生剧烈胸肩痛、上肢静脉怒张、水肿、臂痛和上肢运动障碍，也可引起同侧上眼睑下垂、瞳孔缩小、眼球内陷、面部无汗等颈交感神经综合征（霍纳综合征）。

（3）远处转移的临床表现（表26-3-2）

表26-3-2　肺癌远处转移的临床表现

转移部位	表　现
脑	头痛、恶心或其他的神经系统症状和体征
骨	骨痛、血液碱性磷酸酶或血钙升高
肝	肝大、碱性磷酸酶、天门冬氨酸氨基转移酶、乳酸脱氢酶或胆红素升高等
皮下	皮下结节

（4）副瘤综合征：在切除肺癌后有可能会消失。

5. 诊断

（1）影像学检查方法

1）胸部正侧位片：可发现较典型的肺内病灶。

2）CT：可显示病灶的局部影像特征，还可评估肿瘤范围、肿瘤与邻近器官关系、淋巴结转移状况，为制定肺癌的治疗方案提供重要依据。

3）PET：可用于肺结节的鉴别诊断、肺癌分期、转移灶检测、疗效评价、肿瘤复发转移监测等。

4）MRI：对肺上沟瘤（Pancoast 肺癌）可提供更准确的诊断信息。对碘过敏不能行增强 CT 扫描的病例可考虑行 MRI 检查。

5）超声：对于肺癌分期具有重要意义。

6）骨扫描：是肺癌骨转移筛查的重要手段。

（2）有助于明确病理的检查方法

1）痰细胞学检查。

2）支气管镜检查。

3）支气管内超声引导针吸活检。

4）纵隔镜检查。

5）经胸壁针吸细胞学或组织学检查。

6）胸水检查。

7）转移病灶活检。

8）胸腔镜检查。

主治语录：肺癌只有在病变早期得到诊断、治疗，才能获得较好的疗效。

6．鉴别诊断

（1）肺结核

1）肺结核球易与周围型肺癌、粟粒性肺结核易与某些肺腺癌、肺门淋巴结结核易与中心型肺癌相混淆。

2）注意：肺癌可以与肺结核合并存在。对于中年以上肺结核患者，在原有肺结核病灶附近或其他肺内出现密度较浓的块状阴影、肺叶不张、一侧肺门阴影增宽，以及在抗结核药物治疗过程中肺部病灶未见好转反而逐渐增大等情况，应引起高度怀疑，考虑肺癌的可能，需进一步作检查以鉴别。

（2）肺炎症：支气管肺炎、肺脓肿。

（3）肺其他肿瘤：肺部良性肿瘤、支气管腺瘤和炎性假瘤。

7. 治疗

（1）肺癌的主要治疗方法：外科手术治疗、放射治疗、化学药物治疗、靶向治疗、免疫治疗等。

目前常用的手术方法包括传统的开胸直视手术（经后外侧切口，胸部小切口等切口入胸）和胸腔镜手术。

在各种类型的肺癌中，小细胞癌对放射疗法敏感性较高，鳞癌次之。

（2）小细胞肺癌：远处转移早，除早期的患者适于手术治疗外，其他应以非手术治疗为主。

（3）非小细胞肺癌：分期治疗原则见表26-3-3。

表26-3-3 非小细胞肺癌分期治疗原则

TNM 分期	一般治疗原则
ⅠA	手术治疗
ⅠB	手术治疗±术后化疗
Ⅱ	手术治疗±术后化疗
ⅢA	多学科综合治疗：化疗、放疗±手术治疗
ⅢB	多学科综合治疗：化疗、放疗
Ⅳ	综合治疗，根据基因突变情况考虑靶向治疗、化疗或免疫治疗

二、肺良性肿瘤

主要介绍肺错构瘤。

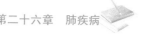

1. 肺错构瘤是较为常见的肺良性肿瘤，由支气管壁各种正常组织错乱组合而形成的良性肿瘤，一般以软骨为主，也可以有腺体、纤维组织平滑肌和脂肪等。

2. 具有完整的包膜，生长缓慢。大多发生在肺的边缘部分，靠近胸膜或肺叶间裂处。

3. 多见于男性青壮年。一般不出现症状，往往在胸部 X 线检查时发现。肿瘤呈圆形、椭圆形或分叶状块影，边界清楚，可以有钙化点，典型的表现为爆米花样钙化。

4. 治疗方法是肺楔形切除术或肺叶切除术。

三、肺转移性肿瘤

1. 临床表现　除原发肿瘤症状外大多数没有明显的特殊临床症状，一般在随访原发肿瘤的患者中，进行胸部 X 线平片检查时始被发现。少数病例可以有咳嗽、血痰、发热和呼吸困难等症状。

2. 诊断　肺转移瘤的影像学特点为多发、大小不一、密度均匀、轮廓清楚的圆形周围病灶。少数病例，肺内只有单个转移病灶，X 线平片表现与周围型原发肺癌相似。根据肺部 X 线平片和胸部 CT 表现，结合原发癌症的诊断或病史，一般可对肺转移性肿瘤做出初步诊断，但确诊还需病理证实。

3. 治疗

（1）手术适应证

1）原发肿瘤已得到比较彻底的治疗或控制。

2）身体其他部位没有转移。

3）肺部转移瘤能被全部切除。

4）患者可耐受相应的手术。

（2）手术方法：肺转移瘤手术常用的方法是肺楔形切除术。在肿瘤较大，或靠近肺门时可以考虑肺段切除术或肺叶切除术，

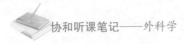

但全肺切除术应特别慎重。双侧病变可考虑同期或分期手术。

第四节 气管肿瘤

一、病理

1. 气管良性肿瘤组织学分类 乳头状瘤、软骨瘤和纤维瘤。

2. 气管恶性肿瘤的组织学分类

（1）上皮来源的肿瘤，主要包括鳞状细胞癌、腺样囊性癌、类癌、腺癌和黏液表皮样癌等。

（2）间叶来源的肿瘤，包括软骨肉瘤、纤维肉瘤和平滑肌肉瘤等。

（3）淋巴瘤，包括非霍奇金淋巴瘤和霍奇金淋巴瘤。

主治语录：气管恶性肿瘤中鳞状细胞癌最常见，吸烟者多见。

3. 气管恶性肿瘤的转移途径 主要是淋巴转移，血行转移发生率较低。

二、临床表现

1. 咳嗽、咯血。

2. 呼吸困难、喘憋和喘鸣。

3. 反复发作的肺炎。

4. 晚期可有声音嘶哑和吞咽困难等。

5. 远处转移症状。

三、诊断

长期慢性刺激性干咳伴进行性呼吸困难，或反复发生肺炎或哮喘，药物治疗无效时，应警惕气管肿瘤。

1. 胸部 CT 是气管肿瘤最好的影像学检查方法。

2. CT 三维重建可更清晰地显示肿瘤的形态。

3. 支气管镜检查可明确肿瘤的部位、大小、形态和管腔阻塞的程度，初步判断良恶性，并取活检，明确病理。

4. 如气管肿瘤较大，则术前还应进行食管造影或食管镜检查，以明确食管是否受侵，评价手术切除的可行性，并与来源于食管的肿瘤鉴别。

四、治疗

原则上首选以切除重建为主的手术治疗，其他治疗手段包括支气管内镜下的肿瘤切除、腔内支架置入、放疗等。

1. **手术治疗** 气管袖式切除端端吻合术是最常见的手术方式。

2. 内镜治疗。

3. 放射治疗。

 历年真题

1. 下列选项中，肺癌最常侵犯的部位是

  A. 脑

  B. 肾

  C. 肝

  D. 心

  E. 胃

2. 下列疾病出现咯血时，最常表现为持续痰中带血的疾病是

  A. 心力衰竭

  B. 肺血栓栓塞症

  C. 肺炎

  D. 肺癌

  E. 支气管扩张

参考答案：1. A 2. D

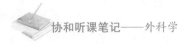

第二十七章 食管疾病

核心问题

1. 食管癌的病理、临床表现、诊断和治疗。
2. 贲门失弛缓症、胃食管反流病的诊断和治疗原则。

内容精要

食管癌是一种常见的上消化道恶性肿瘤。食管良性肿瘤少见。食管运动障碍包括贲门失弛缓症和胃食管反流病。

第一节 食 管 癌

一、病因

确切病因尚不清楚。
1. 吸烟和重度饮酒，是重要致癌原因。
2. 亚硝胺和某些霉菌及其毒素，是主要致癌危险因素。
3. 缺乏某些微量元素及维生素。
4. 不良饮食习惯，包括食物过硬、过热、进食过快。
5. 食管癌遗传易感因素。

二、病理

1. 解剖分段

（1）颈段：自食管入口（环状软骨水平）至胸骨切迹，距门齿约20cm。

（2）胸段：从胸骨切迹至食管裂孔上缘，长度约25cm，又被分为上、中、下三段。胸上段从胸骨切迹至奇静脉弓下缘，距门齿约25cm，胸中段从奇静脉弓下缘至下肺静脉下缘，距门齿约30cm；胸下段从下肺静脉下缘至食管裂孔上缘，距门齿约40cm。

（3）腹段：为食管裂孔上缘至胃食管交界处，距门齿约42cm。

✎ **主治语录**：胸中段食管癌较多见，下段次之，上段较少。

2. 分型（表27-1-1）

表27-1-1 食管癌的病理分型

髓质型	①管壁明显增厚并向腔内外扩展，多数累及食管周径的全部或绝大部分
	②切面呈灰白色，为均匀致密的实体肿块
蕈伞型	①瘤体向腔内呈蘑菇样突起
	②隆起的边缘与其周围的黏膜境界清楚
	③瘤体表面多有浅表溃疡，其底部凹凸不平
溃疡型	溃疡的大小和外形不一，深入肌层，阻塞程度较轻
缩窄型	①瘤体形成明显的环行狭窄，累及食管全部周径
	②较早出现阻塞症状

三、扩散及转移

1. **直接扩散** 黏膜下层→上、下及全层浸润→外膜→邻近器官。

2. **淋巴途径** 是主要的转移途径。

（1）首先进入黏膜下淋巴管，通过肌层到达与肿瘤部位相应的区域淋巴结。

（2）颈段癌可转移至喉后、颈深和锁骨上淋巴结。

（3）胸段癌转移至食管旁淋巴结后，可向上转移至胸顶纵隔淋巴结，向下累及贲门周围的膈下及胃周淋巴结，或沿着气管、支气管至气管分叉及肺门。

3. 血行转移　发生较晚。

四、临床表现

1. 早期　症状不明显，吞咽粗硬食物时可能偶有不适。食物通过缓慢，并有停滞感或异物感。哽噎停滞感常通过吞咽水后缓解消失。症状时轻时重，进展缓慢。

2. 中晚期食管癌

（1）典型症状为进行性吞咽困难。

（2）患者逐渐消瘦、脱水、无力。持续胸痛或背痛表示癌已侵犯食管外组织。

（3）食管癌还可外侵周围器官和组织出现不同临床症状。如侵犯喉返神经可出现声音嘶哑；压迫颈交感神经节可产生霍纳综合征；侵入气管、支气管，可形成食管-气管瘘，出现吞咽水或食物时剧烈呛咳，并发生呼吸系统感染。

（4）最终出现恶病质状态。可出现脏器转移的相应症状。

（5）注意锁骨上有无肿大淋巴结、肝有无肿块和有无腹水、胸腔积液等远处转移体征。

五、诊断

1. 食管气钡双重造影

（1）早期

1）食管黏膜皱襞紊乱、粗糙或有中断现象。

2）小的充盈缺损。

3）局限性管壁僵硬，蠕动中断。

4）小龛影。

（2）中、晚期：有明显的不规则狭窄和充盈缺损，管壁僵硬。有时狭窄上方食管有不同程度的扩张。

2. 纤维胃镜检查　可见食管腔内肿物，多呈菜花样改变，病变活检可以确诊。

3. 食管超声内镜检查　可以通过确定食管癌的浸润深度以及有无纵隔淋巴结转移进行术前 T 分期及 N 分期。

4. 胸、腹部 CT 扫描、头颅磁共振成像及骨扫描　可以帮助确定食管癌外侵及远处转移，多用于 N 分期和 M 分期。

六、预防

1. 病因学预防　改变不良生活习惯。

2. 发病学预防　积极治疗食管上皮增生、处理癌前病变，如食管炎、息肉、憩室等。

3. 大力开展防癌宣传教育，普及抗癌知识，在高发区人群中作普查、筛检。

七、治疗

1. 早期食管癌及癌前病变可以采用内镜下治疗，包括射频消融、冷冻治疗、内镜黏膜切除术（EMR）或内镜黏膜下剥离术（ESD）治疗，但应严格掌握手术适应证。

2. 手术治疗　是可切除食管癌的首选方法。

（1）手术适应证

1）Ⅰ、Ⅱ期和部分Ⅲ期食管癌（$T_3N_1M_0$ 和部分 $T_4N_1M_0$）。

2）放疗后复发，无远处转移，一般情况能耐受手术者。

3）全身情况良好，有较好的心肺功能储备。

4）对较长的鳞癌估计切除可能性不大而患者全身情况良好者，可先采用术前放化疗，待瘤体缩小后再做手术。

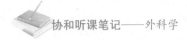

（2）手术禁忌证

1）Ⅳ期及部分Ⅲ期食管癌（侵及主动脉及气管的 T_4 病变）。

2）心肺功能差或合并其他重要器官系统严重疾病，不能耐受手术者。

（3）对晚期食管癌无法手术者，为改善生活质量，可行姑息性减状手术。

3. 放射疗法

（1）术前放疗：可增加手术切除率，提高远期生存率。一般放疗结束 2~3 周后再作手术。

（2）术后放疗：对术中切除不完全的残留癌组织在术后 3~6 周开始术后放疗。

（3）根治性放疗：多用于颈段或胸上段食管癌，也可用于有手术禁忌证且患者尚可耐受放疗者。

4. 化学治疗　食管癌化疗分为姑息性化疗、新辅助化疗（术前）、辅助化疗（术后）。

5. 放化疗联合　局部晚期食管癌但无全身远处转移可以进行新辅助同步或序贯放化疗，然后重新评估疗效以决定是否外科手术治疗或继续根治性放化疗。

第二节　食管良性肿瘤

一、组织学分类

1. 腔内型　息肉及乳头状瘤。

2. 黏膜下型　血管瘤及颗粒细胞成肌细胞瘤。

3. 壁间型　食管平滑肌瘤或食管间质瘤。

二、临床表现

1. 食管良性肿瘤患者的症状和体征主要取决于肿瘤的部位

和大小。

2. 较大的肿瘤可以不同程度地堵塞食管腔，出现吞咽困难、呕吐和消瘦等症状。

3. 很多患者伴有吸入性肺炎、胸骨后压迫感或疼痛感。血管瘤患者可发生出血。

三、诊断

1. 通过影像学检查（钡餐造影和胸部 CT 扫描）和内镜检查可以作出诊断。

2. 食管钡餐检查可出现"半月状"压迹。

3. 食管镜检查可见肿瘤表面黏膜光滑、正常。

四、治疗

一般食管良性肿瘤均可通过外科手术治疗。对腔内型小而长蒂的肿瘤可经内镜摘除。对壁内型和黏膜下型肿瘤，一般可行胸腔镜或开胸手术切除。

第三节　腐蚀性食管灼伤

一、病理

1. 程度分类

Ⅰ度：食管黏膜表浅充血水肿，经过脱屑期后 7~8 天而痊愈，不遗留瘢痕。

Ⅱ度：灼伤累及食管肌层。在急性期组织充血、水肿、渗出，组织坏死脱落后形成溃疡。3~6 周内发生肉芽组织增生。以后纤维组织形成瘢痕而导致狭窄。

Ⅲ度：食管全层及其周围组织凝固坏死，可导致食管穿孔和纵隔炎。

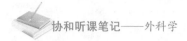

2. 病理过程（表 27-3-1）

表 27-3-1　腐蚀性食管灼伤的病理过程

第一阶段	在伤后最初几天内发生炎症、水肿或坏死。常出现早期食管梗阻症状
第二阶段	在伤后 1~2 周，坏死组织开始脱落，出现软的、红润的肉芽组织梗阻症状常可减轻。这时食管壁最为薄弱，持续 3~4 周
第三阶段	瘢痕及狭窄形成，并逐渐加重。病理演变过程可持续数周至数月，但超过 1 年后再发生狭窄者少见

主治语录：瘢痕狭窄的好发部位常在食管的生理狭窄处。

二、临床表现

1. 误服腐蚀剂后，立即引起唇、口腔、咽、胸骨后以及上腹部剧烈疼痛，随即有反射性呕吐，呕出物常带血性。

2. 若灼伤涉及会厌、喉及呼吸道，可出现咳嗽、声音嘶哑、呼吸困难。严重者可出现昏迷、虚脱、发热等中毒症状。

3. 瘢痕狭窄形成后可导致食管部分或完全梗阻。因不能进食，后期常出现营养不良、脱水、消瘦、贫血等。如为小儿，其生长发育也会受到影响。

三、诊断

1. 依据有吞服腐蚀剂病史以及上述有关临床表现，体格检查发现口咽部有灼伤表现，即可确立诊断。

2. 必要时通过食管造影确诊。

四、治疗

1. 急诊处理程序

（1）采集病史，明确所服腐蚀剂的种类、时间、浓度和量。

（2）迅速判断患者一般情况，特别是呼吸系统和循环系统状况。保持呼吸道通畅，必要时气管切开。尽快建立静脉通道。

（3）尽早吞服植物油或蛋白水。无条件时可吞服生理盐水或清水稀释。慎用酸碱中和的方法。

（4）积极处理并发症。

（5）防止食管狭窄，早期使用糖皮质激素和抗生素。

2. 扩张疗法　宜在伤后 2~3 周后食管急性炎症、水肿开始消退后进行。

3. 手术疗法　对严重长段狭窄及扩张疗法失败者，可采用手术治疗。

第四节　食管运动功能障碍

一、贲门失弛缓症

1. 病因和病理

（1）一般认为本病系食管肌层内神经节的变性、减少或缺如，食管失去正常的推动力。

（2）食管下括约肌不能松弛，致食物滞留于食管内。

（3）久之食管扩张、肥厚、伸长、屈曲、失去肌张力。

（4）食物淤滞，慢性刺激食管黏膜，致充血、发炎甚至发生溃疡。

2. 临床表现　主要症状为间断性咽下困难、胸骨后沉重感或阻塞感。

3. 诊断

（1）食管吞钡造影特征为食管体部蠕动消失，食管下端及贲门部呈鸟嘴状，边缘整齐光滑，上端食管明显扩张，可有液面。

（2）食管腔内压力测定可以确诊。

（3）食管纤维镜检查可帮助排除癌肿。

4. 治疗

（1）非手术疗法：改变饮食习惯，如少吃多餐，细嚼慢咽，避免吃过热或过冷食物。部分轻症早期患者可先试行食管扩张术。

（2）手术疗法：食管下段贲门肌层切开术（Hellr 手术）方法简单，是治疗贲门失弛缓症的有效方法，效果良好。也有在此手术基础上加做抗反流手术。

二、胃食管反流病

1. 临床表现

（1）消化系统症状较典型，有反酸、反食、胃灼热、嗳气、胸痛和吞咽困难等。但食管外症状包括咽炎、鼻炎、中耳炎、声音嘶哑、鼾症、牙腐蚀、口腔异味，尤其是咳嗽、哮喘、胸闷气短、憋气、喉痉挛以至窒息等。

（2）并发症：食管炎、食管狭窄、出血、Barrett 食管、食管腺癌以及某些气道炎性病变和肿瘤。

（3）分期：胃食管期（A 期）、咽喉期（B 期）、口鼻腔期（C 期）和喉气管期（D 期）。

2. 诊断　胃镜显示贲门松弛、食管裂孔疝（上消化道造影或 CT）或有明确的胃食管反流病并发症（反流性食管炎、消化性狭窄、Barrett 食管等）和/或反流监测阳性，和/或质子泵抑制剂诊断性治疗有效，则可诊断胃食管反流病。

3. 手术治疗适应证

（1）内科治疗失败。

（2）药物治疗有效但需要长期维持治疗。

（3）有胃食管反流病并发症。

（4）存在明显反流相关症状和疝相关症状的食管裂孔疝。

（5）有慢性或复发性食管外症状和并发症。

主治语录：约50%的胃食管反流病应考虑以慢性病管理，70%以上的患者抑酸等内科治疗可取得满意的疗效，30%～35%的胃食管反流病可视为外科疾病。

第五节　食管憩室

一、咽食管憩室

1. 病因和病理　因咽下缩肌与环咽肌之间有一薄弱的三角区，加上肌活动的不协调，即在咽下缩肌收缩将食物下推时，环咽肌不松弛或过早收缩，致食管黏膜自薄弱区膨出，属膨出型假性憩室。

2. 临床表现

（1）早期无症状。当憩室增大，可在吞咽时有咕噜声。

（2）若憩室内有食物潴留，可引起颈部压迫感。

（3）淤积的食物分解腐败后可发生恶臭味，并致黏膜炎症水肿，引起咽下困难。

（4）体格检查有时颈部可扪到质软肿块，压迫时有咕噜声。

（5）巨大憩室可压迫喉返神经而出现声音嘶哑。如反流食物吸入肺内，可并发肺部感染。

3. 诊断　食管钡餐造影或胸部 CT 扫描可确诊。

4. 治疗　有症状的患者可行手术切除憩室。若一般情况不宜手术者，可每次进食时推压憩室，减少食物淤积，并于进食后喝温开水冲净憩室内食物残渣。

二、食管中段憩室

1. 诊断　主要依靠食管钡餐造影确诊。有时作胃镜检查排除癌变。

2. 治疗　临床上无症状者无需手术。如果并发出血、穿孔或有明显症状者，可考虑手术治疗。游离被外牵的食管壁，予以复位或切除憩室。

三、膈上憩室

1. 临床表现　主要症状为胸骨后或上腹部疼痛。有时出现咽下困难或食物反流。

2. 诊断　主要依靠食管吞钡X线检查。

3. 治疗　有明显症状或食物淤积者，可考虑切除憩室，同时处理食管、膈肌的其他疾病。

 历年真题

1. 典型的中晚期食管癌症状特点是

   A. 持续性胸骨后异物感

   B. 渐进加重的吞咽困难

   C. 间断吞咽困难伴呕吐

   D. 胸痛

   E. 反酸、胃灼热（烧心）伴吞咽困难

2. 男，70岁。吞咽困难半个月。查体无明显阳性体征。上消化道钡餐造影示食管中段黏膜紊乱，管壁僵硬，管腔狭窄。最可能的初步诊断是

   A. 食管炎

   B. 食管憩室

   C. 贲门失弛缓症

   D. 食管癌

   E. 食管平滑肌瘤

参考答案：1. B　2. D

第二十八章 原发性纵隔肿瘤

核心问题

纵隔不同部位常见肿瘤的临床特征。

内容精要

纵隔区肿瘤种类繁多。既有原发，也有继发。原发性肿瘤中以良性多见，但也有相当一部分为恶性。

一、常见的纵隔肿瘤

1. 神经源性肿瘤 多起源于交感神经，少数起源于外围神经。这类肿瘤多位于后纵隔脊柱旁肋脊区内。以单侧多见。肿瘤较小时无明显症状，较大可压迫神经干或恶变侵蚀时可发生疼痛。纵隔神经源性肿瘤可分成两大类：

（1）自主神经系统肿瘤：大多起源于交感神经。恶性的有神经母细胞瘤及节细胞神经母细胞瘤，良性的有神经节细胞瘤。尚有少数发生于迷走神经的神经纤维瘤。

（2）起源于外围神经的肿瘤：良性的有神经鞘瘤和神经纤维瘤。恶性者有恶性神经鞘瘤及神经纤维肉瘤。

2. 畸胎瘤与皮样囊肿 多位于前纵隔，接近心底部的心脏大血管前方。畸胎瘤多为实质性，内含大小不同、数目不等的囊肿。囊壁常有钙化片，内除有结缔组织外还含有表皮、真皮及皮脂腺等。囊内多为褐黄色液体，混有皮脂及胆固醇结节，并有毛发。实体部分有骨、软骨、肌肉、支气管、肠壁及淋巴样组织等。

3. 胸腺瘤　多位于前上纵隔。分皮质型、髓质型和混合型三类。临床上常视为有潜在恶性，易浸润附近组织器官。其中约15%的患者合并重症肌无力。反之，重症肌无力患者中约有半数以上有胸腺瘤或胸腺增生异常。

4. 纵隔囊肿　常见支气管囊肿、食管囊肿（或称前肠囊肿或肠源性囊肿）和心包囊肿，均因胚胎发育过程中部分胚细胞异位而引起。三种囊肿均属良性。

5. 胸内异位组织肿瘤和淋巴源性肿瘤　前者有胸骨后甲状腺肿、甲状旁腺瘤等；后者多为恶性，如淋巴瘤等。肿块常呈双侧性且不规则。淋巴源性肿瘤不宜手术，多采用放射治疗或化学药物治疗。

6. 其他肿瘤　一般有血管源性、脂肪组织性、结缔组织性、来自肌组织等间叶组织肿瘤。较少见。

✎ **主治语录：** 常见肿瘤位置：上纵隔，胸腺瘤；前纵隔，畸胎瘤；后纵隔，神经源性肿瘤。

二、临床表现

常见症状有胸痛、胸闷、刺激或压迫呼吸系统、神经系统、大血管、食管的症状。此外，还可出现一些与肿瘤性质相关的特异性症状。

1. 压迫神经系统　如压迫交感神经干时，出现霍纳综合征；压迫喉返神经会出现声音嘶哑；压迫臂丛神经会出现上臂麻木、肩胛区疼痛及向上肢放射性疼痛。哑铃状的神经源性肿瘤有时可压迫脊髓引起截瘫。

2. 刺激或压迫呼吸系统 可引起剧烈咳嗽、呼吸困难甚至发绀。破入呼吸系统可出现发热、脓痰甚至咯血。

3. 压迫大血管 压迫无名静脉可致单侧上肢及颈静脉压增高。压迫上腔静脉可出现包括有面部、上肢的肿胀及发绀，颈浅静脉怒张，前胸静脉迂曲等征象的上腔静脉综合征。

4. 压迫食管 可引起吞咽困难。

5. 特异性症状 对确诊意义较大，如随吞咽运动而上下者为胸骨后甲状腺肿；咳出头发样细毛或豆腐渣样皮脂为破入肺内的畸胎瘤；伴重症肌无力为胸腺瘤等。

主治语录：一般纵隔肿瘤的症状与肿瘤大小、部位、生长方向和速度、质地、性质等有关。

三、诊断

1. 胸部影像学检查 是诊断纵隔肿瘤的重要手段。

2. 超声扫描有助于鉴别实质性、血管性或囊性肿瘤。

3. 颈部肿大淋巴结活检有助于鉴别淋巴源性肿瘤或其他恶性肿瘤。

4. 气管镜、食管镜、纵隔镜等检查有助于鉴别诊断，必要时可采用。

四、治疗

除恶性淋巴源性肿瘤适用放射治疗外，绝大多数原发性纵隔肿瘤只要无其他禁忌证，均应外科治疗。良性肿瘤或囊肿以采取手术为宜。恶性纵隔肿瘤若已侵入邻近器官无法切除或已有远处转移，给予放射或化学药物治疗。

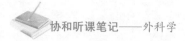

 历年真题

1. 常见前纵隔肿瘤是
   A. 胸腺瘤
   B. 神经源性肿瘤
   C. 肉瘤
   D. 平滑肌瘤
   E. 支气管囊肿
2. 后纵隔肿瘤最常见的是

   A. 畸胎瘤
   B. 神经源性肿瘤
   C. 胸腺瘤
   D. 淋巴源肿瘤
   E. 胸内甲状腺

参考答案: 1. A 2. B

第二十九章　心脏疾病

核心问题

常见先天性心脏病的外科治疗原则。

内容精要

心脏疾病包括先天性心脏疾病与后天性心脏疾病，重点介绍其外科治疗手段。

第一节　心内直视手术基础措施

一、体外循环

体外循环（CPB）是利用特殊装置将回心静脉血引出体外，进行气体交换、调节温度和过滤后，输回体内动脉的生命支持技术。目的是暂时取代心肺功能，维持全身组织器官的血液供应和气体交换，为施行心内直视手术提供无血或少血的手术野。

1. 体外循环的基本装置　主要由人工心肺机和配件组成，包括血泵（人工心）、氧合器（人工肺）、变温器、变温水箱、回收血贮血器、滤器、管道和动静脉插管等。

2. 体外循环的实施

（1）建立体外循环：由中心静脉注射肝素 300~350U/kg，维持全血活化凝血时间（ACT）≥480~600 秒。顺序插入升主动脉导管、上-下腔静脉引流管（或腔静脉-右心房引流管），并与预充好的人工心肺机管道连接。

（2）体外循环与低温：根据手术需要实施低温。临床上分为：浅低温（32~35℃）；中低温（26~31℃）；深低温（20~25℃）；超深低温（15~20℃）。

主治语录：一般以浅中低温常用，深低温多用于需暂时停循环手术患者。

（3）体外循环转流：成人常温灌注流量一般为 2.2~2.8L/（m^2·min）。由于儿童基础代谢率高，如体重 10~15kg 的患儿灌注流量可为 2.6~3.2L/（m^2·min）或 100~150ml/（kg·min），低于 10kg 的患儿可高达 150~200ml/（kg·min）。心肺转流开始，心内直视术常需束紧腔静脉阻断带，钳闭升主动脉并在心脏停搏下进行。

（4）体外循环撤除：停止转流的指标包括心电图基本恢复正常，心脏充盈适度，心肌收缩有力，平均动脉压 60~80mmHg，鼻咽温度 36~37℃，血红蛋白浓度成人≥80g/L，儿童≥90g/L，婴幼儿≥100g/L，血气、电解质结果正常。

转流结束后，静脉注射适量鱼精蛋白中和肝素的抗凝作用，按顺序拔除上、下腔静脉和主动脉插管。

（5）体外循环中的监测。

二、心肌保护

体外循环心内直视手术，为保证手术视野无血、清楚，必须暂时钳闭升主动脉，阻断冠状动脉血液循环，将造成心脏缺血缺氧及再灌注损伤。为了既能获得无血手术野的条件，又能减轻心肌缺血再灌注损伤，所采用的预防措施和方法称为心肌保护。

1. 心脏停搏液的组成　分为"细胞外液型"和"细胞内液型"两类。

2. 心脏停搏液的灌注方法

（1）经升主动脉或冠状动脉开口顺行灌注。

（2）将特殊装置置入冠状静脉窦逆行灌注。

（3）顺行−逆行联合灌注。

第二节　先天性心脏病的外科治疗

一、分类

1. 左向右分流型　无发绀，如房间隔缺损、室间隔缺损、动脉导管未闭、主动脉窦动脉瘤破裂等。

2. 右向左分流型（发绀型）　如法洛四联症、完全性肺静脉异位连接、完全性大动脉转位等。

3. 无分流型（非发绀型）　如主动脉缩窄、先天性主动脉瓣狭窄、先天性二尖瓣狭窄等。

二、动脉导管未闭

1. 病理生理

（1）正常主动脉压力超过肺动脉压，由于未闭动脉导管的存在，血液从主动脉持续流向肺动脉，形成左向右分流。分流量大小取决于导管直径和主动脉、肺动脉之间的压差。

（2）左向右分流导致肺循环血流增加，左心室容量负荷加重，左心室肥大。

（3）同时，肺循环血流增加使肺动脉压力升高，引起肺小动脉反应性痉挛，早期出现动力性肺动脉高压，如果分流量大或时间长，则肺小动脉内膜增厚、中层平滑肌和纤维增生及管腔狭窄，终至不可逆性病理改变，形成阻力性肺动脉高压。

（4）此时肺血管阻力和压力明显升高，右心后负荷加重，右心室肥厚。当肺动脉压力接近或超过主动脉压时，血液呈现双向或右向左分流，患者出现发绀、杵状指/趾，即艾森门格综合征，可致右心衰竭死亡。

2. 临床表现

（1）导管直径细、分流量小者常无明显症状。

（2）直径粗、分流量大者常并发充血性心力衰竭，表现为易激惹、气促乏力、多汗以及喂养困难、发育不良等。

（3）当病情发展为严重肺动脉高压且出现右向左分流时，表现为下半身发绀和杵状指（趾）称为差异性发绀。

（4）听诊可在胸骨左缘第 2 肋间闻及粗糙的连续性机器样杂音，以收缩末期最为响亮，向颈背部传导，常扪及连续性震颤。

（5）肺动脉高压时，表现为收缩期杂音或杂音消失，肺动脉瓣第二心音亢进。

（6）左向右分流量大者，可因相对性二尖瓣狭窄而闻及心尖部舒张中期隆隆样杂音。

（7）由于舒张压降低，脉压增大，有甲床毛细血管搏动、水冲脉、股动脉枪击音等周围血管征。

3. 辅助检查

（1）心电图：正常，或有左心室肥厚的表现。肺动脉高压时则左、右心室肥大。

（2）X 线检查：心影增大，主动脉结突出，左心室扩大，肺血增多，透视下可见肺门区动脉搏动增强，称为"肺门舞蹈征"。

◢ 主治语录：如发现心影较原来缩小，肺门血管增粗，肺野外带血管变细，即"残根征"，表明肺动脉高压严重。

（3）超声：左心房、左心室增大。超声可显示未闭动脉导管及血流信号异常。

4. 治疗

（1）手术适应证：产儿、婴幼儿反复发生肺炎、呼吸窘迫、心力衰竭、喂养困难或发育不良者，应及时手术。无明显症状者若伴有肺充血、心影增大，宜择期手术。

（2）手术禁忌证：艾森门格综合征。

（3）手术方法

1）结扎/钳闭、切断缝合术。

2）导管封堵术。

3）体外循环下结扎导管或内口缝闭术。

三、肺动脉口狭窄

1. 病理生理

（1）肺动脉口狭窄导致右心室向肺动脉排血受阻，右心室必须增强收缩，提高右心室腔内压才能完成泵血。

（2）长期压力超负荷引起右心室肥厚，右心室腔变小，加重右心室流出道狭窄，同时部分患者因右心室压力高、乳头肌移位引起三尖瓣反流。

（3）晚期右心室心肌收缩力下降、三尖瓣关闭不全可致心力衰竭。静脉回心血流受阻和血液淤滞，可出现周围性发绀。

（4）严重肺动脉口狭窄若合并心房或心室间隔水平的缺损，可因右向左分流出现中央性发绀。

主治语录：右心室与肺动脉的压差反映肺动脉口狭窄程度，正常压差 $\leq 5mmHg$，压差 $< 40mmHg$ 为轻度狭窄，$40 \sim 100mmHg$ 为中度狭窄，$> 100mmHg$ 为重度狭窄。

2. 临床表现

（1）轻度狭窄者可长期无症状。

（2）中重度狭窄者表现为活动后胸闷、气短、心悸甚至晕厥，活动耐量差，易疲劳。

（3）晚期出现肝大、下肢水肿、腹水等右心衰竭表现。

（4）听诊可在胸骨左缘第2肋间闻及响亮的喷射性收缩期杂音，伴收缩期震颤，肺动脉第二心音减弱或消失。漏斗部狭窄者杂音位置一般在胸骨左缘第3~4肋间。

3. 辅助检查

（1）心电图：电轴右偏，右心室肥大劳损，T波倒置和P波高尖。

（2）胸部X线检查：肺血减少，右心房、右心室增大，心尖圆钝。瓣膜狭窄者因狭窄后扩张，肺动脉段突出。

（3）超声：对肺动脉口狭窄诊断准确性高，能明确狭窄部位和程度，并初步估算跨瓣压差。

4. 手术治疗适应证　　轻度狭窄者不需手术。中度以上狭窄，有明显临床症状、心电图显示右心室肥厚、右心室与肺动脉压差>50mmHg时，应择期手术。重度狭窄者出现晕厥或继发性右心室流出道狭窄，应尽早手术。

四、房间隔缺损

1. 病理生理

（1）正常左心房压力略高于右心房。

（2）经房间隔缺损血液左向右分流，分流量多少取决于缺损大小、两侧心房压差、两侧心室充盈压和肺血管阻力。原发孔型房间隔缺损的分流量还与二尖瓣反流程度有关。

（3）分流所致容量负荷增加造成右心房、右心室增大和肺动脉扩张。早期肺小动脉痉挛，随时间延长，逐渐出现肺小动脉管壁细胞增生、管壁增厚，形成阻力性肺动脉高压。

（4）当右心房压力高于左心房时，血液右向左分流，引起发绀，即艾森门格综合征。

2. 临床表现

（1）症状：继发孔型儿童期多无明显症状，青年期逐渐出现易疲劳、活动后气短等症状。原发孔型症状出现早，病情进展快。

（2）体征：<u>胸骨左缘第2~3肋间闻及Ⅱ~Ⅲ级吹风样收缩期杂音，肺动脉瓣第二心音亢进伴固定分裂。</u>病程晚期出现心房纤颤和肝大、腹水、下肢水肿等表现。

3. 辅助检查

（1）心电图：继发孔型电轴右偏，不完全性或完全性右束支传导阻滞，右心室肥大；原发孔型电轴左偏，PR间期延长，左心室肥大。房间隔缺损晚期常出现心房颤动、心房扑动。

（2）X线检查：右心房、右心室增大，肺动脉段突出，<u>主动脉结小，呈典型"梨形心"</u>；肺血增多，透视下可见<u>"肺门舞蹈征"</u>。原发孔型显示左心室扩大。

（3）超声：准确显示缺损位置、大小和房间隔水平分流信号，以及缺损与上腔静脉、下腔静脉及二尖瓣、三尖瓣的位置关系。原发孔型可有右心、左心扩大和二尖瓣裂缺、反流。

（4）右心导管：主要用于测定肺动脉压力并计算肺血管阻力。

🖊 主治语录：当右心房血氧含量超过上腔静脉、下腔静脉血氧含量1.9vol%，或者右心导管进入左心房，提示存在房间隔缺损。

4. 治疗

（1）手术适应证：无症状但存在右心房、右心室扩大的患者应手术治疗。合并肺动脉高压时应尽早手术，50岁以上成人、

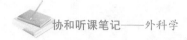

合并心房颤动或内科治疗能控制的心力衰竭患者也应考虑手术。

（2）艾森门格综合征是手术禁忌证。

（3）手术方法：建立体外循环，切开右心房，根据缺损大小选择直接缝合或使用补片材料修补；介入封堵和经胸封堵在X线或食管超声引导下植入封堵器封闭房间隔缺损。

五、室间隔缺损

1. 病理生理

（1）小缺损分流量少，对心功能影响小，但感染性心内膜炎发病率明显增加。

（2）大缺损分流量多，肺循环血流增加，左心室容量负荷加重，左心房、左心室扩大。

（3）因肺循环血流增加早期引起肺小动脉痉挛和肺动脉压力升高，右心室后负荷增加，右心室肥厚，随病程进展终至阻力性肺动脉高压，出现右向左分流，即艾森门格综合征。

2. 临床表现

（1）症状：缺损小、分流量少者，一般无明显症状。分流量大者出生后即反复呼吸道感染、充血性心力衰竭、喂养困难和发育迟缓。能度过婴幼儿期的较大缺损者，表现为活动耐量差、劳累后心悸、气促，逐渐出现发绀和右心衰竭。室间隔缺损患者易并发感染性心内膜炎。

（2）体征：听诊可在胸骨左缘第2~4肋间闻及Ⅲ级以上粗糙、响亮的全收缩期杂音，常伴收缩期震颤。

3. 辅助检查

（1）心电图：缺损小者心电图多正常；缺损大者常有左心室高电压。肺动脉高压时表现为双心室肥大、右心室肥大伴劳损。

（2）X线检查：缺损小者肺充血及心影改变轻。缺损较大

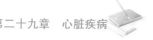

者左心室增大，肺动脉段突出，肺血增多。阻力性肺动脉高压时，左、右心室扩张程度反而减轻，伴肺血管影"残根征"。

（3）超声：不仅显示缺损大小、位置和分流方向、合并畸形，同时初步了解肺动脉压力。

4. 治疗　心内直视手术仍然是治疗室间隔缺损的主要方法。介入封堵和经胸封堵是在 X 线或食管超声引导下治疗室间隔缺损，仅适用于室间隔缺损大小、位置适宜患者。

六、主动脉缩窄

1. 病理

（1）主动脉缩窄近端血压升高，引起左心室后负荷加重，左心室肥大和劳损，甚至心力衰竭或诱发脑卒中。

（2）缩窄远端血压降低，血流量减少，严重者出现肾脏缺血和下半身供血不足，造成低氧、尿少和酸中毒。

（3）导管前型侧支循环建立不充分，肺动脉部分血流经动脉导管流入降主动脉，引起下半身发绀。

（4）导管后型广泛侧支循环形成，粗大肋间动脉可形成动脉瘤。

2. 临床表现

（1）症状：缩窄较轻，不合并其他心血管畸形，多无明显症状。缩窄较重者出现头痛、头晕、耳鸣、视物模糊、气促、心悸、面部潮红等高血压症状，并有下肢易麻木、发冷或间歇性跛行等缺血症状。严重主动脉缩窄合并心脏畸形者，症状出现早，婴幼儿期即有充血性心力衰竭、喂养困难和发育迟缓。

（2）体征：上肢血压高，桡动脉、颈动脉搏动增强。下肢血压低，股动脉、足背动脉搏动弱甚至不能扪及。胸骨左缘第 2~3 肋间和背部肩胛区可闻及喷射性、收缩期杂音，合并心脏畸形者在心前区闻及相应杂音。

3. 辅助检查

（1）心电图：正常或左心室肥大劳损。

（2）X线检查：左心室增大，主动脉峡部凹陷，其上、下方左侧纵隔影增宽，呈"3"字形影像。

（3）超声：锁骨上窝探查有助诊断，显示主动脉缩窄部位、缩窄近、远侧压差和加速的血流信号。胸前区探查能发现合并心脏畸形。

4. 治疗

（1）手术适应证：当上、下肢动脉收缩压差>50mmHg 缩窄处管径小于主动脉正常段内径 50%，单纯主动脉缩窄者，若上肢动脉收缩压>150mmHg，即具备手术指征。

（2）主要手术方式

1）缩窄段切除及端端吻合术。

2）左锁骨下动脉蒂片成形术。

3）补片成形术。

4）缩窄段切除及人工血管移植术。

5）人工血管旁路移植术。

6）球囊扩张术及血管支架植入术。

七、主动脉窦动脉瘤破裂

1. 病理生理

（1）主动脉窦动脉瘤可突入右心室流出道，阻碍右心室血流。

（2）一旦瘤体破裂，主动脉血液流入右心室或右心房，形成持续性左向右分流，增加右心室、左心室容量负荷和肺血流，引起心力衰竭、肺动脉高压。

（3）其严重程度与动脉瘤破口大小和破入心腔压力有关。

（4）由于右心房压力更低，破入右心房者病情程度重，进展快；因主动脉舒张压降低还可引起冠状动脉供血不足。

2. 临床表现

（1）主动脉窦动脉瘤破裂时多无明显症状。少数情况下较大瘤体突入右心室流出道引起梗阻表现。瘤体破裂常有明确病史和诱因。

（2）约40%患者突发胸痛、气促等症状，可因急性右心衰竭死亡。多数患者发病隐匿，呈渐进性劳力性心慌、气短。

（3）体征：破入右心室者，胸骨左缘第3～4肋间可闻及Ⅲ～Ⅳ级收缩中期增强的连续性机器样杂音，向心尖传导并伴收缩期震颤。破入右心房者震颤和杂音位置偏向胸骨中线或右缘。多有脉压增宽、水冲脉和毛细血管搏动等周围血管征，并有颈静脉充盈、肝大、双下肢水肿等右心衰竭表现。

3. 辅助检查

（1）心电图：电轴左偏，左心室或双心室肥大。

（2）X线检查：肺血增多，心影增大，肺动脉段突出。

（3）超声：病变主动脉窦明显隆起，舒张期脱入右心室流出道或右心房间隔下缘。可发现窦瘤破裂口及存在分流。

4. 手术方法　体外循环下实施心内直视手术。

主治语录：主动脉窦动脉瘤破裂一经确诊，应尽早手术，尤其是主动脉窦瘤破裂合并急性心力衰竭不能控制时应急诊或限期手术。

八、法洛四联症

1. 病理生理　肺动脉口狭窄和室间隔缺损是引起法洛四联症病理生理改变的基础。

2. 临床表现

（1）大多数患者出生即有呼吸困难，生后3～6个月出现发绀。伴喂养困难、发育迟缓。

（2）蹲踞是特征性姿态，多见于儿童期。

（3）生长发育迟缓，口唇、眼结膜和肢端发绀，杵状指/趾。胸骨左缘第 2~4 肋间可闻及 Ⅱ~Ⅲ 级喷射性收缩期杂音，肺动脉瓣区第二心音减弱或消失。

3. 辅助检查

（1）心电图：电轴右偏，右心室肥大。

（2）X 线检查："靴状心"。

（3）超声：右心室流出道、肺动脉瓣或肺动脉主干狭窄；右心室增大，右心室壁肥厚；室间隔连续性中断；升主动脉内径增宽，骑跨于室间隔上方；室间隔水平右向左分流信号。

（4）实验室检查：血红细胞计数、血细胞比容与血红蛋白含量升高，且与发绀程度成正比。动脉血氧饱和度降低。

4. 治疗

（1）手术适应证：根治手术的两个必备条件。①左心室发育正常，左心室舒张末期容量指数 $\geq 30\mathrm{ml/m^2}$。②肺动脉发育良好，McGoon 比值 ≥ 1.2 或 Nakata 指数 $\geq 150\mathrm{mm^2/m^2}$。对不具备上述条件，或者冠状动脉畸形影响右心室流出道疏通的患者，应先行姑息手术。

　　主治语录：法洛四联症者无论行根治还是姑息手术，禁忌证均为顽固性心力衰竭、严重肝肾功能损害。

（2）手术方法：最常用的是体循环-肺循环分流术、右心室流出道疏通术。

第三节　后天性心脏病的外科治疗

一、冠状动脉粥样硬化性心脏病

1. 病理生理

（1）心肌细胞氧分压是调节冠状动脉血流量的主要因素。

（2）冠状动脉管腔狭窄则心肌需氧量增大时，冠状动脉供血量不能相应增多，临床呈现心肌缺血的症状。长时间心肌严重缺血可引致心肌细胞坏死。

2. 治疗

（1）内科药物治疗。

（2）介入治疗。

（3）外科治疗：主要是冠状动脉旁路移植手术。适用于心绞痛经内科治疗不能缓解，影响工作和生活，经冠状动脉造影发现冠状动脉主干或主要分支明显狭窄，其狭窄的远端血流通畅的病例。

二、二尖瓣狭窄

1. 病理　风湿性二尖瓣狭窄分型如下。

（1）隔膜型狭窄：前瓣病变较轻，活动限制较少，主要是交界增厚粘连。

（2）漏斗型狭窄：前瓣和后瓣均增厚、挛缩或有钙化，病变波及腱索和乳头肌，将瓣叶向下牵拉，瓣口狭窄呈鱼口状，常伴有关闭不全。

2. 诊断　根据病史、体征、X线、心电图和超声检查即可确诊。怀疑同时有冠心病者应行冠状动脉造影。

3. 治疗　外科治疗的目的是扩大二尖瓣瓣口面积，解除左心房排血障碍，缓解症状，改善心功能。有症状且心功能Ⅱ级以上者均应手术治疗。手术方法包括闭式二尖瓣交界分离术、直视手术。

三、二尖瓣关闭不全

1. 病理生理

（1）左心室收缩时，由于两个瓣叶不能对拢闭合，一部分血液反流入左心房，使排入体循环的血流量减少。

（2）由于左心房血量增多，压力升高，左心室前负荷增加，逐渐产生左心房代偿性扩大，二尖瓣瓣环也相应扩大，使二尖瓣关闭不全加重，左心室长时期负荷加重，终于产生左心衰竭。同时导致肺静脉淤血，肺循环压力升高，最后可引起右心衰竭。

2. 临床表现

（1）症状：乏力、心悸，劳累后气促等。临床上出现症状后，病情可在较短时间内迅速恶化。

（2）体征：主要体征是心尖搏动增强并向左向下移位。心尖区可闻及全收缩期杂音，常向左侧腋中线传导。肺动脉瓣区第二心音亢进，第一心音减弱或消失。晚期可呈现右心衰竭以及肝大、腹水等体征。

3. 治疗

（1）二尖瓣修复成形术。

（2）二尖瓣替换术。

四、主动脉瓣狭窄

1. 临床表现

（1）症状：乏力、眩晕或晕厥、心绞痛、劳累后气促、端坐呼吸、急性肺水肿等症状并可并发细菌性心内膜炎或猝死。

（2）体征：胸骨右缘第二肋间能扪到收缩期震颤。主动脉瓣区有粗糙喷射性收缩期杂音，向颈部传导，主动脉瓣区第二音延迟并减弱。

主治语录：重度狭窄病例常呈现脉搏细小、血压偏低和脉压小。

2. 治疗　尽早施行手术治疗，切除病变的瓣膜，进行人工瓣主动脉瓣膜替换术。经心尖或经皮支架瓣膜植入术在近年得到应用，但仅在不适合手术的患者才考虑选用。

五、主动脉瓣关闭不全

1. 病理生理　主要的血流动力学改变是舒张期血液自主动脉反流入左心室。

2. 临床表现

（1）症状：早期症状为心悸、心前区不适、头部强烈搏动感。重度关闭不全者常有心绞痛发作、气促，并可出现阵发性呼吸困难、端坐呼吸或急性肺水肿。

（2）体征：心界向左下方增大，心尖部可见抬举性搏动。在胸骨左缘第3、4肋间和主动脉瓣区有叹息样舒张早、中期或全舒张期杂音，向心尖区传导。重度关闭不全者呈现水冲脉、动脉枪击音、毛细血管搏动等征象。

3. 治疗　尽早施行人工瓣膜替换或者瓣膜修复术。

六、心脏黏液瘤

1. 病理

（1）黏液瘤起源于心内膜下具有多向分化潜能的间叶细胞。

（2）黏液瘤多属良性。

（3）心脏黏液瘤的主要病理生理改变是突入心腔内的瘤体妨碍正常血流。左心房黏液瘤常造成二尖瓣瓣口梗阻，影响瓣膜的开放和闭合。

2. 治疗　确诊后尽早手术治疗。

七、慢性缩窄性心包炎

1. 症状　主要是右心功能不全的表现。常见的症状为易倦、乏力、咳嗽、气促、腹部饱胀和胃纳不佳等。气促常发生于劳累后，但如有大量胸腔积液或因腹水使膈肌抬高，则静息时亦感气促。肺部明显淤血者，可出现端坐呼吸。

2. 体征　颈静脉怒张、肝大、腹水、下肢水肿，心搏动减弱或消失，心浊音界一般不增大。心音遥远。一般心律正常，脉搏细速，有奇脉。收缩压较低，脉压小，静脉压常升高达 $20\sim40cmH_2O$。胸部检查可有一侧或双侧胸膜腔积液征。

3. 治疗　缩窄性心包炎明确诊断后，应行手术治疗。手术前需改善患者的营养状况。

 历年真题

法洛四联症最早且主要的临床表现是

A. 蹲踞
B. 青紫
C. 突然晕厥
D. 杵状指（趾）
E. 活动耐力下降

参考答案：B

第三十章　胸主动脉疾病

核心问题

掌握主动脉夹层的临床表现、诊断和治疗。

内容精要

胸主动脉瘤是指由于各种原因造成胸主动脉壁正常结构的损害，在血流压力的作用下，胸主动脉局部或弥漫性扩张或膨出，达到正常胸主动脉直径的 1.5 倍以上，即成为胸主动脉瘤。主动脉夹层是一种致命性疾病，男性高于女性，中老年人居多。

第一节　胸主动脉瘤

一、病因

1. 局部性　机制不明的特发囊性中层退化或继发于主动脉夹层、主动脉瓣膜病变和局部创伤病变。

2. 全身性　遗传性疾病如马方综合征、埃勒斯-当洛综合征（Ehlers-Danlos syndrome）、家族性动脉瘤；自身免疫疾病，如贝赫切特病；病原微生物感染，如细菌（黄色葡萄球菌是最常见的致病菌）、真菌、梅毒等；其他，如动脉粥样硬化、动脉

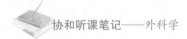

炎等。

主治语录：胸主动脉瘤按发生部位可分为升主动脉瘤、弓部动脉瘤、降主动脉瘤、胸-腹主动脉瘤。

二、病理

1. 胸主动脉瘤常见于中老年人，遗传性、感染性或创伤性病因所致的动脉瘤好发于青壮年。

2. 根据 Laplace 定律，$T = P \cdot r$（T：张力；P：压力；r：半径），主动脉瘤壁承受的张力与动脉血压和瘤体半径成正比。

3. 动脉瘤形成后不可逆转地持续增大，增加左心室容量负荷并压迫周围组织结构。

三、临床表现

1. 病程早期多无症状、体征，常在影像学检查时偶尔发现。

2. 升主动脉瘤可侵蚀胸骨及肋骨而凸出于前胸，呈搏动性肿块；可使主动脉瓣环变形，瓣叶分离而致主动脉瓣关闭不全，出现相应的杂音和症状；压迫上腔静脉时导致上腔静脉梗阻综合征，出现面部、颈部和肩部静脉怒张；压迫气管和支气管时引起咳嗽和气急。

3. 主动脉弓动脉瘤压迫气管、支气管，出现咳嗽、呼吸困难、肺不张；压迫交感神经出现霍纳综合征。

4. 降主动脉瘤压迫食管可引起吞咽困难，压迫喉返神经出现声音嘶哑。瘤腔内血栓形成，附壁血栓脱落会导致脑、内脏、四肢动脉栓塞。

胸主动脉瘤自然病程进展较快，瘤体扩大到一定程度常引起疼痛，如果疼痛突然加剧则预示破裂可能。预后多不良，死亡原因主要为动脉瘤破裂，主动脉-食管/气管瘘等。

四、诊断与鉴别诊断

1. X 线检查　发现纵隔影增宽，主动脉明显钙化影。升主动脉瘤体位于纵隔右前方，弓部与降主动脉瘤体位于左后方。

2. CTA　能够准确、直观地提供瘤体立体影像，对选择制定手术方案具有指导意义。

3. 超声　能够观察主动脉瘤及血管腔内病变，并了解心脏内结构，适宜于血流动力学不稳定者的快速检查及围术期监测。

4. 胸主动脉瘤需与主动脉夹层（尤其是慢性夹层假腔扩大成瘤）、纵隔肿瘤、中央型肺癌等疾病相鉴别。

主治语录：胸主动脉瘤主要依赖影像学检查确诊。

五、治疗

胸主动脉瘤明确诊断后应积极地施行治疗，包括外科开胸手术、血管腔内修复术和复合手术三大类。

1. 手术指征

（1）胸主动脉瘤出现压迫症状，破裂和/或破裂包裹症状。

（2）瘤体直径>5cm。

（3）瘤体直径增长>1cm/年。

（4）假性动脉瘤与夹层动脉瘤应尽早治疗。

2. 手术禁忌证

（1）重要器官（心、脑、肝、肾）功能损害。

（2）全身情况不能耐受治疗。

第二节　主动脉夹层

一、病因与病理

1. 主动脉夹层常与以下情况有关：高血压、遗传性结缔组织病（如马方综合征、特纳综合征、埃勒斯-当洛综合征）、主动脉炎性疾病、动脉粥样硬化及其溃疡、动脉瘤、主动脉缩窄、先天性主动脉瓣膜病、多囊肾、高龄、妊娠、钝性或医源性创伤等。

2. 主动脉中层的结构异常为发病基础，内膜撕裂形成"内膜片"，代表真腔与假腔间内、中层隔膜，是急性主动脉夹层最典型的病理特点。

3. 按时间分类　从出现症状到诊断在 2 周以内的夹层称为急性夹层，2 周至 2 个月的为亚急性期夹层和 2 个月以后的为慢性期夹层。

4. 主动脉夹层的解剖分类　依据内膜撕裂的位置和夹层沿主动脉延展的范围。最初由 DeBakey 等提出的分类：

Ⅰ 型：夹层起于升主动脉，并累及主动脉弓，延伸至胸降主动脉或腹主动脉（或两者均被累及）。

Ⅱ 型：夹层起于并局限于升主动脉。

Ⅲa 型：夹层起于并局限于胸降主动脉。

Ⅲb 型：夹层累及胸降主动脉和不同程度的腹主动脉。

Stanford 分型简化了解剖分类标准，只依据第一破口的起始部位来分类：Stanford A 型夹层起于升主动脉，因此包括 DeBakey Ⅰ 型和 Ⅱ 型夹层；Stanford B 型夹层起于左锁骨下以远的降主动脉，包括 DeBakey Ⅲa 型和 Ⅲb 型。

二、临床表现与诊断

1. 急性主动脉夹层发病突然，多表现为前胸、后背或腹部突发性剧烈的撕裂样或刀割样锐痛，患者常伴高血压、心动过速、烦躁不安、大汗淋漓。

2. 随病程进展，主动脉夹层患者可能出现与主动脉破裂、主动脉瓣关闭不全和/或重要脏器组织供血障碍相关的症状和体征。

3. 一旦疑诊主动脉夹层，需尽快通过影像学检查，了解夹层类型、受累范围、破口位置、假腔内血栓、分支血管和主动脉瓣受累情况以及是否有心包积液等，在此基础上决定治疗措施。全主动脉 CTA 是主动脉夹层的诊断首选和治疗后随访评价的主要技术。

主治语录：急性主动脉夹层需与心绞痛、肺栓塞、心肌梗死相鉴别。

三、治疗

主动脉夹层急性期应迅速给予镇静、止痛、持续心电监护和支持治疗。使用药物控制血压、心率，以减少对主动脉壁的压力，防止夹层继续扩展和主动脉破裂。

Stanford A 型主动脉夹层，一旦确诊，原则上应按急诊手术治疗，开胸，在体外循环支持下行病损段血管的置换。

急性 Stanford B 型主动脉夹层，应在药物控制血压、心率稳定后，限期行血管腔内修复术。如果内科治疗下高血压难以控制，疼痛无法缓解，出现主动脉破裂征象或急性下肢、肾脏缺血等情况，应急诊行血管腔内修复术。累及弓部的 Stanford B 型主动脉夹层在有经验的心血管/血管外科，可考虑分支支架、开窗技术、平行支架等辅助技术下行血管腔内修复术。

 历年真题

目前急性 stanford 型夹层最常用的治疗方法是

A. 药物治疗

B. 胸腔镜手术

C. 腔内修复术

D. 杂交手术

E. 主动脉人工血管置换术

参考答案：C

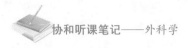

第三十一章 腹 外 疝

核心问题

1. 腹股沟斜疝与直疝的临床表现、诊断与治疗，尤其是嵌顿性疝与绞窄性疝的处理原则。

2. 股疝的临床表现与治疗原则。

内容精要

体内脏器或组织离开其正常解剖部位，通过先天或后天形成的薄弱点、缺损或孔隙进入另一部位，称为疝。疝多发生于腹部，以腹外疝为多见。

第一节 概 述

一、病因

1. 腹壁强度降低

（1）某些组织穿过腹壁的部位，如精索或子宫圆韧带穿过腹股沟管、股动静脉穿过股管、脐血管穿过脐环等处。

（2）腹白线因发育不全也可成为腹壁的薄弱点。

（3）手术切口愈合不良、腹壁外伤及感染，腹壁神经损伤、老年、久病、肥胖所致肌萎缩等也常是腹壁强度降低的原因。

2. 腹内压力增高　慢性咳嗽、慢性便秘、排尿困难（如包茎、良性前列腺增生、膀胱结石）、搬运重物、举重、腹水、妊娠、婴儿经常啼哭等是引起腹内压力增高的常见原因。

二、病理解剖

1. 典型的腹外疝由疝环、疝囊、疝内容物和疝外被盖等组成。疝囊颈是疝囊比较狭窄的部分，亦即腹壁薄弱区或缺损所在。

2. 各种疝通常以疝门部位作为命名依据。

3. 疝内容物是进入疝囊的腹内脏器或组织，以小肠为最多见，大网膜次之。此外如盲肠、阑尾、乙状结肠、横结肠、膀胱等均可作为疝内容物进入疝囊。

三、临床类型

1. 易复性疝　疝内容物很容易回纳入腹腔的疝。

2. 难复性疝　疝内容物不能回纳或不能完全回纳入腹腔内，但并不引起严重症状者，称难复性疝。疝内容物反复突出，致疝囊颈受摩擦而损伤，并产生粘连是导致疝内容物不能回纳的常见原因。这种疝的内容物多数是大网膜。

3. 嵌顿性疝　疝囊颈较小而腹内压突然增高时，疝内容物可强行扩张囊颈而进入疝囊，随后因囊颈的弹性收缩，又将内容物卡住使其不能回纳，这种情况称为嵌顿性疝。肠管嵌顿时肠系膜内动脉的搏动可扪及，嵌顿如能及时解除，病变肠管可恢复正常。

4. 绞窄性疝　肠管嵌顿如不及时解除，肠壁及其系膜受压情况不断加重可使动脉血流减少，最后导致完全阻断，即为绞窄性疝。此时肠系膜动脉搏动消失，肠壁逐渐失去其光泽、弹

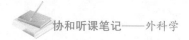

性和蠕动能力，最终变黑坏死。

主治语录：嵌顿性疝和绞窄性疝实际上是一个病理过程的两个阶段，临床上很难截然区分。

有时嵌顿的内容物仅为部分肠壁，系膜侧肠壁及其系膜并未进入疝囊，肠腔并未完全梗阻，这种疝称为肠管壁疝或Richter疝。如嵌顿的小肠是小肠憩室（通常是 Meckel 憩室），则称为 Littre 疝。嵌顿的内容物通常多为一段肠管，有时嵌顿肠管可包括几个肠襻，或呈 W 形，疝囊内各嵌顿肠襻之间的肠管可隐藏在腹腔内，这种情况称为 Maydl 疝，是一种逆行性嵌顿疝。如果疝内容物为阑尾，则称为 Amyand 疝。

第二节　腹股沟疝

一、腹股沟区解剖概要

1. 腹股沟区的解剖层次

（1）皮肤、皮下组织和浅筋膜。

（2）腹外斜肌。

（3）腹内斜肌和腹横肌。

（4）腹横筋膜。

（5）腹膜外脂肪和腹膜壁层。

2. 腹股沟管

（1）位置：位于腹前壁、腹股沟韧带内上方，大体相当于腹内斜肌、腹横肌弓状下缘与腹股沟韧带之间的间隙。

（2）成人长度为 4~5cm。

（3）腹股沟管的内口即深环，外口即浅环。

（4）大小：可容纳一指尖。

（5）内容物：女性腹股沟管内有子宫圆韧带通过，男性则有精索通过。

3. 直疝三角（海氏三角）

（1）外侧边：腹壁下动脉。

（2）内侧边：腹直肌外侧缘。

（3）底边：腹股沟韧带。直疝三角处腹壁缺乏完整的腹肌覆盖、腹横筋膜较薄，故易发生疝。

（4）直疝三角与腹股沟深环之间有腹壁下动脉和凹间韧带相隔。

二、发病机制

腹股沟斜疝有先天性和后天性之分。

1. 先天性解剖异常　如鞘突不闭锁或闭锁不完全，就成为先天性斜疝的疝囊。右侧睾丸下降比左侧略晚，鞘突闭锁也较迟，故右侧腹股沟疝较多。

2. 后天性腹壁薄弱或缺损　任何腹外疝，都存在腹横筋膜不同程度的薄弱或缺损。此外，腹横肌和腹内斜肌发育不全对发病也起重要作用。腹内斜肌弓状下缘发育不全或位置偏高者，易发生腹股沟疝（特别是直疝）。

三、临床表现和诊断

1. 腹股沟斜疝　腹股沟区有一突出的肿块，有的疝环处有轻度坠胀感。典型的腹股沟疝可依据病史、症状和体格检查明确诊断。

2. 易复性斜疝　腹股沟区有肿块、偶有胀痛。肿块常在站立、行走、咳嗽或劳动时出现，多呈带蒂柄的梨形，并可降至阴囊或大阴唇。用手按肿块并嘱患者咳嗽，可有膨胀性冲击感。如患者平卧休息或用手将肿块向腹腔推送，肿块可向腹腔回纳而消失。回纳后，以手指通过阴囊皮肤伸入浅环，可感浅环扩大、腹壁软弱；此时如嘱患者咳嗽，指尖有冲击感。用手指紧压腹股沟管深环，让患者起立并咳嗽，斜疝疝块并不出现；但一旦移去手指，则可见疝块由外上向内下鼓出。

主治语录：疝内容物如为肠袢，则肿块柔软、光滑，叩之呈鼓音。若疝内容物为大网膜，则肿块坚韧，叩之呈浊音，回纳缓慢。

3. 难复性斜疝　胀痛稍重，疝块不能完全回纳，但疝内容物未发生器质性病理改变。滑动性斜疝除了疝块不能完全回纳外，尚有消化不良和便秘等症状。

4. 嵌顿性疝　为疝块突然增大，并伴有明显疼痛。平卧或用手推送不能使疝块回纳。肿块紧张发硬，且有明显触痛。如不及时处理，将会发展成绞窄性疝。

5. 绞窄性疝　临床症状多较严重。但在肠袢坏死穿孔时，疼痛可因疝块压力骤降而暂时有所缓解。因此，疼痛减轻而肿块仍存在者，不可认为是病情好转。绞窄时间较长者，由于疝内容物发生感染，侵及周围组织，引起疝外被盖组织的急性炎症。严重者可发生脓毒症。

6. 腹股沟直疝　常见于年老体弱者，其主要临床表现是当患者直立时，在腹股沟内侧端、耻骨结节上外方出现一半球形肿块，并不伴有疼痛或其他症状。平卧后疝块多能自行消失，不需用手推送复位。直疝很少进入阴囊，极少发生嵌顿。

7. 腹股沟斜疝与直疝的鉴别（表31-2-1）

表31-2-1　斜疝与直疝的鉴别

	斜　疝	直　疝
发病年龄	多见于儿童及青壮年	多见于老年
突出途径	经腹股沟管突出，可进阴囊	由直疝三角突出，很少进入阴囊

续　表

	斜　疝	直　疝
疝块外形	椭圆或梨形，上部呈蒂柄状	半球形，基底较宽
回纳疝块后压住深环	疝块不再突出	疝块仍可突出
精索与疝囊的关系	精索在疝囊后方	精索在疝囊前外方
疝囊颈与腹壁下动脉的关系	疝囊颈在腹壁下动脉外侧	疝囊颈在腹壁下动脉内侧
嵌顿机会	较多	极少

四、治疗

1. 非手术治疗

（1）一岁以下婴幼儿可暂不手术。因为婴幼儿腹肌可随躯体生长逐渐强壮，疝有自行消失的可能。可采用棉线束带或绷带压住腹股沟管深环，防止疝块突出并给发育中的腹肌以加强腹壁的机会。

（2）年老体弱或伴有其他严重疾病而禁忌手术者，白天可在回纳疝内容物后，将医用疝带一端的软压垫对着疝环顶住，阻止疝块突出。

2. 手术治疗　腹股沟疝最有效的治疗方法是手术修补。

（1）传统的疝修补术：基本原则是疝囊高位结扎、加强或修补腹股沟管管壁。

疝囊高位结扎术：婴幼儿患者、绞窄性斜疝。

加强或修补腹股沟管前壁的方法：以 Ferguson 法最常用。

加强或修补腹股沟管后壁的方法：Bassini 法（临床应用最广泛）、Halsted 法、McVay 法、Shouldice 法。

（2）无张力疝修补术：平片无张力疝修补术、疝环充填式无张力疝修补术、巨大补片加强内脏囊手术。

（3）经腹腔镜疝修补术：经腹腔的腹膜前修补、完全经腹

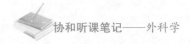

膜外路径的修补、腹腔内的补片修补、单纯疝环缝合法。

3. 嵌顿性和绞窄性疝的处理原则

（1）嵌顿性疝可先试行手法复位的情况

1）嵌顿时间在3~4小时以内，局部压痛不明显，也无腹部压痛或腹肌紧张等腹膜刺激征者。

2）年老体弱或伴有其他较严重疾病而估计肠袢尚未绞窄坏死者。

复位后还需严密观察腹部情况，注意有无腹膜炎或肠梗阻的表现，如有这些表现，应尽早手术探查。嵌顿性疝原则上需要紧急手术治疗，防止疝内容物坏死并解除伴发的肠梗阻。绞窄性疝原则上应立即手术治疗。

（2）除上述情况外，嵌顿性疝原则上需要紧急手术治疗，以防止疝内容物坏死并解除伴发的肠梗阻。绞窄性疝原则上应立即手术治疗。

主治语录：手术的关键在于正确判断疝内容物的活力，然后根据病情确定处理方法。

（3）手术处理中应注意

1）如嵌顿的肠袢较多，应特别警惕逆行性嵌顿的可能。不仅要检查疝囊内肠袢的活力，还应检查位于腹腔内的中间肠袢是否坏死。

2）切勿把活力可疑的肠管送回腹腔。

3）少数嵌顿性或绞窄性疝，临手术时因麻醉的作用疝内容物自行回纳腹内，以致在术中切开疝囊时无肠袢可见。遇此情况，必须仔细探查肠管，以免遗漏坏死肠袢于腹腔内。必要时另作腹部切口探查。

4）凡施行肠切除吻合术的患者，因手术区污染，在高位结扎疝囊后，一般不宜作疝修补术，以免因感染而致修补失败。

4. 复发性腹股沟疝的处理原则 复发性腹股沟疝包括真性复发疝、遗留疝、新发疝。疝再次修补术的基本要求如下。

（1）由具有丰富经验的、能够作不同类型疝手术的医师施行。

（2）所采用的手术步骤及修补方式只能根据每个病例术中所见来决定，而辨别其复发类型并非必要。

第三节 股 疝

一、股管解剖概要

1. 股管为狭长的漏斗形间隙，长 1~1.5cm，内含脂肪、疏松结缔组织和淋巴结。股管有上下两口。

2. 上口称股环，直径约 1.5cm，有股环隔膜覆盖；其前缘为腹股沟韧带，后缘为耻骨梳韧带，内缘为腔隙韧带，外缘为股静脉。

3. 股管下口为卵圆窝。卵圆窝是股部深筋膜（阔筋膜）上的一个薄弱部分，覆有一层薄组织膜称筛状板。

二、病理解剖

在腹内压增高的情况下，对着股管上口的腹膜，被下坠的腹内脏器推向下方，经股环向股管突出而形成股疝。股疝容易嵌顿，且一旦嵌顿可迅速发展为绞窄性疝。

主治语录：在腹外疝中，股疝嵌顿者最多。

三、临床表现

1. 疝块往往不大，常在腹股沟韧带下方卵圆窝处表现为一半球形的突起。平卧回纳内容物后，疝块有时不能完全消失。

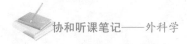

咳嗽冲击感也不明显。部分患者可在久站或咳嗽时感到患处胀痛，并有可复性肿块。

2. 股疝如发生嵌顿，除引起局部明显疼痛外，也常伴有较明显的急性机械性肠梗阻，严重者甚至可以掩盖股疝的局部症状。

四、治疗

股疝诊断确定后，应及时手术治疗。对于嵌顿性或绞窄性股疝，更应紧急手术。最常用的手术是 McVay 修补法。也可采用无张力疝修补法或经腹腔镜疝修补术。

第四节　其他腹外疝

一、切口疝

1. 切口疝是发生于腹壁手术切口处的疝。腹部切口中，最常发生切口疝的是经腹直肌切口。

2. 临床表现　腹壁切口处逐渐膨隆，有肿块出现。肿块通常在站立或用力时更为明显，平卧休息则缩小或消失。较大的切口疝有腹部牵拉感，伴食欲减退、恶心、便秘、腹部隐痛等表现。多数切口疝无完整疝囊，可成为难复性疝，有时还伴有不完全性肠梗阻。检查时可见切口瘢痕处肿块，有时疝内容物可达皮下。切口疝的疝环一般比较宽大，很少发生嵌顿。

主治语录：除相关解剖因素外，手术操作不当是导致切口疝的重要原因。

3. 治疗原则　手术修补。

二、脐疝

1. 疝囊通过脐环突出的疝称脐疝。脐疝有小儿脐疝和成人脐疝之分。

2. 小儿脐疝多属易复性，临床上表现为啼哭时脐疝脱出，安静时肿块消失，极少发生嵌顿和绞窄。成人脐疝为后天性疝，较少见，多数是中年经产妇女。孕妇或肝硬化腹水者，如伴发脐疝，有时会发生自发性或外伤性穿破。

3. 治疗　2 岁之前可采取非手术疗法，原则上，5 岁以上儿童的脐疝均应采取手术治疗。满 2 岁后，如脐环直径还大于 1.5cm，则可手术治疗。脐疝手术修补的原则是切除疝囊，缝合疝环；必要时可重叠缝合疝环两旁的组织。

三、白线疝

发生于腹壁正中线（白线）处的疝，绝大多数在脐上，故也称上腹疝。疝块较小而无明显症状者，可不必治疗。症状明显者可行手术。

 历年真题

1. 临床上最易发生嵌顿的疝是
   A. 腹股沟直疝
   B. 小儿脐疝
   C. 腹股沟斜疝
   D. 白线疝
   E. 股疝

2. 男孩，2 岁。右腹股沟包块，卧位可消失，右侧阴囊内未触及睾丸。B 超示右侧睾丸位于右腹股沟。正确的治疗方法是
   A. 腹股沟疝高位结扎术
   B. 睾丸下降固定术
   C. 右侧睾丸切除
   D. 疝囊高位结扎+睾丸下降固定术
   E. 绒毛膜促性腺激素治疗

参考答案：1. E　2. D

第三十二章 腹部损伤

核心问题

1. 腹部闭合性损伤的急救、早期诊断和治疗原则。
2. 外伤性肝、脾和肠破裂的处理原则。

内容精要

腹部损伤后的伤情复杂多样，腹腔内大量出血和严重感染是致死的主要原因。及时、准确地判断有无内脏损伤，有无腹腔内大出血，是实质性抑或空腔性脏器损伤，哪个脏器损伤，并给予及时和恰当的治疗，是降低腹部损伤死亡率的关键。

第一节 概 论

一、分类

1. 开放性损伤 有腹膜破损者为穿透伤，无腹膜破损者为非穿透伤；其中投射物有入口、出口者为贯通伤，有入口无出口者为非贯通伤。

2. 闭合性损伤 可仅局限于腹壁，也可同时兼有内脏损伤。体表无伤口。

此外，还有医源性损伤。

二、病因

1. 开放性损伤 常由刀刃、枪弹、弹片等利器所引起。常见的受损内脏依次是肝脏、小肠、胃、结肠、大血管等。

2. 闭合性损伤 常系坠落、碰撞、冲击、挤压、拳打脚踢、棍棒等钝性暴力所致。常见的受损内脏依次是脾脏、肾脏、小肠、肝脏、肠系膜等。

三、临床表现

1. 单纯腹壁损伤 症状和体征较轻，可表现为受伤部位疼痛，局限性腹壁肿胀和压痛，有时可见皮下瘀斑。如为内脏挫伤，可有腹痛或无明显症状，严重者主要的病理变化是腹腔内出血或腹膜炎。

2. 实质性脏器如肝、脾、胰、肾等或大血管损伤 主要临床表现为腹腔内或腹膜后出血，严重者可发生休克。腹痛呈持续性，一般并不很剧烈，腹膜刺激征也不明显。肝破裂伴有较大肝内胆管断裂时，可出现明显的腹痛和腹膜刺激征，体征最明显处一般是损伤所在部位。肩部放射痛提示膈肌刺激，多为肝或脾的损伤。肝、脾包膜下破裂或肠系膜、网膜内出血可表现为腹部肿块。移动性浊音对早期诊断帮助不大。肾脏损伤时可出现血尿。

3. 空腔性脏器如胃肠道胆道、膀胱等破裂 主要临床表现是局限性或弥漫性腹膜炎。除胃肠道症状及稍后出现的全身性感染的表现外，最为突出的是腹膜刺激征。

主治语录：通常，胃液、胆汁、胰液的刺激最强，肠液次之，血液最轻。

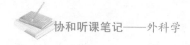

四、诊断

腹部损伤不论是开放伤或闭合伤，应在排除身体其他部位的合并伤（如颅脑损伤、胸部损伤、肋骨骨折、脊柱骨折、四肢骨折等）后，首先确定有无内脏损伤，再分析脏器损伤的性质、部位和严重程度，确定有无剖腹探查的指征。

开放性损伤的诊断要慎重考虑是否为穿透伤。

1. 穿透伤诊断的注意事项

（1）穿透伤的入口或出口可能不在腹部，而可能在胸、肩、腰、臀或会阴等处。

（2）有些腹壁切线伤虽未穿透腹膜，但并不能排除内脏损伤的可能。

（3）穿透伤的入、出口与伤道不一定呈直线。

（4）伤口大小与伤情的严重程度不一定成正比。

2. 有无内脏损伤

（1）详细了解受伤史。

（2）重视观察生命体征。

（3）全面而有重点的体格检查：包括腹部压痛、肌紧张和反跳痛的程度和范围，是否有肝浊音界改变或移动性浊音，肠蠕动是否受抑制，直肠指检是否有阳性发现等。

（4）必要的实验室检查：红细胞、血红蛋白与血细胞比容下降明显，表明有大量失血。血、尿淀粉酶升高提示胰腺损伤或胃肠道穿孔。血尿是泌尿系损伤的重要标志。

3. 考虑有腹内脏器损伤的情况

（1）早期出现休克，尤其是出血性休克征象。

（2）有持续性甚至进行性加重的腹部疼痛，伴恶心、呕吐等消化道症状。

（3）明显腹膜刺激征。

（4）气腹表现。

（5）腹部出现移动性浊音。

（6）便血、呕血或尿血。

（7）直肠指诊发现前壁有压痛或波动感，或指套染血。

4. 何种脏器受到损伤

（1）有恶心、呕吐、便血、气腹者多为胃肠道损伤，再结合暴力打击部位，腹膜刺激征最明显的部位和程度，可确定损伤在胃、上段小肠、下段小肠或结肠。

（2）有排尿困难、血尿、外阴或会阴部牵涉痛者，提示泌尿系脏器损伤。

（3）有肩部牵涉痛者，多提示上腹部脏器损伤，其中以肝和脾破裂为多见。

（4）有下位肋骨骨折者，注意肝或脾破裂的可能。

（5）有骨盆骨折者，提示直肠、膀胱、尿道损伤的可能。

5. 多发性损伤的可能情况

（1）腹内某一脏器有多处损伤。

（2）腹内有一个以上脏器受到损伤。

（3）除腹部损伤外，尚有腹部以外的合并损伤。

（4）腹部以外损伤累及腹内脏器。

6. 辅助检查

（1）诊断性腹腔穿刺术和腹腔灌洗术。

（2）X 线检查。

（3）超声检查。

（4）CT 检查。

（5）诊断性腹腔镜检查。

7. 进行严密观察　对于暂时不能明确有无腹部内脏损伤而生命体征尚平稳的患者，严密观察也是诊断的一个重要措施。

（1）观察的内容

一般包括：①每 15~30 分钟测定一次血压、脉率和呼吸。②每 30 分钟检查一次腹部体征，注意腹膜刺激征程度和范围的改变。③每 30~60 分钟测定一次红细胞数、血红蛋白和血细胞比容，了解是否有所下降，并复查白细胞数是否上升。④必要时可重复进行诊断性腹腔穿刺或灌洗术、超声等。

（2）除了随时掌握伤情变化外，观察期间应做到：①不随便搬动伤者，以免加重伤情。②禁用或慎用镇痛药，以免掩盖伤情。③暂禁食水，以免有胃肠道穿孔而加重腹腔污染。

（3）为了给可能需要进行的手术治疗创造条件，观察期间还应进行以下处理：①积极补充血容量，并防治休克。②应用广谱抗生素以预防或治疗可能存在的腹内感染。③疑有空腔脏器破裂或有明显腹胀时，应进行胃肠减压。

8. 剖腹探查　指征如下。

（1）全身情况有恶化趋势，出现口渴、烦躁、脉率增快，或体温及白细胞计数增多，或红细胞计数进行性下降。

（2）腹痛和腹膜刺激征进行性加重或范围扩大。

（3）肠鸣音逐渐减弱、消失或腹部逐渐膨隆。

（4）膈下有游离气体，肝浊音界缩小或消失，或者出现移动性浊音。

（5）积极抗休克后病情未见好转或继续恶化。

（6）消化道出血。

（7）腹腔穿刺抽出气体、不凝血、胆汁、胃肠内容物等。

（8）直肠指诊有明显触痛。

五、处理

1. 穿透性损伤如伴腹内脏器或组织自腹壁伤口突出，可用消毒碗覆盖保护，勿强行回纳，以免加重腹腔污染。回纳应在手术室经麻醉后进行。

2. 对于已确诊或高度怀疑腹内脏器损伤者，处理的原则是做好紧急术前准备，力争尽早手术。如腹部以外另有伴发损伤，应全面权衡轻重缓急，首先处理对生命威胁最大的损伤。对危重的病例，心肺复苏是压倒一切的任务，解除气道梗阻是首要一环；其次要迅速控制大出血、消除开放性气胸或张力性气胸，同时尽快恢复循环血容量、纠正休克等。

3. 防治休克是救治中的重要环节。

4. 手术切口选择常用腹部正中切口。

（1）有腹腔内出血时，剖腹后应立即吸出积血，清除凝血块，迅速查明出血来源进行相应处理。肝、脾、肠系膜和腹膜后的胰、肾是常见的出血来源。

（2）如果没有腹腔内大出血，则应对腹腔脏器进行系统、有序地探查。

探查次序原则上应先探查肝、脾等实质性器官，同时探查膈肌、胆囊等有无损伤；接着从胃开始，逐段探查十二指肠第一段、空肠、回肠、大肠以及其系膜，然后探查盆腔脏器，再后则切开胃结肠韧带显露网膜囊，检查胃后壁和胰腺；如有必要，最后还应切开后腹膜探查十二指肠二、三、四段。探查过程中发现的出血性损伤或脏器破裂，应随时进行止血或夹闭破口。

探查次序也可根据切开腹膜时所见决定探查顺序，如有气体逸出，提示胃肠道破裂，如见到食物残渣应先探查上消化道，见到粪便先探查下消化道，见到胆汁先探查肝外胆道及十二指肠等。纤维蛋白沉积最多或网膜包裹处往往是穿孔所在部位。

探查结束应对伤情作全面估计，然后按轻重缓急逐一予以处理。原则上应先处理出血性损伤，后处理空腔器官破裂伤；对于空腔器官破裂伤，应先处理污染重的损伤，后处理污染轻的损伤。

5. 关腹前应彻底清除腹腔内残留的液体和异物，恢复腹腔内脏器的正常解剖关系。用生理盐水冲洗腹腔，污染严重的部位应反复冲洗；根据需要选用乳胶管引流或双套管负压吸引；腹壁切口污染不重者，可以分层缝合，污染较重者，可在皮下可放置乳胶片引流，或暂不缝合皮肤和皮下组织，留作延期处理。

第二节　常见内脏损伤的特征和处理

一、脾损伤

1. 分类
（1）中央型破裂。
（2）被膜下破裂。
（3）真性破裂：多见。

主治语录：脾是腹腔脏器中最容易受损的器官之一。

2. 脾损伤分级
Ⅰ级：脾被膜下破裂或被膜及实质轻度损伤，手术所见脾裂伤长度≤5.0cm，深度≤1.0cm。
Ⅱ级：脾裂伤长度>5.0cm，深度>1.0cm，但脾门未累及，或脾段血管受累。
Ⅲ级：脾破裂伤及脾门部或脾部分离断，或脾叶血管受损。
Ⅳ级：脾广泛破裂，脾蒂、脾动静脉主干受损。

3. 治疗
（1）原则：抢救生命第一，保脾第二。
（2）方法
1）无休克或容易纠正的一过性休克，超声或 CT 等影像检查证实脾裂伤比较局限、表浅，无其他腹腔脏器合并伤，可在严密观察血压、脉搏，腹部体征，血细胞比容及影像学变化的前提下行非手术治疗。主要措施为绝对卧床休息至少 1 周，禁食、水，输血补液，应用止血药物和抗生素等。

2）观察中如发现继续出血，或发现有其他脏器损伤，应立即手术；不符合非手术治疗条件的伤者，应尽快手术探查，以免延误治疗。

3）手术探查时，要彻底查明伤情，如果损伤轻（Ⅰ、Ⅱ级损伤），可保留脾，根据伤情采用不同的处理方法。如果损伤严重，如脾中心部碎裂，脾门撕裂，缝合修补不能有效止血或有大量失活组织，或伴有多发伤，伤情严重，需迅速施行全脾切除术。

4）在野战条件下，或病理性脾发生的破裂，应行全脾切除术。

5）脾被膜下破裂形成的较大血肿，或少数脾真性破裂后被网膜等周围组织包裹形成的局限性血肿，可因轻微外力作用，导致被膜或包裹组织胀破而发生大出血，称延迟性脾破裂。一般发生在伤后两周，也有迟至数月以后，临床上应特别注意。一旦发生，应立即手术。

二、肝损伤

1. 概述　右半肝破裂较左半肝为多见。肝外伤的致伤因素、病理类型和临床表现与脾外伤相似，主要危险是失血性休克、胆汁性腹膜炎和继发性感染。因肝外伤后可能有胆汁溢出，故腹痛和腹膜刺激征常较脾破裂伤者更为明显。肝破裂后，血液有时可通过受伤的胆管进入十二指肠而出现黑便或呕血，称外伤性胆道出血。肝被膜下破裂也有转为真性破裂的可能，而中央型肝破裂形成的血肿，可以被吸收，但有继发感染形成肝脏肿的可能。

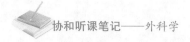

2. 肝外伤分级法

Ⅰ级——血肿：位于被膜下，<10%肝表面面积；裂伤：包膜撕裂，肝实质裂伤深度<1cm。

Ⅱ级——血肿：位于被膜下，10%～50%肝表面面积，或肝实质内血肿直径<10cm；裂伤：肝实质裂伤深度1～3cm，长度<10cm。

Ⅲ级——血肿：位于被膜下，>50%肝表面面积或仍在继续扩大，或被膜下或实质内血肿破裂，或实质内血肿>10cm并仍在继续扩大；裂伤：深度>3cm。

Ⅳ级——裂伤：肝实质破裂累及25%～75%的肝叶，或单一肝叶内有1～3个Couinaud肝段受累。

Ⅴ级——裂伤：肝实质破裂超过75%肝叶或单一肝叶超过3个Couinaud肝段受累；血管破裂：肝后下腔静脉/主肝静脉损伤。

Ⅵ级——血管破裂：肝撕脱。

3. 治疗

（1）手术治疗的基本要求是确切止血，彻底清创，清除胆汁溢漏，建立通畅的引流。

（2）手术治疗

1）暂时控制出血，尽快查明伤情：剖腹后发现肝破裂并有大量活动性出血时，立即用手指或橡皮管阻断肝十二指肠韧带暂时控制出血，同时用纱布压迫创面暂时止血，以利探查和处理。

2）清创缝合术：探明肝破裂伤情后，应对损伤的肝进行清创。肝被膜下破裂，小的血肿可不予处理，张力高的大血肿应切开被膜，进行清创，彻底止血和结扎断裂的胆管。

3）肝动脉结扎术：如果裂口内有不易控制的动脉性出血，可考虑行肝动脉结扎。

4）肝切除术：对于有大块肝组织破损，特别是粉碎性肝破裂，或肝组织挫伤严重的患者应施行肝切除术。但不宜采用创

伤大的规则性肝切除术。

5）纱布填塞法：对于裂口较深或肝组织已有大块缺损，止血不满意但又无条件进行较大手术的患者，仍有一定应用价值。非至不得已，应避免采用。

三、胰腺损伤

1. 临床表现及诊断

（1）上腹明显压痛、肌紧张，膈肌受刺激而出现肩部疼痛，胰液进入腹腔，可引起弥漫性腹膜炎伴剧烈腹痛。

（2）超声可发现胰腺回声不均和周围积血、积液。

（3）血淀粉酶和腹腔穿刺液的淀粉酶升高，对诊断有参考价值。诊断不明而病情稳定者可作 CT 或 MRI 检查，能显示胰腺轮廓是否整齐及周围有无积血、积液。

2. 治疗

（1）上腹部创伤，高度怀疑或诊断为胰腺损伤，特别有明显腹膜刺激征者，应立即手术探查胰腺。

（2）手术原则是彻底止血，控制胰液外漏和充分引流。如有合并伤，同时予以处理。

（3）充分而有效的腹腔及胰周引流是保证手术效果和预防术后并发症的重要措施。生长抑素八肽及生长抑素十四肽可用于防治外伤性遗漏。另外，宜禁食并给予全胃肠外营养治疗。

主治语录：胰腺损伤后发生胰漏或胰瘘，胰液腐蚀性强，又影响消化功能，故胰腺损伤的病情较重。

四、胃和十二指肠损伤

1. 空腹时发生小的胃损伤，腹腔污染程度轻，无明显腹膜炎表现者，可以采取非手术处理，包括禁食、胃肠减压等，同时密切观察病情变化。损伤较重者，应立即手术探查，包括切开胃结肠韧带探查胃后壁，还应特别注意检查大小网膜附着处，以防遗漏小的破损。穿透伤者，需缝合裂口，广泛损伤者，可行胃部分切除术。

2. 十二指肠损伤

（1）十二指肠损伤如发生在腹腔内部分，胰液和胆汁经破口流入腹腔，在早期就有腹膜炎症状。闭合伤所致的腹膜后十二指肠破裂，早期症状体征多不明显，如有下述情况应提高警惕：①右上腹或腰部持续性疼痛且进行性加重，可向右肩及右睾丸放散。②右上腹及右腹部有明显的固定压痛。③腹部体征相对轻微而全身情况不断恶化。④有时可有血性呕吐物。⑤血清淀粉酶升高。⑥X线腹部平片可见腰大肌轮廓模糊，有时可见腹膜后呈花斑状改变（积气）并逐渐扩展。⑦胃管内注入水溶性碘剂可见外溢。⑧CT或MRI显示腹膜后及右肾前间隙有气泡。⑨直肠指检有时可在骶前扪及捻发音，提示气体已达到盆腔腹膜后间隙。

（2）处理十二指肠损伤的关键是抗休克和及时得当的手术处理。

（3）手术方法

1）单纯修补术。

2）带蒂肠片修补术。

3）十二指肠空肠 Roux-en-Y 吻合术。

4）十二指肠憩室化手术。

5）浆膜切开血肿清除术。

6）胰十二指肠切除。

7）95%十二指肠切除。

主治语录：治疗十二指肠破裂的任何手术方式，都应附加胃肠道减压，以及胆总管置 T 管引流等。

五、小肠损伤

1. 临床表现　在早期即出现明显的腹膜炎。

2. 治疗　小肠损伤一经诊断，除非条件限制，均需手术治疗。施行小肠部分切除吻合术的适应证如下。

（1）裂口较大或裂口边缘部肠壁组织挫伤严重。

（2）小段肠管有多处破裂。

（3）肠管大部分或完全断裂。

（4）肠管严重挫伤、血运障碍。

（5）肠壁内或系膜缘有大血肿。

（6）肠系膜损伤影响肠壁血液循环。

六、结肠损伤

1. 治疗　除少数裂口小，腹腔污染轻，全身情况良好的患者，可以考虑一期修补或一期切除吻合（尤其是右半结肠）外，大部分患者先采用肠造口术或肠外置术处理，待 3~4 周后患者情况好转时，再行关闭瘘口。对比较严重的损伤一期修复后，可加做近端结肠造口术，确保肠内容物不再进入远端。

2. 一期修复手术的主要禁忌证

（1）腹腔严重污染。

（2）全身严重多发伤或腹腔内其他脏器合并伤，须尽快结束手术。

（3）全身情况差或伴有肝硬化、糖尿病等。

（4）失血性休克需大量输血（>2000ml）者、高龄患者、高速火器伤者、手术时间已延误者。

主治语录：结肠损伤腹膜炎出现得较晚，但较严重。

七、直肠损伤

1. 腹膜外直肠损伤的临床表现

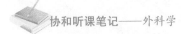

（1）血液从肛门排出。

（2）会阴部、骶尾部、臀部、大腿部的开放伤口有粪便溢出。

（3）尿液中有粪便残渣。

（4）尿液从肛门排出。

直肠指检可发现直肠内有出血，有时还可摸到直肠破裂口。怀疑直肠损伤而指诊阴性者，必要时行结肠镜检查。

2. 治疗　直肠损伤的处理原则是早期彻底清创，修补直肠破损，行转流性结肠造瘘和直肠周围间隙彻底引流。

八、腹膜后血肿

1. 病因　多系高处坠落、挤压、车祸等所致腹膜后脏器（胰、肾、十二指肠）损伤，或骨盆或下段脊柱骨折和腹膜后血管损伤所引起。

2. 临床表现　部分有髂腰部瘀斑，突出表现是内出血征象、腰背痛和肠麻痹；伴尿路损伤者则常有血尿；血肿进入盆腔者可有里急后重感，并可借直肠指诊触及骶前区伴有波动感的隆起；有时因后腹膜破损而使血液流至腹腔内。

3. 治疗　除积极防止休克和感染外，多数需行剖腹探查。

主治语录：腹膜后血肿最重要的并发症是感染。

第三节　损伤控制的外科理念

一、病理生理

严重腹部损伤的患者的病理生理特征是低体温、代谢性酸中毒和凝血障碍三联症。

二、治疗

1. 第一阶段　简短的剖腹手术。手术目的是解决危及生命的损伤。

2. 第二阶段　ICU科综合治疗。

3. 第三阶段　确定性手术。

 历年真题

1. 脾破裂术前最重要的治疗措施是
   A. 止痛
   B. 补充血容量
   C. 控制感染
   D. 应用止血药
   E. 补充营养

2. 对于肝破裂出血的肝外伤治疗，不恰当的是

A. 绝对卧床

B. 症状不明显，出血少的应观察

C. 出现出血征象时大量输血

D. 边输血，边手术

E. 控制出血后，立即处理肝损伤，尽快结束手术

参考答案：1. B　2. E

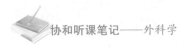

第三十三章　急性化脓性腹膜炎

核心问题

1. 急性弥漫性腹膜炎的病因、临床表现、诊断和治疗原则。

2. 膈下脓肿、盆腔脓肿的临床表现和治疗。

内容精要

急性化脓性腹膜炎是由细菌感染、化学性刺激或物理性损伤等引起的腹膜和腹膜腔的炎症，是外科最为常见的急腹症。腹腔脓肿一般均继发于急性腹膜炎或腹腔内手术，原发性感染少见。

第一节　急性弥漫性腹膜炎

一、病因

1. 继发性腹膜炎

（1）腹腔空腔脏器穿孔、外伤引起的腹壁或内脏破裂，是急性继发性化脓性腹膜炎最常见的原因。

（2）腹腔内脏器炎症扩散也是急性继发性腹膜炎的常见

原因。

（3）腹部手术中的腹腔污染，胃肠道、胆管、胰腺吻合口渗漏；腹前、后壁的严重感染也可引起腹膜炎。

（4）引起继发性腹膜炎的细菌主要是胃肠道内的常驻菌群，以大肠埃希菌最多见。一般都是混合性感染，故毒性较强。

2. 原发性腹膜炎　致病菌多为溶血性链球菌、肺炎链球菌或大肠埃希菌。细菌进入腹腔的途径如下。

（1）血行播散：多见于婴儿和儿童。

（2）上行性感染：女性来自生殖道的细菌，向上扩散至腹腔。

（3）直接扩散。

（4）透壁性感染。

二、病理

1. 胃肠内容物和细菌进入腹腔后，机体立即发生反应，腹膜充血、水肿并失去光泽。相继产生大量清亮浆液性渗出液，并出现大量巨噬细胞、中性粒细胞，加上坏死组织、细菌和凝固的纤维蛋白，使渗出液变混浊而成为脓液。

2. 腹膜炎的结局取决于两方面，一方面是患者全身的和腹膜局部的防御能力，另一方面是污染细菌的性质、数量和时间。

细菌及其产物（内毒素）刺激患者的细胞防御机制，激活许多炎性介质，最终可造成多器官衰竭和死亡。年轻体壮、抗病能力强者，可使病菌毒力下降；可形成局限性腹膜炎、痊愈、局限性脓肿。

腹膜炎治愈后，腹腔内多留有粘连，部分形成粘连性肠梗阻。

三、临床表现

1. 腹痛　是最主要的临床表现。腹痛剧烈，难以忍受，呈

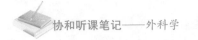

持续性。深呼吸、咳嗽、转动身体时疼痛加剧。疼痛先从原发病变部位开始，随炎症扩散而延及全腹。

2. 恶心、呕吐　吐出物多是胃内容物。肠梗阻时可为胆汁。

3. 体温、脉搏　脉搏多加快。年老体弱者可无体温升高。脉搏多加快，如脉搏快体温反而下降，这是病情恶化的征象之一。

4. 感染中毒症状　高热、脉速、呼吸浅快、大汗等。进一步发展，可出现缺水、代谢性酸中毒及休克等表现。

5. 腹部体征　腹胀，腹式呼吸减弱或消失。腹部压痛、腹肌紧张和反跳痛是腹膜炎的典型体征。

直肠指检：直肠前窝饱满及触痛，表明盆腔已有感染或形成盆腔脓肿。

主治语录：腹胀加重是病情恶化的重要标志。

四、辅助检查

1. 白细胞计数及中性粒细胞比例增高。

2. 立位腹部平片　肠麻痹征象（小肠普遍胀气并有多个小液平面）、膈下游离气体（胃肠穿孔）。

3. 超声检查、腹腔穿刺　超声引导下腹腔穿刺抽液或腹腔灌洗可帮助诊断。

（1）结核性腹膜炎为草绿色透明腹水。

（2）胃十二指肠急性穿孔：黄色、混浊、含胆汁、无臭味。

（3）饱食后穿孔：可含食物残渣。

（4）急性重症胰腺炎：血性、胰淀粉酶含量高。

（5）急性阑尾炎穿孔：稀薄脓性略有臭味。

（6）绞窄性肠梗阻：血性、臭味重。

（7）抽出液为不凝血：提示腹腔内出血。

（8）抽出物为全血且放置后凝固：需排除是否刺入血管。

4. CT 检查　对腹腔内实质性脏器病变的诊断帮助较大。

提示盆腔脓肿者，可经肛门直肠前穿刺抽液有助诊断。已婚女性患者可作经阴道（超声）检查或经后穹隆穿刺检查。

五、治疗

1. 非手术治疗

（1）适应证：病情较轻；病程较长超过 24 小时，有减轻趋势者；不能耐受手术者，可行非手术治疗。

（2）体位：一般取半卧位，休克患者取平卧位或头、躯干和下肢各抬高约 20°。

（3）禁食、胃肠减压。

（4）纠正水、电解质紊乱。

（5）选择合适的抗生素。

（6）补充热量和营养支持。

（7）镇静、止痛、吸氧。

主治语录：诊断不清或需进行观察的患者，暂不能用镇痛药，以免掩盖病情。

2. 手术治疗

（1）手术适应证

1）经上述非手术治疗 6~8 小时后（一般不超过 12 小时），腹膜炎症状及体征不缓解反而加重者。

2）腹腔内原发病严重，如胃肠道穿孔或胆囊坏疽、绞窄性肠梗阻、腹腔内脏器损伤破裂、胃肠道手术后短期内吻合口漏所致的腹膜炎。

3）腹腔内炎症较重，有大量积液，出现严重的肠麻痹或中毒症状，尤其是有休克表现者。

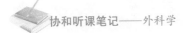

4）腹膜炎病因不明确，且无局限趋势者。

（2）麻醉方法：全身麻醉或硬膜外麻醉。

（3）原发病的处理。

（4）彻底清洁腹腔：可用甲硝唑及生理盐水冲洗腹腔至清洁。

主治语录：关腹前一般不在腹腔内应用抗生素，以免造成严重粘连。

（5）充分引流：留置腹腔引流管的指征如下。

1）坏死病灶未能彻底清除或有大量坏死组织无法清除。

2）为预防胃肠道穿孔修补等术后发生渗漏。

3）手术部位有较多的渗液或渗血。

4）已形成局限性脓肿。

（6）术后处理：禁食、胃肠减压、补液、应用抗生素和营养支持治疗，保证引流管通畅。

主治语录：一般待引流液清亮、量小于每日10ml，无发热、腹胀等，表示腹膜炎已控制，可拔除腹腔引流管。

第二节　腹腔脓肿

一、膈下脓肿

1. 病理　患者平卧时膈下部位最低，急性腹膜炎时腹腔内的脓液易积聚此处。细菌亦可由门静脉和淋巴系统到达膈下。

2. 临床表现

（1）全身症状：发热、脉率增快、舌苔厚腻、逐渐出现乏力、衰弱、盗汗、食欲缺乏及消瘦。

（2）局部症状：脓肿部位可有持续的钝痛，深呼吸时加重。

脓肿刺激膈肌可引起呃逆。膈下感染患者可有咳嗽、胸痛等症状。有季肋区叩痛。右膈下脓肿可使肝浊音界扩大。

3. 治疗

（1）经皮穿刺置管引流术

1）优点：创伤小，可在局部麻醉下施行，一般不会污染游离腹腔，引流效果较好。

2）适应证：与体壁较靠近的、局限性单房脓肿。

（2）切开引流术：常采用经前腹壁肋缘下切口，适用于肝右叶上、肝右叶下间隙位置靠前及左膈下间隙靠前的脓肿。

二、盆腔脓肿

1. 临床表现和诊断

（1）急性腹膜炎治疗过程中，出现体温升高、典型的直肠或膀胱刺激症状。

（2）直肠指检可发现肛管括约肌松弛，在直肠前壁可触及向直肠腔内膨出、有触痛、有时有波动感的肿物。

主治语录：已婚女患者可进行阴道检查，以协助诊断。

2. 治疗　盆腔脓肿较小或尚未形成时，可采用非手术治疗。脓肿较大者须手术治疗。

主治语录：已婚女患者可经后穹隆穿刺后切开引流。

三、肠间脓肿

1. 肠间脓肿是指脓液被包裹在肠管、肠系膜与网膜之间的脓肿。

2. 腹部立位 X 线平片可见肠壁间距增宽及局部肠管积气，也可见小肠液气平面。

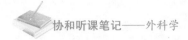

3. 肠间脓肿可应用抗生素、物理透热及全身支持治疗。非手术治疗无效或发生肠梗阻者，应考虑剖腹探查解除梗阻，清除脓液并行引流术。

第三节　腹腔间隔室综合征

一、病理

1. 腹腔间隔室综合征（ACS）时腹腔内压力进行性增高，下腔静脉受压，回心血流减少，血压下降。

2. 血液循环阻力增大，心排血量减少。

3. 腹腔压力向胸腔传递，膈肌抬高，呼吸道和肺血管阻力增加，出现低氧血症和高碳酸血症。

4. 胸腔压力增高也可升高颈静脉压力，影响脑静脉回流。

5. 肠系膜血流减少，门静脉回流减少，导致肠道和肝脏缺血。

6. 心排血量减少和血压下降导致肾血流量减少，同时肾静脉受压，肾静脉压升高，肾小球滤过率降低，出现少尿或无尿。

> 主治语录：正常人腹内压接近大气压，为 5~7mmHg。

二、临床表现

1. 患者胸闷气短，呼吸困难，心率加快。腹部膨隆，张力高可伴有腹痛、肠鸣音减弱或消失等。

2. ACS 早期即可有高碳酸血症和少尿。后期出现无尿、氮质血症、呼吸功能衰竭及低心排血量综合征。

三、诊断

1. 膀胱测压　是诊断 ACS 最常用的方法。

2. 影像学检查　在 ACS 诊断中有重要意义，表现为腹腔大量积液，圆腹征；肠壁增厚，肠系膜广泛肿胀、模糊；腹腔器官间隙闭合；肾脏受压或移位，肾动、静脉及下腔静脉狭窄。

四、治疗

1. 非手术治疗　液体复苏，利尿脱水，机械辅助正压通气，减轻全身炎症反应，改善器官功能状态，促进胃肠道排空，合理的营养支持等。

2. 手术治疗　非手术治疗无效，腹内压持续>25mmHg 且威胁生命时，应施行腹腔开放术。

 历年真题

急性弥漫性腹膜炎手术治疗的步骤不包括

A. 寻找引起腹膜炎的原发灶

B. 术后一般放置腹腔引流

C. 根据病变脏器的部位确定手术切口

D. 用生理盐水冲洗腹腔至清洁

E. 关腹前均在腹腔内用抗生素控制感染

参考答案：E

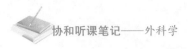

第三十四章　胃十二指肠疾病

核心问题

1. 胃十二指肠溃疡并发症的临床表现、诊断与治疗原则。

2. 胃癌的临床表现、诊断与治疗原则。

内容精要

胃溃疡和十二指肠溃疡统称为消化性溃疡，外科干预主要是针对溃疡产生的并发症。胃癌是最常见的恶性肿瘤之一。

第一节　解剖生理概要

一、胃的解剖

1. 胃的位置和分区

（1）胃位于上腹部，介于食管和十二指肠之间。

（2）胃与食管结合部称为贲门，与十二指肠结合部称为幽门。

（3）胃小弯和胃大弯平均分成三等份的连线将胃分成三个区：自上而下依次为贲门胃底区、胃体区和胃窦幽门区。

主治语录：幽门区环形肌增厚，在浆膜面可见环形凹陷形成浅沟，其表面有幽门前静脉通过，是为区分幽门与十二指肠的标志。

2. 胃的韧带 胃膈韧带、肝胃韧带、脾胃韧带、胰胃韧带和胃结肠韧带。

3. 胃的血管

（1）胃小弯——胃左动脉+胃右动脉。

（2）胃大弯——胃网膜右动脉+胃网膜左动脉构成胃大弯的动脉弓。

（3）胃的静脉汇入门静脉系统，与同名动脉伴行。

4. 胃的淋巴引流

（1）腹腔淋巴结群，引流胃小弯上部淋巴液。

（2）幽门上淋巴结群，引流胃小弯下部淋巴液。

（3）幽门下淋巴结群，引流胃大弯下部淋巴液。

（4）胰脾淋巴结群，引流胃大弯上部淋巴液。

5. 胃的神经

（1）交感神经兴奋时抑制胃的运动和分泌。

（2）副交感神经兴奋时增强胃的运动和分泌。

6. 胃壁的结构 由外向内分为浆膜层、肌层、黏膜下层和黏膜层。

（1）壁细胞：主要分泌盐酸和抗贫血因子，是维持胃 pH 的主要分泌细胞。

（2）主细胞：分泌胃蛋白酶原和凝乳酶原。

（3）黏液细胞：主要分泌含碱性因子的黏液。

二、胃的生理

1. 胃的运动 包括容纳、研磨和输送功能。

2. 胃液分泌

（1）正常成人每日分泌量1500~2500ml。

（2）胃液的主要成分为胃酸、酶、黏液、电解质和水。

（3）壁细胞分泌盐酸，而非壁细胞的分泌成分略偏碱性，钠是主要的阳离子。

（4）分为基础分泌和餐后分泌。餐后分泌可分为三个时相：迷走相、胃相和肠相。

三、十二指肠的解剖和生理

1. 分部

（1）球部：系腹膜间位，是十二指肠溃疡好发部位。

（2）降部：系腹膜外位。距幽门8~10cm的降部内侧有胆总管和胰管开口于此；局部黏膜皱褶突起，称为十二指肠乳头，是寻找胆、胰管开口的标志。

（3）水平部：长约10cm，系腹膜外位。肠系膜上动脉和静脉在其前方跨行。

（4）升部：先向上行，然后急转向下、向前，连接空肠起始部，其向上部分由固定于腹膜后的Treitz韧带牵吊，位置固定，是十二指肠和空肠分界标志。

2. 生理

（1）外分泌：十二指肠黏膜内有Brunner腺，分泌的十二指肠液含有多种消化酶如蛋白酶、脂肪酶、蔗糖酶等。

（2）内分泌：十二指肠黏膜内的内分泌细胞能够分泌促胃液素、缩胆囊素、肠抑肽等内分泌激素。

第二节　胃十二指肠溃疡的外科治疗

一、概述

1. 溃疡一般呈圆形或椭圆形，深达黏膜肌层。溃疡由于反复发作和修复，边缘增厚，形成瘢痕，一般壁较硬。中央凹陷，呈漏斗状。常覆盖脓苔或纤维膜，呈灰白或黄色。

2. 胃溃疡多发生在小弯，常见于胃角处；也见于胃窦和胃体，大弯侧溃疡较为少见。十二指肠溃疡多见于球部。球部以远部位发生的溃疡称为"球后溃疡"。

二、急性胃十二指肠溃疡穿孔

1. 病因和病理

（1）溃疡穿孔后酸性胃内容物流入腹腔，引起化学性腹膜炎。腹膜受到刺激产生剧烈腹痛和渗出。6~8小时后细菌开始繁殖，逐渐形成化脓性腹膜炎。

（2）常见病菌为大肠埃希菌、链球菌。大量液体丢失加上细菌毒素吸收，可以造成休克。

（3）胃十二指肠后壁溃疡穿孔，可在局部导致粘连包裹，形成慢性穿透性溃疡。

2. 临床表现

（1）症状：突发上腹部剧痛，呈"刀割样"腹痛迅速波及全腹。患者面色苍白、出冷汗。常伴有恶心、呕吐。严重时可伴有血压下降。

（2）体征：全腹压痛，穿孔处最重。腹肌紧张呈"板状腹"，反跳痛明显。肠鸣音减弱或消失。叩诊肝浊音界缩小或消失，可闻移动性浊音。实验室检查白细胞计数增多，立位X线检查膈下可见新月状游离气体影。

3. 诊断与鉴别诊断

（1）既往有溃疡病史，突发上腹部刀割样剧痛，加上典型的"板状腹"腹部体征和X线检查的膈下游离气体，可以确诊。

（2）需与急性胆囊炎、急性胰腺炎和急性阑尾炎鉴别。

4. 手术治疗方法　以穿孔缝合术为主要术式。彻底性的手

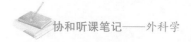

术可以选择胃大部切除术。迷走神经切断术已很少应用。

三、胃十二指肠溃疡大出血

1. 病因与病理　溃疡基底因炎症腐蚀到血管，导致破裂出血。通常多为动脉性出血。十二指肠溃疡出血多位于球部后壁，胃溃疡出血多位于小弯。

2. 临床表现

（1）出血量少者可仅有黑便。

（2）出血量大且速度快者可伴呕血，且色泽红。便血色泽可由黑色转呈紫色，便血前有头晕，眼前发黑，心慌、乏力。

（3）如出血更甚者可出现晕厥和休克症状。短期内出血超过800ml，患者可表现为烦躁不安、脉搏细速、呼吸急促、四肢湿冷。

（4）出血时患者通常无明显腹部体征。由于肠腔内积血，刺激肠蠕动增加，肠鸣音增强。

　主治语录：红细胞计数、血红蛋白值和血细胞比容的连续检测可帮助评估出血量和速度。

3. 诊断与鉴别诊断

（1）溃疡性出血主要需与胃底食管静脉曲张破裂、胃癌和应激性溃疡引起的出血鉴别。

（2）胃镜检查可明确出血部位和原因。

（3）选择性动脉造影也可用于明确出血部位。

4. 治疗

（1）补充血容量：快速输入平衡盐补充容量，同时进行输血配型试验。

（2）放置胃管：吸出残血，冲洗胃腔，直至胃液变清，以便观察后续出血情况。也可经胃管注入200ml含8mg去甲肾上腺素的生理盐水溶液，并夹管约 30 分钟。每 4~6 小时可重复。

（3）药物治疗：静脉或肌注血凝酶。

（4）胃镜治疗：在胃镜下明确出血部位后，可通过电凝、喷洒止血粉、上血管夹等措施止血。

（5）手术治疗：手术方式包括出血部位的贯穿缝扎术、胃大部切除术。手术治疗的指征如下。

1）经积极保守治疗无效者。

2）出血速度快，短期内出现休克症状者。

3）高龄患者伴有动脉硬化，出血自行停止可能性小。

4）经过保守治疗出血已停止，但短期内可能再次出血者。

四、胃十二指肠溃疡瘢痕性幽门梗阻

1. 病因和病理

（1）溃疡引起幽门梗阻的原因有痉挛、水肿和瘢痕。

（2）幽门梗阻初期，胃蠕动增加，胃壁肌肉增厚，以克服远端梗阻。后期胃壁张力减弱，胃腔扩张，胃酸分泌增加，胃壁水肿，胃黏膜炎症、糜烂，形成溃疡。

2. 临床表现　主要为腹痛和反复呕吐。随症状加重，出现腹痛和呕吐，呕吐物为宿食，有腐败酸臭味，不含胆汁。可出现脱水的表现。上腹部可见胃型，晃动上腹部可闻"振水声"。

3. 诊断与鉴别诊断

（1）根据患者长期的溃疡病史和典型的症状和临床表现，多可确定诊断。

（2）需区分是水肿性还是瘢痕性幽门梗阻。主要鉴别方法就是行胃肠减压，高渗盐水洗胃，补充水和电解质，维持酸碱平衡和营养等保守措施，观察患者症状能否缓解。其次要鉴别是否为胃、十二指肠降部或胰头部的肿瘤压迫所致。通过内镜或 CT、磁共振可以明确这类肿块性病变。如果选用胃肠造影检查，宜选用水性造影剂。

4. 治疗　先行保守治疗，放置胃管，进行胃减压和引流。高渗温盐水洗胃，以减轻胃壁水肿。同时补充液体、电解质，维持酸碱平衡和营养。如保守治疗症状未能缓解，可考虑手术治疗。手术目的是解除梗阻、消除病因，因此首选胃大部切除术。

五、手术方式与注意事项

1. 穿孔缝合术

（1）适应证：胃或十二指肠溃疡急性穿孔。

（2）注意事项

1）对溃疡有怀疑恶变者要取穿孔处组织做病理检查。

2）缝针贯穿全层胃壁时，不要缝到对面胃壁。

3）穿孔处胃壁水肿明显，打结时要松紧适度，以免缝线切割组织。

2. 胃大部切除术

（1）适应证：胃十二指肠溃疡保守治疗无效或者并发穿孔、出血、幽门梗阻、癌变者。

（2）胃切除的范围：远端 2/3~3/4 胃组织并包括幽门、近胃侧部分十二指肠球部。

（3）重建胃肠连续性：可选择毕 I 式或毕 II 式。也可采用胃空肠 Roux-en-Y 术式。①毕 I 式是胃与十二指肠吻合，它比较符合原来的生理状况，但要注意吻合口不得有张力。②毕 II 式为十二指肠断端缝闭，胃和空肠吻合，又分为结肠前和结肠后方式。吻合口径一般为 3~4cm，过大易发生倾倒综合征，过小影响胃排空。③胃空肠 Roux-en-Y 术式是胃大部切除后，十二指肠断端关闭，取 Treitz 韧带以远 10~15cm 空肠横断，远断端与残胃吻合，近断端与距前胃肠吻合口 45~60cm 的远断端空肠行端侧吻合。

六、术后并发症

1. 术后早期并发症

（1）术后出血：包括胃肠道腔内出血和腹腔内出血。

（2）术后胃瘫：是胃手术后以胃排空障碍为主的综合征。需放置胃管进行引流、胃减压。可选用促进胃动力药物。

（3）胃肠壁缺血坏死、吻合口破裂或漏：发现胃肠壁坏死应立即禁食，放置胃管进行胃肠减压，并严密观察。一旦发生坏死穿孔，出现腹膜炎体征应立即手术探查并进行相应处理。

（4）十二指肠残端破裂：见于十二指肠残端处理不当或毕Ⅱ式输入袢梗阻。一旦确诊立即手术。

（5）术后肠梗阻：多见于毕Ⅱ式吻合，分为输入袢梗阻和输出袢梗阻。吻合口梗阻经保守治疗后症状通常可以缓解，如保守方法失败，需要再次手术。

2. 术后远期并发症

（1）倾倒综合征

1）早期倾倒综合征：进食后半小时出现心悸、出冷汗、乏力、面色苍白等短暂血容量不足的相应表现；保守治疗为调整饮食，少食多餐，避免过甜的高渗食品。症状重者可应用生长抑素。手术宜慎重。

2）晚期倾倒综合征：发生在进食后 2~4 小时。主要表现为头晕、面色苍白、出冷汗、乏力，脉搏细数。治疗应采用饮食调整，减缓碳水化合物的吸收，严重病例可采用皮下注射生长抑素。

（2）碱性反流性胃炎：一般抑酸药无效。多采用保护胃黏膜、抑酸、调节胃动力等综合措施。

（3）溃疡复发：应先进行溃疡的正规保守治疗。如出现并发症则选用适当的处置方法。

（4）营养性并发症：应采取调节饮食，少食多餐，选用高蛋白、低脂肪饮食，补充维生素、铁剂和微量元素。

（5）残胃癌：因良性疾病行胃大部切除术后5年以上，残胃出现原发癌称为残胃癌。胃镜检查可以确定诊断。

主治语录：胃十二指肠溃疡手术后早期并发症多与术中操作不当或术前准备不足有关；术后远期并发症多因手术导致的解剖、生理改变造成对机体的扰乱所致。

第三节　胃癌及其他胃肿瘤

一、胃癌

（一）病因

发病的有关因素如下。

1. 地域环境。

2. 饮食生活因素。

3. 幽门螺杆菌感染。

4. 慢性疾病和癌前病变。

5. 遗传和基因。

（二）病理

1. 大体类型

（1）早期胃癌：指病变仅限于黏膜或黏膜下层，不论病灶大小或有无淋巴结转移。癌灶直径在10mm以下称小胃癌，5mm以下为微小胃癌；早期胃癌分型，见表34-3-1。

表 34-3-1　早期胃癌分型

Ⅰ型	隆起型，癌灶突向胃腔
Ⅱ型	表浅型，癌灶比较平坦没有明显的隆起与凹陷；又分为Ⅱa 浅表隆起型、Ⅱb 浅表平坦型和Ⅱc 浅表凹陷型
Ⅲ型	凹陷型，表现为较深的溃疡

（2）进展期胃癌：指癌组织浸润深度超过黏膜下层的胃癌。按 Bormann 分型法分四型：Ⅰ型（息肉型，也叫肿块型）、Ⅱ型（溃疡局限型）、Ⅲ型（溃疡浸润型）和Ⅳ型（弥漫浸润型）。

2. 组织类型

（1）腺癌（主要类型）。

（2）乳头状腺癌。

（3）管状腺癌。

（4）黏液腺癌。

（5）印戒细胞癌。

（6）腺鳞癌。

（7）鳞状细胞癌。

（8）小细胞癌。

（9）未分化癌。

（10）其他。

3. 胃癌的扩散与转移

（1）直接浸润。

（2）淋巴转移：是胃癌的主要转移途径。

（3）血行转移：常见转移的器官有肝、肺、胰、骨骼等，以肝转移为多。

（4）腹膜种植转移。

4. 临床病理分期　TNM 分期法见表 34-3-2。

（1）T 代表原发肿瘤浸润胃壁的深度

T_1：肿瘤侵及固有层、黏膜肌层或黏膜下层。T_2：肿瘤侵及固有肌层。T_3：肿瘤穿透浆膜下结缔组织而未侵犯脏腹膜或邻近结构。T_{4a}：肿瘤侵犯浆膜。T_{4b}：肿瘤侵犯邻近组织及脏器。

（2）N 表示局部淋巴结的转移情况

N_0：无淋巴结转移；N_1：1～2 个区域淋巴结转移；N_2：3～6 个区域淋巴结转移；N_3：7 个以上区域淋巴结转移。

（3）M 代表肿瘤远处转移的情况

M_0：无远处转移；M_1：有远处转移。

表 34-3-2　胃癌的临床病理分期

	N_0	N_1	N_2	N_3
T_1	I A	I B	II A	II B
T_2	I B	II A	II B	III A
T_3	II A	II B	III A	III B
T_{4a}	II B	III A	III B	III C
T_{4b}	III B	III B	III C	III C
M_1	IV			

（三）临床表现

1. 早期胃癌多无明显症状，有时出现上腹部不适，进食后饱胀、恶心等非特异性的上消化道症状。

2. 胃窦癌出现类似十二指肠溃疡的症状。

3. 随病情发展，患者出现上腹痛加重，食欲下降、乏力、消瘦、体重减轻。

4. 贲门胃底癌可有胸骨后疼痛和进食梗阻感；幽门附近的胃癌生长到一定程度，可发生呕吐，呕吐物多为隔夜宿食和胃液；肿瘤破溃或侵犯胃周血管后可有呕血、黑便等症状；也有可能发生急性穿孔。

5. 早期患者多无明显体征，晚期患者可触及上腹部质硬、固定的肿块，锁骨上淋巴结肿大、直肠前凹扪及肿块、贫血、腹水、黄疸、营养不良甚至恶病质等表现。

（四）诊断

1. 为提高早期胃癌诊断率，对以下人群定期检查。

（1）40岁以上，既往无胃病史而出现上述消化道症状者，或已有溃疡病史但症状和疼痛规律明显改变者。

（2）有胃癌家族病史者。

（3）有胃癌前期病变者，如萎缩性胃炎、胃溃疡、胃息肉、胃大部切除病史者。

（4）有原因不明的消化道慢性失血或短期内体重明显减轻者。

2. 主要辅助检查

（1）电子胃镜检查：能够直接观察胃黏膜病变的部位和范围，并可以对可疑病灶钳取小块组织作病理学检查，是诊断胃癌的最有效方法。

（2）X线钡餐检查：X线征象主要有龛影、充盈缺损、胃壁僵硬、胃腔狭窄、黏膜皱襞的改变等。钡餐检查对胃上部癌是否侵犯食管有诊断价值。

主治语录：X线钡餐检查目前多采用气钡双重造影。

（3）CT检查：是手术前判断肿瘤N分期和M分期的首选方法。

（五）治疗

胃癌的治疗策略是以外科手术为主的综合治疗。

1. 早期胃癌的内镜下治疗　直径<2cm 的无溃疡表现的分化型黏膜内癌，可在内镜下行胃黏膜切除术或内镜下黏膜下剥离术。

2. 手术治疗

（1）根治性手术：目前公认的胃癌根治手术的标准术式是 D_2 淋巴结清扫的胃切除术。

1）常用的胃切除术和胃切除范围：全胃切除术：包括贲门和幽门的全胃切除；远端胃切除术：包括幽门的胃切除术，保留贲门，标准手术为切除胃的 2/3 以上；近端胃切除术，包括贲门的胃切除术，保留幽门。

2）切除范围：胃切断线要求距肿瘤边缘至少 5cm；远侧部癌应切除十二指肠第一部 3~4cm，近侧部癌应切除食管下端 3~4cm。保证切缘无肿瘤残留。

（2）姑息性手术。

3. 胃癌的化学治疗　常用的给药途径有口服给药、静脉、腹膜腔给药、动脉插管区域灌注给药等。

4. 胃癌的其他治疗　放疗、免疫治疗及靶向治疗。

二、胃淋巴瘤

1. 病理　95% 以上的胃原发性恶性肿瘤为非霍奇金淋巴瘤，组织学类型以 B 淋巴细胞为主。恶性淋巴瘤以淋巴转移为主。

2. 临床表现　上腹痛，可伴有恶心、呕吐、体重下降、消化道出血、贫血等。部分患者上腹部可触及肿块，少数患者可有不规则发热。

3. 治疗　早期可采用抗幽门螺杆菌治疗。无效可采取放疗、化疗、手术治疗。

三、胃肠道间质瘤

1. 病理　呈膨胀性生长，可向黏膜下或浆膜下浸润形成球形或分叶状的肿块。

2. 临床表现　瘤体小时症状不明显，可有上腹部不适或类似溃疡病的消化道症状；瘤体较大可扪及腹部肿块。肿瘤浸润到胃肠道腔内常有消化道出血表现；小肠的间质瘤易发生肠梗阻；十二指肠间质瘤可压迫胆总管引起梗阻性黄疸。

3. 诊断　钡餐造影示胃局部黏膜隆起，呈凸向腔内的类圆形充盈缺损。胃镜下可见黏膜下肿块，顶端可有中心溃疡。超声内镜可明确肿物的来源。CT、MRI 扫描有助于发现胃腔外生长的结节状肿块以及有无肿瘤转移。组织标本镜下可见多数梭形细胞，并且免疫组织化学检测显示 CD117 和/或 DOG-1 过度表达，有助于病理学最终确诊。

4. 治疗　首选手术治疗，手术争取彻底完整切除，术中应避免肿瘤破裂。

四、胃的良性肿瘤

1. 分类

（1）黏膜上皮细胞良性肿瘤。

（2）间叶组织良性肿瘤。

2. 临床表现

（1）上腹部不适、饱胀感或腹痛。

（2）上消化道出血。

（3）腹部肿块，较大的良性肿瘤上腹部可扪及肿块。

（4）位于贲门或幽门的肿瘤可引起不全梗阻等。

3. 诊断　X 线钡餐检查、胃镜、超声及 CT 检查等有助于诊断。电子胃镜检查大大提高了胃良性肿瘤的发现率，对于黏膜起源瘤活检有助确诊；黏膜下的间叶组织瘤超声胃镜更具诊断价值。

4. 治疗　手术切除是胃良性肿瘤的主要治疗方法。

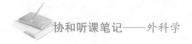

第四节　先天性肥厚性幽门狭窄

一、病理

幽门环形肌肥厚增大，幽门管因肌层压迫而延长，狭细，与十二指肠界限明显，镜下见黏膜充血、水肿，肌纤维层厚，平滑肌增生，排列紊乱。

二、临床表现

1. 吸乳后几分钟发生呕吐，呕吐物为不含胆汁的胃内容物，最初是回奶，接着发展为喷射状呕吐，呕吐的频率和强度呈进行性加重。

2. 上腹部见有胃蠕动波，剑突与脐之间触到橄榄状的肥厚幽门，是本病的典型体征。

主治语录：病儿可有脱水、低钾性碱中毒，体重减轻，最终导致营养不良。

三、诊断与鉴别诊断

1. 根据患儿典型的喷射状呕吐，见有胃蠕动波，以及扪及幽门肿块，即可确诊。

2. 应与可以导致婴儿呕吐的其他疾病相区别，如喂养不当、感染、颅内压增高、胃肠炎等。

四、治疗

幽门环肌切开术是治疗本病的主要方法。

第五节　十二指肠憩室

一、病理

先天性十二指肠局部肠壁肌层缺陷所致，憩室壁由黏膜、黏膜下层与结缔组织构成，肌纤维成分很少，称为原发性或假性憩室。

二、临床表现

绝大多数无症状，少数表现为上腹疼痛、恶心、嗳气、在饱食后加重等。体检时可有上腹压痛。

主治语录：乳头附近的憩室可并发胆道感染、胆石症、梗阻性黄疸和胰腺炎而出现相应的症状。

三、诊断

1. X 线钡餐检查　特别是低张性十二指肠造影，可见圆形或椭圆形腔外光滑的充盈区，立位可见憩室内呈气体、液体及钡剂三层影。

2. 电子十二指肠镜检查　诊断率比较高，可对憩室的部位、大小作出判断。

3. 超声与 CT　可发现位于胰腺实质内的十二指肠憩室，因憩室内常含气体、液体与食物碎屑，有时会误诊为胰腺假性囊肿或脓肿。

四、治疗

1. 无症状的憩室不须治疗。

2. 如确认症状由憩室引起，可采用调节饮食、抗炎、抗酸、

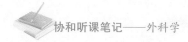

解痉等治疗。

3. 十二指肠憩室的手术并非简单，手术适应证应严格掌握：憩室穿孔合并腹膜炎；憩室大出血、憩室内异物形成；因憩室引发胆管炎、胰腺炎；内科治疗无效，确有憩室症状者。

4. 常用的术式有憩室切除术、憩室较小者可行憩室内翻缝合术，乳头旁憩室或多个憩室切除困难时可行消化道转流手术，常用毕Ⅱ式胃部分切除术旷置十二指肠。

第六节　十二指肠淤滞症

一、病因

发生淤滞症的原因主要有肠系膜上动脉起始点位置过低、十二指肠悬韧带过短牵拉、腹腔内粘连或内脏下垂牵拉肠系膜以及环状胰腺等。

二、临床表现

1. 症状　呈间歇性反复发作，表现为十二指肠通过障碍。呕吐是主要症状，常伴有上腹饱胀不适、腹痛等。

主治语录：呕吐物为含胆汁的胃内容物。症状可通过体位改变而减轻。

2. 体征　上腹饱满，可有胃型和蠕动波，无明显腹部压痛，肠鸣音正常，胃肠减压可引出大量胃液。

三、诊断

1. X线钡餐　为首选诊断方法，特征性表现如下。

（1）近端十二指肠及胃扩张，有明显的十二指肠逆蠕动。

（2）钡剂在十二指肠水平部脊柱中线处中断，有整齐的类似笔杆压迫的斜行切迹（"笔杆征"），钡剂通过受阻。

（3）钡剂在 2~4 小时内不能从十二指肠排空。

（4）侧卧或俯卧时钡剂可迅速通过十二指肠水平部进入空肠。

2. 超声检查　测量肠系膜上动脉与腹主动脉之间的夹角，正常为 30°~50°，有淤滞症者<13°。

3. CT 结合动脉造影可以显露肠系膜上动脉与十二指肠之间的关系以及在这一水平上的梗阻。

四、治疗

1. 一般先采用非手术治疗。发作期间休息、禁食、胃肠减压、维持水电解质平衡和营养支持。缓解期宜少量多餐，以易消化食物为主，餐后侧卧或俯卧位可预防发作。

2. 非手术治疗无效可采用手术治疗，常用的术式是十二指肠空肠吻合术或 Roux-en-Y 吻合。

 历年真题

1. 胃大部切除术后，发生早期倾倒综合征的最早时间是餐后

   A. 40 分钟

   B. 50 分钟

   C. 10 分钟

   D. 20 分钟

   E. 30 分钟

2. 溃疡病致瘢痕性幽门梗阻最典型的临床表现是

   A. 呕吐

   B. 腹胀

   C. 消瘦

   D. 贫血

   E. 脱水

参考答案：1. E　2. A

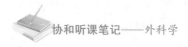

第三十五章　小肠疾病

核心问题

1. 肠结核的临床表现和治疗。

2. 肠梗阻的分类、病理生理、临床表现、诊断和治疗。

内容精要

小肠疾病主要包括肠感染性疾病、肠炎性疾病、肠梗阻、肠系膜血管缺血性疾病、短肠综合征、小肠肿瘤及先天性肠疾病。发生小肠疾病时，可引起严重的营养障碍和水、电解质平衡失调，肠屏障功能破坏等。

第一节　解剖生理概要

一、解剖

1. **分部**　分为十二指肠、空肠和回肠三部分。一般成人小肠全长 3~5m，十二指肠长 20~25cm；小肠上段 2/5 为空肠，下段 3/5 为回肠。

2. **血液供应**　来自肠系膜上动脉（自腹主动脉分出）及腹

腔干分支。

3. 淋巴系统　空肠有散在性孤立淋巴小结，回肠有许多淋巴集结。

4. 神经系统　受交感和副交感神经支配。小肠的痛觉由交感神经系统的内脏神经传入纤维传导。

二、生理

功能：小肠是食物消化和吸收的主要部位，也是重要的内分泌器官，还有屏障功能。

第二节　肠感染性疾病

一、肠结核

1. 病因和病理

（1）分为原发性和继发性。临床以继发性肠结核多见。

（2）肠结核病变主要发生在回盲部及远端回肠。

（3）病理形态上可表现为溃疡型和增生型。

1）溃疡型肠结核较多见，其特点是溃疡多呈环形，其长轴与肠腔长轴垂直，病变开始于肠壁淋巴结，继而融合并发生干酪样坏死，破溃后形成溃疡，溃疡修复时由于瘢痕形成和纤维收缩而致肠腔狭窄。

2）增生型肠结核的特点是在黏膜下层大量结核性肉芽肿形成和纤维组织增生，黏膜隆起呈假性息肉样变，也可有浅小的溃疡。

2. 临床表现

1）患者多呈低热、盗汗、乏力、消瘦、食欲减退等结核病的全身症状。

2）溃疡型肠结核的主要症状为慢性腹部隐痛，偶有阵发性绞痛，以右下腹及脐周围为著，常有进食后加剧，排便后减轻。

腹泻，也有腹泻和便秘交替出现。检查右下腹有轻度压痛。

3）增生型肠结核患者，以及病变发展到肠管环形瘢痕狭窄的溃疡型肠结核，主要表现为低位不完全性肠梗阻，腹部可见肠型，肠鸣音高亢，右下腹常可触及固定、较硬且有压痛的肿块。

主治语录：发生慢性肠穿孔时常形成腹腔局限脓肿，脓肿穿破腹壁便形成肠外瘘。

3. 治疗　内科治疗为主，伴有外科并发症时考虑手术治疗。

（1）适应证

1）病变穿孔形成局限性脓肿或肠瘘。

2）溃疡型病变伴有瘢痕形成或增生型病变导致肠梗阻。

3）不能控制的肠道出血。

4）病变游离穿孔合并急性腹膜炎。

（2）手术方式

1）急性肠穿孔应行病变肠段切除术。

2）小肠因瘢痕狭窄导致梗阻者做肠段切除吻合。

3）回盲部增生型病变可行回盲部或右半结肠切除。

二、伤寒肠穿孔

1. 病因和病理

1）伤寒病由沙门菌属伤寒杆菌所引起。

2）穿孔后立即形成急性弥漫性腹膜炎。

3）80%的穿孔发生在距回盲瓣50cm以内，多为单发。

2. 临床表现和诊断

1）已经确诊为伤寒病的患者，突然发生右下腹痛，短时间内扩散至全腹，伴有呕吐、腹胀。

2）检查有明显腹部压痛、肠鸣音消失等腹膜炎征象。

3）X线检查发现腹腔游离气体。

4）伤寒患者本应是脉缓、白细胞计数减少、体温高，穿孔后反有脉搏增快，白细胞计数增多，体温下降。

5）腹腔穿刺可抽到脓液。取血做伤寒菌培养和肥达试验可进一步明确诊断。

3. 治疗

（1）伤寒肠穿孔确诊后应及时手术治疗。由于患者一般都很虚弱，故原则是施行穿孔缝合术，手术应简单、快速。

（2）除非肠穿孔过多及并发不易控制的肠道大量出血，且患者全身状况尚许可，才考虑做肠切除。

第三节　肠炎性疾病

一、急性出血性肠炎

1. 病理

（1）病变主要在空肠或回肠，常呈节段性，严重时可融合成片。

（2）肠管扩张，肠腔内充满暗红色血性液体和坏死物质，肠壁充血水肿、炎性细胞浸润、广泛出血、坏死和溃疡形成，甚至穿孔。

（3）腹腔内可有混浊或血性渗液。

2. 临床表现　急性腹痛、腹胀、呕吐、腹泻、便血及全身中毒症状为主要临床表现。

主治语录：少数急性出血性肠炎患者腹痛不明显而以血便为主要症状。

3. 治疗

（1）非手术治疗

1）禁食，胃肠减压。

2）维持内环境平衡，纠正水、电解质与酸碱紊乱，必要时可少量多次输血。

3）应用广谱抗生素和甲硝唑以控制肠道细菌特别是厌氧菌的生长。

4）防治脓毒血症和中毒性休克。

5）应用静脉营养，既可提供营养又可使肠道休息。

（2）手术适应证

1）有明显腹膜炎表现，或腹腔穿刺有脓性或血性渗液，怀疑有肠坏死或穿孔。

2）不能控制的肠道大出血。

3）有肠梗阻表现经非手术治疗不能缓解。

二、克罗恩病

1. 病理

（1）克罗恩病可侵及胃肠道的任何部位，最多见于回肠末段。

（2）病变可局限于肠管的一处或多处，呈节段性分布。

2. 临床表现　起病常较缓慢，病史较长。腹泻、腹痛、体重下降是其常见症状，可见黏液血便。

主治语录：部分患者以肛周病变为首诊症状。

3. 诊断与鉴别诊断　诊断需要结合临床表现、内镜、病理组织学、影像学和临床生化检查等来综合判断。克罗恩病应与肠结核、贝赫切特病、肠道淋巴瘤和溃疡性结肠炎等鉴别。

4. 治疗

（1）一般采用内科治疗，少数患者需接受外科手术治疗。

（2）克罗恩病手术适应证：肠狭窄梗阻、腹腔脓肿、肠内瘘或肠外瘘、游离性肠穿孔、不可控制的肠道出血、癌肿形成、肛周病变，内科治疗无效，儿童生长发育迟缓者亦应考虑手术干预。

✎ 主治语录：克罗恩病手术目的主要是处理由该疾病导致的并发症。

第四节 肠 梗 阻

一、分类

1. 按梗阻原因分类

（1）机械性肠梗阻：系各种原因引起肠腔狭小或不通，致使肠内容物不能通过，是临床上最为常见的类型。

（2）动力性肠梗阻：又分为麻痹性与痉挛性两类。

（3）血运性肠梗阻：由于肠系膜血管栓塞或血栓形成，使肠管血运障碍，肠失去蠕动能力，肠腔虽无阻塞，但肠内容物停止运行，故亦可归入动力性肠梗阻。

2. 按肠壁血运有无障碍分类

（1）单纯性肠梗阻：仅有肠内容物通过受阻，而无肠管血运障碍。

（2）绞窄性肠梗阻：因肠系膜血管或肠壁小血管受压、血管腔栓塞或血栓形成而使相应肠段血运障碍，继而可引起肠坏死、穿孔。

3. 其他分类（表 35-4-1）

表 35-4-1　肠梗阻的其他分类

按梗阻部位分类	①高位（空肠）梗阻 ②低位小肠（回肠）梗阻：闭袢性梗阻 ③结肠梗阻
按梗阻程度分类	完全性、不完全性肠梗阻
按病程发展快慢分类	急性、慢性肠梗阻

✎ **主治语录**：慢性不完全性是单纯性肠梗阻，急性完全性肠梗阻多为绞窄性。

二、病理

1. 局部变化　机械性肠梗阻一旦发生，梗阻以上肠蠕动增加，肠腔内因气体和液体的积聚而膨胀。肠梗阻部位越低，时间越长，肠膨胀越明显。梗阻以下肠管则瘪陷、空虚或仅存积少量粪便。肠腔压力不断升高，可使肠壁静脉回流受阻，肠壁充血水肿，液体外渗。同时肠壁及毛细血管通透性增加，肠壁上有出血点，并有血性渗出液渗入肠腔和腹腔。在闭祥型肠梗阻，肠内压可增加至更高点。肠内容物和大量细菌渗入腹腔，引起腹膜炎。最后，肠管可因缺血坏死而溃破穿孔。

✎ **主治语录**：扩张肠管和塌陷肠管交界处即为梗阻所在，这对手术中寻找梗阻部位至为重要。

2. 全身变化　水、电解质和酸碱失衡；血容量下降；休克；呼吸和心脏功能障碍。

三、临床表现

1. 症状　腹痛、呕吐、腹胀、排气排便停止。
2. 体征
（1）视诊：机械性肠梗阻常可见肠型和蠕动波。肠扭转时腹胀多不对称；麻痹性肠梗阻则腹胀均匀。
（2）触诊：单纯性肠梗阻，可有轻度压痛，但无腹膜刺激征。绞窄性肠梗阻，可有固定压痛和腹膜刺激征。
（3）叩诊：绞窄性肠梗阻时，移动性浊音可呈阳性。
（4）听诊：机械性肠梗阻，肠鸣音亢进，有气过水声或金属音。麻痹性肠梗阻时，肠鸣音减弱或消失。

（5）其他：单纯性肠梗阻晚期可出现唇干舌燥、眼窝内陷、皮肤弹性减退、脉搏细弱等。绞窄性肠梗阻患者可出现全身中毒症状及休克。

3. 辅助检查

（1）实验室检查：单纯性肠梗阻患者白细胞计数、血红蛋白和血细胞比容都可增高。尿比重增高。注意查血气分析和电解质。呕吐物和粪便检查，有大量红细胞或隐血阳性，应考虑肠管有血运障碍。

（2）X线检查：一般在肠梗阻发生 4~6 小时，X 线检查即显示出肠腔内气体；摄片可见气胀肠袢和液平面。当疑有肠套叠、肠扭转或结肠肿瘤时，可做钡灌肠或 CT 检查以协助诊断。

四、诊断

首先根据肠梗阻临床表现的共同特点，确定是否为肠梗阻，进一步确定梗阻的类型和性质，最后明确梗阻的部位和原因。

五、治疗

原则是纠正因肠梗阻所引起的全身生理紊乱和解除梗阻。

1. 非手术治疗

（1）胃肠减压。

（2）纠正水、电解质紊乱和酸碱失衡。

（3）防治感染。

（4）其他治疗：腹胀患者宜吸氧。为减轻胃肠道的膨胀可给予生长抑素。镇痛药应用遵循急腹症治疗的原则。

2. 手术治疗

（1）单纯解除梗阻的手术：如粘连松解术，肠切开取出肠石、蛔虫等，肠套叠或肠扭转复位术等。

（2）肠切除吻合术：对肠管因肿瘤、炎症性狭窄或局部肠袢已经失活坏死，则应作肠切除肠吻合术。无生机肠管的特征如下。

1）肠壁已呈紫黑色并已塌陷。

2）肠壁已失去张力和蠕动能力，对刺激无收缩反应。

3）相应的肠系膜终末小动脉无搏动。

手术中肠袢生机的判断常有困难，小段肠袢当不能肯定有无血运障碍时，以切除为安全。

（3）肠短路吻合术。

（4）肠造口或肠外置术。

主治语录：肠梗阻治疗方法的选择要根据肠梗阻的原因、性质、部位以及全身情况和病情严重程度而定。

六、粘连性肠梗阻

1. 病理　一般都发生在小肠，引起结肠梗阻者少见。肠粘连必须在一定条件下才会引起肠梗阻，例如：

（1）肠腔已变窄，在有腹泻炎症时，肠壁水肿使变窄的肠腔完全阻塞不通。

（2）肠腔内容物过多，致肠膨胀，肠袢下垂加剧粘着部的锐角而使肠管不通。

（3）肠蠕动增加或体位的剧烈变动，产生扭转。

2. 诊断

（1）急性粘连性肠梗阻主要是小肠机械性梗阻的表现，患者多有腹腔手术、创伤或感染的病史。以往有慢性肠梗阻症状或多次急性发作者多为广泛粘连引起的梗阻；长期无症状，突然出现急性梗阻症状，腹痛较重，出现腹膜刺激征，应考虑粘连带、内疝或扭转等引起的绞窄性肠梗阻。

（2）手术后早期（5~7天）发生梗阻的症状，应与手术后肠麻痹恢复期的肠蠕动功能失调相鉴别。除有肠粘连外，与术后早期肠管的炎性反应有关，既有肠腔梗阻又有炎症引起的局部肠动力性障碍。

3. 预防　腹部手术时减少组织损伤，减轻组织炎症反应。腹腔内粘连的产生除一些不可避免的因素外，尚有一些可避免的因素：

（1）清除手套上的淀粉、滑石粉，不遗留线头、棉花纤维等异物于腹腔内，减少肉芽组织的产生。

（2）减少缺血的组织，不作大块组织结扎。

（3）注意无菌操作技术，减少炎性渗出。

（4）保护肠浆膜面，防止损伤与干燥。

（5）冲洗清除腹腔内积血、积液，必要时放置引流。

（6）及时治疗腹腔内炎性病变，防止炎症扩散。

4. 治疗　单纯性肠梗阻可先行非手术治疗，绞窄性和完全性肠梗阻则应手术治疗。手术方法应按粘连的具体情况而定。

七、肠扭转

1. 临床表现

（1）小肠扭转

1）表现为突然发作剧烈腹部绞痛，持续性疼痛、阵发性加重。

2）腹痛常放射至腰背部。

3）呕吐频繁，腹胀以某一部位特别明显，腹部有时可扪及压痛的扩张肠袢。

4）肠鸣音减弱，可闻及气过水声。

5）腹部 X 线检查符合绞窄性肠梗阻的表现，有时可见空肠和回肠换位，或排列成多种形态的小跨度蜷曲肠袢等特有的征象。

（2）乙状结肠扭转

1）多见于乙状结肠冗长、有便秘的老年人。

2）腹部持续胀痛，左腹部明显膨胀，可见肠型。

3）腹部 X 线平片显示马蹄状巨大的双腔充气肠袢，圆顶向上；立位可见两个液平面。

4）钡剂灌肠 X 线检查见扭转部位钡剂受阻，钡影尖端呈"鸟嘴"形。

主治语录：肠扭转的好发部位是小肠和乙状结肠。

2. 治疗　及时手术治疗。早期乙状结肠扭转，可在结肠镜的直视下，将肛管通过扭转部进行减压，并将肛管保留 2~3 日。但这些治疗必须在严密观察下进行，一旦怀疑有肠绞窄，必须及时改行手术治疗。

八、肠套叠

1. 临床表现

（1）腹痛、血便和腹部肿块是典型症状。

（2）腹部触诊常可扪及腊肠形、表面光滑、稍可活动、具有压痛的肿块，常位于脐右上方，而右下腹扪诊有空虚感。随病程进展可出现肠梗阻症状。

（3）慢性复发性肠套叠，多见于成人，其发生原因常与肠息肉、肿瘤、憩室等病变有关。多呈不完全梗阻，套叠常可自行复位。

2. 治疗

（1）应用空气或钡剂灌肠，不仅是诊断方法，也是一种有效的治疗方法，适用于回盲型或结肠型的早期。

（2）如果套叠不能复位，或病期已超过 48 小时，或怀疑有肠坏死，或灌肠复位后出现腹膜刺激征及全身情况恶化，都应行手术治疗。

🖋 主治语录：成人肠套叠多有引起套叠的病理因素，一般主张手术。

第五节　肠系膜血管缺血性疾病

一、临床表现

1. 肠系膜上动脉栓塞和血栓形成的临床表现大致相仿。一般发病急骤，早期表现为突然发生剧烈的腹部绞痛。其后出现肠坏死，疼痛转为持续，多伴有频繁呕吐，呕吐物多为血性。部分患者有腹泻，并排出暗红色血便。

早期症状明显且严重，其特点是严重的症状与轻微的体征不相称。起初腹软不胀，可有轻度压痛，肠鸣音存在；全身改变也不明显，但如血管闭塞范围广泛，也可较早出现休克。随肠坏死和腹膜炎的发展，腹胀渐趋明显，肠鸣音消失，出现腹部压痛、腹肌紧张等腹膜刺激征。呕出暗红色血性液体，或出现血便；腹腔穿刺抽出液也为血性。

2. 肠系膜上动脉血栓形成的患者，表现为饱餐后腹痛、日渐消瘦、伴有慢性腹泻等肠道吸收不良的症状。当血栓形成突然引起急性完全性血管阻塞时，则表现与肠系膜上动脉栓塞相似。

3. 肠系膜上静脉血栓形成的症状发展较慢，表现多不典型，有腹部不适、便秘或腹泻等前驱症状。数日至数周后可突然剧烈腹痛、持续性呕吐，但呕血和便血更多见，腹胀和腹部压痛，肠鸣音减少；腹腔穿刺可抽出血性液体，常有发热和白细胞计数增多。腹部手术，如腹腔镜右半结肠切除术后肠系膜上静脉血栓形成，临床常有不全性肠梗阻及引流量增多的表现。

🖊 **主治语录：一般阻塞发生过程越急，范围越广，表现就越严重。动脉阻塞的临床表现又较静脉阻塞急而严重。**

二、诊断

诊断主要依靠病史和临床表现。腹部 X 线平片有助于诊断。选择性动脉造影对诊断有重要意义。

三、治疗

1. 早诊断，早治疗，包括支持疗法和手术治疗。

2. 肠系膜上动脉栓塞可行取栓术。血栓形成则可行血栓内膜切除或肠系膜上动脉-腹主动脉"搭桥"手术。如患者出现腹膜刺激症状，则不宜等待，条件许可时尽早行剖腹探查。

3. 肠系膜上静脉血栓形成者需施行肠切除术，切除范围应包括全部有静脉血栓形成的肠系膜。

肠系膜血管缺血性疾病中还有一类非肠系膜血管闭塞性缺血，尤易发生于已有肠系膜上动脉硬化性狭窄病变者。选择性肠系膜上动脉造影最具诊断价值，治疗首先应纠正诱发因素，发生肠坏死应手术治疗。

第六节 短肠综合征

一、病理生理

1. 一般切除小肠达 50%～70% 后可引起吸收不良。若残存小肠少于 75cm（有完整结肠）或丧失回盲瓣、残存小肠少于 100cm 者可产生严重症状，导致短肠综合征。

2. 切除部位和切除长度均可影响临床症状。如切除回肠远端 2/3 和回盲瓣会严重影响胆盐和维生素 B_{12} 的吸收，并导致腹泻和贫血。

主治语录：一般近端小肠切除的耐受性要大于远端小肠。

二、临床表现

短肠综合征患者早期最主要的临床表现为腹泻、水和电解质失衡以及营养不良，其中腹泻一般最早出现，其严重程度与残留肠管的长度密切相关。

三、治疗

1. 短肠综合征首在预防，在处理小肠疾病时，应尽量避免不必要的扩大切除。

2. 治疗目的　补充营养和纠正水、电解质紊乱和酸碱失衡及防止营养支持的并发症，供给肠内营养以获得残留小肠的最佳代偿，肠外营养主要是补充肠内营养的不足。

3. 外科手术方法　①减慢肠道运行的技术，如建立小肠瓣和括约肌、逆蠕动肠段、结肠间置等，以及增加食物与小肠的接触时间。②增加肠表面积，包括肠变细增长术、小肠移植等。

第七节　小肠肿瘤

一、临床表现

1. 腹痛　最常见，隐痛、胀痛乃至剧烈绞痛。

2. 肠道出血　间歇性排柏油样便或血便，或大出血。

3. 肠梗阻。

4. 腹内肿块。

5. 肠穿孔。

6. 类癌综合征。

主治语录：小肠肿瘤症状不典型，常表现为以上一种或几种症状。

二、诊断

1. 影像学检查中 X 线钡餐检查、腹部 CT、CT 肠道显像（CTE）均为常用检查手段。

2. 纤维十二指肠镜、纤维小肠镜、胶囊内镜检查及选择性动脉造影术，可提高诊断率。

3. 对怀疑类癌的病例，测定患者尿中的 5-羟色胺的降解物 5-羟吲哚乙酸（5-HIAA），有助于确定肿瘤的性质。

4. 必要时可行腹腔镜或剖腹探查。

三、治疗

1. 小的或带蒂的良性肿瘤可连同周围肠壁组织一并局部切除，较大的或局部多发的肿瘤做肠段切除吻合术。

2. 恶性肿瘤则需连同肠系膜及区域淋巴结做根治性切除术，术后根据分期情况，选用化疗等治疗。如肿瘤无法切除，并有梗阻者，则可做短路手术。

3. 抗组胺类药物及氢化可的松可改善类癌综合征。

第八节　先天性肠疾病

一、先天性肠闭锁和肠狭窄

1. 病因和病理　一般认为是由于胚胎时期肠道再度管腔化

阶段发育障碍。

2. 临床表现 无论肠闭锁的高低，均为完全性肠梗阻。

（1）呕吐：高位肠闭锁患儿，出生后首次喂奶即有呕吐，逐渐加重且频繁。回肠和结肠闭锁则呕吐多在生后 2~3 天出现呕吐。

（2）腹胀：高位闭锁者上腹膨隆，叮见胃型，剧烈呕吐后膨隆消失。低位闭锁则表现全腹膨胀、肠鸣音亢进，或可见肠型，后期可伴穿孔引起腹膜炎。

（3）患儿生后不排胎粪或仅排出少量灰绿色黏液样物。

肠狭窄患儿呕吐出现的早晚和腹胀程度，视狭窄的程度而不同，可表现为慢性不全肠梗阻。狭窄严重者表现与肠闭锁相似。

3. 诊断

（1）腹部 X 线平片：高位肠闭锁可见上腹部有数个液平面，而其他肠腔内无空气；低位肠闭锁则可见多数扩大肠袢与液平面，钡灌肠可见结肠瘪细。

（2）肠狭窄可借助钡餐检查，并确定其狭窄部位。

4. 治疗 肠闭锁确诊后，应在纠正水、电解质紊乱及酸碱失衡后尽早手术治疗（表 35-8-1）。肠狭窄以切除狭窄肠段后行肠端端吻合效果为好。

表 35-8-1 肠闭锁的手术治疗

名　称	治疗方法
十二指肠闭锁	可行十二指肠、十二指肠吻合术或十二指肠、空肠吻合术
空、回肠闭锁	在切除两侧盲端后行端端吻合
结肠闭锁	多先作结肠造瘘，二期行关瘘、吻合术

二、先天性肠旋转不良

1. 病理

（1）当肠管旋转不全，盲肠位于上腹或左腹，附着于右后腹壁至盲肠的索带可压迫十二指肠引起梗阻。

（2）由于小肠系膜不是从左上至右下附着于后腹壁，而是凭借狭窄的肠系膜上动脉根部悬挂于后腹壁，小肠活动度大，易以肠系膜上动脉为轴心，发生扭转。剧烈扭转造成肠系膜血运障碍，可引起小肠的广泛坏死。

2. 临床表现

（1）多表现为出生后有正常胎粪排出，生后 3~5 天出现间歇性呕吐，呕吐物含有胆汁。十二指肠梗阻多为不完全性，梗阻常反复发生。患儿可出现消瘦、脱水、体重下降。

（2）发生肠扭转时，突出症状为阵发性腹痛和频繁呕吐。轻度扭转可因改变体位等自动复位缓解，如不能复位而扭转加重，肠管坏死后出现全腹膨隆、满腹压痛、腹肌紧张、血便及严重中毒、休克等症状。

3. 诊断　新生儿有上述高位肠梗阻症状，应怀疑肠旋转不良的可能。腹部 X 线平片可见胃和十二指肠第一段扩张并有液平面，小肠内仅有少量气体。钡剂灌肠显示大部分结肠位于左腹部，盲肠位于上腹部或左侧。

4. 治疗　有明显肠梗阻症状时，应在补充液体，纠正水、电解质紊乱，放置鼻胃管减压后，尽早施行手术治疗。

 历年真题

1. 男，70 岁。腹部绞痛伴腹胀 4 小时，无呕吐。下消化道 X 线钡剂造影见直肠上段钡剂受阻，钡影尖端呈"鸟嘴"形。最可能的诊断是

　A. 肠套叠

　B. 乙状结肠癌

　C. 乙状结肠扭转

　D. 直肠癌

　E. 小肠扭转

2. 女，43 岁。腹痛 16 小时，呈持续性，阵发性加重，伴呕吐，

无肛门排气。查体：全腹肌紧张，有压痛及反跳痛。行腹腔穿刺抽出的液体呈血性，伴臭味。最可能的诊断是

A. 绞窄性肠梗阻

B. 胃、十二指肠穿孔

C. 急性阑尾炎穿孔

D. 结核性腹膜炎

E. 急性重症胰腺炎

参考答案：1. C 2. A

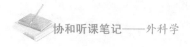
第三十六章 阑尾疾病

核心问题

急性阑尾炎的诊断、鉴别诊断和治疗。

内容精要

急性阑尾炎是外科常见病，是最多见的急腹症。婴幼儿、老年人及妊娠妇女患急性阑尾炎时，诊断和治疗均较困难，值得格外重视。大多数慢性阑尾炎是由急性阑尾炎转变而来。阑尾肿瘤少见。

第一节 解剖生理概要

一、位置

1. 阑尾位于右髂窝部，起于盲肠末端，附于三条结肠带的会合点。

2. 体表投影约在脐与右髂前上棘连线中外 1/3 交界处，称为麦氏点，是选择阑尾手术切口的标记点。

3. 属腹膜内位器官，位置随盲肠的位置而变异。

二、解剖学结构

1. 阑尾为一管状器官，远端为盲端，近端开口于盲肠。

2. 阑尾系膜内的血管，主要由阑尾动、静脉组成。阑尾动脉系回结肠动脉的分支，是一种无侧支的终末动脉，当血运障碍时，易导致阑尾坏死。

第二节　急性阑尾炎

一、病因

1. 阑尾管腔阻塞是最常见的病因。

2. 细菌入侵，致病菌多为肠道内的各种革兰阴性杆菌和厌氧菌。

3. 其他如阑尾先天畸形、胃肠道功能障碍引起内脏神经反射等。

二、临床病理分型

1. 急性单纯性阑尾炎　病变多只限于黏膜和黏膜下层。临床症状和体征均较轻。

2. 急性化脓性阑尾炎　亦称急性蜂窝织炎性阑尾炎，常由单纯性阑尾炎发展而来。阑尾肿胀明显，浆膜高度充血，表面覆以纤维素性渗出物。阑尾周围的腹腔内有稀薄脓液，形成局限性腹膜炎。临床症状和体征较重。

3. 坏疽性及穿孔性阑尾炎　为重型阑尾炎。阑尾管壁坏死或部分坏死，呈暗紫色或黑色。穿孔部位多在阑尾根部和尖端。

4. 阑尾周围脓肿　急性阑尾炎化脓坏疽或穿孔进展较慢，大网膜包裹粘连形成。

主治语录：急性阑尾炎转归有炎症消退，炎症局限化和炎症扩散。

三、诊断

主要依靠病史、临床症状、体检所见和实验室检查。

1. 症状

（1）腹痛：转移性腹痛始于上腹，逐渐移向脐部，6~8小时后转移并局限在右下腹。部分病例发病开始即出现右下腹痛。

（2）胃肠道症状：早期食欲缺乏，恶心、呕吐，但程度较轻，可发生腹泻。盆腔位阑尾炎引起排便、里急后重。弥漫性腹膜炎时可致麻痹性肠梗阻，腹胀、排气排便减少。

（3）全身症状：早期乏力。炎症重时出现中毒症状，心率增快，发热。发生门静脉炎时可出现寒战、高热和轻度黄疸。当阑尾化脓坏疽穿孔并腹腔广泛感染时，并发弥漫性腹膜炎，可同时出现血容量不足及败血症表现，甚至合并其他脏器功能障碍。

2. 体征

（1）右下腹压痛：最常见。压痛点固定，通常位于麦氏点，可随阑尾位置的变异而改变。程度与病变的程度相关。

（2）腹膜刺激征象：反跳痛（Blumberg征）、腹肌紧张、肠鸣音减弱或消失等。

（3）右下腹肿块：压痛性肿块，边界不清，固定，应考虑阑尾周围脓肿。

（4）可作为辅助诊断的其他体征

1）结肠充气试验（Rovsing征）。

2）腰大肌试验（Psoas征）。

3）闭孔内肌试验（Obturator征）。

4）经肛门直肠指检：引起炎症阑尾所在位置压痛。当阑尾穿孔时直肠前壁压痛广泛。形成阑尾周围脓肿时，有时可触及痛性肿块。

3. 实验室检查 白细胞和中性粒细胞比例增高，可有核左移。部分单纯性阑尾炎或老年患者，白细胞计数可无明显升高。

4. 影像学检查

（1）腹部平片：盲肠扩张和液气平面，偶尔可见钙化的粪石和异物影。

（2）B 超检查与 CT 扫描有时可发现肿大的阑尾或脓肿。

5. 腹腔镜检查 对明确诊断具有决定性作用。

四、鉴别诊断

1. 胃十二指肠溃疡穿孔 患者多有溃疡病史，胸腹部 X 线检查膈下有游离气体。

2. 右侧输尿管结石 阵发性剧烈绞痛，向会阴部、外生殖器放射。尿中多量红细胞。B 超检查或 X 线摄片在输尿管走行部位可呈现结石阴影。

3. 妇产科疾病

（1）异位妊娠破裂：急性失血症状和腹腔内出血体征，停经史及阴道不规则出血史。

（2）卵巢滤泡或黄体囊肿破裂：表现与异位妊娠相似，多发于排卵期或月经中期以后。

（3）急性输卵管炎和急性盆腔炎：直肠指诊盆腔对称性压痛，脓性白带，阴道后穹隆穿刺可获脓液，涂片检查细菌阳性。

（4）卵巢囊肿蒂扭转：剧烈腹痛及压痛性肿块，B 超检查有助于鉴别诊断。

4. 急性肠系膜淋巴结炎 儿童多见。先有上呼吸道感染史，压痛不固定，可随体位变更。超声或 CT 检查发现腹腔淋巴结肿大，有助于鉴别诊断。

5. 其他 急性胃肠炎消化道症状重，无右下腹固定压痛和腹膜刺激征。胆道系统感染性疾病有明显绞痛、高热、黄疸、

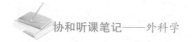

反复右上腹痛史。右侧肺炎、胸膜炎有呼吸系统的症状和体征。回盲部肿瘤、克罗恩病、梅克尔（Meckel）憩室炎或穿孔、小儿肠套叠等需进行临床鉴别。

五、治疗

1. **手术治疗**　绝大多数急性阑尾炎一旦确诊，应早期施行阑尾切除术。

（1）急性单纯性阑尾炎：行阑尾切除术，切口一期缝合。

（2）急性化脓性或坏疽性阑尾炎：行阑尾切除术。仔细清除腹腔脓液，一期缝合。

（3）穿孔性阑尾炎：宜采用右下腹经腹直肌切口，切除阑尾，清除腹腔脓液，酌情放置引流，一期缝合。

主治语录：上述三种类型的急性阑尾炎，也可采用腹腔镜阑尾切除术。

（4）阑尾周围脓肿

1）阑尾脓肿尚未破溃穿孔时按急性化脓性阑尾炎处理。

2）已形成阑尾周围脓肿，抗生素治疗或联合中药治疗，穿刺抽脓或置管引流。

3）脓肿扩大、无局限趋势，先行 B 超检查，确定切口部位后行手术切开引流。手术目的以引流为主。术后加强支持治疗，合理使用抗生素。

2. **非手术治疗**　主要为选择有效的抗生素和补液治疗。

六、并发症及其处理

1. 急性阑尾炎的并发症

（1）腹腔脓肿：有麻痹性肠梗阻的腹胀症状、压痛性肿块和全身感染中毒症状等。在超声引导下穿刺抽脓冲洗或置管引流，必要时手术切开引流。

（2）内、外瘘形成：X线钡剂检查或者经外瘘置管造影可协助了解瘘管走行，有助治疗。

（3）化脓性门静脉炎：寒战、高热、肝大、剑突下压痛、轻度黄疸。阑尾切除并大剂量抗生素治疗。

2. 阑尾切除术后并发症

（1）出血：腹痛、腹胀和失血性休克。立即输血补液，紧急再次手术止血。

（2）切口感染：最常见。术后2~3天体温升高，切口胀痛或跳痛，局部红肿、压痛。可先行试穿抽出脓液，或于波动处拆除缝线，排出脓液，放置引流，定期换药。

（3）粘连性肠梗阻：早期手术，术后早期离床活动可预防其发生。

（4）阑尾残株炎：表现为阑尾炎的症状。症状较重时应再次手术切除阑尾残株。

（5）粪瘘：一般非手术治疗可闭合自愈。

第三节　特殊类型阑尾炎

一、新生儿急性阑尾炎

1. 早期食欲缺乏、恶心、呕吐、腹泻和脱水等，发热和白细胞计数增多均不明显。穿孔率可高达80%，死亡率也很高。应仔细检查右下腹部压痛和腹胀等体征。

2. 早期手术治疗。

二、小儿急性阑尾炎

1. 病情发展较快且较重，早期即出现高热、呕吐等症状，右下腹体征不明显、不典型，但有局部压痛和肌紧张。

✎ **主治语录**：穿孔率较高，并发症和死亡率也较高。

2. 治疗原则是早期手术，并配合输液、纠正脱水，应用广谱抗生素等。

三、妊娠期急性阑尾炎

1. 压痛、肌紧张和反跳痛均不明显；腹膜炎易在腹腔内扩散。

✎ **主治语录**：炎症发展易致流产或早产，威胁母子生命安全。

2. 治疗以早期阑尾切除术为主，术后使用广谱抗生素，加强术后护理。临产期的急性阑尾炎如并发阑尾穿孔或全身感染症状严重时，可考虑经腹剖宫产术，同时切除病变阑尾。

四、老年人急性阑尾炎

1. 主诉不强烈，体征不典型，临床表现轻、病理改变重，体温升高和白细胞增多均不明显。

2. 及时手术，同时处理伴发的内科疾病。

五、AIDS/HIV 感染患者的阑尾炎

1. 超声或 CT 检查有助于诊断。阑尾切除术是主要的治疗方法，强调早期诊断并手术治疗，可获较好的短期生存。

2. 不应将 AIDS 和 HIV 感染者视为阑尾切除的手术禁忌证。

第四节 慢性阑尾炎

一、病理

主要病变为阑尾壁不同程度的纤维化及慢性炎性细胞浸润。

二、临床表现和诊断

1. 急性阑尾炎发作病史。经常有右下腹疼痛，剧烈活动或饮食不节可诱发急性发作。

2. 主要体征是阑尾部位的局限性压痛。左侧卧位体检时，少数患者在右下腹可扪及条索状肿物。

3. 钡剂灌肠 X 线检查，如果出现阑尾变形、形态扭曲、边缘毛糙以及分节状改变，单个或多个充盈缺损等征象，可确诊为慢性阑尾炎。

4. 薄层 CT 扫描可发现阑尾内肠石，管径不规则增粗、粘连等表现，可作为辅助诊断。

主治语录： 诊断明确后需手术切除阑尾，并行病理检查证实此诊断。

第五节　阑尾肿瘤

一、阑尾类癌

1. 起源于阑尾的嗜银细胞。阑尾是消化道类癌的常见部位。

2. 阑尾类癌的典型肉眼所见为一种小的（1～2cm）、坚硬的、边界清楚的黄褐色肿物，约 3/4 发生在阑尾远端，少数发生在阑尾根部。

3. 临床表现与急性阑尾炎相似，大多是阑尾切除术中偶然发现。

4. 如肿物小，无转移，单纯阑尾切除手术可达到治疗目的。肿瘤浸润或有淋巴结转移，应采用右半结肠切除术。远处转移者可用化疗。

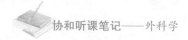
二、阑尾腺癌

1. 起源于阑尾黏膜的腺上皮，被分为结肠型和黏液型两种亚型。

2. 结肠型腺癌的治疗原则为右半结肠切除术。

3. 黏液性腺癌的治疗同结肠型，其预后优于结肠型。

三、阑尾囊性肿瘤

1. 包括阑尾黏液囊肿和假性黏液瘤。

2. 假性黏液瘤主张彻底切除或需反复多次手术处理。

 历年真题

1. 典型转移性腹痛最常见的疾病是
   - A. 急性肠穿孔
   - B. 急性阑尾炎
   - C. 急性胃炎
   - D. 急性胰腺炎
   - E. 急性胆囊炎

2. 右下腹麦氏点压痛、反跳痛、肌紧张是急性阑尾炎的典型体征，其发生的主要机制是
   - A. 内脏神经反射
   - B. 炎症致盲肠痉挛
   - C. 炎症刺激壁腹膜
   - D. 炎症致阑尾痉挛
   - E. 阑尾腔压力增高

参考答案：1. B 2. C

第三十七章　结、直肠与肛管疾病

核心问题

1. 结、直肠癌的临床表现、诊断、治疗和手术原则。

2. 肛裂、直肠肛管周围脓肿、肛瘘和痔的诊断和治疗。

内容精要

结、直肠癌是常见的消化系统肿瘤。肛裂典型表现为疼痛、便秘和出血。脓肿是直肠肛管周围炎症的急性期表现，而肛瘘则为其慢性期表现。痔是最常见的肛肠疾病。

第一节　解剖生理概要

一、结肠

1. 包括升结肠、横结肠、降结肠和乙状结肠，下接直肠。

2. 三个解剖标志，即结肠袋、肠脂垂和结肠带。

3. 升结肠与横结肠延续段为结肠肝曲，横结肠与降结肠延续段为结肠脾曲，是结肠相对固定的部位。

二、直肠

1. 分为上段直肠和下段直肠，以腹膜返折为界，上段直肠前面的腹膜返折成直肠膀胱陷凹或直肠子宫陷凹。

2. 直肠黏膜在直肠壶腹部有上、中、下三条半月形横襞，称为直肠瓣。

3. 下端与肛管相接，直肠黏膜呈现 8~10 个隆起的纵形皱襞，称为肛柱。肛柱基底之间有半月形皱襞，称为肛瓣。肛瓣与肛柱下端共同围成的小隐窝，称肛窦。肛管与肛柱连接的部位，有三角形的乳头状隆起，称为肛乳头。肛瓣边缘和肛柱下端共同在直肠和肛管交界处形成一锯齿状的环行线，称齿状线。

4. 肛垫位于直肠、肛管结合处，亦称直肠肛管移行区（痔区）。

主治语录：肛垫松弛下移是痔形成的基础。

三、肛管

1. 上自齿状线，下至肛门缘，长 1.5~2.0cm。为肛管内、外括约肌所环绕。

2. 齿状线是直肠与肛管的交界线，是重要的解剖学标志。

四、结肠的血管、淋巴和神经

1. 盲肠至降结肠的中远段由肠系膜上动脉所供应，分出回结肠动脉、右结肠和中结肠动脉。

2. 降结肠远段是由肠系膜下动脉所供应，分出左结肠动脉和数支乙状结肠动脉。

3. 静脉与动脉同名，经肠系膜上静脉和肠系膜下静脉而汇入门静脉。

4. 结肠的淋巴结分为结肠上淋巴结、结肠旁淋巴结、中间淋巴结和中央淋巴结四组。

5. 迷走神经随动脉分布支配近侧大部分结肠，盆腔神经支配远侧结肠和直肠。交感神经纤维则分别来自肠系膜上和肠系膜下神经丛。

五、直肠肛管的血管、淋巴和神经

见表 37-1-1。

表 37-1-1　直肠肛管的血管、淋巴和神经

	齿状线以上	齿状线以下
动脉	主要来自肠系膜下动脉的终末支——直肠上动脉（痔上动脉），其次为来自髂内动脉的直肠下动脉和骶正中动脉	肛管动脉
静脉	直肠上静脉丛：汇集成数支小静脉，穿过直肠肌层汇成为直肠上静脉（痔上静脉），经肠系膜下静脉回流入门静脉	直肠下静脉丛：在直肠、肛管的外侧汇集成直肠下静脉和肛管静脉，分别通过髂内静脉和阴部内静脉回流到下腔静脉
淋巴	上组淋巴：向上沿直肠上动脉到肠系膜下动脉旁淋巴结；向两侧经直肠下动脉旁淋巴结引流到盆腔侧壁的髂内淋巴结；向下穿过肛提肌至坐骨肛管间隙，沿肛管动脉、阴部内动脉旁淋巴结到达髂内淋巴结	下组淋巴：向下外经会阴及大腿内侧皮下注入腹股沟淋巴结，然后到髂外淋巴结；向周围穿过坐骨直肠间隙沿闭孔动脉旁引流到髂内淋巴结
神经	交感神经和副交感神经	主要为阴部神经的分支

六、结、直肠肛管的生理功能

1. 结肠的主要功能是吸收水分，储存和转运粪便，也能吸收葡萄糖、电解质和部分胆汁酸。

2. 直肠有排便、吸收和分泌功能。

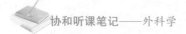

3. 肛管的主要功能是排泄粪便。

主治语录：直肠下端是排便反射的主要发生部位，是排便功能中的重要环节，在直肠手术时应予以足够的重视。

第二节　结、直肠及肛管检查方法

一、体位

1. 左侧卧位　可行直肠指检。
2. 膝胸位　是检查直肠肛管的最常用体位，亦是前列腺按摩的常规体位。
3. 截石位　双合诊检查常选择该体位。
4. 蹲位　用于检查直肠脱垂、三期内痔和下段息肉。

二、方法

1. 肛门视诊、触诊。
2. 直肠指检是简单而重要的临床检查方法。对及早发现肛管、直肠癌意义重大。
3. 肛门镜检查。
4. 结肠镜检查。
5. 影像学检查。
6. 结直肠肛管功能检查。

第三节　乙状结肠扭转

乙状结肠扭转是乙状结肠以其系膜为中轴发生扭转，导致肠管部分或完全梗阻。乙状结肠是肠扭转最常见的发生部位，其次为盲肠，偶见横结肠及脾区。

第四节 溃疡性结肠炎的外科治疗

一、临床特点

1. 直肠和乙状结肠最为常见。病变多局限在黏膜层和黏膜下层。

2. 血性腹泻为最常见的早期症状，多为脓血便，轻到中度的痉挛性腹痛。

二、外科治疗的适应证

溃疡性结肠炎的外科指征包括中毒性巨结肠、穿孔、出血、难以忍受的结肠外症状（坏疽性脓皮病、结节性红斑、肝功能损害、眼并发症和关节炎）及癌变。

三、手术方式

1. 全结、直肠切除及回肠造口术。

2. 结肠切除、回直肠吻合术。

3. 结直肠切除、回肠储袋肛管吻合术。

第五节 肠息肉及肠息肉病

一、肠息肉

1. 小肠息肉　反复发作的腹痛和肠道出血。

2. 结直肠息肉　多见于乙状结肠及直肠，成人大多为腺瘤。

3. 炎症性息肉　治疗原发肠道疾病为主。

4. 增生性息肉　是结直肠中最常见的非肿瘤性息肉，常常多发。

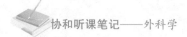

5. 儿童息肉　大多发生于 10 岁以下，以错构瘤性幼年性息肉多见，有时可脱出肛门外。

结直肠息肉的治疗：有蒂或直径<2cm 的广基腺瘤性息肉可内镜下切除。

二、肠息肉病

在肠道广泛出现数目多于 100 颗的息肉，并具有其特殊临床表现，称为息肉病。常见有：

1. 色素沉着息肉综合征　无法手术根治，当并发肠道大出血、肠梗阻或肠套叠时，可做部分肠切除术。

2. 家族性肠息肉病　癌变的倾向性很大。

3. 肠息肉病合并多发性骨瘤和多发性软组织瘤　癌变倾向明显。

第六节　结　肠　癌

一、病理与分型

1. 大体分型（表 37-6-1）

表 37-6-1　结肠癌的大体分型

分型	特　点
溃疡型	多见。向肠壁深层生长并向周围浸润。分化程度较低，转移较早
隆起型	肿瘤的主体向肠腔内突出，肿块增大时表面可产生溃疡，向周围浸润少。预后较好
浸润型	沿肠壁各层弥漫浸润。分化程度低，转移早而预后差

2. 组织学分类

（1）腺癌：结、直肠腺癌细胞主要是柱状细胞、黏液分泌细胞和未分化细胞。

（2）腺鳞癌：主要位于直肠下段和肛管。

（3）未分化癌。

✎ 主治语录：结、直肠癌可以在一个肿瘤中出现两种或两种以上的组织类型，且分化程度并非完全一致。

3. 扩散与转移

（1）淋巴转移（最主要）：首先到结肠壁和结肠旁淋巴结，再到肠系膜血管周围和肠系膜血管根部淋巴结。

（2）血行转移：多见于肝，其次为肺、骨等。

二、临床表现

1. 排便习惯与粪便性状的改变　排便次数增加，腹泻，便秘，粪便中带血、脓或黏液。常为最早出现的症状。

2. 腹痛　常为定位不确切的持续性隐痛，出现肠梗阻时则腹痛加重或为阵发性绞痛。

3. 腹部肿块　多坚硬，呈结节状。癌肿穿透并发感染时，肿块固定，且有明显压痛。横结肠和乙状结肠癌腹部肿块可有一定活动度。

4. 肠梗阻症状　多为慢性低位不完全肠梗阻，出现腹胀和便秘。左侧结肠癌可以急性完全性结肠梗阻为首发症状。

5. 全身症状　贫血、消瘦、乏力、低热等。晚期可出现肝大、黄疸、水肿、腹水、直肠前凹肿块、锁骨上淋巴结肿大及恶病质等。

✎ 主治语录：一般右侧结肠癌以全身症状、腹痛、腹部肿块为主要表现，左侧结肠癌以梗阻症状、排便习惯与粪便性状改变等症状为主。

三、诊断

1. 凡 40 岁以上有以下任一表现者应列为高危人群

（1）Ⅰ级亲属有结直肠癌史者。

（2）有癌症史或肠道腺瘤或息肉史。

（3）粪便隐血试验阳性者。

2. 对高危人群，推荐行结肠镜检查，镜下发现病灶取病理活检不难明确诊断。X 线钡剂灌肠、气钡双重对比造影、超声和 CT 检查、血清癌胚抗原（CEA）和糖类抗原 19-9（CA19-9）等检查对诊断也有帮助。

四、治疗

原则是以手术切除为主的综合治疗。

1. 结肠癌根治性手术（表 37-6-2） 要求整块切除，肿瘤及其远、近两端 10cm 以上的肠管，并包括系膜和区域淋巴结。

表 37-6-2 结肠癌根治性手术

名　　称	适用范围
右半结肠切除术	盲肠、升结肠、结肠肝曲的癌肿
横结肠切除术	横结肠癌
左半结肠切除术	结肠脾曲和降结肠癌
乙状结肠切除术	乙状结肠癌

2. 结肠癌并发急性肠梗阻的手术 应当在进行胃肠减压、纠正水和电解质紊乱以及酸碱失衡等适当的准备后，早期施行手术。

（1）右侧结肠癌做右半结肠切除一期回肠结肠吻合术。

（2）左侧结肠癌并发急性梗阻时，可植入支架缓解梗阻，限期行根治性手术。

3. 化学治疗。

主治语录：结直肠癌筛查意义重大，使早期癌发现率升高。

第七节 直 肠 癌

一、病理

大体分型、组织学分类与结肠癌相同。

二、扩散与转移

1. 直接浸润。
2. 淋巴转移 是主要的转移途径。
3. 血行转移 沿门静脉转移至肝或由髂静脉转移至肺、骨和脑等。
4. 种植转移 较少，上段直肠癌可发生种植转移。

三、临床表现

早期无明显症状，癌肿影响排便或破溃出血时才出现症状。

1. 直肠刺激症状 便频，排便习惯改变；便前肛门有下坠感、里急后重、排便不尽感，晚期有下腹痛。
2. 癌肿破溃出血症状 粪便带血及黏液，甚至有脓血便。
3. 肠腔狭窄症状 粪便进行性变细，造成肠管部分梗阻后，有不完全性肠梗阻表现。
4. 侵犯周围组织或转移症状 癌肿侵犯前列腺、膀胱，可出现尿频、尿痛、血尿。侵犯阴道，可出现阴道异常分泌物。侵犯骶前神经可出现骶尾部剧烈持续疼痛。

5. 体征　直肠指诊触及肿物；腹股沟淋巴结肿大；肠梗阻可见腹部膨隆、肠鸣音亢进；肝转移可表现为肝大、黄疸、移动性浊音；晚期出现营养不良或恶病质。

四、诊断

直肠癌根据病史、体检、内镜和影像学检查不难作出临床诊断。

五、治疗

直肠癌主要治疗手段包括手术、放疗和化疗。

1. 手术

（1）局部切除术：适用于 T_1 以内的直肠癌，并保证至少 3mm 切缘。主要手术方式：经肛局部切除术、骶后入路局部切除术。

（2）根治性切除术：整块切除癌肿和足够的切缘、区域淋巴结和伴行血管以及完整的直肠系膜。主要手术方式包括 Miles 手术、Dixon 手术及其衍生术式和 Hartmann 手术。

（3）姑息手术：晚期直肠癌的姑息手术以解除痛苦和处理并发症为主要目的。

主治语录：大量研究提示直肠癌向远端肠壁浸润的范围较结肠癌小，只有 2% 的直肠癌向远端浸润超过 2cm。这是选择手术方式的重要依据。

2. 放疗和化疗。

3. 其他治疗　直肠癌形成梗阻且不能手术者，可采用烧灼、激光或冷冻等局部疗法，或放置金属支架或肠梗阻导管以减轻梗阻。手术无法切除的多发肝转移，可采用超声或 CT 引导的介入消融尽量减少病灶。晚期应注意支持治疗。

第八节 直肠肛管先天性疾病

一、先天性直肠肛管畸形

先天性直肠肛管畸形是胚胎时期后肠发育障碍所致的消化道畸形，占先天性消化道畸形的首位。

1. 分类

（1）直肠盲端在肛提肌以上为高位畸形。

（2）位于肛提肌中间或稍下方为中间位畸形。

（3）位于肛提肌以下为低位畸形。

🖋 **主治语录**：肛门直肠畸形往往伴发其他畸形。最多见的为泌尿生殖系畸形。

2. 临床表现

（1）绝大多数患儿正常位置没有肛门。

（2）不伴有瘘管者在出生后不久即表现为无胎粪排出、腹胀、呕吐。

（3）瘘口狭小时，患儿喂奶后呕吐，以后可吐粪样物，逐渐腹胀。

（4）瘘口较大者，在几周至数年逐渐出现排便困难。

（5）高位直肠闭锁，无胎粪排出，或从尿道排出混浊液体，直肠指检可以发现直肠闭锁。尿道口排气和胎粪是直肠泌尿系瘘的主要症状。

3. 治疗 必须手术治疗。

二、先天性巨结肠

先天性巨结肠是病变肠管神经节细胞缺如的一种消化道发育畸形。

1. 临床表现

（1）多数患儿有胎粪性便秘。

（2）除胎粪不排或排出延迟外，还有顽固性便秘、腹胀、呕吐等症状。

（3）直肠指诊对诊断颇有帮助，体检最突出的体征为腹胀。

2. 辅助检查

（1）X线检查：可见在病变肠段以上肠管扩张，内含有气体和液性粪便——气液平面，而在病变肠段中不含气体，呈现一个典型的低位肠梗阻征象。

（2）钡灌肠：钡剂24小时后仍有残留是巨结肠的佐证。

（3）肛管直肠测压：可了解内括约肌松弛反射和肛管各部分压力。

（4）活体组织检查：神经节细胞缺如是病理组织学诊断的主要标准。

（5）直肠黏膜乙酰胆碱酯酶组织化学检查。

3. 并发症

（1）并发症主要发生在出生后初2个月。

（2）小肠结肠炎是最常见和最严重的并发症。

主治语录：小肠结肠炎称为巨结肠危象，病死率很高。

4. 治疗　以手术治疗为主。必须手术而病情过重者，应先行结肠造口，以后再施行根治手术。

第九节　肛　　裂

一、病因及病理

1. 长期便秘、粪便干结引起的排便时机械性创伤是大多数肛裂形成的直接原因。

2. 慢性肛裂裂口上端的肛门瓣和肛乳头水肿，形成肥大乳头；下端皮肤因炎症、水肿及静脉、淋巴回流受阻，形成袋状皮垂向下突出于肛门外，称前哨痔。因肛裂、前哨痔、乳头肥大常同时存在，称为肛裂"三联征"。

二、临床表现

1. 疼痛、便秘和出血是典型表现。

2. 排便时肛管烧灼样或刀割样疼痛，疼痛多剧烈，有典型的周期性；可形成恶性循环；常在粪便表面或便纸上见到少量血迹，或滴鲜血。

主治语录：肛裂行肛门检查时，常会引起剧烈疼痛，有时需在局麻下进行。

三、治疗

急性或初发的肛裂可用坐浴和润便的方法治疗；慢性肛裂可用坐浴、润肠通便加扩肛的方法；经久不愈、非手术治疗无效且症状较重者可采用手术治疗。

1. 非手术治疗　原则是解除括约肌痉挛，止痛，帮助排便，中断恶性循环，促使局部愈合。具体措施如下：

（1）排便后用1∶5000高锰酸钾温水坐浴，保持局部清洁。

（2）口服缓泻剂或液状石蜡，使粪便松软、润滑；保持排便通畅。

（3）肛裂局部麻醉后，患者侧卧位，先用示指扩肛后，逐渐伸入两中指，维持扩张5分钟。扩张后可解除括约肌痉挛，扩大创面，促进裂口愈合。

2. 手术治疗　肛裂切除术和肛管内括约肌切断术。

第十节　直肠肛管周围脓肿

一、病因

1. 绝大部分由肛腺感染引起。

2. 可继发于肛周皮肤感染、损伤、肛裂、内痔、药物注射、骶尾骨骨髓炎等。克罗恩病、溃疡性结肠炎及血液病患者易并发直肠肛管周围脓肿。

二、临床表现

1. 肛周脓肿

（1）最常见。常位于肛门后方或侧方皮下间隙，主要症状为肛周持续性跳动性疼痛。

（2）病变处明显红肿，有硬结和压痛，脓肿形成可有波动感，穿刺时抽出脓液。

2. 坐骨肛管间隙脓肿

（1）患侧持续性胀痛，逐渐加重，继而为持续性跳痛，排便或行走时疼痛加剧，可有排尿困难和里急后重。脓肿范围较大时全身感染症状明显。

（2）早期局部体征不明显，以后出现肛门患侧红肿，双臀不对称；患侧有深压痛，甚至波动感。如不及时切开，易形成肛瘘。

3. 骨盆直肠间隙脓肿

（1）多由肛腺脓肿或坐骨直肠间隙脓肿向上穿破肛提肌进入骨盆直肠间隙引起。

（2）全身症状较重而局部症状不明显。早期就有全身中毒症状，局部表现为直肠坠胀感，便意不尽，排便时尤感不适，常伴排尿困难。直肠指检可在直肠壁上触及肿块隆起，有压痛和波动感。

4. 肛管括约肌间脓肿、直肠后间隙脓肿、高位直肠肌间脓肿、直肠壁内脓肿（黏膜下脓肿） 由于位置较深，局部症状大多不明显，主要表现为会阴、直肠部坠胀感，排便时疼痛加重；患者可伴全身感染症状。直肠指诊可触及痛性肿块。

三、治疗

1. 非手术治疗
（1）抗生素治疗：选用对革兰阴性杆菌有效的抗生素。
（2）温水坐浴。
（3）局部理疗。
（4）口服缓泻剂或液状石蜡以减轻排便时疼痛。
2. 手术治疗　脓肿切开引流是主要方法。
（1）肛门周围脓肿切开引流术在局麻下就可进行，在波动最明显处作与肛门呈放射状切口，不需要填塞以保证引流通畅。
（2）坐骨肛管间隙脓肿要在腰麻或骶管麻醉下进行，在压痛明显处用粗针头先穿刺，抽出脓液后，在该处作一平行于肛缘的弧形切口，切口要够引流通畅，可用手指探查脓腔。切口应距离肛缘 3~5cm，以免损伤括约肌。可置管或放置油纱布条引流。
（3）骨盆直肠间隙脓肿切开引流术要在腰麻或全麻下进行，切开部位因脓肿来源不同而不同。

主治语录：肛周脓肿切开引流后，绝大多数（70%左右）会形成肛瘘。

第十一节　肛　　瘘

一、病因

多由直肠肛管周围脓肿引起。

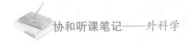

二、分类

1. 按瘘管位置高低分类

（1）低位肛瘘：瘘管位于外括约肌深部以下。低位单纯性肛瘘，只有一个瘘管；低位复杂性肛瘘，有多个瘘口和瘘管。

（2）高位肛瘘：瘘管位于外括约肌深部以上。高位单纯性肛瘘，只有一个瘘管；高位复杂性肛瘘，有多个瘘口和瘘管。

2. 按瘘管与括约肌的关系分类（Parks 分类）

（1）肛管括约肌间型。

（2）经肛管括约肌型。

（3）肛管括约肌上型。

（4）肛管括约肌外型。

三、临床表现

1. 肛瘘外口持续或间断流出少量脓性、血性、黏液性分泌物为主要症状。较大的高位肛瘘，可有粪便及气体从此排出。

2. 当外口愈合，瘘管中有脓肿形成时，可感到明显疼痛，可伴全身感染症状，脓肿穿破或切开引流后，症状缓解。

3. 上述症状的反复发作是肛瘘的临床特点。

四、治疗

1. 堵塞法　0.5%甲硝唑、生理盐水冲洗瘘管后，用生物蛋白胶自外口注入。对单纯性肛瘘可采用。

2. 手术治疗

（1）原则：将瘘管切开或切除，形成敞开的创面，促使愈合。

（2）关键：明确瘘管行程和内口位置，尽量减少肛门括约肌的损伤，防止肛门失禁，同时避免瘘的复发。

（3）手术方法：瘘管切开术、挂线疗法、肛瘘切除术。

第十二节 痔

一、分类和临床表现

1. 内痔

（1）出血和脱出：间歇性便后出鲜血是内痔的常见症状。

（2）好发部位：截石位 3、7、11 点。

（3）内痔的分度（表 37-12-1）

表 37-12-1 内痔的分度

分度	表　现
Ⅰ度	便时带血、滴血或手纸带血，便后出血可自行停止，无痔脱出
Ⅱ度	排便时有痔脱出，便后可自行还纳，可伴出血
Ⅲ度	排便或久站、咳嗽、劳累、负重时痔脱出肛门外，需用手辅助还纳，可伴出血
Ⅳ度	痔脱出不能还纳或还纳后又脱出，可伴出血

主治语录：内痔严重时，可表现为喷射状出血。

2. 外痔　肛门不适、潮湿不洁，可有瘙痒。急性血栓形成时可伴肛门剧痛。

3. 混合痔

（1）内痔和外痔的症状可同时存在。内痔发展到Ⅲ度以上时多形成混合痔。

（2）混合痔逐渐加重，呈环状脱出肛门外，脱出的痔块在肛周呈梅花状时，称为环状痔。

（3）脱出痔块被痉挛的括约肌嵌顿，水肿、淤血，甚至坏

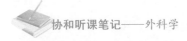

死，称嵌顿性痔或绞窄性痔。

二、诊断

1. 主要靠肛门直肠检查。首先做肛门视诊，内痔除Ⅰ度外，都可在肛门视诊下见到。

2. 直肠指检了解直肠内有无其他病变。

3. 最后做肛门镜检查，不仅可见到痔核黏膜的情况，还可观察到直肠黏膜有无充血、水肿、溃疡、肿块等。

主治语录：血栓性外痔表现为肛周暗紫色长条圆形肿物，表面皮肤水肿、质硬、急性期触痛、压痛明显。

三、治疗

无症状者无需治疗；有症状者重在减轻、消除症状，而非根治；以非手术治疗为主。

1. **一般治疗**　增加纤维性食物，改变不良的大便习惯，温水坐浴等。

2. **注射疗法**　治疗Ⅰ、Ⅱ度出血性内痔的效果较好。

3. **胶圈套扎疗法**　用于治疗Ⅰ、Ⅱ、Ⅲ度内痔。

4. **多普勒超声引导下痔动脉结扎术**　适用于Ⅱ~Ⅳ度的内痔。

5. **手术疗法**

（1）痔单纯切除术：主要用于Ⅱ、Ⅲ度内痔和混合痔的治疗。

（2）吻合器痔上黏膜环切钉合术：主要适用于Ⅲ、Ⅳ度内痔、非手术疗法治疗失败的Ⅱ度内痔和环状痔，直肠内膜脱垂也可采用。

（3）血栓外痔剥离术：用于治疗血栓性外痔。

主治语录：注射疗法和胶圈套扎疗法是痔的主要治疗方法。

第十三节　直肠脱垂

一、临床表现

1. 主要症状为直肠黏膜自肛门脱出。内脱垂可无明显症状，患者可有排便不尽感或排便困难，偶尔在行钡剂灌肠检查时发现。

2. 体格检查时嘱患者下蹲后用力屏气做排便动作，使直肠脱出。部分脱垂可见圆形、粉红色、表面光滑的肿物，黏膜皱襞呈现不规则的圆环形。

3. 直肠指诊时见肛门口扩大，嘱患者用力收缩时，仅略有收缩感觉。黏膜内脱垂时指诊感觉直肠内充满黏膜，无正常空虚感。

4. 排粪造影检查可见到近端肠道套入远端直肠内。

二、治疗

1. 婴幼儿直肠脱垂以非手术治疗为主。

2. 成人的黏膜脱垂可采用硬化剂注射治疗及黏膜切除术。

3. 成人的完全性直肠脱垂原则上以手术治疗为主，同时尽量消除直肠脱垂的诱发因素。

第十四节　便秘的外科治疗

一、病因与分类

1. 消化道疾病，神经、内分泌或代谢系统的异常及一些特殊的药物均可引起慢性便秘。可以是结肠的功能（包括消化吸收、运动失调等）受到损害，也可因直肠肛管出口处病变包括括约肌功能失调等引起。

2. 分类包括结肠慢传输型便秘、出口梗阻型便秘和混合性便秘。

二、诊断

1. 结肠慢传输型便秘　以老年和年轻女性多见，排便次数减少，每 2~3 天或更长时间排便一次。常伴有腹部膨胀和不适感。作结肠传输时间测定时可发现全结肠传输慢或节段性结肠传输延迟。

2. 直肠前突　女性多见，排便困难是突出症状。直肠指检是主要诊断手段，可触及直肠前壁有明显薄弱松弛区域，排便造影可直接显示直肠前突宽度和深度。

3. 直肠黏膜脱垂　排便造影可见在直肠侧位片上用力排便时的漏斗状影像或黏膜一层或多层套叠征象。直肠指检可发现直肠下端黏膜松弛或肠腔内黏膜堆积。

4. 耻骨直肠肌综合征　进行性、长期、严重的排便困难。直肠指检时可感到肛管紧张度增加，结肠传输功能检查时可发现明显的直肠滞留现象。排便造影检查可见明显的耻骨直肠肌肥厚或搁架征。

5. 盆底痉挛综合征　直肠指检是重要检查方法，可触及肥厚的呈痉挛状的内括约肌，肛管张力明显增加。排便造影时发现肛管直肠角在用力排便时不变大甚至变小。

三、治疗

1. 非手术治疗　多摄入富含膳食纤维素食物，养成良好的排便习惯，必要时用泻剂、栓剂或灌肠。生物反馈治疗有一定效果。经非手术治疗无效时，有明确的解剖异常或手术指征，排除手术禁忌证，可考虑手术治疗。

2. 手术治疗

（1）结肠切除术：主要用于结肠慢传输型便秘的治疗。

（2）直肠前突修补术：用于直肠前突的治疗。

（3）用特殊的痔治疗吻合器或直线切割闭合器，环形或纵形切除部分直肠黏膜，并使直肠黏膜固定，对直肠前突、直肠黏膜脱垂有一定疗效。

（4）耻骨直肠肌切断或部分切除术：用于耻骨直肠肌综合征的治疗。

主治语录：慢性便秘原因复杂，不同的病因应采用不同的手术方式。

 历年真题

1. 不宜行直肠指诊的疾病是

　A. 肛裂

　B. 肛窦炎

　C. 内痔

　D. 肛瘘

　E. 肛周脓肿

2. 下述关于痔的诊断中，不恰当的是

　A. 外痔在没有发生血栓以前，一般不会出现剧痛

　B. 内痔出现静脉破裂方可引起剧痛

　C. 痔是指肛管皮下或直肠下端静脉扩张迂曲而形成的静脉团

　D. 齿状线是区分内、外痔的标志性结构

　E. 混合痔具有内、外痔的症状和特征

参考答案：1. A　2. B

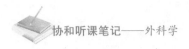

第三十八章 肝 疾 病

核心问题

1. 肝脓肿的病因、诊断、鉴别诊断和治疗原则。
2. 原发性肝癌的诊断、鉴别诊断和治疗原则。

内容精要

肝是人体内最大的实质性脏器。常见的肝脓肿有细菌性和阿米巴性两种。肝棘球蚴病是棘球绦虫的蚴感染所致的人畜共患病。肝肿瘤分为良性肿瘤和恶性肿瘤，原发性肝恶性肿瘤包括肝细胞癌、肝内胆管癌和肝肉瘤（罕见）。

第一节 解剖生理概要

一、解剖概要

1. 肝膈面和前面分别有左、右三角韧带、冠状韧带、镰状韧带和肝圆韧带。

2. 肝脏面有肝胃韧带和肝十二指肠韧带，后者包含有门静脉、肝动脉、胆总管、淋巴管、淋巴结和神经，又称肝蒂。

3. 门静脉、肝动脉和肝总管在肝脏面横沟各自分出左、右干进入肝实质内，称第一肝门。

4. 三条主要的肝静脉在肝后上方的静脉窝进入下腔静脉，称第二肝门。

5. 肝还有小部分血液经数支肝短静脉流入肝后方的下腔静脉，又称第三肝门。

6. 肝的血液供应 70%~75%来自门静脉。

🖊 **主治语录**：肝的基本结构为肝小叶。

二、生理功能

1. 分泌胆汁。

2. 代谢功能，参与糖、蛋白质、脂肪、多种维生素和激素代谢等。

3. 凝血功能。

4. 解毒作用。

5. 吞噬或免疫作用。

此外，肝内有铁、铜、维生素 B_{12}、叶酸等造血因子，能间接参与造血。肝储藏大量血液，当急性失血时，有一定调节血液循环的作用。

第二节　偶然发现的肝肿块

一、定义

1. 偶然发现的肝肿块是指在例行健康体检，或因其他脏器（如肾脏、胆囊等）疾病进行影像学检查时所发现的肿块，影像学称为肝占位性病变。

2. 偶然发现的肝肿块往往较小，有良性病变，也有恶性肿瘤。

二、诊断

1. 发现肝肿块后，应首先询问病史和进行体格检查。

2. 偶然发现的肝肿块大多是超声检查首先发现，如不能明确病变性质，可进一步做 CT、MRI 或肝动脉造影等检查。

3. 如果所有影像学检查都不能明确诊断，应考虑经皮肝穿刺活检。

4. 如有必要，也可经腹腔镜将肿块切除进行病理学检查，起到明确诊断和治疗的双重效果。

第三节　肝　脓　肿

一、细菌性肝脓肿

1. **病理**　全身细菌性感染，特别是腹腔内感染，细菌侵入肝，患者抵抗力弱，可发生肝脓肿。细菌侵入肝的途径如下。

（1）胆道：细菌沿胆管上行，是引起细菌性肝脓肿的主要原因。

（2）门静脉：细菌可突破肠道屏障经门静脉入肝。

（3）肝动脉。

（4）肝毗邻器官或组织存在感染病灶，细菌可循淋巴系统侵入或直接扩散感染至肝。

（5）开放性肝损伤时细菌可直接经伤口侵入肝引起感染，形成脓肿。

✎**主治语录**：细菌性肝脓肿的致病菌多为肺炎克雷伯杆菌、大肠埃希菌、厌氧链球菌、葡萄球菌等。

2. **临床表现**

（1）<u>典型症状是寒战、高热、肝区疼痛和肝大。</u>

（2）体温可高达 39~40℃，伴恶心、呕吐、食欲缺乏和周身乏力。

（3）肝区钝痛或胀痛多属持续性，可伴右肩牵涉痛，右下胸及肝区叩击痛，肿大的肝有压痛。严重时或并发胆道梗阻者，可出现黄疸。

（4）实验室检查可见白细胞计数和中性粒性细胞百分比增高，转氨酶和碱性磷酸酶增高，C 反应蛋白增高，红细胞沉降率延长，慢性病程患者可有贫血和低蛋白血症。

（5）超声、CT、MRI、X 线胸腹部检查等有助于诊断。

✐ 主治语录：超声检查为细菌性肝脓肿的首选检查。

3. 诊断　根据病史，临床表现，实验室和超声检查，即可诊断。必要时诊断性穿刺。

4. 鉴别诊断　主要应与阿米巴性肝脓肿鉴别，见表 38-3-1。

表 38-3-1　细菌性肝脓肿与阿米巴性肝脓肿的鉴别

	细菌性肝脓肿	阿米巴性肝脓肿
年龄（岁）	>50	20~40
男女比例	1.5∶1	>10∶1
病史	继发于胆道感染或其他化脓性疾病，多有糖尿病病史	继发于阿米巴痢疾后，少见糖尿病病史
症状	病情急骤严重，全身中毒症状明显，有寒战、高热，部分患者可有黄疸	起病较缓慢，病程较长，可有高热，或不规则发热、盗汗，黄疸少见
血液化验	白细胞计数及中性粒细胞可明显增多，可见胆红素升高，血液细菌培养可阳性	白细胞计数可增多，如无继发细菌感染，血液细菌培养阴性，血清学阿米巴抗体检测阳性
粪便检查	无特殊表现	部分可找到阿米巴滋养体或包囊

续　表

	细菌性肝脓肿	阿米巴性肝脓肿
脓液	多为黄白色脓液，涂片和培养可发现细菌	大多为棕褐色脓液，无臭味，镜检有时可找到阿米巴滋养体。若无混合感染，涂片和培养无细菌
诊断性治疗	抗阿米巴药物治疗无效	抗阿米巴药物治疗有效
脓肿	较小，常为多发性	较大，多为单发，多见于肝右叶

5. 治疗　细菌性肝脓肿必须早期诊断，积极治疗。

（1）全身支持治疗。

（2）抗生素治疗：未确定病原菌以前，应经验性选用广谱抗生素，待脓腔脓液或血液细菌培养和药敏结果回报后选用敏感抗生素。抗生素应用应大剂量、足疗程。

（3）经皮肝穿刺脓肿置管引流术：对于直径在 3~5cm 的单个脓肿，如在超声或 CT 下可见到液化区域，可在其引导下行穿刺抽尽脓液并冲洗，也可置管引流。

（4）手术治疗：适用于脓肿较大、分隔较多；已穿破胸腔或腹腔；胆源性肝脓肿；慢性肝脓肿。手术方式为切开引流，适用于多数患者。

二、阿米巴性肝脓肿

1. 多单发，首先考虑非手术治疗，以抗阿米巴药物（甲硝唑、氯喹、依米丁）治疗和必要时反复穿刺吸脓以及支持疗法为主。

2. 经皮肝穿刺置管引流术适用于病情较重，脓肿较大，有穿破危险者，或经抗阿米巴治疗及多次穿刺吸脓，而脓腔未见缩小者。

3. 手术切开引流适应证

（1）经抗阿米巴治疗及穿刺引流后仍高热不退者。

（2）脓肿伴继发细菌感染，经穿刺引流及药物治疗不能控制者。

（3）脓肿已穿破入胸腹腔，并发脓胸和腹膜炎。

第四节　肝棘球蚴病

一、病因与病理

1. 公认的四种致病绦虫　细粒棘球绦虫、泡状棘球绦虫或多房棘球绦虫、伏氏棘球绦虫和少节棘球绦虫。

2. 多数包虫囊肿生长缓慢，不同阶段其病理改变各异　包虫囊肿大小不一；内囊可呈单囊、多子囊、内囊塌陷甚至坏死；囊液可由清亮变混浊，水分吸收致囊内容物干结成为固体；外囊壁逐渐增厚、钙化；部分破裂入胆道、腹腔甚至胸腔，形成瘘。

二、临床表现

1. 初期　无明显症状。

2. 包虫囊破裂

（1）包虫囊内容溢入腹腔，可导致严重过敏反应；子囊种植产生多发囊肿，出现腹胀或导致肠梗阻。

（2）囊内容破溃入胆道，可引起梗阻性黄疸或反复发作的胆管炎。

（3）经横膈破裂入胸腔、甚至肺，导致反复肺部感染，可能咳出子囊。

3. 包虫囊肿压迫

（1）压迫胆管出现黄疸。

（2）压迫肝静脉引起巴德-吉亚利综合征。

4. 感染　继发细菌感染较为常见。

5. 过敏反应　虫体抗原进入血液循环，会引起荨麻疹，量大时可造成过敏性休克。

6. 膜性肾小球肾炎　因虫体抗原沉积肾小球而引起。

> 主治语录：其他器官（如肺）亦可发生包虫病。

三、诊断

1. 应了解患者是否有流行地区居住史及犬、羊等接触史。

2. 辅助检查

（1）超声检查：是筛选和初步诊断的首选检查方法。超声可帮助确定棘球蚴的发育阶段和分型。

（2）X线检查：外囊钙化时，可显示环形或弧形钙化影。含气的囊肿可显示气液面。

（3）CT和MRI检查：能显示囊肿与肝内结构的解剖关系。

（4）免疫学检查：常用于流行病学筛查。

四、治疗

1. 手术治疗　手术原则：尽量完整摘除外囊，清除内囊，避免囊液外溢，防止复发；合理处理残腔及胆瘘，减少术后并发症。手术方法有外囊完整剥（切）除术、内囊摘除术和肝切除术。

2. 药物治疗　适用于早期囊肿小、外囊壁薄、有广泛播散和手术危险性大的患者。常用药物是阿苯达唑。

3. 超声引导下经皮肝穿刺抽吸术　适用于体积较小、位于肝组织内的Ⅰ型囊肿，可多次使用，达到杀灭虫体的目的；不适用于囊肿和胆管相通的患者。

第五节 原发性肝恶性肿瘤

一、肝细胞癌

1. 病因和病理

（1）肝细胞癌发病与肝硬化、病毒性肝炎、黄曲霉素以及某些化学致癌物质和水土等因素有关。

（2）肝癌大体分型：结节型、巨块型和弥漫型。传统上以5cm为界，将肝细胞癌分为小肝癌（≤5cm）和大肝癌（>5cm）两类。中华医学会外科学分会肝脏外科学组的分类，微小肝癌（直径≤2cm），小肝癌（>2cm，≤5cm），大肝癌（>5cm，≤10cm）和巨大肝癌（>10cm）。

（3）肝癌细胞极易经门静脉系统在肝内播散，形成癌栓后阻塞门静脉主干可引起门静脉高压的临床表现。

（4）血行肝外转移最多见于肺，其次为骨、脑等。肝癌经淋巴转移者相对少见，可转移至肝门淋巴结以及胰周、腹膜后、主动脉旁及锁骨上淋巴结。中晚期，肿瘤可直接侵犯邻近脏器及横膈，或发生腹腔种植性转移。

2. 临床表现

（1）好发年龄为40~50岁，男性比女性多见。

（2）肝癌早期缺乏典型临床表现。可有肝区疼痛、肝大或右上腹肿块，乏力、消瘦、食欲减退、黄疸、腹胀等全身及消化道症状。

（3）发生肺、骨、脑等脏器转移者，可产生相应症状。少数患者可有低血糖症、红细胞增多症、高血钙和高胆固醇血症等特殊表现。

3. 诊断与鉴别诊断

（1）患者有乙或丙型肝炎等肝病病史，甲胎蛋白

（AFP）≥400ng/ml，超声、CT 或 MRI 检查发现肝实质性肿块，且具有肝细胞癌典型影像学表现者，即可做出临床诊断。

（2）肝细胞癌主要应与肝硬化、继发性肝癌、肝良性肿瘤、肝脓肿、肝棘球蚴病，以及与肝毗邻器官，如右肾、结肠肝曲、胃、胰腺等处的肿瘤相鉴别。

4. 治疗　早期诊断、早期采用以手术切除为主的综合治疗，是提高肝癌长期治疗效果的关键。

（1）部分肝切除：是治疗肝癌首选和最有效的方法。

（2）肝移植：由于同时切除肿瘤和硬化的肝，因此可以获得较好的长期治疗效果。

（3）肿瘤消融：适应证是不宜手术的原发肝细胞癌或术后复发、转移性肝癌，其优点是简便、创伤小，有些患者可获得较好的治疗效果。

（4）经肝动脉和/或门静脉区域化疗或经肝动脉化疗栓塞：用于治疗不可切除的肝癌或作为肝癌切除术后的辅助治疗。常用药物为氟尿嘧啶、卡铂、表柔比星等；常用栓塞剂为碘化油。

（5）其他治疗方法：体内或体外放射，全身化疗、靶向治疗（如索拉菲尼）和中药（如槐耳颗粒）治疗等。

二、肝内胆管癌

1. 肝内胆管癌多源于肝内胆管上皮细胞，多为腺癌。
2. 治疗肝内胆管癌的有效方法是肝切除。

第六节　转移性肝肿瘤

一、分类

1. 早发类　患者先有转移性肝肿瘤的临床表现，或转移性肝肿瘤先被发现，之后才找到原发肿瘤。

2. 同步类　同时发现原发肿瘤和转移性肝肿瘤。

3. 迟发类　发现原发肿瘤或原发肿瘤手术切除数月至数年后才发生肝转移。

二、临床表现与诊断

1. 转移性肝肿瘤较小时，一般无症状。随着转移瘤增大，可出现上腹或肝区不适或隐痛；病情加重时，可出现乏力、发热、体重下降等。

2. 晚期患者可出现贫血、黄疸、腹水等。

3. 体检发现肝大，有时可触及坚硬的癌结节。

4. 超声、CT、MRI 和 PET 等影像学检查有重要诊断价值。

5. 肿瘤标志物，AFP 升高者较少。CEA、CA19-9、CA125 等对消化系统、肺、卵巢等器官癌肿的肝转移具有诊断价值。

三、治疗

手术原则：完全切除肿瘤（切缘距肿瘤>1cm），最大限度保留健康肝组织。

第七节　肝良性肿瘤

一、肝海绵状血管瘤

1. 常见于中年女性，多为单发，也可多发；瘤体较小时无任何临床症状，增大后主要表现为肝大或压迫胃、十二指肠等邻近器官，引起上腹部不适、腹胀、嗳气、腹痛等症状。

2. 体格检查示腹部肿块与肝相连，表现光滑，质地柔软，有囊性感及不同程度的压缩感，有时可呈分叶状。

3. 根据临床表现，超声、CT、MRI 或肝动脉造影等检查，不难诊断。手术切除是治疗肝海绵状血管瘤的最有效的方法。

✎ 主治语录：肝海绵状血管瘤最危险的并发症是肿瘤破裂引起的大出血，但极少发生。

二、其他良性肿瘤

如肝腺瘤、血管内皮瘤、胆管囊腺瘤、脂肪瘤、神经纤维瘤等，均少见。有效的治疗方法是手术切除。

第八节　肝　囊　肿

一、临床特点

1. 肝囊肿是较常见的肝良性疾病，分为寄生虫性和非寄生虫性肝囊肿。

2. 先天性肝囊肿生长缓慢，小囊肿不引起任何症状，囊肿增大到一定程度，可因压迫邻近脏器而出现食后饱胀、恶心、呕吐、右上腹隐痛不适等症状。

3. 体格检查可能触及右上腹肿块和肝大。肿块与肝相连，表面光滑，带囊性感，无明显压痛而可随呼吸上下移动。

4. 超声检查是诊断肝囊肿的首选方法。

✎ 主治语录：单发性肝囊肿发生于肝右叶居多。

二、治疗

1. 无症状的肝囊肿患者，不需特殊处理。

2. 巨大而又出现症状者，可予以适当治疗。常用的方法是囊肿"开窗术"或"去顶术"，多在腹腔镜下完成该手术。

3. 多发性肝囊肿一般仅限于处理其中可能引起症状的大囊肿，可行囊肿"开窗术"，以缓解症状。

历年真题

男，49 岁。寒战、高热伴肝区疼痛半个月。既往体健。查体：T 38.5℃，P 110 次/分，BP 100/70mmHg。皮肤无黄染，肝肋下可触及，肝区叩击痛阳性。血常规：白细胞计数（WBC）16×10^9/L，中性粒细胞占比（N）0.89。B 超示肝左叶 10cm×7cm 液性暗区。最可能的诊断是

A. 肝血管瘤

B. 肝癌

C. 细菌性肝脓肿

D. 肝囊肿

E. 肝棘球蚴病

参考答案：C

第三十九章　门静脉高压症

核心问题

1. 门静脉高压症的病因、病理和临床表现。
2. 门静脉高压症的治疗原则。

内容精要

门静脉高压症是指各种原因导致门静脉血流受阻和/或血流量增加所引起的门静脉系统压力增高，继而引起脾大和脾功能亢进，食管-胃底静脉曲张、呕血或黑便和腹水等。它不是一种单独的疾病，是一个综合征。

一、解剖概要

门静脉系与腔静脉系之间有四个交通支。
1. 胃底、食管下段交通支。
2. 直肠下端、肛管交通支。
3. 前腹壁交通支。
4. 腹膜后交通支。

主治语录：门静脉正常压力 13~24cmH_2O，平均值 18cmH_2O。门静脉压力大于 25cmH_2O 时即定义为门静脉高压。

二、病理生理

1. 门静脉血流阻力增加，常是始动因素。按阻力增加的部位，可将门静脉高压症分为肝前、肝内和肝后三型。肝内型门静脉高压症又可分为窦前、窦后和窦型。

2. 在我国，肝炎后肝硬化是引起肝窦和窦后阻塞性门静脉高压症的常见病因。肝内窦前阻塞性门静脉高压症的常见病因是血吸虫病。

3. 肝前型的常见病因是肝外门静脉血栓形成、先天性畸形和外在压迫。

4. 肝后型的常见病因是 Budd-Chiari 综合征、缩窄性心包炎、严重右心衰竭等。

5. 门静脉高压症形成后的病理变化

（1）脾大、脾功能亢进。

（2）交通支扩张，其中最有临床意义的是在食管下段、胃底形成的曲张静脉。它受门静脉高压的影响最早、最显著。

（3）腹水。

6. 门静脉高压症还可引起门静脉高压性胃病、肝性脑病。

三、临床表现

1. 主要是脾肿大、脾功能亢进、呕血或黑便、腹水或非特异性全身表现。

2. 曲张的食管、胃底静脉破裂，立刻发生急性大出血，呕吐鲜红色血液。由于大出血引起肝组织严重缺氧，易导致肝性脑病。

3. 体检时如能触及脾，提示可能有门静脉高压症。如有黄疸、腹水和前腹壁静脉曲张等体征，表示门静脉高压症严重。

4. 辅助检查

（1）血常规：脾功能亢进时，血细胞计数减少，以白细胞计数降至 3×10^9/L 以下和血小板计数减少至（70~80）$\times 10^9$/L 以下最为多见。

（2）肝功能检查：血浆清蛋白降低，球蛋白增高。白、球蛋白比例倒置。凝血酶原时间常有延长。

（3）腹部超声检查：门静脉高压症时门静脉内径≥1.3cm。

（4）骨髓检查：可以排除骨髓纤维化患者髓外造血引起的脾大，避免误切脾脏。

（5）X 线钡餐检查和内镜检查：食管为钡剂充盈时，曲张的静脉使食管的轮廓呈虫蚀状改变；排空时，曲张的静脉表现为蚯蚓样或串珠状负影，内镜检查时更为明显。

（6）CT、CT 血管造影（CTA）或磁共振门静脉血管成像（MRPVG）：可以了解肝硬化程度、肝动脉和脾动脉直径、门静脉和脾静脉直径、入肝血流，以及了解侧支血管的部位、大小及其范围。有助于指导手术方式的选择。手术切口和穿刺口需规避腹壁曲张静脉，尽可能保留天然分流通道。

四、治疗

主要是针对食管-胃底曲张静脉破裂出血，脾大、脾功能亢进，顽固性腹水和原发肝病的治疗。

1. 食管-胃底曲张静脉破裂出血

（1）非手术治疗：适用于一般状况不良，肝功能较差，难以耐受手术的患者；手术前准备。

1）补液、输血。

2）药物治疗：止血，预防感染。

3）内镜治疗：内镜下硬化治疗和内镜下食管静脉曲张套扎术。

4）三腔管压迫止血。

5）经颈静脉肝内门体分流术（TIPS）。

（2）手术治疗

1）适用于曾经或现在发生消化道出血，或静脉曲张明显和"红色征"出血风险较大，及一般情况尚可、肝功能较好，估计能耐受手术者。

2）手术方式：分流术，断流术，复合手术，肝移植。

2. 脾大、脾功能亢进 脾切除是治疗脾功能亢进最有效的方法。

3. 顽固性腹水 可采用腹腔穿刺外引流、TIPS、腹腔-上腔静脉转流术或腹水皮下转流术等治疗。

4. 原发肝病 抗病毒及护肝治疗应贯彻于整个治疗过程。

 历年真题

1. 男，45岁。呕血、便血2天。突然恶心，并呕出大量鲜血，头晕、四肢无力。乙肝病史24年。查体：腹部膨隆，肝肋下2cm，脾肋下4cm，移动性浊音（+）。最可能的出血原因是

A. 胆石症

B. 门静脉高压症

C. 胃癌

D. 胃溃疡

E. 十二指肠溃疡

2. 男，46岁。为门静脉高压症患者，大量腹水，中度黄疸，急性上消化道出血6小时入院。查体：血压90/78mmHg。胃管抽出暗红色血性液体600ml。对于此病例，控制出血的首选方法为

A. 快速输液输血

B. 立即手术止血

C. 三腔二囊管止血

D. 内镜下止血

E. 选用冷盐水洗胃

参考答案：1. B 2. D

第四十章 胆道疾病

核心问题

1. 胆囊结石、胆管结石的临床表现、诊断及治疗原则。

2. 急性胆囊炎、急性化脓性胆管炎的临床表现、诊断及治疗原则。

内容精要

胆石症包括发生在胆管和胆囊的结石，是常见病和多发病。胆道感染主要是胆囊炎和不同部位的胆管炎。

第一节 解剖生理概要

一、胆道系统的应用解剖

1. 胆道 分为肝内胆管和肝外胆道。

2. 肝内胆管 起自毛细胆管，汇集成小叶间胆管、肝段胆管、肝叶胆管及肝内部分的左右肝管。

3. 肝外胆道由左肝管和右肝管、肝总管、胆囊、胆囊管以及胆总管组成。

4. 胆道的血管、淋巴和神经

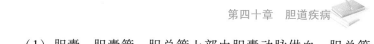

（1）胆囊、胆囊管、胆总管上部由胆囊动脉供血；胆总管下部的血供来自胰十二指肠动脉及十二指肠后动脉的分支。

（2）胆囊的淋巴引流入胆囊淋巴结和肝淋巴结，并与肝内的淋巴管有吻合。肝外胆管的淋巴引流入肝总管和胆总管后方的淋巴结。

（3）胆道系统分布着丰富的神经纤维，主要来自腹腔丛发出的迷走神经和交感神经。

二、胆道系统的生理功能

1. 胆汁的生成、分泌和代谢

（1）胆汁的分泌和功能

1）成人每日分泌胆汁 800~1200ml。

2）胆汁的功能包括乳化脂肪、清除毒素及代谢产物、抑制肠内致病菌生长繁殖和内毒素形成、刺激肠蠕动、中和胃酸。

✎ 主治语录：胆汁主要由肝细胞分泌。

（2）胆汁分泌的调节：最强的促进胆汁分泌的是促胰液素。

（3）胆汁的代谢：胆盐的肠肝循环、胆色素的肠肝循环等。

2. 胆管的生理功能 主要是输送胆汁至胆囊和十二指肠，由胆囊和 Oddi 括约肌协调完成。胆管分泌的黏液参与胆汁的形成。

3. 胆囊的生理功能

（1）浓缩储存胆汁。

（2）排出胆汁。

（3）分泌功能。

第二节 影像学检查

一、超声检查

1. 超声是诊断胆道疾病的首选方法。胆囊结石典型表现为强回声光团其后伴声影，可随体位移动。

2. 有助于判断黄疸的性质以及胆道阻塞的部位。

3. 超声对于急慢性胆囊炎、胆囊及胆管肿瘤、先天性胆道畸形等其他胆道疾病也有较高的诊断准确率。

4. 手术中超声检查在胆道疾病的诊断及治疗中也发挥重要作用。

二、X 线检查

单纯腹部平片对胆道疾病的诊断价值有限，但腹部平片对鉴别胆道和其他腹内脏器疾病如胃肠道穿孔、肠梗阻等有一定意义。

三、经皮肝穿刺胆道造影（PTC）和经皮肝穿刺胆道引流（PTCD）

1. PTC 可显示肝内外胆管病变部位、范围和程度等，有助于黄疸的诊断和鉴别诊断以及胆道疾病定性。

2. 常见并发症有胆汁漏、出血及胆道感染。

3. 可通过 PTCD 进行术前减黄或置放胆管内支架用作治疗。

四、内镜逆行胰胆管造影术（ERCP）

1. ERCP 可显示胆管和胰管，帮助了解有无解剖变异、病变，必要时可收集十二指肠液、胆汁及胰液。

2. 通过 ERCP 还可以对有些疾病进行治疗，如肝外胆管及胆总管结石可行内镜下 Oddi 括约肌切开术取石、对不明原因梗阻性黄疸可经内镜行鼻胆管引流术等。

3. ERCP 并发症包括胰腺炎、出血、穿孔和胆道感染等。

五、术中及术后胆管造影

1. 手术时可经胆囊管插管、胆总管穿刺或置管行胆道造影，了解有无胆道系统解剖变异、残留结石及胆管狭窄和通畅情况，帮助确定手术方式。

2.对肝内、外胆管置放导管（包括 T 管）引流者，拔管前应常规经导管或 T 管行胆道造影。

六、核素扫描检查

1.单光子发射计算机断层显像　有助于黄疸的鉴别诊断及术后胆漏的识别。

2.正电子发射断层显像　可用于鉴别良恶性病变、检测恶性肿瘤复发及转移。

七、胆道镜检查

1.手术中胆道镜检查用于辅助诊断或/和治疗，如观察胆管内有无狭窄、肿瘤、结石，经胆道镜取活组织检查，利用网篮取石等。

2.术后可经 T 管瘘管或皮下空肠盲袢行胆道镜检查，施行碎石、取石、冲洗、球囊扩张及止血等治疗。

八、CT

能够显示胆道系统不同层面的图像，确定胆道梗阻的原因及部位，对肝内外胆管结石的诊断效果优于超声。

九、MRI 和磁共振胆胰管成像（MRCP）

1.MRI 无创且无辐射，可用于胆道肿瘤可切除性评估及复杂胆道系统疾病的鉴别诊断。

2.MRCP 能直观显示胆管分支形态，对胆管狭窄、胆管损伤、肝内外胆管结石、胆道系统变异以及胆道梗阻的定位均有重要价值。

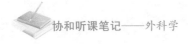

十、内镜超声

可显示胆管及十二指肠肠壁的层次结构,对判断壶腹周围病变的性质和累及范围有重要价值。

第三节 胆 道 畸 形

一、胆道闭锁

1. 病理

(1) 胆道缩窄性发育畸形大多为胆道闭锁,仅极少数呈狭窄改变。

(2) 胆管闭锁所致梗阻性黄疸,造成肝淤胆肿大、变硬,呈暗绿或褐绿色,肝细胞损害致肝功能异常。

(3) 若胆道梗阻不能及时解除,则可发展为胆汁性肝硬化,晚期为不可逆性改变。

(4) 肝外胆道闭锁主要分型:Ⅰ型:只涉及胆总管;Ⅱ型:肝胆管闭锁;Ⅲ型:肝门部胆管闭锁。

主治语录:肝外胆道闭锁以Ⅲ型最常见。

2. 临床表现

(1) 黄疸:梗阻性黄疸是本病突出表现。

(2) 营养及发育不良:3~4 个月出现。

(3) 肝脾大。

3. 诊断

(1) 出生后 1~2 个月出现持续性黄疸,陶土色粪便、深茶色尿,伴肝大者均应怀疑本病。

(2) 有助于确诊的情况

1) 黄疸超过 3~4 周仍呈进行性加重,对利胆药物治疗无效；对苯巴比妥和激素治疗试验无反应；以直接胆红素升高为主的血清胆红素动态观测呈持续上升。

2）十二指肠引流液内无胆汁。

3）超声检查显示肝外胆管和胆囊发育不良或缺如。

4）^{99m}Tc-EHIDA 扫描肠内无核素显示。

5）ERCP 和 MRCP 显示胆管闭锁。

（3）本病需与新生儿肝炎、溶血病、药物（如维生素 K）和严重脱水等引起胆汁浓缩、排出不畅而致暂时性黄疸相鉴别，上述疾病经 1~2 个月利胆或激素治疗后黄疸逐渐减轻至消退。超声检查、MRCP 或 ERCP 检查对鉴别诊断有帮助。

4. 治疗

（1）手术治疗（出生后 2 个月内进行最佳）是唯一有效方法。

（2）手术方式

1）尚有部分肝外胆管通畅，胆囊大小正常者，可用胆囊或肝外胆管与空肠行 Roux-en-Y 型吻合。

2）肝门部胆管闭锁，肝内仍有胆管腔者可采用 Kasai 肝门-空肠吻合术。

3）肝移植：适于肝内外胆道完全闭锁、已发生肝硬化和施行 Kasai 手术后无效的患儿。

（3）围术期处理：术前充分准备，术后密切观察生命体征，防治水、电解质和酸碱平衡紊乱，营养支持，抗生素防治感染，及时发现和治疗各种并发症。

二、先天性胆管扩张症

好发于胆总管，女性多发。

1. 病因

（1）先天性胰胆管合流异常。

（2）先天性胆道发育不良。

（3）遗传因素。

2. 病理

（1）Ⅰ型：囊性扩张，最常见。

（2）Ⅱ型：憩室样扩张。

（3）Ⅲ型：胆总管十二指肠开口部囊性突出。

（4）Ⅳ型：肝内外胆管扩张。

（5）Ⅴ型：肝内胆管扩张（Caroli 病）。

扩张囊壁常因炎症、胆汁潴留而引起溃疡，甚至癌变。囊性扩张的胆管腔内也可有胆石形成。

3. 临床表现

（1）典型表现为腹痛、腹部包块和黄疸三联症。右上腹持续性钝痛；黄疸呈间歇性；80%以上患者右上腹部可扪及表面光滑的囊性肿块。

（2）合并感染时，可有黄疸加深、腹痛加重、肿块触痛，并有畏寒、发热等表现。

（3）晚期可出现胆汁性肝硬化和门静脉高压症的临床表现。

4. 诊断　超声检查、CT 扫描或 MRI 可以诊断绝大多数先天性胆管扩张症。

5. 治疗　一经确诊应尽早手术，完全切除扩张胆管和胆肠 Roux-en-Y 吻合是本病的主要治疗手段。

第四节　胆　石　症

一、概述

1. 胆石症包括发生在胆囊和胆管的结石。胆石可发生在胆管系统的任何部位，胆囊内的结石为胆囊结石，左右肝管汇合部以下的肝总管和胆总管内为肝外胆管结石，汇合部以上的为肝内胆管结石。

2. 胆石的分类

（1）胆固醇类结石：胆固醇含量超过 70%，X 线检查多不显影。

（2）胆色素类结石：分为胆色素钙结石和黑色素石。

（3）其他结石：碳酸钙、磷酸钙或棕榈酸钙为主要成分的少见结石。如果结石钙盐含量较多，X 线检查常可显影。

二、胆囊结石

1. 临床表现

（1）大多数患者无症状，称为无症状胆囊结石。

（2）主要表现

1）胆绞痛：典型发作是在饱餐、进食油腻食物后或睡眠中体位改变时发生右上腹或上腹部绞痛。阵发性或持续疼痛阵发性加剧，可向右肩胛部和背部放射。

2）上腹隐痛。

3）胆囊积液：积液呈无色透明，称为白胆汁。

4）Mirizzi 综合征：胆囊炎及胆管炎反复发作及黄疸。

5）其他：极少引起黄疸，可有胆源性胰腺炎、胆囊十二指肠瘘或胆囊结肠瘘，胆石性肠梗阻；结石及炎症的长期刺激可诱发胆囊癌。

主治语录：胆囊结石的典型症状为胆绞痛。

2. 诊断　临床典型的绞痛病史是诊断的重要依据，影像学检查可帮助确诊。首选超声检查。

3. 治疗

（1）对于有症状和/或并发症的胆囊结石，首选胆囊切除术治疗。

（2）儿童胆囊结石以及无症状的成人胆囊结石，一般不做预防性胆囊切除术，可观察和随诊。

（3）考虑手术治疗的情况

1）结石数量多及结石直径≥2～3cm。

2）胆囊壁钙化或瓷性胆囊。

3）伴有胆囊息肉≥1cm。

4）胆囊壁增厚（>3mm）即伴有慢性胆囊炎。

（4）行胆囊切除时，应同时行胆总管探查术的情况

1）术前病史、临床表现或影像检查提示胆总管有梗阻。

2）术中证实胆总管有病变。

3）胆总管扩张直径超过1cm，胆囊壁明显增厚，发现胰腺炎或胰头肿物，胆管穿刺抽出脓性、血性胆汁或泥沙样胆色素颗粒。

4）胆囊结石小，有可能通过胆囊管进入胆总管。

三、肝外胆管结石

1. 病理　结石停留于胆管内主要导致以下情况。

（1）急性和慢性胆管炎。

（2）全身感染。

（3）肝损害。

（4）胆源性胰腺炎。

2. 临床表现

（1）一般无症状或仅有上腹部不适，当结石造成胆管梗阻时可出现反复腹痛或黄疸；如继发胆管炎，可出现典型的Charcot三联征：腹痛、寒战高热和黄疸。

1）腹痛：多为剑突下或右上腹绞痛，阵发性或持续性疼痛阵发性加剧，可向右肩或背部放射。

2）寒战高热：一般表现为弛张热，体温可高达39～40℃。

3）黄疸：轻重程度、发生和持续时间取决于胆管梗阻的程

度、部位和有无并发感染。

🖊 **主治语录：出现黄疸时常伴有尿色加深，粪色变浅，完全梗阻时大便呈陶土样，患者可出现皮肤瘙痒。**

（2）体格检查：剑突下和右上腹深压痛。合并胆管炎时，可有不同程度的腹膜炎征象。

（3）实验室检查：血清总胆红素及结合胆红素升高，血清转氨酶和碱性磷酸酶升高，尿中胆红素升高，尿胆原降低或消失，粪中尿胆原减少。

（4）影像学检查：首选超声检查。

3. 治疗

（1）非手术治疗：也可作为术前准备。包括应用抗生素；解痉；利胆；纠正水、电解质及酸碱平衡紊乱；营养支持；护肝及纠正凝血功能异常。争取在胆道感染控制后才行择期手术治疗。

（2）手术治疗：胆总管切开取石、T 管引流术；胆肠吻合术。

四、肝内胆管结石

1. 病理

（1）肝胆管梗阻。

（2）肝内胆管炎。

（3）肝内胆管癌。

2. 临床表现

（1）可多年无症状或仅有上腹和胸背部胀痛不适。

（2）寒战、高热和腹痛（常见），严重者出现急性梗阻性化脓性胆管炎、全身脓毒血症或感染性休克。反复胆管炎可导致多发的肝脓肿，长期梗阻甚至导致肝硬化；如出现持续性腹痛，进行性消瘦，难以控制的感染，腹部出现肿物或腹壁瘘管流出黏液样液，应考虑肝胆管癌的可能。

（3）体格检查肝区有压痛和叩击痛。可有其他并发症的相应体征。

3. 治疗　无症状的胆管结石可不治疗，仅定期观察、随访即可。临床症状反复出现者应手术治疗。

（1）手术治疗原则：尽可能取净结石、解除胆道狭窄及梗阻、去除结石部位和感染病灶、恢复和建立通畅的胆汁引流、防止结石的复发。

（2）手术方法：胆管切开取石、胆肠吻合术和肝切除术。

第五节　胆道感染

一、急性胆囊炎

（一）急性结石性胆囊炎

1. 主要病因

（1）胆囊管梗阻。

（2）细菌感染：主要为革兰阴性杆菌，其中以大肠埃希菌最常见。

2. 病理

（1）急性单纯性胆囊炎→化脓性胆囊炎→坏疽性胆囊炎。

（2）坏疽胆囊炎常发生穿孔，穿孔多发生在胆囊底部及颈部。

3. 临床表现

（1）症状

1）女性多见。

2）急性发作主要是上腹部疼痛。开始时仅有上腹部胀痛不适，逐渐发展至阵发性绞痛，夜间发作常见，饱餐、进肥腻食物常诱发发作，常放射至右肩部、肩胛部和背部。伴恶心、呕吐、食欲缺乏等消化道症状。

3）常有轻度发热，如出现明显寒战高热，表示病情加重或合并有急性胆管炎。可出现轻度黄疸。

（2）体格检查：右上腹胆囊区域压痛、反跳痛及肌紧张，墨菲（Murphy）征阳性。

（3）辅助检查

1）血液学检查：白细胞计数增多，老年人白细胞计数可不增多。血清丙氨酸氨基转移酶、碱性磷酸酶常升高，约 1/2 的患者血清胆红素升高，1/3 的患者血清淀粉酶升高。

2）超声检查：胆囊增大、胆囊壁增厚（>4mm），明显水肿时见"双边征"，胆囊结石显示强回声，其后有声影。

4. 诊断及鉴别诊断

（1）根据典型的临床表现，结合实验室及影像学检查可诊断。

（2）与消化性溃疡穿孔、急性胰腺炎、高位阑尾炎、肝脓肿、结肠肝曲癌或小肠憩室穿孔，以及右侧肺炎、胸膜炎和肝炎等疾病鉴别。

5. 治疗

（1）非手术疗法：禁食，输液，营养支持，补充维生素，纠正水、电解质及酸碱代谢失衡。

（2）急诊手术的适应证

1）发病在 48~72 小时以内者。

2）经非手术治疗无效且病情恶化者。

3）有胆囊穿孔、弥漫性腹膜炎、并发急性化脓性胆管炎、急性坏死性胰腺炎等并发症者。

（3）手术方法：胆囊切除术（首选腹腔镜胆囊切除）、部分胆囊切除术、胆囊造口术、超声引导下经皮经肝胆囊穿刺引流术。

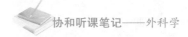 主治语录：急性结石性胆囊炎最终需手术治疗，原则上应争取择期手术。

（二）急性非结石性胆囊炎

1. 临床表现与诊断

（1）男性多见。临床表现与急性胆囊炎相似。

（2）腹痛症状常因患者伴有其他严重疾病而被掩盖，易误诊和延误治疗。

2. 治疗 应及早手术治疗，根据患者情况可选用胆囊切除、胆囊造口术或超声引导下经皮经肝胆囊穿刺引流术（PTGD）治疗。

二、慢性胆囊炎

1. 病理 特点是黏膜下和浆膜下的纤维组织增生及单核细胞浸润，随着炎症反复发作，可使胆囊与周围组织粘连，囊壁增厚并逐渐瘢痕化，最终导致胆囊萎缩，完全失去功能。

2. 临床表现

（1）多有胆绞痛病史，患者常在饱餐、进食油腻食物后出现腹胀、腹痛。疼痛程度不一，多在上腹部，可牵涉到右肩背部，较少出现畏寒、高热或黄疸，可伴有恶心、呕吐。

（2）腹部检查可无阳性体征，或仅有上腹部轻压痛，墨菲（Murphy）征或呈阳性。

3. 诊断

（1）超声检查显示胆囊壁增厚，胆囊排空障碍或胆囊内结石。

（2）需与胃炎、反流性食管炎、消化性溃疡、急性胰腺炎、消化道肿瘤、右肾及输尿管疾病等鉴别。

4. 治疗　确诊为慢性胆囊炎者应行胆囊切除术。不能耐受手术者可选择非手术治疗，方法包括应用抗生素等。

三、急性梗阻性化脓性胆管炎

1. 病因　我国最常见的病因是肝内外胆管结石，其次为胆道寄生虫和胆管狭窄。

2. 临床表现

（1）症状

1）青壮年多见。多有胆道感染病史和胆道手术史。发病急骤，病情进展快。

2）除 Charcot 三联症外，还可出现休克、神经中枢系统受抑制表现，即 Reynolds 五联征。

（2）体格检查

1）体温常呈弛张热或持续升高达 39~40℃。

2）脉搏快而弱，血压降低，嘴唇发绀，指甲床青紫，全身皮肤可能有出血点和皮下瘀斑。

3）剑突下或右上腹部有压痛，可有腹膜刺激征。肝常肿大并有压痛和叩击痛。胆总管梗阻者胆囊肿大。

（3）实验室检查

1）白细胞计数增多，可超过 $20×10^9/L$，中性粒细胞比例升高，胞质内可出现中毒颗粒。

2）凝血酶原时间延长，肝功能有不同程度的损害。

3）动脉血气分析可有 PaO_2 下降、饱和度降低。

4）常见有代谢性酸中毒及缺水、低钠血症等电解质紊乱。

3. 治疗　原则是立即解除胆道梗阻并引流。

（1）非手术治疗：①维持有效的输液通道，尽快恢复血容量。②联合应用足量抗生素。③纠正水、电解质紊乱和酸碱失衡。④对症治疗。⑤如经短时间治疗后患者仍不好转，应考虑应用血管活性药物、肾上腺皮质激素，应用抑制炎症反应药物，吸氧。⑥经以上治疗病情仍未改善，应在抗休克的同时紧急行胆道引流治疗。

（2）紧急胆管减压引流：①胆总管切开减压、T 管引流。②经内镜鼻胆管引流术（ENBD）。③PTCD。

（3）后续治疗：如患者一般情况恢复，宜在 1~3 个月后根据病因选择彻底的手术治疗。

主治语录：当胆管内压降低后，患者情况常能暂时改善，有利于争取时间继续进一步治疗。

第六节　原发性硬化性胆管炎

一、临床表现

1. 男性多发，起病缓慢。

2. 临床表现无特异性，主要为不明原因黄疸，间歇加重；右上腹隐痛，可伴有皮肤瘙痒。

3. 病情逐渐发展，可出现持续性梗阻性黄疸、胆汁性肝硬化、门静脉高压、上消化道出血，甚至肝衰竭。

二、治疗

1. 药物治疗，中等剂量 ［17~23mg/（kg·d）］ 的熊去氧胆酸可改善患者的症状和肝功能。

2. 胆汁引流。

3. 胆肠吻合。

4. 肝移植。

第七节　胆道蛔虫病

一、临床表现

1. 突发性剑突下钻顶样剧烈绞痛，阵发性加剧，常放射至右肩胛或背部。

2. 疼痛发作时患者辗转不安，大汗淋漓，可伴有恶心、呕吐或呕吐蛔虫。疼痛可突然缓解，间歇期宛如常人。疼痛可反复发作，持续时间不一。

3. 体格检查　右上腹或剑突下轻度深压痛。有并发症时，出现相应的体征。

4. 首选超声检查，显示为胆管内有平行强回声光带，有确诊价值。

主治语录：胆道蛔虫病剧烈的腹痛与较轻的腹部体征不相称，所谓"症征不符"。

二、治疗

以非手术治疗为主，仅在出现并发症才考虑手术治疗。

1. 非手术治疗

（1）解痉镇痛。

（2）利胆驱蛔。

（3）抗感染。

（4）十二指肠镜取虫。

2. 手术治疗　经积极非手术治疗未能缓解或者合并胆管结石或有急性重症胆管炎、肝脓肿、重症胰腺炎等并发症者，可行胆总管切开探查、T管引流术。

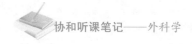

第八节　胆道疾病常见并发症

一、胆囊穿孔

1. 伴有动脉硬化和糖尿病的老年患者更易发生。

2. 穿孔部位以胆囊底部多见，根据病程长短可分为急性穿孔、亚急性穿孔和慢性穿孔。

3. 胆囊穿孔综合病史、体格检查及超声多可明确诊断。

4. 急性穿孔需急诊手术治疗，根据术中发现选择适当术式，并尽可能一期切除胆囊。

二、胆道出血

1. 胆道出血是胆道疾病和胆道手术后的严重并发症，也是上消化道出血的常见原因。

2. 我国以胆道结石感染为最常见原因。

3. 胆道大出血的典型临床表现

（1）胆绞痛。

（2）黄疸。

（3）上消化道出血（呕血、便血）。

4. 治疗　一般先采用非手术治疗，有下列情况者应及时采用手术治疗。

（1）反复发作大出血，特别是出血周期愈来愈短，出血量愈来愈大者。

（2）合并严重胆管感染需手术引流者。

（3）胆肠内引流后发生胆道大出血者。

（4）原发疾病需要外科手术治疗者。

三、胆管炎性狭窄

1. 本病是指在胆道感染基础上发生的胆管炎症、黏膜糜烂、溃疡形成、纤维组织增生、瘢痕组织形成而致的胆管狭窄。

2. 临床表现主要是反复发作的胆管炎。

3. 治疗原则是解除痉挛、通畅引流。

4. 十二指肠镜 Oddi 括约肌切开取石（EST）是治疗胆总管下端狭窄段长度<1.5cm 的首选方法。

四、胆源性肝脓肿

肝脓肿是胆道感染的严重并发症，细菌性肝脓肿中大多数为胆源性肝脓肿。

五、胆源性急性胰腺炎

治疗：首先要鉴别有无胆道梗阻病变。凡伴有胆道梗阻者，应急诊手术解除梗阻。首选经十二指肠镜 Oddi 括约肌切开取石及鼻胆管引流，或行腹腔镜联合胆道镜行胆囊切除、胆道探查取石、T 管引流术。

第九节　胆管损伤

一、分类

1. 创伤性胆管损伤　少见。

2. 医源性胆管损伤。

二、病因

胆囊切除术引起胆管损伤的常见原因如下。

1. 解剖变异。

2. 局部病理因素。

3. 手术操作失误。

4. 热源性损伤。

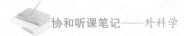

5. 缺血性损伤。

三、诊断

1. 术中表现

（1）术中发现胆汁漏出。

（2）剖检切除的胆囊标本，发现胆囊管处有 2 个开口。

（3）术中造影显示胆管连续性中断、局部狭窄或造影剂外溢。

2. 术后近期表现

（1）胆汁性腹膜炎。

（2）腹腔引流管引出胆汁。

（3）术后早期出现梗阻性黄疸。

3. 术后数周或数月表现

（1）稍晚出现的梗阻性黄疸。

（2）反复发作的胆道感染症状。

（3）肝下或肝周积液。

主治语录：对于可疑胆管损伤，应选择超声、CT、MRCP、ERCP 等进一步检查，以明确诊断。

四、处理

1. 术中发现胆管损伤的处理

（1）小裂伤（<3mm）或部分管壁切除，一般可用 5-0 可吸收线或 6-0 无损伤线直接缝合修补，可不必放置内支撑管。

（2）较大裂伤或横断伤，胆管壁缺损长度<2cm，应争取施行胆管对端吻合术，并通过吻合口放置内支撑管 6 个月以上。

（3）胆管损伤范围大、缺损长度>2cm、对端吻合张力大或组织缺血等情况，应施行胆管空肠 Roux-en-Y 吻合术。

2. 肝外胆管横断损伤并结扎，术中未发现，术后出现梗阻性黄疸应在手术 3 周后再手术，以使胆管被动扩张，便于再次手术吻合。一般施行肝总管空肠 Roux-en-Y 吻合术。

3. 肝外胆管损伤致胆管狭窄，术后反复发作胆管炎，合并不同程度的黄疸，需手术处理。

五、预防

1. 术者加强责任心，认真对待每一个手术。

2. 术中保持术野的良好显露。

3. 结扎胆囊管时，应使胆囊管保持无张力状况。

4. 遇有胆囊动脉异常出血时，术者可将左手示指和拇指分别置于小网膜孔和肝十二指肠韧带前方，压迫肝动脉以止血，待吸净积血后，松除指压，直视下看清出血点后，再行钳夹结扎或缝扎止血，切忌在"血池"中盲目钳夹。

5. 如顺行法切除胆囊困难，可改用逆行胆囊切除，或采用部分胆囊切除术。

6. 接近胆管处禁用电刀作电凝止血或组织分离，以防止胆管热源性损伤。

7. 避免过多剥离胆管周围组织，注意保护胆管周围血管丛，防止胆管缺血性损伤。

8. 腹腔镜胆囊切除有困难时，应及时中转开腹手术。

第十节 胆囊息肉和良性肿瘤

一、胆囊息肉

1. 病变向胆囊腔内突出或隆起，多为良性。分为两大类：
（1）肿瘤性息肉，包括腺瘤和腺癌。
（2）非肿瘤性息肉。

2. 恶变的危险因素　直径超过 1cm；单发病变且基底部宽大；息肉逐渐增大；合并胆囊结石和胆囊壁增厚等，特别是年龄超过 60 岁、息肉直径>2cm 者。

3. 患者如无以上情况，也无临床症状，则不需手术治疗，应每6~12 个月超声检查一次，观察息肉大小变化。

4. 患者存在上述恶变危险因素，而且有明显症状，在排除精神因素、胃十二指肠和其他胆道疾病后，宜行手术。手术方式为腹腔镜胆囊切除，也可行开腹胆囊切除术。

✎ 主治语录：术后必须做石蜡切片病理检查，进一步确定诊断，包括疾病分期和病理学分级。

二、胆囊腺瘤

本病是胆囊常见的良性肿瘤，多见于中、老年女性。胆囊腺瘤是胆囊癌的癌前病变，一旦确诊，应行手术治疗。

第十一节　胆道恶性肿瘤

一、胆囊癌

1. 病理

（1）胆囊癌多发生在胆囊体和底部，少数在颈部。腺癌最常见。

（2）胆囊癌可经淋巴、静脉、神经或胆管腔转移，癌细胞脱落可在腹腔内种植转移，也可直接侵犯邻近器官。

（3）肝脏是最常受胆囊癌直接侵犯的器官。

2. 分期　采用 TNM 分期法。

3. 临床表现

（1）症状

1）早期无特异性症状。

2）侵犯至浆膜或胆囊床，出现定位症状，如右上腹痛，放射至肩背部。胆囊管受阻时可触及肿大的胆囊。

3）能触及右上腹肿物时往往已到晚期，伴腹胀、食欲差、体重减轻或消瘦、贫血、肝大，甚至出现黄疸、腹水、全身衰竭。

（2）实验室检查：CEA、CA19-9、CA125升高，细针穿刺胆囊取胆汁行肿瘤标志物检查有一定诊断意义。

（3）影像学检查：超声、CT检查显示胆囊壁增厚不均匀，腔内有位置及形态固定的肿物，应考虑胆囊癌的可能。

4. 治疗　首选手术切除。手术方式有单纯胆囊切除术、胆囊癌根治性切除术、胆囊癌扩大根治术、姑息性手术。

二、胆管癌

1. 部位

（1）上段胆管癌（肝门部胆管癌）：位于左右肝管至胆囊管开口以上，占50%~75%。

（2）中段胆管癌：位于胆囊管开口至十二指肠上缘。

（3）下段胆管癌：位于十二指肠上缘至十二指肠乳头。

2. 病理　组织学类型95%以上为腺癌，主要是高分化腺癌。扩散方式有局部浸润、淋巴转移以及腹腔种植转移。

3. 临床表现和诊断

（1）黄疸逐渐加深，大便灰白，可伴有食欲缺乏、乏力、贫血。少数无黄疸者主要有上腹部疼痛，晚期可触及腹部肿块。

（2）胆囊肿大，病变在中、下段的可触及肿大的胆囊，Murphy征可能阴性。

（3）肝大：肋缘下可触及肝脏；可出现腹水、双下肢水肿；肿瘤侵犯或压迫门静脉，可出现上消化道出血；晚期患者可并

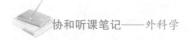

发肝肾综合征，出现尿少、无尿。

（4）胆道感染：出现典型的胆管炎表现，右上腹疼痛、寒战高热、黄疸，甚至出现休克；感染细菌最常见为大肠埃希菌、粪链球菌及厌氧性细菌。

（5）实验室检查：血清总胆红素、直接胆红素、ALP 和 γ-GT 显著升高，凝血酶原时间延长。

（6）影像学检查：首选超声检查。ERCP 对下段胆管癌诊断帮助较大。CT、MRI 胆道成像也有助于诊断。

4. 治疗

（1）胆管癌根治性切除术。

（2）扩大根治术。

（3）姑息性手术。

主治语录：胆管癌化学治疗和放射治疗效果不肯定，原则上应争取作根治性切除。

历年真题

1. 急性梗阻性化脓性胆管炎最为关键的治疗是

   A. 静滴大量抗生素

   B. 输液，补充血容量

   C. 纠正酸中毒

   D. 营养支持

   E. 胆道减压手术

2. 不是胆囊结石临床表现的是

   A. 恶心、厌油

   B. 畏寒、发热

   C. 右上腹绞痛

   D. 轻度黄疸

   E. 大便陶土色

参考答案：1. E 2. E

第四十一章　胰　腺　疾　病

核心问题

1. 急、慢性胰腺炎的临床表现及治疗。
2. 胰头癌和壶腹周围癌的治疗原则。

内容精要

胰腺是位于腹膜后的一个长条形器官。胰腺炎分为急性和慢性胰腺炎。胰腺癌与壶腹周围癌均为恶性肿瘤。

第一节　解剖生理概要

1. 胰腺分为头、颈、体、尾4个部分。

2. 胰体后紧贴腰椎椎体，上腹部受外力冲击时其易被挤压而致伤。

3. 胰尾是胰腺左端的部分，有腹膜包绕是其重要解剖标志，其末端毗邻脾门。

4. 主胰管与胆总管汇合形成"共同通道"，其膨大部分称Vater壶腹，壶腹周围有Oddi括约肌包绕，末端通常开口于十二指肠乳头。这是胰腺疾病和胆道疾病互相关联的解剖学基础。

5. 胰腺具有外分泌和内分泌两种功能。外分泌为胰液，内分泌来源于胰岛。

第二节 胰 腺 炎

一、急性胰腺炎

1. 病因 ①胆道疾病。②饮酒。③代谢性疾病。④十二指肠液反流。⑤医源性因素。⑥肿瘤。⑦某些药物。⑧创伤。⑨胰腺血液循环障碍。⑩其他。

2. 病理 基本病理改变是胰腺呈不同程度的水肿、充血、出血和坏死。

(1) 急性水肿性胰腺炎：病变轻，多局限在体尾部。胰腺肿胀变硬，充血，被膜紧张，胰周可有积液。腹腔内的脂肪组织，特别是大网膜可见散在粟粒状或斑块状的黄白色皂化斑（脂肪酸钙），腹水为淡黄色。镜下见间质充血、水肿并有炎性细胞浸润，有时可发生局限性脂肪坏死。

(2) 急性出血坏死性胰腺炎：病变以胰腺实质出血坏死为特征。胰腺肿胀，呈暗紫色，分叶结构模糊，坏死灶呈灰黑色，严重者整个胰腺变黑。腹腔内可见皂化斑和脂肪坏死灶，腹膜后可出现广泛组织坏死。腹腔内或腹膜后有咖啡色或暗红色血性液体或血性混浊渗液。镜下可见脂肪坏死和腺泡破坏，腺泡小叶结构模糊不清。间质小血管壁也有坏死，呈现片状出血，炎细胞浸润。

3. 临床表现

(1) 腹痛：是主要症状。常于饱餐和饮酒后突然发作，腹痛剧烈，多位于左上腹，向左肩及左腰背部放射。

主治语录：胆源性胰腺炎者腹痛始发于右上腹，逐渐向左侧转移。

（2）腹胀：与腹痛同时存在。

（3）恶心、呕吐：早期即可出现，呕吐往往剧烈而频繁。呕吐物为胃十二指肠内容物，偶可呈咖啡色。呕吐后腹痛不缓解。

（4）腹膜炎体征：急性水肿性胰腺炎时压痛多只限于上腹部，常无明显肌紧张。重症急性胰腺炎腹部压痛明显，可伴有肌紧张和反跳痛，范围较广，可累及全腹。肠鸣音减弱或消失，腹腔渗液量大者移动性浊音为阳性。

（5）其他：合并胆道感染常伴有寒战、高热。胰腺坏死伴感染时，持续性高热为主要症状之一。若胆道结石嵌顿或肿大胰头压迫胆总管可出现黄疸。重症胰腺炎患者可有脉搏细速、血压下降，乃至休克。少数严重患者可出现 Grey-Turner 征、Cullen 征，血钙降低时，可出现手足抽搐。严重者可有 DIC 表现及中枢神经系统症状。

4. 诊断

（1）实验室检查

1）胰酶测定：血清、尿淀粉酶测定是最常用的诊断方法。血清淀粉酶在发病数小时开始升高，24 小时达高峰，4~5 天后逐渐降至正常；尿淀粉酶在 24 小时才开始升高，48 小时到高峰，下降缓慢，1~2 周后恢复正常。

主治语录：应注意，个别严重的急性胰腺炎淀粉酶水平也可能在正常参考值范围内。

2）其他项目：包括白细胞增多、高血糖、肝功能异常、低血钙、血气分析异常等。诊断性腹腔穿刺若抽出血性渗出液，且淀粉酶值升高对诊断很有帮助。C 反应蛋白（CRP）增高（发病 48 小时>150mg/ml）提示病情较重。

（2）影像学诊断

1）超声：可发现胰腺肿大和胰周液体积聚。

2）CT 扫描：是最具诊断价值的影像学检查。不仅能诊断急性胰腺炎，而且能鉴别是否合并胰腺组织坏死。在胰腺弥漫性肿大的基础上出现质地不均、液化和蜂窝状低密度区，则可诊断为胰腺坏死。

（3）诊断标准：临床上符合以下 3 项特征中的 2 项，即可诊断为急性胰腺炎。

1）与急性胰腺炎临床表现相符合的腹痛。

2）血清淀粉酶和/或脂肪酶活性至少高于正常上限值 3 倍。

3）符合急性胰腺炎的影像学改变。

（4）病情严重程度分级

1）轻症急性胰腺炎：为水肿性胰腺炎，占急性胰腺炎的 60%，无器官功能衰竭和局部或全身并发症。主要表现为上腹痛、恶心、呕吐，可有腹膜炎但多局限于上腹部，体征较轻，经及时的液体治疗，通常在 1~2 周内恢复，病死率极低。

2）中度重症急性胰腺炎：伴有一过性器官功能衰竭（48 小时内可以自行恢复），约占急性胰腺炎的 30%，伴有局部或全身并发症。早期病死率低，后期如坏死组织合并感染，病死率增高。

3）重症急性胰腺炎（SAP）：约占 10%，伴有持续的器官功能衰竭（超过 48 小时），且不能自行恢复，涉及的器官包括呼吸系统、心血管和肾脏。器官功能衰竭的评分标准通常采用改良的 Marshall 评分（表 41-2-1），≥2 分可判断为 SAP 伴器官功能衰竭。SAP 患者多为出血坏死性胰腺炎，除上述症状外，腹膜炎范围大，腹胀明显，肠鸣音减弱或消失；偶见腰肋部或脐周皮下瘀斑征。腹水呈血性或脓性。严重者发生休克，出现多脏器功能障碍，病死率高达 30%。

主治语录：针对 SAP 国际上有许多评分系统，有 Ranson 评分，≥3 项为阳性，提示 SAP；急性生理学和慢性健康评分（APACHE Ⅱ），≥8 提示 SAP。

表 41-2-1　Marshall 评分系统

	0	1	2	3	4
呼吸（PaO$_2$/FiO$_2$）	>400	301~400	201~300	101~200	≤100
肾脏（血肌酐，μmol/L）	≤134	135~169	170~310	311~439	>439
循环（收缩压，mmHg）	>90	<90 输液可以纠正	<90 输液不能纠正	<90 pH<7.3	<90 pH<7.2

（5）临床分期

1）早期：为发病 1 周内，可延长至第 2 周。

2）后期：为发病 1 周后，病程可长达数周甚至数月。仅见于中度重症胰腺炎或重症急性胰腺炎。

5. 并发症

（1）局部并发症

1）急性胰周液体积聚。

2）胰腺假性囊肿。

3）急性坏死物积聚。

4）包裹性坏死。

5）其他：包括胸腔积液、胃流出道梗阻、消化道瘘、腹腔或消化道出血、脾静脉或门静脉血栓形成等。

（2）全身并发症：包括全身炎症反应综合征（SIRS）、脓毒症、多器官功能障碍综合征及腹腔间隔室综合征等。

6. 治疗

（1）非手术治疗：适应于轻症胰腺炎及尚无外科干预指征的中度重症和重症急性胰腺炎。

1）禁食、胃肠减压。

2）补液、防治休克。

3）镇痛解痉：常用的解痉药有山莨菪碱、阿托品等。

4）抑制胰腺分泌：质子泵抑制药或 H_2 受体阻断药。

5）营养支持：根据病情选择肠外营养、肠内营养等。

6）抗生素的应用。

7）中药治疗：常用复方清胰汤加减，银花、连翘、黄连、黄芩、厚朴、枳壳、木香、红花、生大黄（后下）。酌情每天 3~6 次，注入后夹管 2 小时。

（2）手术治疗

1）手术适应证：急性腹膜炎不能排除其他急腹症时；伴胆总管下端梗阻或胆道感染；合并肠穿孔、大出血或胰腺假性囊肿；胰腺和胰周坏死组织继发感染。

2）手术方式：最常用的是坏死组织清除加引流术。

3）胆源性胰腺炎的手术治疗：目的是解除梗阻，畅通引流，依据是否有胆囊结石及胆管结石处理方法不同。

二、慢性胰腺炎

1. 病因　长期大量饮酒和吸烟是慢性胰腺炎最常见的危险因素。

2. 病理　典型的病变是胰腺腺体萎缩和纤维化，呈不规则结节样硬化。胰管狭窄伴节段性扩张，可有胰石或囊肿形成。显微镜下见大量纤维组织增生，腺泡细胞缺失，胞体皱缩、钙化和导管狭窄，致密的胶原和成纤维细胞增生并将胰岛细胞分隔。

3. 临床表现

（1）腹痛最常见。疼痛位于上腹部剑突下或偏左，常放射到腰背部，呈束腰带状。疼痛持续的时间较长。

（2）食欲减退和体重下降。

（3）胰岛素依赖性糖尿病。

（4）脂肪泻。

（5）部分患者可因胰头纤维增生压迫胆总管而出现黄疸。

4．诊断

（1）粪便检查可发现脂肪滴，有脂肪泻（每天摄入脂肪100g超过3天，粪便脂肪含量超过7g/d）。粪便弹性蛋白酶-1测定，<200μg/g粪便提示胰腺外分泌功能不全。

（2）超声可见胰腺局限性结节，胰管扩张，囊肿形成，胰肿大或纤维化；合并胰管结石者可有强回声及伴随的声影。

（3）X线平片可显示胰腺钙化或胰管结石。CT扫描可见胰管结石，胰实质散在钙化，胰腺实质密度改变，胰管扩张；还可发现慢性胰腺炎的合并症如胰腺假性囊肿，十二指肠受压和胰源性门脉高压等。MRCP能显示主胰管、分支胰管和胆总管的影像。EUS-ERCP除了可显示胰管扩张或呈串珠样改变外，还能发现胆胰管开口异常，并且可以进行穿刺活检、胰管引流。

5．治疗

（1）非手术治疗

1）病因治疗：戒烟、酒。

2）镇痛：应予以非甾体抗炎药物开始，如有必要，可用曲马多或者丙氧酚类镇痛药物。只有在上述药物仍无法缓解疼痛的情况下，才能使用麻醉镇痛药物，但是要注意药物成瘾。

3）饮食疗法：少食多餐，高蛋白、高维生素、低脂饮食，控制糖的摄入。

4）补充胰酶：消化不良，特别对脂肪泻患者，应给予大量外源性胰酶制剂。

5）控制糖尿病：控制饮食，必要时采用胰岛素替代疗法。

6）营养支持：长期慢性胰腺炎多伴有营养不良。除饮食疗法外，可有计划地给予肠外和/或肠内营养支持。

（2）手术治疗：主要目的是减轻疼痛，延缓疾病的进展，

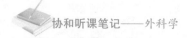

但不能逆转病理过程。

　　1）胰管引流术。

　　2）胰腺切除术。

　　3）胰腺切除联合胰管引流。

第三节　胰腺囊性疾病

一、胰腺假性囊肿

1. 临床表现和诊断

（1）胰腺假性囊肿可无症状。

（2）胰腺炎或上腹部外伤后，上腹逐渐膨隆，腹胀，压迫胃、十二指肠引起恶心、呕吐，影响进食。

（3）体格检查在上腹部触及半球形、光滑、不移动、囊性感的肿物，应考虑本病的可能。如合并感染，有发热和腹部压痛。

（4）超声检查、CT 或 MRI 可确定囊肿的部位和大小。囊肿内存在气体提示合并感染，也可能是囊肿破裂入消化道所致。

2. 治疗

（1）手术治疗适应证

1）出现出血、感染、破裂、压迫等并发症。

2）出现腹痛、黄疸等。

3）合并胰管梗阻或与主胰管相通。

4）多发性囊肿。

5）与胰腺囊性肿瘤鉴别困难。

6）连续随访观察，影像学检查提示囊肿不断增大。

（2）手术方法

1）内引流术。

2）外引流术。

3）胰腺假性囊肿切除术。

主治语录：一般认为小于6cm、无症状的胰腺假性囊肿可动态观察，不做治疗。

二、胰腺囊性肿瘤

1. 临床表现　囊性肿瘤一般生长缓慢，多数无症状。随着肿瘤逐渐增大，可出现压迫症状，上腹部疼痛不适或腹部肿物，少数可有梗阻性黄疸、消化道出血、急性胰腺炎等表现。

2. 诊断　影像学检查是主要手段。

3. 治疗　绝大部分为良性，临床上仅需密切观察；对于有症状、有恶变倾向及临床不能鉴别良恶性的胰腺囊性肿瘤，需手术治疗。

第四节　胰腺癌和壶腹周围癌

一、胰头癌

1. 临床表现

（1）上腹疼痛、不适：常为首发症状。

（2）黄疸：呈进行性加重。体格检查可见巩膜及皮肤黄染、肝大，多数患者可触及肿大的胆囊。

（3）消化道症状：如食欲缺乏、腹胀、消化不良、腹泻或便秘。部分患者可有恶心、呕吐。癌肿侵及十二指肠可出现上消化道梗阻或消化道出血。

（4）消瘦和乏力：晚期可出现恶病质。

（5）其他：少数有轻度糖尿病表现、精神神经障碍。晚期偶可扪及上腹肿块，质硬，固定，腹水征阳性。少数患者可发现左锁骨上淋巴结转移和直肠指诊扪及盆腔转移。

2. 实验室检查

（1）血生化检查：胰头癌致胰管梗阻的早期可有血、尿淀粉酶的一过性升高，空腹或餐后血糖升高，糖耐量试验有异常曲线。胆道梗阻时，血清总胆红素和直接胆红素升高，碱性磷酸酶、转氨酶也可轻度升高，尿胆红素阳性。

（2）免疫学检查：CA19-9升高的临床意义较大，故常用于胰腺癌的辅助诊断和术后随访。

3. 影像学检查

（1）CT：胰腺动态薄层增强扫描及三维重建是首选的影像学检查，可为胰腺肿瘤的定性、定位诊断提供非常重要的影像学依据，尤其在术前对胰腺肿瘤可切除性评估具有重要意义。

（2）MRI 或磁共振胆胰管造影：MRCP 能显示胰、胆管梗阻的部位和扩张程度。

（3）内镜超声：为 CT 及 MRI 的重要补充，可发现小于 1cm 的肿瘤，必要时可行内镜超声（EUS）引导下的穿刺活检，鉴别肿物的良恶性。

（4）B 型超声：主要用于常规检查，对胰胆管扩张比较敏感，但对胰腺常显示不清。

（5）正电子发射型计算机断层成像：主要用于鉴别诊断，评估有无转移，以及判断术后肿瘤有无复发。

4. 分期　采用 TNM 分期法。

主治语录：根据胰腺癌与周围血管的关系及远处转移情况可分为，可切除胰腺癌、可能切除胰腺癌及不可切除胰腺癌。

5. 治疗

（1）手术治疗：常用胰头十二指肠切除术（Whipple 手术）。

（2）化疗、放疗和免疫治疗等综合治疗手段治疗不可切除胰腺癌。常用化疗药物有吉西他滨、氟尿嘧啶类和白蛋白紫杉醇等。

（3）对于不能耐受放化疗者，可采用营养支持、缓解疼痛等最佳支持治疗。

二、壶腹周围癌

1. 诊断

（1）常见临床症状为黄疸、消瘦和腹痛，易与胰头癌的临床表现混淆。术前诊断，包括实验室检查及影像学检查方法与胰头癌基本相同。

（2）壶腹癌：黄疸出现早，可呈波动性，与肿瘤组织坏死脱落有关，粪隐血可为阳性。合并感染时有发热、腹痛和黄疸。十二指肠镜可见十二指肠乳头隆起的菜花样肿物。

（3）胆总管下端癌：恶性程度较高。肿瘤致胆总管狭窄或闭塞，黄疸呈进行性加重，出现陶土色粪便。胰管末端受累时可伴胰管扩张。

> 主治语录：胆总管下端癌可行胆管内超声和胆管内刷取细胞活检等方法进行诊断。

（4）十二指肠腺癌：位于十二指肠乳头附近，来源于十二指肠黏膜上皮。胆道梗阻不完全，黄疸出现较晚，且不深，进展较慢。肿瘤溃烂出血，粪隐血可为阳性，出血量大时可有柏油样便，患者常有轻度贫血。较大的肿瘤可致十二指肠梗阻。

2. 治疗

（1）对无手术禁忌和转移的患者可行 Whipple 手术。

（2）对于高龄、已有肝转移、肿瘤已不能切除或合并明显心肺功能障碍不能耐受较大手术的患者，可行姑息性手术，如胆肠吻合术、胃空肠吻合术，以解除胆道梗阻和十二指肠梗阻。

第五节 胰腺神经内分泌肿瘤

一、分类

功能性胰腺神经内分泌肿瘤的分类，见表41-5-1。胰岛素瘤、胃泌素瘤为常见类型。

表41-5-1 功能性胰腺神经内分泌肿瘤的分类

肿瘤名称	细胞类型	分泌激素	临床表现	恶性比例（%）
胰岛素瘤	B	胰岛素	低血糖	<10
胃泌素瘤	G	胃泌素	难治性消化性溃疡和腹泻	60~90
胰高血糖素瘤	A	胰高血糖素	糖尿病，坏死性游走性红斑	50~80
血管活性肠肽瘤（VIP瘤）	D_1	VIP	水样性腹泻、低钾、低胃酸	>70
生长抑素瘤	D	生长抑素	高血糖、脂肪泻、胆结石	40~70

二、胰岛素瘤

（一）临床表现

低血糖是胰岛素瘤的首发症状。主要表现为低血糖对中枢神经系统的影响和低血糖引起的儿茶酚胺过度释放，症状常出现在清晨和运动后。这种低血糖发作的症状可自行缓解或摄取葡萄糖后迅速缓解，但对发作的情况不能记忆。发作次数常愈来愈频，症状愈来愈重。

✐主治语录：胰岛素瘤患者通常为了控制症状的发生而频繁进食，从而导致体重增加。

（二）诊断

1. 定性诊断

（1）典型的 Whipple 三联征

1）空腹或运动后出现低血糖症状。

2）症状发作时血糖低于 2.2mmol/L。

3）进食或静脉推注葡萄糖可迅速缓解症状。

（2）如无低血糖症状发作，可进行 72 小时饥饿诱发实验。患者饥饿后诱发出低血糖症状，并满足以下 6 条即可诊断。

1）血糖<2.22mmol/L（≤40mg/dl）。

2）胰岛素水平≥6μU/ml（≥36pmol/L）。

3）C 肽水平≥200pmol/L。

4）胰岛素原水平≥5pmol/L。

5）β-羟丁酸≤2.7mmol/L。

6）血/尿中无磺脲类药物的代谢产物。

2. 定位诊断　明确肿瘤部位、数目以及转移与否。

（1）影像学诊断：胰腺薄层扫描增强 CT 及三维重建检查可以对绝大多数的胰岛素瘤进行准确定位，可以同时进行胰腺灌注扫描，能够进一步提高胰岛素瘤的定位诊断率。若 CT/MRI 均无法准确定位，可考虑 EUS，必要时行内镜超声引导下细针穿刺活检。

（2）生长抑素受体显像。

（3）[68]镓标记生长抑素类似物的 PET-CT。

（4）术中探查。

（三）治疗

1. 胰岛素瘤的治疗包括饮食调节，为了尽量减少低血糖的发生，应严格按时加餐。

2. 根治性的治疗方法是手术切除肿瘤。

3. 对于无法彻底切除转移灶的恶性胰岛素瘤或不适宜手术的患者，可采用非手术综合治疗，包括应用生长抑素制剂、肝动脉栓塞化疗、链佐星联合 5-氟尿嘧啶或多柔比星等药物化疗。

三、胃泌素瘤

1. 诊断　主要依据临床表现（主要为顽固性消化性溃疡和腹泻）和实验室检查。

2. 治疗　药物治疗、手术治疗。

主治语录：胃泌素瘤的治疗包括控制胃酸的高分泌、切除胃泌素瘤。

历年真题

1. 急性胰腺炎的典型症状是
　　A. 上腹部烧灼样疼痛，进食后可缓解
　　B. 上腹部持续性剧烈疼痛，向腰背部放射
　　C. 阵发上腹部钻顶样疼痛，辗转体位
　　D. 脐周阵发性疼痛，停止排便和排气
　　E. 上腹部剧烈疼痛，向左上臂内侧放射

2. 胰头癌最常见的临床表现是
　　A. 腹痛、黄疸和消瘦
　　B. 腹痛、黄疸和呕吐
　　C. 腹痛、黄疸和上腹包块
　　D. 黄疸、消瘦和上腹包块
　　E. 黄疸、消瘦和腹胀

参考答案：1. B　2. A

第四十二章　脾　疾　病

核心问题

1. 脾切除的适应证。
2. 脾切除术后常见并发症。

内容精要

脾是体内最大的淋巴器官，脾也是一个重要的免疫器官。脾原发性疾病较少，多见为继发性病变，治疗方法主要采用脾切除术。

一、脾切除的适应证

1. 脾原发性疾病及占位性病变

（1）游走脾：主要表现为腹部可推动的肿块和压迫邻近脏器所引起的症状。

（2）脾囊肿：可分为真性和假性两种。

（3）脾肿瘤：较少见。良性肿瘤多为血管瘤、内皮瘤；恶性肿瘤多为肉瘤。

（4）脾脓肿：临床表现为寒战、发热、左上腹或左胸疼痛，左上腹触痛、脾区叩击痛。

（5）其他：副脾、脾结核、脾梗死等疾病，必要时可行脾

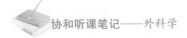

切除治疗。

2. 造血系统疾病

（1）遗传性球形红细胞增多症。

（2）遗传性椭圆形红细胞增多症。

（3）丙酮酸激酶缺乏。

（4）珠蛋白生成障碍性贫血。

（5）自身免疫性溶血性贫血。

（6）免疫性血小板减少性紫癜。

（7）慢性髓系白血病。

（8）慢性淋巴细胞白血病。

（9）多毛细胞白血病。

（10）霍奇金淋巴瘤。

主治语录：脾切除的主要适应证为外伤性脾破裂；门静脉高压症脾功能亢进；其他适应证为脾占位性病变，以及造血系统疾病等。

二、脾切除术后常见并发症

脾切除术后可出现脾热、胰瘘、血小板增多症及胸腔积液、肺不张、肺炎等呼吸系统并发症等，此外，下列并发症也应重视。

1. 腹腔内大出血　一般发生在术后 24~48 小时。短时间内大量出血并出现低血压甚至休克者，应迅速再次剖腹止血。术前注意纠正可能存在的凝血障碍，术中彻底止血是防止此类并发症的关键。

2. 膈下感染　术中彻底止血，避免损伤胰尾发生胰瘘，术后膈下置管有效引流，是重要的预防措施。

3. 血栓-栓塞性并发症　并不多见。

4. 脾切除术后凶险性感染 起病隐匿，开始可能有轻度感冒样症状。发病突然，来势凶猛，骤起寒战高热、头痛、恶心、呕吐、腹泻，乃至昏迷、休克，常并发弥散性血管内凝血。根本的预防方法是避免不必要的脾切除，争取施行脾保留性手术；而对已行脾切除者，可预防性应用抗生素，接种多效价肺炎链球菌疫苗，并加强无脾患者的预防教育。

历年真题

脾切除的主要适应证是

 A. 血液系统疾病

 B. 造血系统疾病

 C. 外伤性脾破裂

 D. 脾脓肿

 E. 脾肿瘤

参考答案：C

第四十三章　消化道大出血的诊断与外科处理原则

内容精要

消化道出血是外科常见的临床表现，病因多且复杂。消化道大出血依据解剖部位，可分为上消化道大出血与下消化道大出血，其病因与诊疗措施不尽相同。

一、上消化道大出血的诊断与处理

1. 病因
（1）胃、十二指肠溃疡。
（2）门静脉高压症。
（3）应激性溃疡或急性糜烂性胃炎。
（4）胃癌。
（5）肝内局限性慢性感染、肝肿瘤、肝外伤。

主治语录：其他较为少见的病因有上消化道（血管）畸形、上消化道损伤、贲门黏膜撕裂综合征、急性胃扩张、扭转、内疝等。

2. 临床分析　上消化道出血临床上表现为呕血还是便血以及血的颜色主要取决于出血的速度和出血量，而出血的部位高低是相对次要的。呕血者一般比单纯便血者的出血量大；排便次数增多而黑便稀薄者，较排便次数正常、黑便成形者的出血量大。有便血的患者可无呕血，但呕血患者多伴有便血。

（1）食管或胃底曲张静脉破裂引起的出血，一般很急，来势很猛，一次出血量常达 500~1000ml 以上，可引起休克。临床上主要表现是呕血，单纯便血的较少。即使采用积极的非手术疗法止血后，仍可再次发生呕血。

（2）溃疡、糜烂性胃炎、胃癌引起的胃或十二指肠球部的出血，虽也很急，但一次出血量一般不超过 500ml，发生休克的较少。临床上可以呕血为主，也可以便血为主。经过积极的非手术疗法多可止血，但若病因未得到及时治疗，日后仍可再次出血。

（3）胆道出血，量一般不多，一次为 200~300ml，很少引起休克，临床表现以便血为主，采取积极的非手术治疗后，出血可暂时停止，但常呈周期性的复发，间隔期一般为 1~2 周。

✎ 主治语录：上述五种疾病中的某一种虽已明确诊断，但不一定它就是出血的直接原因。

3. 辅助检查

（1）应用三腔二囊管的检查。

（2）X 线钡餐检查。

（3）内镜检查。

（4）选择性腹腔动脉或肠系膜上动脉造影以及超选择性肝动脉造影。

（5）^{99m}Tc 标记红细胞的腹部 γ-闪烁扫描。

（6）超声、CT 或 MRI。

4. 治疗

（1）初步处理

1）迅速补充血容量。

2）已有休克的患者，应留置导尿管，记录每小时尿量。

3）药物止血。

（2）病因处理。

（3）对诊断不明的上消化道大出血，经过积极的初步处理后，血压、脉率仍不稳定，应考虑早期行剖腹探查，以期找到病因，进行止血。

二、下消化道大出血的诊断与处理

1. 病因（表43-1-1）

表 43-1-1　下消化道大出血的病因

肠道肿瘤	小肠腺癌、结肠癌、直肠癌、肠道间质瘤、肠道淋巴瘤
息肉	小肠息肉、结肠或直肠息肉、家族性结肠息肉病、肠黑斑息肉病
炎性肠病	慢性溃疡性结肠炎、克罗恩病、非特异性结肠炎、急性坏死性小肠炎、肠结核、缺血性肠炎、放射性肠炎、结肠阿米巴病、小肠非特异性溃疡、肠白塞病等
憩室	梅克尔憩室、肠道憩室病、结肠憩室炎
肠壁血管性疾病	肠系膜动脉栓塞、肠系膜血管血栓形成、肠壁血管发育畸形、肠壁遗传性出血性毛细血管扩张症、肠管异位静脉曲张、肠壁海绵状血管瘤、主动脉肠瘘等
其他	肠套叠、肠扭转、肠内疝、肠外伤、肠壁寄生虫病、肠管畸形等

2. 诊断

（1）病史

1）肠套叠、出血性肠炎常见于儿童或少年。

2）结肠肿瘤与血管病变则多见于中老年人。

3）询问遗传性疾病史有助于了解家族性肠结肠息肉、Peutz-Jegher 综合征的可能性等。

4）肠壁血管畸形出血可分为急性大量出血或反复间断性出血，时多时少。

5）血便伴发热、腹痛等应考虑感染性肠炎、肠伤寒、肠结核等。

6）排便习惯改变或不规则形血便，腹部隐痛、贫血或消瘦则提示肠道恶性肿瘤。

（2）体征：应关注腹部有否胀气、是否扪及肿块、有无压痛、反跳痛，肠鸣音有无异常等。

（3）实验室检查：血常规、血清肿瘤标志物检测等。

（4）辅助检查：纤维结肠镜；小肠内镜；结肠钡剂灌肠造影；选择性动脉造影；放射性核素显像。

3. 治疗 大多数患者可通过非手术治疗止血，或明确出血部位与疾病性质后实行择期手术。

 历年真题

1. 上消化道出血表现为呕血还是黑便，主要取决于
   A. 出血部位的高低
   B. 出血的速度和量
   C. 病变的性质
   D. 凝血机制
   E. 胃肠蠕动情况

2. 男，51岁。进食质硬食物后呕鲜血500ml。查体：BP 70/48mmHg，胸前区可见蜘蛛痣，肝脏肋下未触及，脾脏肋下3cm。目前应立即采取的措施是
   A. 手术治疗
   B. 液体复苏，抗休克治疗
   C. 内镜治疗
   D. 静脉注射氨甲环酸
   E. 静脉注射 H_2 受体阻断药

参考答案：1. B 2. B

第四十四章　急腹症的诊断与鉴别诊断

核心问题

1. 急腹症的临床表现。
2. 掌握急腹症的鉴别诊断及治疗原则。

内容精要

急腹症是以急性腹痛为临床表现的腹部病症，特点是起病急、变化多、进展快、病情重，需要紧急处理。

一、病因

1. 空腔脏器病变　包括穿孔、梗阻、炎症感染和出血。
2. 实质性脏器病变　包括破裂出血、炎症感染。
3. 血管病变　包括腹主动脉瘤破裂、肠系膜血管血栓形成或栓塞、其他原因所致器官供血障碍。

二、临床诊断与分析

（一）病史

1. 现病史
（1）腹痛

1）诱因：急腹症发病常有诱因，如急性胆囊炎、胆石症发病常在进油腻食物后。

2）部位：腹痛起始和最严重的部位通常即是病变部位。

3）发生缓急：空腔脏器疾病穿孔者起病急，炎症性疾病起病缓，腹痛也随着炎症逐渐加重。

4）性质：持续性钝痛或隐痛多为炎症或出血引起；空腔脏器梗阻引起的疼痛初起呈阵发性，疼痛由于肠管痉挛所致，表现为绞痛，间隙期无腹痛；持续性疼痛伴阵发性加剧则为炎症与梗阻并存。

5）程度：炎症初期的腹痛多不剧烈，可表现为隐痛，定位通常不确切。随着炎症发展，疼痛加重，定位也逐渐清晰。空腔脏器穿孔引起的腹痛起病急，一开始即表现为剧烈绞痛。实质性脏器破裂出血对腹膜的刺激不如空腔脏器穿孔的化学刺激强，故腹痛和腹部体征也相对较弱。

（2）消化道症状：食欲缺乏、恶心、呕吐、排便及其他伴随症状。

2. 月经史 有助于鉴别妇产科急腹症。

3. 既往史 手术史，溃疡病史等。

（二）体格检查

1. 全身情况和体位 患者面容、精神状态、体位有助于判断病情。

2. 腹部检查 应充分展露从乳头至腹股沟的整个区域。

（1）视诊：应注意腹部形态、皮肤色泽与弹性、腹壁浅表静脉和其他异常表现。

（2）触诊：取仰卧屈膝体位，从无腹痛或腹痛较轻的部位开始。

（3）叩诊：也应从无痛区或轻痛区开始，叩痛明显区域常

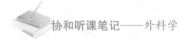

是病变所在处。

主治语录：实质性器官或肿瘤叩诊为实音。鼓音显示该区域下为气体或肠袢。移动性浊音表明伴有腹腔积液或积血。

（4）听诊：多选脐部周围或右下腹开始。

3. 直肠、阴道指检 急腹症患者均应行直肠指检。已婚妇女疑有妇科疾病时需作腹壁阴道双合诊。

（三）辅助检查

1. 实验室检查

（1）白细胞计数和分类提示有无感染。

（2）红细胞、血红蛋白和血细胞比容连续测定有助于判断是否失血以及出血速度。

（3）尿液白细胞计数增多提示泌尿系感染。

（4）尿胆素阳性表明黄疸为梗阻性。

（5）血、尿和腹腔穿刺液淀粉酶明显升高有助于胰腺炎的诊断。

（6）腹腔穿刺液的涂片镜检见到革兰阴性杆菌常提示继发性腹膜炎，溶血性链球菌提示原发性腹膜炎，革兰阴性双球菌提示淋菌感染。

（7）人绒毛膜促性腺激素（hCG）测定有助于判断异位妊娠。

2. 影像学检查

（1）超声：对于腹腔实质性器官破裂、肿块以及结石的诊断有较大帮助。

（2）X 线平片或透视：胸腹部 X 线平片或透视是最常用的诊断方法。

（3）选择性动脉造影：对于不能明确出血部位的病变，选择性动脉造影可以协助诊断，同时采用栓塞出血血管而用于治疗。

（4）诊断性腹腔穿刺：腹腔穿刺液的涂片镜检有助于鉴别原发性或继发性腹膜炎。

（5）腹腔镜检查：不仅具有诊断意义，同时还可以进行及时和必要的治疗。

三、常见急腹症的诊断和鉴别诊断要点

1. 胃十二指肠溃疡急性穿孔

（1）溃疡病史，突发上腹部刀割样疼痛，很快扩散到全腹。

（2）明显的腹膜刺激征，典型的"板状腹"，肝浊音界消失。

（3）X线检查膈下有游离气体。

主治语录："板状腹"和X线检查膈下游离气体是溃疡穿孔的典型表现。

2. 急性胆囊炎

（1）进食油腻食物后发作右上腹部绞痛，放射至右肩及右腰背部。

（2）体检时右上腹部有压痛、反跳痛、肌紧张，Murphy征阳性。

（3）超声检查可见胆囊壁炎症、增厚、胆囊内结石有助于诊断。

主治语录：胆石症所致腹痛多在午夜发病。

3. 急性胆管炎　上腹疼痛伴高热、寒战、黄疸是典型表现。

4. 急性胰腺炎

（1）常见于饮酒或暴食后。腹痛多位于左上腹，疼痛剧烈，

呈持续性，可向肩背部放射。

（2）血或尿淀粉酶明显升高。增强 CT 可见胰腺弥漫性肿胀、胰周积液。

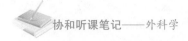 **主治语录：胰腺有坏死时可见皂泡征。**

5. **急性阑尾炎** 主要为转移性右下腹痛和右下腹固定压痛。

6. **急性小肠梗阻**

（1）典型症状：腹痛、腹胀、呕吐和肛门排气排便停止。

（2）小肠梗阻初期肠蠕动活跃，肠鸣音增强，可闻"气过水声"。梗阻后期出现肠坏死时，肠鸣音减弱或消失。

（3）X 线立卧位平片可见气液平，肠腔扩张。超声检查对肠套叠引起的小肠梗阻有诊断意义，对其他类型小肠梗阻无诊断价值。

7. **妇产科疾病致急性腹痛**

（1）急性盆腔炎：阴道分泌物多，宫颈提痛，后穹隆触痛。经后穹隆穿刺抽得脓液，涂片可见白细胞内有革兰阴性双球菌。

（2）卵巢肿瘤蒂扭转：卵巢囊肿扭转常见。患者有卵巢囊肿史。疼痛突然发作。出现腹膜炎体征提示有扭转肿瘤缺血、坏死。

（3）异位妊娠：输卵管妊娠破裂最常见。有停经史，突发下腹疼痛，伴腹膜炎体征，应警惕异位妊娠。阴道不规则流血，宫颈呈蓝色，后穹隆抽得不凝血可确诊。

四、急腹症的处理原则

1. 尽快明确诊断，针对病因采取相应措施。

2. 诊断尚未明确时，禁用强效镇痛药，以免掩盖病情发展，延误诊断。

3. 需要进行手术治疗或探查者，必须依据病情进行相应的术前准备。

4. 如诊断不能明确,需行急诊手术探查的情况

(1)脏器有血运障碍,如肠坏死。

(2)腹膜炎不能局限有扩散倾向。

(3)腹腔有活动性出血。

(4)非手术治疗病情无改善或恶化。

5. 手术原则是救命放在首位,其次是根治疾病。

 历年真题

以下关于急腹症手术适应证的描述恰当的是

A. 急性胰腺炎,血淀粉酶不高者不考虑手术

B. 消化道穿孔不是剖腹手术的绝对适应证

C. 肠梗阻只有明确诊断绞窄时才可以手术

D. 粘连性肠梗阻不需要手术治疗

E. 先有发热的急性腹痛,一般是外科急腹症,均应考虑手术

参考答案:B

第四十五章　周围血管和淋巴管疾病

> **核心问题**
>
> 1. 动脉硬化性闭塞症、血栓闭塞性脉管炎的临床表现、治疗。
> 2. 原发性下肢静脉曲张、深静脉血栓形成的临床表现、诊断与治疗。

内容精要

周围血管和淋巴管疾病种类较多，主要病理改变是狭窄、闭塞、扩张、破裂及静脉瓣膜关闭不全等。血管疾病的主要临床表现可归纳为感觉异常、形态和色泽改变、结构变化、组织丧失。

第一节　概　　论

一、感觉异常

1. 肢体疼痛　主要见于供血不足、回流障碍或循环异常。通常可分为间歇性和持续性两类。

（1）间歇性疼痛：其类型见表45-1-1。

表 45-1-1　间歇性疼痛的类型

类　型	特　点
间歇性跛行	为运动性疼痛。从开始行走到出现疼痛的时间，称为跛行时间，其行程称为跛行距离。如行走速度恒定，跛行时间和距离愈短，提示血管阻塞愈严重
体位性疼痛	动脉阻塞性疾病时，抬高患肢可加重症状；静脉疾病时，抬高患肢有利于静脉回流而减轻症状
温差性疼痛	动脉阻塞性疾病时，热环境能舒张血管并促进组织代谢，减轻症状；如果后者超过了血管舒张所能提供的血液循环，则疼痛加剧。血管痉挛性疾病，在热环境下血管舒张、疼痛减轻，寒冷刺激则使血管痉挛及疼痛加重；血管扩张性疾病则在热环境下疼痛加重
特发性疼痛	多位于小腿和足部，为肌痉挛性疼痛，好发于夜晚，程度剧烈，可持续数分钟至 20 分钟，按摩局部痉挛肌肉或起床行走能缓解，可一夜发作数次，但以一至数月发作一次较常见

主治语录：在血管病变引起的特发性疼痛中，静脉多于动脉。

（2）持续性疼痛：静息状态下仍有持续疼痛，又称静息痛。

1）动脉性静息痛。

2）静脉性静息痛。

3）炎症及缺血坏死性静息痛。

2. 寒冷或潮热　寒冷见于各种原因所致的动脉闭塞，闭塞程度愈严重，距离闭塞平面愈向远侧，寒冷愈明显。静脉病变时，潮热多于寒冷。动静脉瘘时，由于动脉血液的分流，局部血液流量增多，因而潮热。

3. 倦怠、沉重感。

4. 麻木、麻痹、针刺或蚁行感　小动脉栓塞时，麻木可以是先出现的症状；雷诺综合征时，麻木可与疼痛同时出现；胸廓出口综合征时，往往伴有上肢针刺或麻木感。静脉病变亦可出现针刺、蚁行、抓痒等感觉变化。下肢慢性静脉功能不全已发生营养性变化者，皮肤感觉往往减退。

5. 感觉丧失。

二、形态和色泽改变

1. 形态改变

（1）肿胀：静脉性肿胀、淋巴水肿。

（2）萎缩：是慢性动脉缺血的体征，表现为肢体或趾（指）因肌萎缩而瘦细、皮肤光薄、汗毛脱落等。

（3）增生：在血管疾病中，以先天性动静脉瘘多见。

（4）局限性隆起。

2. 色泽改变

（1）正常和异常色泽：正常皮肤温暖，呈淡红色。皮色呈苍白色或发绀，伴有皮温降低，提示动脉供血不足。皮色暗红，伴有皮温轻度升高，是静脉淤血的征象。

（2）指压性色泽改变：动脉缺血时，复原时间延缓。在发绀区指压后不出现暂时性苍白，提示局部组织已发生不可逆的缺血性改变。

（3）运动性色泽改变：静息时正常，但在运动后肢体远侧皮肤呈苍白色者，提示动脉供血不足。

（4）体位性色泽改变：又称 Buerger 试验。

（5）色素沉着。

三、结构变化

1. 皮肤及其附件

（1）皮肤和皮下组织：有缺血性营养障碍时变软而松弛；抬高肢体时皮肤可出现皱纹；趾（指）的软组织以及趾（指）

甲之间有鳞屑状物堆积；趾（指）尖变厚；足底负重部位有胼胝形成。

（2）皮肤附件：在慢性闭塞性动脉疾病时，趾（指）甲生长缓慢，脆而有色素沉着，或增厚并有平行嵴形成。在血管痉挛性疾患时，最常见的改变为靠近甲皱襞的趾（指）甲变薄并潜入表皮，表皮显著变宽，形成翼状胬肉。

2. 动脉和静脉

（1）动脉：搏动减弱或消失；杂音；形态和质地的变化。

（2）静脉：静脉曲张。

主治语录：急性血栓性浅静脉炎时，局部可扪及伴触痛的索状物，可有表面皮肤红肿。

3. 肿块

（1）搏动性肿块。

（2）无搏动性肿块。

四、组织丧失

1. 溃疡　包括缺血性溃疡、静脉性溃疡和神经性溃疡。

2. 坏疽　包括干性坏疽和湿性坏疽。

第二节　周围血管损伤

一、病理

1. 血管连续性破坏。

2. 血管壁损伤，但血管连续性未中断。

3. 由热力造成的血管损伤。

4. 继发性病理改变，包括继发性血栓形成，血管损伤部位周围血肿，假性动脉瘤，损伤性动-静脉瘘等。

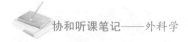

二、临床表现和诊断

1. 创伤部位大量出血、搏动性血肿、肢体明显肿胀、远端动脉搏动消失等，是动脉或静脉损伤的临床征象。

2. 辅助检查

（1）超声多普勒：在创伤以远部位检测，出现单相低抛物线波形，提示近端动脉阻塞；舒张期末呈高流速血流波形或逆向血流波，提示近端存在动-静脉瘘。

主治语录：如果动脉压低于 $10\sim20$mmHg，应作动脉造影或 CTA。

（2）CTA：可显示血管损伤的部位及范围。

（3）血管造影：适用于诊断性血管造影和有明确的血管损伤的临床表现。

（4）术中检查：主要辨认血管壁损伤的程度和范围。

三、治疗

1. 急救止血。

2. 手术处理

（1）止血清创。

（2）处理损伤血管：侧壁缝合术、补片成形术、端端吻合术和血管移植术。

第三节　动脉疾病

一、动脉硬化性闭塞症

1. 病理

（1）内膜出现粥样硬化斑块，中膜变性或钙化，腔内有继发血栓形成，最终使管腔狭窄，甚至完全闭塞。

（2）根据病变范围可分为三型：主-髂动脉型、主-髂-股动脉型，以及累及主-髂动脉及其远侧动脉的多节段型，部分病例可伴有腹主动脉瘤。

2. 临床表现

（1）早期患肢冷感、苍白，进而出现间歇性跛行。

（2）病变局限在主-髂动脉者，疼痛在臀、髋和股部，可伴有阳痿；累及股-腘动脉时，疼痛在小腿肌群。

（3）后期，患肢皮温明显降低、色泽苍白或发绀，出现静息痛，肢体远端缺血性坏疽或溃疡。

主治语录：动脉硬化性闭塞症是全身性疾患，发生在大、中动脉，症状的轻重与病程进展、动脉狭窄及侧支代偿的程度相关。

3. 检查

（1）一般检查：四肢和颈部动脉触诊及听诊，记录间歇性跛行时间与距离，对比测定双侧肢体对应部位皮温差异，肢体抬高试验（Burger 试验）。

（2）特殊检查

1）超声多普勒：可记录动脉血流波形。对比同一肢体不同节段或双侧肢体同一平面的动脉压，如差异超过 20~30mmHg，提示压力降低侧存在动脉阻塞性改变。踝/肱指数，正常值为 0.9~1.3，<0.9 提示动脉缺血，<0.4 提示严重缺血。

2）X 线平片与动脉造影。

4. 诊断 年龄>45 岁，出现肢体慢性缺血的临床表现，均应考虑本病。结合前述检查的阳性结果，尤其是大、中动脉为主的狭窄或闭塞，诊断即可确立。

5. 分期 按 Fontaine 法分四期。

Ⅰ期：患肢无明显临床症状，或仅有麻木、发凉自觉症状。

Ⅱ期：以间歇性跛行为主要症状。

Ⅲ期：以静息痛为主要症状。

Ⅳ期：症状继续加重，患肢除静息痛外，出现趾（指）端发黑、干瘪、坏疽或缺血性溃疡。可出现全身毒血症状。病变动脉完全闭塞，踝/肱指数<0.4。侧支循环所提供的血流，已不能维持组织存活。

6. 治疗

（1）非手术治疗：控制体重、禁烟，适量锻炼。应用抗血小板聚集及扩张血管药物。高压氧舱治疗。出现继发血栓形成时，可先溶栓治疗，待进一步检查后决定后续治疗方案。

（2）手术治疗：经皮腔内血管成形术；内膜剥脱术；旁路转流术；腰交感神经节切除术；大网膜移植术。

（3）创面处理。

二、血栓闭塞性脉管炎

1. 病因　主动或被动吸烟是参与本病发生和发展的重要因素。

2. 病理

（1）通常始于动脉，然后累及静脉，由远端向近端进展，呈节段性分布，两段之间血管比较正常。

（2）活动期为受累动静脉管壁全层非化脓性炎症，有内皮细胞和成纤维细胞增生；淋巴细胞浸润、中性粒细胞浸润较少，偶见巨细胞；管腔被血栓堵塞。

（3）后期，炎症消退，血栓机化，新生毛细血管形成。动脉周围广泛纤维组织形成，常包埋静脉和神经。

（4）虽有侧支循环逐渐建立，但不足以代偿，因而神经、肌和骨骼等均可出现缺血性改变。

3. 临床表现

（1）患肢怕冷，皮肤温度降低，苍白或发绀。

（2）患肢感觉异常及疼痛，早期起因于血管壁炎症刺激末梢神经，后因动脉阻塞造成缺血性疼痛，即间歇性跛行或静息痛。

（3）长期慢性缺血导致组织营养障碍改变。严重缺血者，患肢末端出现缺血性溃疡或坏疽。

（4）患肢的远侧动脉搏动减弱或消失。

（5）发病前或发病过程中出现复发性游走性浅静脉炎。

4. 诊断要点

（1）大多数患者为青壮年男性，多数有吸烟嗜好。

（2）患肢有不同程度的缺血性症状。

（3）有游走性浅静脉炎病史。

（4）患肢足背动脉或胫后动脉搏动减弱或消失。

（5）一般无高血压、高脂血症、糖尿病等易致动脉硬化的因素。

5. 鉴别诊断　与动脉硬化性闭塞症的鉴别，见表 45-3-1。

表 45-3-1　动脉硬化性闭塞症与血栓闭塞性脉管炎的鉴别

	动脉硬化性闭塞症	血栓闭塞性脉管炎
发病年龄	多见于>45 岁	青壮年多见
血栓性浅静脉炎	无	常见
高血压、冠心病、高脂血症、糖尿病	常见	常无
受累血管	大、中动脉	中、小动静脉
其他部位动脉病变	常见	无
受累动脉钙化	可见	无
动脉造影	广泛性不规则狭窄和节段性闭塞，硬化动脉扩张、扭曲	节段性闭塞，病变近、远侧血管壁光滑

6. 治疗

（1）一般疗法：严格戒烟、防止受冷、受潮和外伤。

主治语录： 不使用热疗，以免组织需氧量增加而加重症状。

（2）非手术治疗：抗血小板聚集与扩张血管药物、高压氧舱治疗，根据中医辨证论治原则予以治疗。

（3）手术治疗。

三、动脉栓塞

1. 病因　栓子的主要来源有心源性、血管源性、医源性。以心源性为最常见。

2. 病理　早期动脉痉挛，以后发生内皮细胞变性，动脉壁退行性变；动脉腔内继发血栓形成；严重缺血 6~12 小时后，组织可以发生坏死，肌肉及神经功能丧失。

3. 临床表现

（1）疼痛：最早出现，起于阻塞平面处，以后延及远侧，演变为持续性。轻微的体位改变或被动活动均可致剧烈疼痛，故患肢常处于轻度屈曲的强迫体位。

（2）皮肤色泽和温度改变：皮肤呈苍白色，可有小岛状紫斑。栓塞远侧皮肤温度降低并有冰冷感觉。可扪到骤然改变的变温带，其平面比栓塞平面约低一手宽的距离。

（3）动脉搏动减弱或消失：栓塞平面远侧动脉搏动明显减弱，以至消失；近侧搏动加强。

（4）感觉和运动障碍：栓塞平面远侧肢体皮肤感觉异常、麻木甚至丧失。然后可出现深感觉丧失，运动功能障碍以及不同程度的足或腕下垂。

（5）全身影响：栓塞动脉的管腔愈大，全身反应也愈重。

4. 检查和诊断

（1）有心脏病史伴心房颤动或前述发病原因者，突然出现 5 "P" 特殊征象，即可作出临床诊断。

主治语录：5 "P" 指疼痛、感觉异常、麻痹、无脉和苍白。

（2）辅助检查：皮肤测温试验；超声多普勒检查；动脉造影和 CTA。

5. 治疗

（1）非手术治疗：纤溶、抗凝及扩血管药物。

（2）手术治疗：凡诊断明确，尤其是大、中动脉栓塞，如果患者全身情况允许，应尽早施行切开动脉直接取栓；或利用 Fogarty 球囊导管取栓，不仅简化操作，缩短手术时间，而且创伤小，只要备有球囊导管都应采用该法。

四、多发性大动脉炎

1. 病因

（1）自身免疫反应。

（2）雌激素的水平过高。

（3）遗传因素。

2. 临床表现 根据动脉病变的部位不同，分为下列 4 种类型。

（1）头臂型：病变在主动脉弓。

1）脑部缺血：一过性黑矇、头昏，严重时可出现失语、抽搐，甚至偏瘫。

2）眼部缺血：视物模糊、偏盲。

3）基底动脉缺血：眩晕、耳鸣、吞咽困难、共济失调或昏睡、意识障碍等。

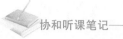

4）上肢缺血：患肢无力、麻木，肱动脉和桡动脉搏动微弱或不能扪及，患侧上肢血压下降以至不能测出，故有"无脉症"之称。

（2）胸、腹主动脉型：病变在左锁骨下动脉远端的降主动脉及腹主动脉，以躯干上半身和下半身动脉血压分离为主要特点。在上半身出现高血压，头晕、头胀、头痛和心悸；下半身呈低血压，下肢发凉、无力、间歇性跛行。肾动脉受累时，以持续性高血压为主要临床症状。

（3）混合型：兼有头臂型与胸腹主动脉型的动脉病变，并出现相应的临床症状。

（4）肺动脉型：肺动脉区收缩期杂音，重者可有活动后气急，阵发性干咳及咯血。

3. 检查和诊断

（1）年轻患者尤其是女性，有低热、乏力、关节酸痛病史，有下列表现之一者即可作出诊断。

1）一侧或双侧上肢无力，肱动脉和桡动脉搏动减弱或消失，上肢血压明显降低或不能测出，而下肢血压和动脉搏动正常。

2）一侧或双侧颈动脉搏动减弱或消失，伴一过性脑缺血症状，颈动脉部位闻及血管杂音。

3）股动脉及其远侧的动脉搏动减弱，上腹部闻及血管杂音。

4）持续性高血压，在上腹部或背部闻及血管杂音。

（2）辅助检查

1）活动期，红细胞计数减少，白细胞计数增多，血沉增快，多项免疫功能检测异常。

2）超声多普勒，可以检查动脉狭窄的部位和程度，以及流量和流速。

3）动脉造影，能确定动脉病变的部位、范围、程度和类型，显示侧支建立情况。

4）动脉病变涉及相关脏器时，应作有关的特殊检查。

4. 治疗

（1）早期或活动期，肾上腺皮质激素类药物及免疫抑制剂，可控制炎症。但停药易复发。

（2）手术治疗适用于病变动脉已有明显狭窄或闭塞，出现典型的脑缺血、肢体血供不足以及重度高血压时。应选在大动脉炎活动期已被控制，器官功能尚未丧失前施行。

（3）主要手术方法为旁路转流术。

五、雷诺综合征

1. 临床表现

（1）多见于青壮年女性；好发于手指，常为双侧性。

（2）典型症状是顺序出现苍白、青紫和潮红。

（3）在疾病的早期，多在寒冷季节发病。随着病情进展，气温较高的季节遇冷刺激也可发病，甚至在受到冷风吹拂或用自来水洗手，就可引起症状发作。

（4）发作时，往往伴有极不舒适的麻木。发作间歇期，除手指皮温稍低外，无其他症状。

2. 冷激发试验 手浸泡于冰水 20 秒后测定手指皮温，显示复温时间延长（>15 分钟）。

3. 治疗

（1）药物治疗：首选能够削弱交感神经肌肉接触传导类药物，如胍乙啶，可与酚苄明（氧苯苄胺）合用，也可用利血平作肱动脉直接注射（0.5mg 溶于 2~5ml 等渗盐水中）。

（2）手术方法：交感神经末梢切除术。

六、周围动脉瘤

1. 病因 动脉粥样硬化、损伤、感染、动脉炎性疾病、先天性动脉中层缺陷。

2. 临床表现

（1）搏动性肿块和杂音：是动脉瘤的典型表现。

（2）压迫症状。

（3）远端肢体、器官缺血。

（4）瘤体破裂。

3. 治疗

（1）手术治疗：原则是切除动脉瘤和动脉重建术。

（2）动脉瘤腔内修复术。

（3）开放手术和腔内修复相结合的复合手术。

七、内脏动脉瘤

1. 脾动脉瘤

（1）病因

1）妊娠：多产妇多见。

2）门静脉高压。

3）胰腺炎。

4）损伤。

（2）临床表现

1）未破裂时症状不典型，部分患者仅表现为上腹部不适、腹痛等。

2）瘤体较大时可有左肩部或左背部疼痛，压迫神经丛或刺激胃后壁造成间歇性恶心、呕吐等消化道症状。

3）动脉瘤破裂时出现突发性急性腹痛，背部或肩部放射痛以及急性失血性休克等征象。

（3）诊断

1）腹部 X 线检查：脾动脉瘤区可见明显钙化。

2）CT：可准确地区分脾动脉以及膨大的瘤体。

3）MRI。

4）超声。

5）选择性血管造影。

（4）治疗

1）手术治疗：适用于瘤体直径≥2cm，有增大趋势者，以及准备妊娠或妊娠期间发现的脾动脉瘤。手术方法有脾动脉瘤切除、脾动脉重建和脾动脉瘤连同脾切除等。

2）腔内治疗：适用动脉栓塞术或置入覆膜支架隔绝动脉瘤。

2. 肝动脉瘤　可分为肝内和肝外两型，肝外型多见。

3. 肾动脉瘤　分为夹层动脉瘤和非夹层动脉瘤。

4. 腹腔干和肠系膜动脉瘤　少见。

八、腹主动脉瘤

1. 临床表现　主要有搏动性肿物；疼痛；压迫、栓塞及破裂的症状。

2. 治疗

（1）手术治疗适应证

1）瘤体直径≥5cm者，或瘤体直径<5cm，但不对称易于破裂者。

2）伴有疼痛，特别是突发持续性剧烈腹痛者。

3）压迫胃肠道、泌尿系引起梗阻或其他症状者。

4）引起远端动脉栓塞者。

5）并发感染。

（2）高危患者可采用腔内修复术。

主治语录：外科手术仍是腹主动脉瘤主要的治疗方法；对于高危患者，可采用腔内修复术。

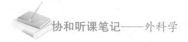

第四节　静脉疾病

一、解剖结构与血流动力学

1. 下肢静脉解剖　下肢静脉由浅静脉、深静脉、交通静脉和小腿肌静脉组成。

（1）浅静脉，有大、小隐静脉两条主干。

（2）深静脉，小腿深静脉由胫前、胫后和腓静脉组成。

（3）交通静脉，穿过深筋膜连接深、浅静脉。

（4）小腿肌静脉，分为腓肠肌静脉和比目鱼肌静脉，直接汇入深静脉。

主治语录：静脉瓣膜具有向心单向开放功能，关闭时可阻止逆向血流。

2. 血流动力学　下肢静脉血流能对抗重力作用向心回流，主要依赖于：

（1）静脉瓣膜向心单向开放功能，起向心导引血流并阻止逆向血流的作用。

（2）肌关节泵的动力功能，驱使静脉血流向心回流及降低静脉压，又称"周围心脏"。

（3）其他：胸腔负压；腹腔内压升高及动脉搏动压力向邻近静脉传递。

主治语录：下肢静脉压受体位与活动影响。

二、下肢慢性静脉功能不全

1. 临床表现

（1）有自觉症状，但无明显体征。

（2）毛细静脉扩张或网状静脉扩张。

（3）浅静脉曲张。

（4）踝部和/或小腿水肿。

（5）皮肤改变：色素沉着、湿疹、皮下脂质硬化或萎缩。

（6）皮肤改变及已愈合的溃疡。

（7）皮肤改变及活动期静脉性溃疡。

2. 分类

（1）先天性瓣膜结构及关闭功能异常。

（2）原发性浅静脉或深静脉瓣膜功能不全。

（3）继发性静脉瓣膜功能不全。

（一）原发性下肢静脉曲张

1. 病因和病理生理

（1）静脉壁软弱、静脉瓣膜缺陷以及浅静脉内压力升高，是引起浅静脉曲张的主要原因。

（2）隐-股或隐-腘静脉连接处的瓣膜遭到破坏而关闭不全后，可影响远侧和交通静脉的瓣膜。离心愈远的静脉承受的静脉压愈高，因此曲张静脉在小腿部远比大腿部明显，而且病情的远期进展比开始阶段迅速。

2. 临床表现

（1）大隐静脉曲张为多见；左下肢多见。主要临床表现为下肢浅静脉扩张、迂曲，下肢沉重、乏力感。

（2）可出现踝部轻度肿胀和足靴区皮肤营养性变化：皮肤色素沉着、皮炎、湿疹、皮下脂质硬化和溃疡形成。

3. 鉴别诊断

（1）原发性下肢深静脉瓣膜功能不全：症状相对严重，下肢静脉造影能够观察到深静脉瓣膜关闭不全的特殊征象。

（2）下肢深静脉血栓形成后综合征：有深静脉血栓形成病

史，浅静脉扩张伴有肢体明显肿胀。如鉴别诊断仍有困难，应作超声或下肢静脉造影。

（3）动静脉瘘：患肢皮肤温度升高，局部可扪及震颤或有血管杂音，浅静脉压力明显上升，静脉血的含氧量增高。

4. 治疗

（1）非手术疗法：仅能改善症状。患肢穿医用弹力袜或用弹力绷带使曲张静脉处于萎瘪状态。避免久站、久坐，间歇抬高患肢。

（2）硬化剂注射和压迫疗法。

（3）手术疗法：诊断明确且无禁忌证者都可施行手术治疗。手术包括大隐或小隐静脉高位结扎及主干与曲张静脉剥脱术。

🖋 **主治语录**：已确定交通静脉功能不全的，可选择筋膜外、筋膜下或借助内镜作交通静脉结扎术。

5. 并发症及其处理

（1）血栓性浅静脉炎：抗凝及局部热敷治疗，伴有感染时应用抗生素。炎症消退后，应施行手术治疗。

（2）溃疡形成：创面湿敷，抬高患肢以利回流，较浅的溃疡一般都能愈合，接着应采取手术治疗。较大或较深的溃疡，经上述处理后溃疡缩小，周围炎症消退，创面清洁后也应手术治疗，同时作清创植皮，可以缩短创面愈合期。

（3）曲张静脉破裂出血：足靴区及踝部多发。抬高患肢和局部加压包扎，必要时缝扎止血，以后再手术治疗。

（二）原发性下肢深静脉瓣膜功能不全

1. 临床表现和诊断

（1）分度（表45-4-1）

表 45-4-1 原发性下肢深静脉瓣膜功能不全的分度

分度	表　　现
轻度	久站后下肢沉重不适，踝部轻度水肿
中度	轻度皮肤色素沉着及皮下组织纤维化，单个小溃疡。下肢沉重感明显，踝部中度肿胀
重度	短时间活动后即出现小腿胀痛或沉重感，水肿明显并累及小腿，伴有广泛色素沉着、湿疹或多个、复发性溃疡（已愈合或活动期）

（2）深静脉瓣膜功能不全的检查

1）静脉造影：下肢静脉顺行造影显示深静脉全程通畅，明显扩张；瓣膜影模糊或消失，呈直筒状。

2）下肢活动静脉压测定：常作为筛选检查。深静脉瓣膜关闭不全时，高达 55~85mmHg。

3）超声检查：可以观察瓣膜关闭活动及有无逆向血流。

2. 治疗　凡诊断明确，瓣膜功能不全 Ⅱ 级以上者，应考虑施行深静脉瓣膜重建术。

三、深静脉血栓形成

（一）病因和病理

静脉损伤、血流缓慢和血液高凝状态是造成深静脉血栓形成的三大因素。

（二）临床表现和分型

1. 上肢深静脉血栓形成

（1）可局限于腋静脉，前臂和手部肿胀、胀痛。

（2）发生在腋-锁骨下静脉，整个上肢肿胀，患侧肩部、锁骨上和前胸壁浅静脉扩张。

主治语录：上肢下垂位时，肿胀和胀痛加重；抬高后减轻。

2. 上、下腔静脉血栓形成

（1）上腔静脉血栓形成，多起因于纵隔器官或肺的恶性肿瘤。有上肢静脉回流障碍的临床表现，面颈部肿胀，球结膜充血水肿，眼睑肿胀。颈部、前胸壁、肩部浅静脉扩张，呈广泛性并向对侧延伸，胸壁的扩张静脉血流方向向下。常伴有头痛、头胀及其他神经系统症状和原发疾病的症状。

（2）下腔静脉血栓形成，临床特征为双下肢深静脉回流障碍，躯干的浅静脉扩张，血流方向向头端。当血栓累及下腔静脉肝段，有巴德-吉亚利综合征的临床表现。

3. 下肢深静脉血栓形成　最为常见。

（1）根据急性期血栓形成的解剖部位分型

1）中央型，即髂-股静脉血栓形成。起病急骤，全下肢明显肿胀，患侧髂窝、股三角区有疼痛和压痛，浅静脉扩张，患肢皮温及体温均升高。左侧发病多于右侧。

2）周围型，包括股静脉血栓形成及小腿深静脉血栓形成。局限于股静脉：大腿肿痛。局限在小腿部：突然出现小腿剧痛，患足不能着地踏平，行走时症状加重；小腿肿胀且有深压痛，作踝关节过度背屈试验可导致小腿剧痛（Homans 征阳性）。

3）混合型，即全下肢深静脉血栓形成。全下肢明显肿胀、剧痛，股三角区、腘窝、小腿肌层都可有压痛，伴体温升高和脉率加速（股白肿）。如病程继续进展，肢体极度肿胀，足背动脉和胫后动脉搏动消失，小腿和足背往往出现水疱，皮肤温度明显降低并呈青紫色（股青肿），如不及时处理，可发生静脉性坏疽。

（2）根据临床病程演变分型（表 45-4-2）

表 45-4-2　下肢深静脉血栓形成的临床病程演变分型

分型	表现
闭塞型	疾病早期，深静脉腔内阻塞，以严重的下肢肿胀和胀痛为特点，伴有广泛的浅静脉扩张，一般无小腿营养障碍性改变
部分再通型	病程中期，深静脉部分再通，肢体肿胀与胀痛减轻，但浅静脉扩张更明显，或呈曲张，可有小腿远端色素沉着出现
再通型	病程后期，深静脉大部分或完全再通，下肢肿胀减轻但在活动后加重，明显的浅静脉曲张、小腿出现广泛色素沉着和慢性复发性溃疡
再发型	已经再通的深静脉腔内，再次急性深静脉血栓形成

（三）检查和诊断

一侧肢体突然发生的肿胀，伴有胀痛、浅静脉扩张，都应疑及下肢深静脉血栓形成。

1. 超声多普勒检查　采用超声多普勒检测仪，可以判断下肢主干静脉是否有阻塞。

2. 下肢静脉顺行造影　主要征象有闭塞或中断、充盈缺损、再通、侧支循环形成。

（四）预防

给予抗凝、祛聚药物，鼓励患者经常做四肢的主动运动和早期离床活动，是预防的主要措施。

（五）治疗

1. 非手术治疗

（1）一般处理：卧床休息、抬高患肢，适当使用利尿剂，以减轻肢体肿胀。病情允许时，着医用弹力袜或弹力绷带后起床活动。

（2）祛聚药物：如阿司匹林、右旋糖酐、双嘧达莫（潘生丁）、丹参等，能扩充血容量、降低血黏度，防治血小板聚集，常作为辅助治疗。

（3）抗凝治疗：抗凝药物具有降低机体血凝功能，预防血栓形成、防止血栓繁衍，以利静脉再通。通常先用普通肝素或低分子肝素静脉或皮下注射，达到低凝状态后改用维生素 K 拮抗剂（如华法林）口服，初次、继发于一过性危险因素者，至少服用 3 个月；初次原发者，服药 6 ~ 12 个月或更长时间。

（4）溶栓治疗：静脉点滴链激酶、尿激酶、组织型纤溶酶原激活剂等，能激活血浆中的纤溶酶原成为纤溶酶，溶解血栓。

2. 手术疗法

（1）取栓术：最常用于下肢深静脉血栓形成，尤其是髂-股静脉血栓形成的早期病例。取栓术的时机应在发病后 3 ~ 5 天后。

（2）经导管直接溶栓术：是腔内治疗技术之一，适用于急性期中央型和混合型血栓形成。

主治语录：手术、制动、血液高凝状态是发病的高危因素，给予抗凝、祛聚药物，鼓励患者作四肢的主动运动和早期离床活动，是主要的预防措施。

第五节 动静脉瘘

一、概述

动脉与静脉间出现不经过毛细血管网的异常短路通道，即形成动静脉瘘，大多见于四肢。动静脉瘘可分为以下两类。

1. 先天性动静脉瘘　起因于血管发育异常。

2. 后天性动静脉瘘　大多数由创伤引起，故又称损伤性动静脉瘘。

二、先天性动静脉瘘

1. 病理分类　干状动静脉瘘、瘤样动静脉瘘、混合型。

2. 临床表现　婴幼儿期，一般无明显症状，或仅有轻度软组织肥厚。至发育期可出现明显的临床表现。

（1）由于动、静脉血流量增加，刺激骨骺，致使患肢增长，软组织肥厚，伴有胀痛。因两侧下肢长短不一可以出现跛行、骨盆倾斜及脊柱侧曲。

（2）患肢皮肤温度明显升高，多汗，可以伴有皮肤红色斑块状血管瘤。

（3）静脉高压导致浅静脉曲张，色素沉着，湿疹，甚至形成静脉性溃疡，或因远端动脉缺血致组织坏死。皮肤破损时可以引发严重出血。

3. 检查和诊断　出生后或自幼出现下肢软组织较肥厚，随年龄增长逐渐加重，并有肢体粗大、增长，皮温升高，多汗等临床表现，即可作出临床诊断。

（1）周围静脉压明显升高，静脉血含氧量增高。

（2）患肢 X 线平片可见骨骼增长，增粗。

（3）动脉造影：患肢动脉主干增粗，血流加快；动脉分支增多，紊乱且呈扭曲状；静脉早期显影。

4. 治疗

（1）局限的先天性动静脉瘘，手术切除或瘘口结扎效果较好。

（2）骨骺尚未闭合，双侧下肢长度差异大且有明显跛行者，可考虑做患肢骨骺抑制术。

（3）以胀痛为主要症状者，使用弹性长袜。并发下肢静脉性溃疡者，作溃疡周围静脉剥脱和筋膜下交通静脉结扎。

（4）个别病情严重的，可根据造影提示，沿主干动脉解剖并结扎动静脉间吻合支，或经动脉导管栓塞相关的动脉分支，可获得一段时期的症状缓解。

三、损伤性动静脉瘘

1. 病因和分类

（1）大多数由贯通伤引起，毗邻的动静脉同时直接受损伤，数天后就可形成交通，称直接瘘。

（2）动静脉创口间存在血肿，机化后形成囊形或管状的动脉和静脉间的交通，称间接瘘。

（3）少数见于动脉瘤破入邻近静脉，或因血管壁细菌感染破溃导致动静脉瘘。

2. 临床表现

（1）急性期：损伤局部出现搏动性肿块。大多有震颤和杂音。多数在瘘的远端动脉仍可扪及搏动。

（2）慢性期：沿瘘口的两侧可以听到粗糙连续的血管杂音，邻近瘘的静脉明显扩张，并有血管杂音及震颤，皮肤温度升高。在远离瘘的部位，出现营养性变化，如皮肤光薄、色素沉着、溃疡形成等。瘘口越大，离心脏越近，发生瘘的动脉口径越粗，由于大量血液经瘘孔直接进入静脉，回心血量大增，可引起心脏进行性扩大，导致心力衰竭。

3. 检查和诊断　创伤后局部出现搏动，震颤，粗糙而连续的血管杂音，伴有浅静脉扩张，远端组织缺血或静脉淤血性改变，即可作出临床诊断。

（1）指压瘘口测定（Branham 征）：指压瘘口阻断分流后，血压升高和脉率变慢。

（2）静脉压测定：患肢浅静脉压力升高。

（3）静脉血含氧量测定：自邻近瘘口的浅静脉采血，血液呈鲜红色，含氧量明显增高。

（4）彩色超声：可观察到动脉血经瘘口向静脉分流。

（5）动脉造影检查。

✐ **主治语录**：曾有血肿形成病史者，往往在瘘口的动脉和/或静脉侧出现瘤样扩大。

4. 治疗　最理想的手术方法是切除瘘口，分别修补动、静脉瘘口，或以补片修复血管裂口。

第六节　淋巴水肿

一、分类

1. 原发性淋巴水肿　发病原因可能与淋巴管纤维性阻塞、扩张及收缩排空功能障碍有关。

（1）先天性，1岁前即起病。

（2）早发性，于1~35岁间发病。

（3）迟发性，35岁后发病。

2. 继发性淋巴水肿　常见原因有淋巴结切除术，放疗后纤维化，肿瘤浸润淋巴结或肿瘤细胞阻塞淋巴管及炎症后纤维化等。

二、临床表现

1. 先天性淋巴水肿　以男性多见，常为双下肢同时受累；早发性女性多见，单侧下肢发病，通常不超越膝平面；迟发性，半数患者发病前有感染或创伤史。

（1）水肿：自肢体远端向近侧扩展的慢性进展性无痛性水肿。

（2）皮肤改变：色泽微红，皮温略高；皮肤日益增厚，苔藓状或橘皮样变；疣状增生；后期呈"象皮腿"。

（3）继发感染：多数为 β 型溶血性链球菌感染引起蜂窝织炎或淋巴管炎，出现局部红肿热痛及全身感染症状。

（4）溃疡：轻微皮肤损伤后出现难以愈合的溃疡。

（5）恶变：少数病例可恶变成淋巴管肉瘤。

2. 按照病程进展分期

（1）潜伏期，组织间液积聚，淋巴管周围纤维化，尚无明显肢体水肿。

（2）Ⅰ期，呈凹陷性水肿，抬高肢体可大部分或完全缓解，无明显皮肤改变。

（3）Ⅱ期，非凹陷性水肿，抬高肢体不能缓解，皮肤明显纤维化。

（4）Ⅲ期，肢体不可逆性水肿，反复感染，皮肤及皮下组织纤维化和硬化，呈典型"象皮腿"外观。

三、检查和诊断

1. 原发性淋巴水肿以慢性进展性无痛性肢体浮肿为特点，依据发病年龄及是否有家族史可予分类；继发性淋巴水肿都有起病原因；晚期病例出现"象皮腿"。

2. 进一步检查 淋巴核素扫描显像检查；CT 与 MRI 检查；淋巴造影。

四、治疗

1. 非手术治疗

（1）抬高患肢，护理局部皮肤及避免外伤，适当选用利尿剂，穿着具有压力梯度的弹性长袜。

（2）利用套筒式气体加压装置包裹患肢，自水肿肢体远侧向近侧循序加压，促进淋巴回流。

（3）手法按摩疗法，自水肿的近心端开始，经轻柔手法按摩水肿消退后，顺序向远侧扩展按摩范围。

（4）烘绑压迫疗法，利用电辐射热治疗机（60～80℃）的热效应，促进淋巴回流与淋巴管再生和复通。治疗后需用弹性绷带加压包扎。

主治语录：原发性淋巴水肿目前尚无预防方法。继发性者可通过预防措施降低发生率。

2. 手术治疗

（1）切除纤维化皮下组织后植皮术。

（2）重建淋巴循环的手术。

（3）带蒂组织移植术，建立侧支回流通路。

历年真题

1. 下列有关动脉硬化性闭塞症临床特点的描述，错误的是

　　A. 病变常位于小动脉

　　B. 多合并高血压、高脂血症、糖尿病

　　C. 多见于男性

　　D. 一般无血栓性浅静脉炎病史

　　E. 发病年龄多在 45 岁以上

2. 血栓闭塞性脉管炎诊断要点中不包括

　　A. 多为有吸烟嗜好的青壮年男性

　　B. 有游走性浅静脉炎病史

　　C. 患肢有不同程度的缺血性症状

　　D. 多合并有高血压、高脂血症、糖尿病

　　E. 患肢足背动脉搏动减弱或消失

参考答案：1. A　2. D

第四十六章　泌尿、男性生殖系统外科检查和诊断

核心问题

泌尿、男性生殖系统外科疾病的主要症状和常用检查方法。

内容精要

通过接触患者以获得完整的病史，进行认真全面的体格检查，以及仔细分析各项检查结果，仍然是泌尿外科学确立诊断、采取治疗措施不可或缺的重要方法。

第一节　泌尿、男性生殖系统外科疾病的主要症状

一、疼痛

1. 肾和输尿管痛

（1）患肾所致的疼痛多为持续性钝痛，在肋脊角；锐痛在胁腹部。

（2）肾盂输尿管连接处或输尿管急性梗阻、输尿管扩张，

为阵发性肾绞痛。

（3）上段输尿管与肾疾病疼痛部位类同，下段输尿管疾病引起的疼痛常为膀胱刺激症状、耻骨上区不适。

（4）中段输尿管梗阻引起的疼痛，右侧放射到右下腹区，表现类似阑尾炎，左侧则放射到左下腹区，表现如憩室炎。

2. 膀胱痛

（1）急性尿潴留，疼痛发生于膀胱附近的耻骨上区域。

（2）膀胱感染表现为间歇性耻骨上区不适，膀胱充盈时疼痛加重，排尿后疼痛明显缓解，疼痛常呈锐痛、烧灼痛。

3. 前列腺痛　会阴、直肠、腰骶部疼痛，有时牵涉到耻骨上区、腹股沟区及睾丸，并伴尿频或尿痛。

4. 阴囊痛　慢性疼痛和坠胀感，无放射。

5. 阴茎痛。

二、下尿路症状

1. 刺激症状

（1）尿频：良性前列腺增生最常见的早期症状是尿频，以夜尿更明显。

（2）尿急。

（3）尿痛：与膀胱、尿道或前列腺感染有关。男性多发生于尿道远端，女性发生于整个尿道。

主治语录：尿频、尿急、尿痛常同时存在，三者合称为膀胱刺激症状。

2. 梗阻症状

（1）排尿困难：排尿踌躇、费力、不尽感，尿线无力、分叉、变细、滴沥。由膀胱以下尿路梗阻所致，常见于良性前列腺增生。

（2）尿流中断：常见于膀胱结石。

（3）尿潴留

1）急性尿潴留：腹部、会阴部手术后常发生。

2）慢性尿潴留：表现为排尿困难，耻骨上区不适，严重时出现充盈性尿失禁。

3. 尿失禁

（1）持续性尿失禁：又称真性尿失禁，指尿液持续地昼夜从膀胱或泌尿道瘘中流出，几乎没有正常的排尿，膀胱呈空虚状态。常见的原因为外伤、手术或先天性疾病引起的膀胱颈和尿道括约肌的损伤。

（2）充溢性尿失禁：假性尿失禁，膀胱功能完全失代偿，膀胱过度充盈而造成尿不断溢出。各种原因所致慢性尿潴留可出现此症状。

（3）急迫性尿失禁：严重尿频、尿急膀胱不受意志控制发生排尿，常继发于膀胱炎、神经源性膀胱以及重度膀胱出口梗阻。

（4）压力性尿失禁：腹内压突然增高时，尿液不随意流出。常见于多次分娩或绝经后的妇女。

4. 遗尿　新生儿及婴幼儿为生理性，3 岁以后除功能性外，可因病理性因素引起。

主治语录：>6 岁的儿童遗尿者应予泌尿系统检查。

三、尿液改变

1. 尿量

（1）每日尿量少于 100ml 为无尿，少于 400ml 为少尿。

（2）多尿是指尿量可达 3000 ~ 5000ml/24h。正常人为 1000~2000ml/24h。

2. 尿的观察

（1）血尿

1）肉眼血尿：1000ml 尿中含 1ml 血液。

2）镜下血尿：离心尿每个高倍镜视野中红细胞>3 个即有病理意义。

3）初始血尿：提示病变位于尿道，一般继发于炎症。

4）终末血尿：提示病变位于膀胱颈部或尿道前列腺部，多为炎症引起。

5）全程血尿：最常见。提示病变位于膀胱和上尿路。

✐ 主治语录：血尿伴排尿疼痛多与膀胱炎或尿石症有关，无痛性血尿常提示泌尿系肿瘤。

（2）混浊尿

1）晶体尿：尿中有有机或无机物质沉淀、结晶，可见于尿中盐类呈过饱和状态时。

2）磷酸盐尿：磷酸盐在碱性尿中沉淀形成，常见于餐后或大量饮用牛奶后。

3）脓尿：尿液中含大量白细胞，是泌尿系感染的表现。

4）乳糜尿：乳白色，尿液中混有淋巴液，也可混有大量蛋白或血液。

✐ 主治语录：一般认为，新鲜尿液离心后，尿沉渣镜检每高倍镜视野白细胞>5 个提示尿路感染或炎症。

（3）气尿：提示有泌尿道-胃肠道瘘存在，或有泌尿道的产气细菌感染。

四、性功能障碍

性欲低下、勃起功能障碍、射精障碍等。最常见为勃起功

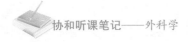

能障碍和早泄。

第二节　泌尿、男性生殖系统外科检查

一、体格检查

1. 肾

（1）视诊：患者面向前站立或坐直，检查者位于患者的后方，面向需检查的部位。患者脊柱明显侧凸，往往与因炎症引起的腰肌痉挛有关。肋脊角、腰部或上腹部隆起常提示有肿块存在。胁腹部水肿往往提示有潜在的炎症存在。

（2）触诊：患者仰卧位，检查者用一只手置于肋脊角并向上托起胁腹部，另一只手在同侧肋缘下进行深部触诊。触诊过程中嘱患者慢慢地深呼吸。疑有肾下垂时，应取立位或坐位检查。

（3）叩诊：鼓音。肋脊角的叩击痛阳性提示潜在的炎性肿胀或肿块。

（4）听诊：听到血管收缩杂音有诊断意义。

2. 输尿管　沿输尿管行径进行深部触诊，有无肿块或触痛。

3. 膀胱检查

（1）视诊：患者取仰卧位。较瘦患者，当膀胱内尿量达到500ml左右时，在下腹部可看到充盈的膀胱轮廓。

（2）触诊：需了解膀胱肿瘤或腹内、盆腔内其他肿块的范围及活动度时，可以采用腹部-直肠（男性）或腹部-阴道（女性）双合诊，在膀胱排空后检查，手法要轻柔。

（3）叩诊：从耻骨联合上方向头侧叩诊，直到叩诊音由浊音变为清音，充盈膀胱呈浊音区。

4. 阴茎和尿道口

（1）视诊：有无包茎、包皮过长和包皮嵌顿。注意阴茎头有无肿瘤、溃疡、糜烂及恶臭味。阴茎有无皮损、偏斜或屈曲畸形、尿道口是否红肿、有无疣、有无分泌物等。还需注意尿道口位置。

（2）触诊：阴茎体部有无硬结对判断阴茎海绵体硬结症（Peyronie 病）很重要。尿道有无硬块、结石或压痛。

5. 阴囊及其内容物（患者站立位）

（1）视诊：阴囊是否发育。

（2）触诊：首先检查睾丸，然后是附睾以及索状结构，最后是腹股沟外环。注意大小、质地、形状及有无异常肿块。

主治语录：阴囊肿块应进行透照试验。

6. 直肠和前列腺　患者取胸膝位或站立弯腰体位。检查者在手指套上涂上足够的润滑剂，并注意缓解患者的紧张情绪，轻柔、缓慢地将示指放入患者肛门、直肠进行直肠指检。

7. 女性尿道、阴道检查（截石位）

（1）望诊：识别尿道口，注意其大小、位置以及有无肉阜或肿瘤、有无阴道膨出等。

（2）触诊：在检查阴道前壁时，可同时检查尿道、膀胱颈和膀胱三角区。双合诊检查可了解浸润性膀胱癌侵犯周围组织的程度。

二、实验室检查

1. 尿液检查

（1）尿液收集：新鲜的中段尿。

（2）尿沉渣。

（3）尿三杯试验：排尿最初 5～10ml 为第一杯，最后 2～3ml 为第三杯，中间部分为第二杯。

1）第一杯异常，病变在尿道。

2）第三杯异常，病变在后尿道、膀胱颈部。

3）三杯尿液均异常，病变在膀胱或上尿路。

（4）尿细菌学：清洁中段尿，菌落数>10^5/ml，为尿路感染。有尿路症状的患者，致病菌菌落数>10^2/ml 就有意义。

（5）尿细胞学检查：检查阳性提示泌尿道任何部位存在尿路上皮肿瘤可能。

（6）肿瘤标志物测定。

2. 肾功能检查

（1）尿比重：固定或接近于 1.010，提示肾浓缩功能严重受损。

（2）血尿素氮和血肌酐。

（3）内生肌酐清除率：正常值为 90~110ml/min。

内生肌酐清除率 =（尿肌酐浓度/血肌酐浓度）×每分钟尿量

（4）酚红排泄试验。

3. 血清前列腺特异性抗原（PSA）　血清 PSA>10ng/ml 应高度怀疑前列腺癌。正常值为 0~4ng/ml。

4. 前列腺液检查。

5. 精液分析。

三、器械和内镜检查

包括导尿管、尿道探条、膀胱尿道镜、输尿管镜和肾镜、前列腺细针穿刺活检、尿流动力学。

四、影像学检查

1. 超声

2. X 线检查

（1）尿路平片（KUB）。

（2）静脉尿路造影（IVU）。

（3）逆行肾盂造影。

（4）顺行肾盂造影。

（5）膀胱造影。

（6）血管造影。

（7）淋巴造影。

（8）精道造影。

（9）CT。

3. 磁共振成像（MRI）。

4. 放射性核素显像　肾图；肾显像；肾上腺皮质和髓质核素显像；阴囊显像；骨显像。

 历年真题

膀胱镜检查适应证错误的是

  A. 膀胱癌

  B. 逆行肾盂造影

  C. 膀胱结石

  D. 尿道尖锐湿疣

  E. 急性膀胱炎

参考答案：E

第四十七章　泌尿、男性生殖系统先天性畸形

核心问题

多囊肾的治疗。

内容精要

泌尿、男性生殖系统先天性畸形是人体最常见的先天性畸形。由于胚胎学上的密切关系，泌尿系统先天性畸形常伴有生殖系统畸形。

第一节　肾和输尿管的先天性畸形

一、多囊肾

多囊肾是一种先天性遗传性疾病，分婴儿型和成人型。

1. 婴儿型　属常染色体隐性遗传，少见。

2. 成人型　属常染色体显性遗传。

（1）大都40岁左右才出现症状。主要表现为疼痛、腹部肿块与肾功能损害。

（2）若伴发结石或尿路感染者，可出现血尿、脓尿、发热、肾区疼痛等相应症状。

（3）1/3 的患者有肝囊肿，但无肝功能变化。

（4）并发症包括尿毒症、高血压、心肌梗死和颅内出血。

（5）体格检查可在两侧肾区扣及巨大囊性患肾，结合 B 超和 CT 可确诊。

🖋 **主治语录：多囊肾多有遗传性。**

3. 治疗

（1）肾功能正常的患者，采用对症及支持疗法。

（2）伴有结石梗阻者可施行取石术解除梗阻。

（3）晚期出现尿毒症需长期透析治疗，有条件也可作同种异体肾移植术。

二、马蹄铁形肾

1. 两肾下极在腹主动脉和下腔静脉前相互融合，形成马蹄形畸形。

2. 影像学检查有助于确诊。

3. 无症状及并发症者，无须治疗。

三、重复肾盂、输尿管

一个肾有两个肾盂和两条输尿管。大多为单侧。

四、肾盂输尿管连接处梗阻

1. 一般无症状，继发感染、结石或肿瘤时，可出现相应症状。在婴儿，腹部肿块可能会是唯一的体征。左侧多见。

2. 进行性加重的肾积水，肾功能持续下降，特别合并感染、结石、肿瘤者应手术治疗。

🖋 **主治语录：大多数病例需要术后 3 个月及 1 年时随访静脉尿路造影。**

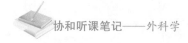

五、其他肾和输尿管异常

1. 单侧肾发育不全　肾体积小于50%以上和先天性孤立肾。
2. 异位肾　盆腔肾、腹部肾及交叉异位肾。
3. 输尿管狭窄　狭窄部位大多在肾盂输尿管连接处或在输尿管膀胱连接处。
4. 先天性巨输尿管　可为双侧性，病变常在输尿管盆腔段。
5. 输尿管膨出　输尿管末端的囊性扩张，可通过膀胱镜切除膨出。
6. 下腔静脉后输尿管　右侧上端输尿管经过下腔静脉之后，再绕过下腔静脉前方下行，由于输尿管受压迫而引起上尿路梗阻，严重的需手术治疗。

第二节　膀胱和尿道先天性畸形

一、膀胱外翻

1. 表现为下腹壁和膀胱前壁的完全缺损，膀胱黏膜外露。
2. 膀胱后壁膨出部分可见输尿管开口及间歇喷尿。男性患者常伴有完全性尿道上裂。
3. 外翻黏膜常发生出血、溃烂、变性，甚至恶变。常伴上尿路感染和肾积水。
4. 治疗目的是保护肾功能，控制排尿，修复膀胱、腹壁及外生殖器。

二、尿道上裂

1. 阴茎体短小，向背侧弯曲，包皮悬垂于阴茎腹侧，阴茎头扁平，尿道口位于阴茎背侧。
2. 分为阴茎头型、阴茎体型及完全性尿道上裂三类。

3. 治疗采用整形重建术。

三、尿道下裂

1. 畸形的特征

（1）尿道开口异常。

（2）阴茎向腹侧屈曲畸形。

（3）阴茎背侧包皮正常而阴茎腹侧包皮缺乏。

（4）尿道海绵体发育不全，从阴茎系带部延伸到异常尿道开口，形成一条粗的纤维带。

2. 根据尿道开口异常分类　阴茎头型；阴茎型；阴囊型；会阴型。

第三节　男性生殖器官先天性畸形

一、概述

1. 性腺发育异常　无睾症、多睾症、先天性睾丸发育不全综合征、隐睾症、异位睾丸、两性畸形等。

2. 输精管附睾精囊发育异常。

3. 外生殖器发育异常　小阴茎、包茎和包皮过长、阴茎阴囊转位等。

二、先天性睾丸发育不全综合征

1. 青春期前可无任何症状，青春期后表现为：

（1）两侧睾丸小。

（2）雄激素缺乏。

（3）女性化性征。

（4）约 1/4 的患者胆怯、生活不主动、感情不稳定、情绪多变、智力低下或精神异常。

（5）可伴肥胖、糖耐量减低及糖尿病。

2. 绝大多数患者在青春期后才得到诊断，细胞核型分析可确诊，最常见的核型异常为47，XXY。

3. 可采用雄激素补充治疗，以促进男性第二性征发育、维持性欲和性功能。

三、隐睾症

1. 睾丸下降异常，使睾丸不能降至阴囊而停留在腹膜后、腹股沟管或阴囊入口处。

2. 精子发生障碍，易发生恶变，尤其是位于腹膜后者。

3. 治疗

（1）1岁内的睾丸有自行下降可能。

（2）1岁以后睾丸仍未下降，可短期应用绒毛膜促性腺激素每周肌注2次。

（3）2岁以前仍未下降，采用睾丸固定术，若睾丸不能被拉下，对侧正常，采用睾丸切除。

四、输精管附睾精囊发育异常

1. 阴囊检查　睾丸体积正常，而输精管扪摸不清。精液检查为无精子，精浆果糖很低或"0"。

2. 治疗　附睾输精管吻合术等。

五、包茎和包皮过长

1. 包茎是指包皮外口过小，紧箍阴茎头部，不能向上外翻者。

2. 包皮过长指包皮不能使阴茎头外露，但可以翻转者。

3. 包茎可带来以下危害

（1）影响阴茎正常发育。

（2）包皮垢积聚导致阴茎头包皮炎，并可引起尿道外口炎症、狭窄，严重者可引起尿路感染，以致肾功能损害。

（3）性交疼痛，包皮嵌顿。

（4）包皮垢慢性刺激可诱发阴茎癌的发生，长期刺激可诱发配偶宫颈癌。

4. 包茎应尽早作包皮环切术。包皮过长宜经常上翻清洗保持局部清洁。

主治语录：在儿童期做包茎手术对预防阴茎癌有利。

 历年真题

睾丸下降固定术的最佳治疗年龄是

　A. 2 岁以前

　B. 3~6 岁

　C. 7~10 岁

D. 青春期

E. 婚后影响生育时

参考答案：A

第四十八章　泌尿系统外伤

核心问题

1. 肾损伤的临床表现、诊断及治疗原则。
2. 尿道损伤的病理、诊断和急诊处理原则。

内容精要

泌尿系统外伤以男性尿道外伤最多见。泌尿系统外伤的主要临床表现为出血和尿外渗。尽早确定诊断，正确及时的早期处理对泌尿系统外伤的预后极为重要。

第一节　肾　外　伤

一、病因

1. 开放性损伤　常伴有胸、腹部等其他组织器官损伤，复杂而严重。
2. 闭合性损伤　直接或间接暴力所致。

二、病理

1. 肾挫伤　外伤局限于部分肾实质，形成肾瘀斑和/或包膜下血肿，肾包膜及肾盏肾盂黏膜完整。

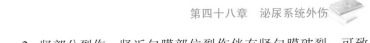

2. 肾部分裂伤　肾近包膜部位裂伤伴有肾包膜破裂，可致肾周血肿。若肾近集合系统部位裂伤伴有肾盏肾盂黏膜破裂，则可有明显血尿。

3. 肾全层裂伤　肾实质深度裂伤，外及肾包膜，内达肾盏肾盂黏膜，常引起广泛的肾周血肿、血尿和尿外渗。肾横断或碎裂时，可导致部分肾组织缺血。

4. 肾蒂血管外伤　较少见。可引起大出血、休克。

5. 晚期病理改变　由于持久尿外渗可形成尿囊肿；血肿、尿外渗引起组织纤维化，压迫肾盂输尿管交界处可导致肾积水；开放性肾外伤偶可发生动静脉瘘或假性肾动脉瘤；部分肾实质缺血或肾蒂周围纤维化压迫肾动脉，可引起肾性高血压。

三、临床表现

1. 休克　严重肾裂伤、肾蒂血管破裂或合并其他脏器外伤时，因外伤和失血常发生休克，可危及生命。

2. 血尿　有时与外伤程度并不一致。

3. 疼痛　患侧腰、腹部疼痛。血液、尿液渗入腹腔或合并腹内脏器外伤时，出现全腹疼痛和腹膜刺激症状。血块通过输尿管时发生肾绞痛。

4. 腰腹部肿块　血液、尿液进入肾周围组织可使局部肿胀，形成肿块，有明显触痛和肌肉强直。

主治语录：开放性肾外伤时应注意伤口位置及深度。

5. 发热。

四、诊断

1. 病史与体格检查　腹部、背部、下胸部外伤或受对冲力外伤的患者，均要注意肾外伤的可能。

2. **实验室检查** 尿中含多量红细胞，血红蛋白与血细胞比容持续降低提示有活动性出血。

3. 特殊检查

（1）超声：提示肾外伤的部位和程度，有无包膜下和肾周血肿、尿外渗，其他器官外伤及对侧肾等情况。

（2）CT。

（3）其他检查：MRI；传统的IVU；动脉造影。

五、治疗

与外伤程度直接相关。轻微肾挫伤经短期休息可康复，多数肾部分裂伤可保守治疗或者介入栓塞治疗。仅少数需手术治疗。

1. **急诊处理** 有大出血、休克患者的患者需迅速给予抢救措施，观察生命体征，进行输血、补液等抗休克治疗，同时明确有无合并其他器官外伤，作好手术探查的准备。

2. 保守治疗

（1）绝对卧床休息2~4周，病情稳定、血尿消失后才可以允许患者离床活动。

🖊 **主治语录**：恢复后2~3个月内不宜参加体力劳动或竞技运动。

（2）密切观察生命体征，注意腰、腹部肿块范围有无增大。观察尿液颜色变化。定期检测血红蛋白和血细胞比容。

（3）及时补充血容量和能量，维持水、电解质平衡，保持足够尿量，必要时输血。

（4）早期足量合理应用抗生素预防感染。

（5）合理使用镇痛、镇静药和止血药物。

3. 手术治疗

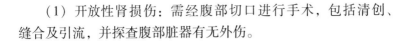

（1）开放性肾损伤：需经腹部切口进行手术，包括清创、缝合及引流，并探查腹部脏器有无外伤。

主治语录：经皮肾镜穿刺外伤，出血较多时，可改变穿刺部位，或停止手术，或改为其他手术方法。

（2）闭合性肾损伤：一旦确定为严重肾部分裂伤、肾全层裂伤及肾蒂血管外伤，需及早进行手术。

（3）肾外伤患者在保守治疗期间发生以下情况，则需施行手术治疗。

1）经积极抗休克后生命体征仍未见改善，提示有内出血。

2）血尿逐渐加重，血红蛋白和血细胞比容继续降低。

3）腰、腹部肿块明显增大。

4）怀疑有腹腔其他脏器外伤。

第二节　输尿管外伤

一、病因

1. 医源性外伤

（1）与输尿管腔内器械操作有关。

（2）与输尿管腔外手术操作有关。

2. 开放性外伤。

主治语录：输尿管开放性外伤常伴有大血管或腹腔内脏器外伤。

3. 放射性外伤。

二、临床表现

1. 血尿　常见于器械伤及输尿管黏膜，一般血尿会自行缓解和消失。

2. 尿外渗　腰痛、腹痛、腹胀、局部肿胀、肿块及触痛。

3. 尿瘘。

4. 梗阻症状。

三、诊断

1. 静脉注射靛胭脂检查，手术中怀疑输尿管有外伤时，由静脉注射靛胭脂，如有裂口则可见蓝色尿液从外伤处流出。术中或术后可选择膀胱镜检查，如输尿管被结扎或裂口较大甚至断裂，则伤侧输尿管口无蓝色尿液喷出。

2. 静脉尿路造影可显示输尿管外伤处的尿外渗、尿漏或有无梗阻。

3. 逆行肾盂造影，输尿管插管至外伤部位有受阻感，注射造影剂可显示梗阻或造影剂外溢。

4. 超声可发现尿外渗和梗阻所致的肾积水。

5. 放射性核素肾显像可显示伤侧上尿路有无梗阻。

6. CT 检查虽不能直接显示输尿管有无外伤，但可显示外伤区域的变化，如尿液囊肿、输尿管周围脓肿、肾积水及尿瘘。

四、治疗

1. 早期治疗

（1）输尿管逆行插管所致的黏膜外伤出血：常不作特殊处理。

（2）输尿管钳夹伤或轻度裂伤：宜从输尿管切口置入双 J 形输尿管支架引流管，留置 2 周后拔除。

（3）输尿管被误扎：术中发现误扎，应立即松解，如该处缺血坏死，则需切除该处输尿管缺血段，作端端吻合，并留置双 J 形输尿管支架引流管 3~4 周。

（4）输尿管断离、部分缺损：若输尿管断离部位较高，两断端对合后无张力者可施行端端吻合术。下 1/3 段外伤，部分缺损宜做输尿管膀胱吻合术或膀胱壁瓣输尿管下段成形术。若输尿管缺损过多，按具体情况选做输尿管皮肤造口术或自体肾移植术甚至回肠代输尿管术。

2. 晚期并发症治疗

（1）输尿管狭窄：可试行输尿管插管、扩张或留置双 J 形输尿管支架引流管，依不同情况决定留置时间长短。

（2）尿瘘。

（3）输尿管完全梗阻。

（4）肾功能重度损害或丧失。

第三节　膀　胱　外　伤

一、病因

1. 开放性外伤　弹片、子弹或锐器贯通所致，常合并其他脏器外伤。

2. 闭合性外伤　当膀胱充盈时，下腹部遭撞击、挤压极易发生膀胱外伤。

3. 医源性外伤　见于膀胱镜检查或治疗。

4. 自发性破裂　有病变的膀胱过度膨胀，发生破裂，称为自发性破裂。

二、病理

1. 挫伤　仅伤及膀胱黏膜或浅肌层，膀胱壁未穿破，无尿外渗，可发生血尿。

2. 膀胱破裂

（1）腹膜外型：膀胱壁破裂，腹膜完整。多由膀胱前壁破

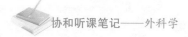
裂引起。

（2）腹膜内型：膀胱壁破裂伴腹膜破裂，可引起腹膜炎。多见于膀胱后壁和顶部外伤。

三、临床表现

轻度挫伤仅有下腹部疼痛，少量终末血尿。全层破裂时症状明显。

1. 休克，骨盆骨折所致剧痛、大出血常发生休克。

2. 腹痛。

3. 排尿困难和血尿。

4. 尿瘘。

5. 局部症状，闭合性外伤时，常有体表皮肤肿胀、血肿和瘀斑。

四、诊断

1. 病史和体检

（1）下腹部或骨盆受外来暴力后，出现腹痛、血尿及排尿困难，耻骨上区压痛，直肠前壁有饱满感，提示腹膜外膀胱破裂。

（2）全腹剧痛，腹肌紧张，压痛及反跳痛，并有移动性浊音，提示腹膜内膀胱破裂。

2. 导尿试验　液体出入量差异大，提示膀胱破裂。

3. X线检查。

五、治疗

1. 处理原则

（1）闭合膀胱壁伤口。

（2）保持通畅的尿液引流，或完全的尿流改道。

（3）充分引流膀胱周围及其他部位的尿外渗。

2. 紧急处理 抗休克治疗，抗生素预防感染。

3. 保守治疗。

4. 手术治疗 膀胱破裂伴有出血和尿外渗，病情严重者。

主治语录：膀胱修补术后应留置 Foley 导尿管或耻骨上膀胱造瘘，持续引流尿液 2 周。

第四节 尿道损伤

一、前尿道外伤

1. 病因 多发生于球部。会阴部骑跨伤时，将尿道挤向耻骨联合下方，引起尿道球部损伤。

2. 临床表现

（1）尿道出血：是前尿道外伤最常见的症状。

（2）疼痛：向阴茎头部及会阴部放射。

（3）局部血肿：尿道骑跨伤可引起会阴部、阴囊处肿胀、瘀斑及蝶形血肿。

（4）排尿困难。

（5）尿外渗。

3. 诊断

（1）病史和体格检查：会阴部骑跨伤史或尿道器械检查致伤。典型症状及血肿、尿外渗分布的区域，可确定诊断。

（2）诊断性导尿：可了解尿道的完整性和连续性。

主治语录：如一次插入困难，说明可能有尿道裂伤或断裂伤，不应勉强反复试插，以免加重外伤，易感染。

（3）逆行尿道造影：可显示尿道外伤部位及程度。

4. 治疗

（1）紧急处理：立即压迫会阴部止血，抗休克，尽早手术。

（2）尿道挫伤：尿道连续性存在，不需特殊治疗。

（3）尿道裂伤：导尿管引流 2 周。如导尿失败，行经会阴尿道修补术，留置导尿管 2~3 周。

（4）尿道断裂：及时经会阴切口予以清除，然后行尿道端端吻合术，留置导尿管 3 周。

（5）并发症处理

1）尿外渗：外渗区多切口引流，3 个月后再修补尿道。

2）尿道狭窄：定期作尿道扩张术。

3）尿瘘：解除狭窄的同时切除或清理瘘管。

二、后尿道外伤

1. 病因病理 骨盆骨折时，尿生殖膈突然移位，产生剪切样暴力，使膜部尿道撕裂。

2. 临床表现

（1）休克：常因合并大出血，引起创伤性、失血性休克。

（2）疼痛：下腹部痛，局部肌紧张，并有压痛。腹胀及肠鸣音减弱。

（3）排尿困难。

（4）尿道出血：尿道外口无流血或仅少量血液流出。

（5）尿外渗及血肿。

3. 诊断

（1）病史和体检：骨盆挤压伤患者出现尿潴留，考虑后尿道外伤。直肠前方有柔软、压痛的血肿，前列腺尖端可浮动。若指套染有血液，提示合并直肠损伤。

（2）X 线检查：骨盆前后位片显示骨盆骨折。

4. 治疗

（1）紧急处理：平卧，勿随意搬动。抗休克。

（2）早期处理

1）插导尿管。

2）膀胱造瘘。

3）尿道会师复位术。

主治语录：休克严重者在抢救期间不宜做尿道会师复位术，只作高位膀胱造瘘，二期再行手术恢复尿道的连续性。

（3）并发症处理

1）后尿道外伤常并发尿道狭窄。为预防尿道狭窄，去除导尿管后先每周 1 次尿道扩张，持续 1 个月以后仍需定期施行尿道扩张术。

2）后尿道若合并直肠外伤，早期应立即修补，并暂时性结肠造瘘。

3）尿道直肠瘘需要等待 3~6 个月后再施行修补手术。

历年真题

1. 男性骨盆骨折合并泌尿系统损伤，最常见的部位是
   A. 尿道阴茎部
   B. 尿道球部
   C. 尿道膜部
   D. 尿道前列腺部
   E. 膀胱颈
2. 骑跨伤常造成尿道哪个部位的损伤
   A. 阴茎部
   B. 球部
   C. 膜部
   D. 前列腺部
   E. 膀胱颈部

参考答案：1. C　2. B

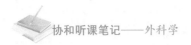

第四十九章　泌尿、男性生殖系统感染

核心问题

1. 急性肾盂肾炎、急性膀胱炎的临床表现和治疗。
2. 前列腺炎的分型和处理原则。

内容精要

泌尿、男生殖系统感染是病原微生物侵入泌尿、男性生殖系统内繁殖而引起的炎症。病原微生物大多为革兰阴性杆菌。通常肾盂肾炎、输尿管炎为上尿路感染；膀胱炎、尿道炎为下尿路感染。

第一节　概　　论

一、诱发感染的因素

见表 49-1-1。

表 49-1-1　泌尿、男生殖系统诱发感染的因素

因素	举　例
机体抗病能力减弱	如糖尿病、妊娠、贫血、慢性肝病、慢性肾病、营养不良、肿瘤及先天性免疫缺陷或长期应用免疫抑制剂治疗等

续　表

因素	举　例
梗阻因素	如先天性泌尿生殖系异常、结石、肿瘤、狭窄、前列腺增生或神经源性膀胱等导致尿液引流不畅，引起尿液滞留，降低尿路及生殖道上皮防御细菌的能力
医源性因素	如留置导尿管、造瘘管、尿道扩张、前列腺穿刺活检、膀胱镜检查等操作，由于黏膜擦伤或忽视无菌观念，易引入致病菌而诱发或扩散感染
其他因素	女性尿道较短，易招致上行感染；尿道口畸形或尿道口附近有感染病灶如尿道旁腺炎、阴道炎亦为诱发因素

二、感染途径

1. 上行感染　约50%下尿路感染病例会导致上尿路感染。致病菌多为大肠埃希菌。

2. 血行感染　致病菌多为金黄色葡萄球菌。

3. 淋巴感染。

4. 直接感染。

主治语录：泌尿、男生殖系统最常见的感染途径为上行感染和血行感染。

三、治疗原则

1. 明确感染的性质。

2. 鉴别上尿路感染还是下尿路感染。

3. 明确血行感染还是上行感染。

4. 查明泌尿系有无梗阻因素。

5. 检查有无泌尿系感染的诱发因素。

6. 测定尿液 pH。

7. 抗菌药物的正确使用。

协和听课笔记——外科学

第二节 上尿路感染

一、急性肾盂肾炎

1. 病理

（1）急性肾盂肾炎时肾肿大及水肿，质地较软。表面散在大小不等的脓肿，呈黄色或黄白色，周围有紫红色充血带环绕。

（2）切面观见大小不等的小脓灶不规则分布在肾组织各个部分。

（3）显微镜下可见多量中性粒细胞浸润，伴出血。

2. 临床表现

（1）发热：突发寒战、高热，伴头痛、全身痛以及恶心、呕吐。热型类似脓毒症，大汗淋漓后体温下降，以后又可上升，持续 1 周左右。

（2）腰痛：单侧或双侧，明显的肾压痛、肋脊角叩痛。

（3）膀胱刺激症状：由上行感染所致的急性肾盂肾炎起病时即出现；血行感染者常由高热开始、随后出现膀胱刺激症状。

3. 诊断 根据典型临床表现，尿液检查有白细胞、红细胞、蛋白、管型和细菌，尿细菌培养每毫升尿有菌落 10^5 以上，血白细胞计数增多，中性粒细胞明显增多等诊断。下尿路感染以膀胱刺激症状为主要临床表现，并常有下腹部不适、酸胀，很少有寒战、发热等全身症状，注意鉴别。

4. 治疗

（1）全身治疗：卧床休息，输液、退热、多饮水，注意饮食。

（2）抗菌药物治疗

1）SMZ-TMP 对除铜绿假单胞菌外的革兰阳性及阴性菌有效。

2）喹诺酮类药物抗菌谱广、作用强、毒性少，除不宜用于儿童及孕妇外，临床已广泛应用。

3）青霉素类药物。

4）第一、二代头孢菌素可用于产酶葡萄球菌感染。第二、三代头孢菌素对严重革兰阴性杆菌感染作用显著，与氨基糖甘类合用有协同作用。哌拉西林、头孢哌酮、头孢他啶、阿米卡星、妥布霉素等对铜绿假单胞菌及其他假单胞菌等感染有效。

5）去甲万古霉素适用于耐甲氧西林的葡萄球菌、多重耐药的肠球菌感染及对青霉素过敏患者的革兰阳性球菌感染。亚胺培南-西拉司丁钠（泰能）抗菌谱广，对革兰阴性杆菌杀菌活性好。

主治语录：静脉用药者可在体温正常，临床症状改善，尿细菌培养转阴后改口服维持。

（3）对症治疗：应用碱性药物，钙离子通道拮抗剂等。

二、肾积脓

1. 定义　肾实质感染所致广泛的化脓性病变，或尿路梗阻后肾盂肾盏积水、感染而形成一个积聚脓液的囊腔称为肾积脓。

2. 临床表现　主要为全身感染症状。

3. 主要辅助检查　膀胱镜检查可见患侧输尿管口喷脓尿。超声显示为肾盂积脓。排泄性尿路造影或放射性核素肾图提示患侧肾功能减退或丧失。

4. 治疗　行脓肾造瘘术。如患肾功能丧失，对侧肾功能正常，作患肾切除术。

三、肾皮质多发性脓肿

1. 多发性小脓肿，为肾疖；小脓肿融合扩大成大块化脓组织，为肾痈。致病菌大多为金黄色葡萄球菌。

2. 临床表现主要为畏寒、发热、腰部疼痛、肌紧张、肋脊角叩痛，病程1~2周。

3. 超声引导下针刺抽吸取得脓液可肯定诊断。

4. 肾痈形成或并发肾周围脓肿，行切开引流术。早期肾皮质脓肿应及时应用抗生素。

四、肾周围炎

1. 本病是指肾周围组织的化脓性炎症，若形成脓肿称肾周围脓肿。致病菌多为金黄色葡萄球菌及大肠埃希菌。多由肾痈、肾表面脓肿直接感染所致。

2. 临床表现主要为畏寒、发热、腰部疼痛和肌紧张，局部压痛明显。

3. 腹部平片可见脊柱向患侧弯曲，腰大肌阴影消失。

4. 超声和CT可显示肾周围脓肿，在超声引导下作肾周围穿刺，可抽得脓液。

5. 未形成脓肿，首选敏感抗生素和局部热敷。有脓肿形成，穿刺或切开引流。

第三节 下尿路感染

一、急性细菌性膀胱炎

1. 病理 浅表膀胱炎症多见，以尿道内口及膀胱三角最明显。炎症有自愈倾向。

2. 临床表现

（1）发病突然，有尿痛、尿频、尿急，常见终末血尿，可有急迫性尿失禁。

（2）全身症状不明显，体温正常或仅有低热。

（3）女性常与经期、性交有关；男性如有慢性前列腺炎，可在性交或饮酒后诱发。

3. 诊断

（1）耻骨上膀胱区可有压痛。男性可并发附睾炎，附睾痛；尿道炎，可有尿道脓性分泌物。女性可能有阴道炎、尿道炎、膀胱脱垂或憩室，检查有无处女膜及尿道口畸形，尿道旁腺感染积脓。

（2）实验室检查，尿液中白细胞增多。尿菌落计数和药物敏感试验，可获阳性结果。

✎ **主治语录**：尿道有分泌物应作涂片细菌学检查。

（3）需与其他以排尿改变为主要症状的疾病鉴别。

4. 治疗 多饮水，口服碳酸氢钠碱化尿液，应用抗菌药物。绝经期后妇女雌激素替代疗法以维持正常的阴道内环境，增加乳酸杆菌并清除致病菌，可以减少尿路感染的发生。

二、慢性细菌性膀胱炎

1. 病理 膀胱黏膜苍白、变薄或肥厚，有时呈颗粒或小囊状，偶见溃疡。显微镜下可见固有膜内有较多浆细胞、淋巴细胞浸润和结缔组织增生。当炎症累及肌层使逼尿肌纤维化，膀胱容量可缩小。

2. 临床表现 反复发作或持续存在尿频、尿急、尿痛，耻骨上膀胱区不适，膀胱充盈时疼痛明显。尿液混浊。

3. 诊断

（1）男性应做直肠指检了解前列腺有无病变，并作阴囊、阴茎、尿道口检查。女性应了解尿道外口、处女膜有无畸形，有无宫颈炎、阴道炎或前庭腺炎等。

（2）实验室检查：尿中少量白细胞，尿培养可阳性。

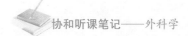

4. 治疗　应用抗菌药物，保持排尿通畅，处理诱发尿路感染的病因，必要时手术纠正。

三、尿道炎

（一）淋菌性尿道炎

由淋球菌引起，常累及泌尿、生殖系的黏膜。主要由性接触直接传播。

1. 临床表现

（1）经过 2~5 天潜伏期发病。

（2）感染初期，尿道口黏膜红肿、发痒和轻微刺痛。尿道排出多量脓性分泌物，排尿不适。

（3）病情发展后，黏膜红肿延伸到前尿道全部，阴茎肿胀，尿频、尿急、尿痛明显。两侧腹股沟淋巴结呈急性炎症反应。

2. 诊断

（1）有典型的临床表现及不洁性交史。

（2）尿道分泌物涂片可找到革兰阴性双球菌。尿三杯试验以第一杯脓尿最明显。

3. 治疗　以青霉素类药物为主。

主治语录：配偶应同时治疗。

（二）非淋菌性尿道炎

在性传播性疾病中占首位，病原体以沙眼衣原体或支原体为主。

1. 临床表现

（1）一般在感染后 1~5 周发病。

（2）尿道刺痒、尿痛和分泌少量白色稀薄液体，或仅为痂膜封口或裤裆污秽，常见于晨间。

（3）在男性，感染可侵犯附睾引起急性附睾炎，亦可导致男性不育。

2. 诊断

（1）典型的临床表现及不洁性行为的接触传染。

（2）清晨排尿前取尿道分泌物培养。每高倍视野下见到10~15个多核白细胞，找到衣原体或支原体的包涵体，无细胞内革兰阴性双球菌，可与淋菌性尿道炎相鉴别。

3. 治疗 应用米诺环素、红霉素，配偶应同时治疗。

第四节 男性生殖系统感染

一、急性细菌性前列腺炎

1. 临床表现

（1）发病突然，为急性疼痛伴随着排尿刺激症状和梗阻症状以及发热全身症状。

（2）典型症状为尿频、尿急、排尿痛。

（3）梗阻症状为尿等待、尿线间断，甚至急性尿潴留，会阴部及耻骨上疼痛伴随外生殖器不适或疼痛。

（4）全身症状有寒战和高热、恶心、呕吐，甚至败血症。

（5）临床上往往伴发急性膀胱炎。

2. 诊断

（1）典型的临床表现和急性感染史。

（2）直肠指检前列腺肿胀、压痛、局部温度升高，表面光滑，形成脓肿有饱满或波动感。

（3）实验室检查：尿沉渣检查有白细胞增多，血液和/或尿细菌培养阳性。

3. 治疗 卧床休息，输液，应用抗菌药物及大量饮水，对症治疗。

二、慢性前列腺炎

（一）慢性细菌性前列腺炎

1. 病因　本病多无急性炎症过程。致病菌有大肠埃希菌、变形杆菌、克雷伯杆菌属、葡萄球菌或链球菌等，主要是经尿道逆行感染所致。

主治语录：前列腺腺上皮的类脂质膜是多种抗生素进入腺泡的屏障，也是慢性前列腺炎治疗不理想、难以根治的原因。

2. 临床表现

（1）排尿改变及尿道分泌物：尿频、尿急、尿痛，尿道口"滴白"。

（2）疼痛：会阴部、下腹隐痛不适。

（3）性功能减退：勃起功能障碍、早泄、遗精或射精痛。

（4）精神神经症状：出现头晕、头胀、乏力、疲惫、失眠、情绪低落、疑虑、焦急等。

（5）并发症：变态反应如虹膜炎、关节炎、神经炎、肌炎、不育等。

3. 诊断

（1）直肠指检：前列腺饱满、增大、质软、轻度压痛。病程长者，前列腺缩小、变硬、不均匀，有小硬结。同时应用前列腺按摩获取前列腺液送检验。

（2）前列腺液检查：前列腺液白细胞>10个/高倍视野，卵磷脂小体减少。可诊断为前列腺炎。

（3）分段尿及前列腺液培养检查：取初尿10ml（VB_1），再排尿200ml后取中段尿10ml（VB_2）。而后，作前列腺按摩，收集前列腺液（EPS），完毕后排尿 10ml（VB_3）。

1）菌落计数 $VB_3 > VB_1$ 和 $VB_2$10 倍可诊断为细菌性前列腺炎。

2）VB_1 及 VB_2 细菌培养阴性，VB_3 和前列腺液细菌培养阳性，可确诊。

（4）超声：显示前列腺组织结构界限不清、混乱，可提示前列腺炎。

✎ 主治语录：慢性细菌性前列腺炎的诊断依据包括反复的尿路感染发作。前列腺按摩液中持续有致病菌存在。

4. 治疗

（1）首选红霉素、多西环素等具有较强穿透力的抗菌药物。

（2）综合治疗

1）热水坐浴及理疗（如离子透入）可减轻局部炎症，促进吸收。

2）前列腺按摩，每周 1 次，以引流炎性分泌物。

3）忌酒及辛辣食物，避免长时间骑、坐，有规律的性生活。

4）中医治疗，应用活血化瘀和清热解毒药物。

（二）慢性非细菌性前列腺炎

1. 大多数慢性前列腺炎属此类。

2. 临床表现类似慢性细菌性前列腺炎，但无反复尿路感染发作。

3. 直肠指检前列腺稍饱满，质较软，有轻度压痛。

4. 临床上具有慢性前列腺炎的症状，尤其是盆腔、会阴部疼痛明显，而前列腺液检查正常，培养无细菌生长，称为前列腺痛。

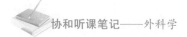

5. 治疗 致病原为衣原体、支原体则可用米诺环素、多西环素及碱性药物。其他可用红霉素、甲硝唑等。α受体阻断药可以解痉、改善症状。某些植物制剂对改善症状也有一定的疗效。

每日1次热水坐浴；每周1次前列腺按摩以及去除易造成盆腔、前列腺充血的因素，往往也可有良好的疗效。

三、急性附睾炎

1. 病因 中青年多见，常由泌尿系感染和前列腺炎、精囊炎、性传播疾病扩散所致。感染多从输精管逆行传播。

2. 病理

（1）炎症可使附睾肿胀，炎症开始于附睾尾部，随后通过附睾体扩散至附睾头部，可形成脓肿。

（2）累及睾丸形成附睾睾丸炎。

（3）睾丸鞘膜可有渗液，形成继发性睾丸鞘膜积液。

（4）精索可增粗，炎症反应可波及腹股沟区。

3. 临床表现

（1）发病突然，全身症状明显，畏寒、高热。

（2）患侧阴囊明显肿胀、皮肤红、热、痛，沿精索、下腹部及会阴部放射。附睾睾丸及精索均有增大或增粗，肿大以附睾头、尾部为甚。

（3）可伴有膀胱刺激症状。血白细胞计数及中性粒细胞占比升高。

主治语录：急性附睾炎注意与阴囊内其他疾病鉴别，如附睾结核、睾丸扭转。

4. 治疗 卧床休息，并将阴囊托起，止痛、热敷；0.5%利多卡因作精索封闭；应用广谱抗生素；脓肿形成则切开引流。

四、慢性附睾炎

1. 多由急性附睾炎治疗不彻底而形成。部分患者无急性炎症过程，可伴有慢性前列腺炎。

2. 附睾较硬，呈结节状。显微镜检查可见附睾组织纤维增生，有大量瘢痕组织，附睾小管阻塞，白细胞及浆细胞浸润。

3. 临床表现为阴囊长期有轻度不适，或坠胀痛，休息后好转。附睾局限性增厚及肿大，与睾丸的界限清楚，精索、输精管可增粗，前列腺质地偏硬。

4. 针对病原菌给予抗感染治疗，托起阴囊，局部热敷、热水坐浴、理疗等亦有助于缓解症状。

 历年真题

男，30 岁。近半年来出现尿频、尿不净、尿道滴白及肛周隐痛不适。多次检查尿常规 WBC 1～3 个/HP；前列腺液常规：WBC > 10 个/HP，卵磷脂小体（+++）/HP，前列腺液培养阴性，血常规无异常。该患者应该诊断为

A. 慢性膀胱炎

B. 泌尿系结核

C. 非淋菌性尿道炎

D. 慢性前列腺炎

E. 膀胱结石

参考答案：D

第五十章 泌尿、男性生殖系统结核

核心问题

肾结核的临床表现、诊断方法、治疗原则。

内容精要

泌尿、男性生殖系统结核是全身结核病的一部分，其中最主要是肾结核。泌尿、男性生殖系统结核病往往在肺结核发生或愈合后 3~10 年或更长时间才出现症状。也常常在一些消耗性疾病、创伤、皮质激素使用、免疫抑制性疾病、糖尿病、艾滋病患者中出现。

第一节 泌尿系统结核

一、病理

1. 绝大多数肾结核为单侧病变。早期病理改变是肾皮质炎性细胞浸润后形成的多发性结核结节。结核钙化是常见的病理改变。

2. 少数患者全肾广泛钙化时，其内混有干酪样物质，肾功能完全丧失，输尿管常完全闭塞，含有结核杆菌的尿液不能流入膀胱，膀胱继发性结核病变逐渐好转和愈合，膀胱刺激症状也逐渐缓解甚至消失，尿液检查趋于正常，这种情况称为"肾自截"。

3. 输尿管结核表现为黏膜和黏膜下层结核结节、溃疡、肉芽肿和纤维化，病变是多发性的。输尿管狭窄多见于输尿管膀胱连接部。

4. 膀胱结核起初为黏膜充血、水肿，散在结核结节形成，病变常从患侧输尿管口周围开始，逐渐扩散至膀胱的其他处。

5. 尿道结核病理改变主要是结核性溃疡、纤维化导致尿道狭窄，引起排尿困难，加剧肾功能损害。

二、临床表现

1. 肾结核常发生于 20~40 岁的青壮年，男性多见。

2. 早期常无明显症状及影像学改变，随着病情发展，可出现下列典型的临床症状。

（1）尿频、尿急、尿痛：是肾结核典型症状之一，尿频最早出现。

（2）血尿：是肾结核的重要症状，常为终末血尿。

（3）脓尿：是肾结核的常见症状。严重者尿如洗米水样，内含干酪样碎屑或絮状物，显微镜下可见大量脓细胞。

（4）腰痛和肿块：腰部钝痛或绞痛。

（5）男性生殖系统结核：表现最明显的是附睾结核，附睾可触及不规则硬块。输精管结核病变时，变得粗硬并呈"串珠"样改变。

（6）全身症状：常不明显。晚期有典型结核症状。严重双肾结核或肾结核对侧肾积水时，可出现慢性肾功能不全的症状，甚至突然发生无尿。

三、诊断

1. 考虑有肾结核的可能

（1）无明显原因的慢性膀胱炎，症状持续存在并逐渐加重，伴有终末血尿。

（2）青壮年男性有慢性膀胱炎症状，尿培养无细菌生长，经抗菌药物治疗无明显疗效。

（3）附睾有硬结或伴阴囊慢性窦道者。

🖊 主治语录：肾结核是慢性膀胱炎的常见原因。

2. 辅助检查

（1）尿液检查：酸性，尿蛋白阳性，有较多红细胞和白细胞。尿沉淀涂片可找到抗酸杆菌。尿结核杆菌培养阳性，这对肾结核的诊断有决定性意义。

（2）影像学诊断

1）超声：显示病肾结构紊乱，有钙化则显示强回声。

2）X线检查：KUB 可能见到病肾局灶或斑点状钙化影或全肾广泛钙化。

3）静脉尿路造影（IVU）：根据临床表现，尿内见结核杆菌，静脉尿路造影一侧肾正常，另一侧"无功能"，可诊断肾结核。

4）逆行尿路造影可以显示病肾空洞性破坏，输尿管僵硬，管腔节段性狭窄且边缘不整。

5）CT 和 MRI：在双肾结核或肾结核对侧肾积水，静脉尿路造影显影不良时，CT、MRI 有助于确定诊断。

（3）膀胱镜检查：膀胱黏膜充血、水肿，浅黄色结核结节、结核性溃疡、肉芽肿及瘢痕，膀胱三角区和病侧输尿管周围较明显。病侧输尿管口可呈"洞穴"状，可见混浊尿液喷出。

四、鉴别诊断

1. 与非特异性膀胱炎鉴别

（1）肾结核引起的膀胱炎，常以尿频开始，膀胱刺激症状长期存在并进行性加重，一般抗生素治疗无效。

（2）非特异性膀胱炎多见于女性，发病突然，开始即有显著的尿频、尿急、尿痛，经抗感染治疗后症状很快缓解或消失，病程短促，易反复发作。

2. 泌尿系统其他疾病引起的血尿

（1）肾结核血尿常在膀胱刺激症状存在一段时间后才出现，以终末血尿多见。

（2）泌尿系肿瘤引起的血尿常为全程无痛性肉眼血尿。

（3）肾输尿管结石引起的血尿常伴有肾绞痛。

（4）膀胱结石引起的血尿，排尿有时尿线突然中断，伴尿道内剧烈疼痛。

（5）非特异性膀胱炎的血尿主要在急性阶段出现，血尿常与膀胱刺激症状同时发生。

主治语录：肾结核尿中可找到抗酸杆菌或尿结核杆菌培养阳性。其他疾病的尿中不会出现。

五、治疗

1. 药物治疗

（1）原则：早期、适量、联合、规律、全程。

（2）适用于早期肾结核。

（3）常用药物：首选药物有吡嗪酰胺、异烟肼、利福平和链霉素等杀菌药物，其他如乙胺丁醇、环丝氨酸、乙硫异烟胺等抑菌药为二线药物。

主治语录：因抗结核药物多数有肝毒性，服药期间应同时服用保肝药物，并定期检查肝功能。

（4）连续半年尿中未找见结核杆菌为稳定阴转。5年不复发即可认为治愈，但如果有明显膀胱结核或伴有其他器官结核，随诊时间需延长至 10~20 年或更长。

2. 手术治疗

（1）凡药物治疗 6~9 个月无效，肾结核破坏严重者，应在药物治疗的配合下行手术治疗。肾切除术前抗结核治疗不应少于 2 周。

（2）手术方法：肾切除术；保留肾组织的肾结核手术；解除输尿管狭窄的手术；挛缩膀胱的手术治疗。

第二节　男性生殖系统结核

一、病理

1. 男性生殖系统结核　病理改变和一般结核病相同，主要也为结核结节、干酪坏死、空洞形成和纤维化等，钙化极少见。

2. 前列腺结核　脓肿向尿道破溃，可使后尿道呈空洞状，边缘不规则。前列腺、精囊纤维化以后则形成坚硬肿块。

3. 输精管结核　常致管腔堵塞，输精管变粗变硬，呈"串珠"状改变。

4. 附睾结核　病变常从附睾尾开始，呈干酪样变、脓肿及纤维化，可累及整个附睾。附睾结核常侵及鞘膜和阴囊壁，脓肿破溃后可形成经久不愈的窦道。

5. 睾丸结核　常是附睾结核直接扩展蔓延所致。

二、临床表现

1. 多于 20~40 岁发病。

2. 附睾结核可以是泌尿生殖系结核的首发和唯一症状。

3. 前列腺、精囊结核症状多不明显，偶感直肠内和会阴部不适，直肠指诊可触及前列腺、精囊硬结，一般无压痛。

4. 附睾结核发病缓慢，阴囊部肿胀不适或下坠感，附睾尾或整个附睾硬结形成寒性脓肿，继发感染，阴囊局部出现红肿、疼痛。

三、诊断

1. 典型临床表现，直肠指诊扪及前列腺、精囊硬结或触及附睾硬结。

2. 尿常规，尿找抗酸杆菌、尿结核杆菌培养和静脉尿路造影等检查以除外肾结核。

3. 前列腺液或精液可发现结核杆菌；尿道造影显示前列腺部尿道变形或扩大，造影剂可进入前列腺空洞内。

四、鉴别诊断

1. 慢性前列腺炎　症状明显，结节范围局限，有压痛，抗感染有效。

2. 前列腺癌　老年人多见，影像学检查、直肠指检及 PSA 测定有助于诊断，前列腺穿刺活检可确诊。

3. 非特异性慢性附睾炎　很少形成硬结，与阴囊皮肤无粘连，有急性炎症发作史或伴有慢性前列腺炎病史。附睾结核硬块不规则，病程缓慢，可触及"串珠"样、粗硬的输精管，易与阴囊皮肤粘连形成窦道。

　主治语录：超声有助于鉴别附睾结核和睾丸肿瘤。

五、治疗

1. 前列腺、精囊结核　一般用抗结核药物治疗，应清除泌尿系统可能存在的其他结核病灶。

2. 早期附睾结核　应用抗结核药物治疗，多数可以治愈。

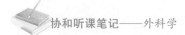

如果病变较重，疗效不好，已有脓肿或有阴囊皮肤窦道形成，应在药物治疗配合下作附睾及睾丸切除术。

历年真题

1. 肾结核最主要症状为
    A. 全程血尿
    B. 慢性进行性膀胱刺激症状
    C. 脓尿
    D. 全身结核中毒症状
    E. 肾绞痛
2. 诊断肾结核以下项目中最可靠的是
    A. 尿常规检查发现白细胞和红细胞

    B. 附睾及精索有硬结
    C. 发现肺结核同时存在膀胱刺激症状
    D. 膀胱镜检查可见膀胱内充血水肿，黏膜有干酪样病灶
    E. 静脉肾盂造影发现肾盏虫蚀样破坏

参考答案：1. B 2. E

第五十一章 尿路梗阻

核心问题

1. 尿潴留的处理原则。
2. 前列腺增生症的病理生理、诊断和治疗。

内容精要

尿路梗阻是由于泌尿系统本身及其周围组织器官的疾病导致尿路管腔不通畅或者尿路肌肉收缩功能异常，引起梗阻近端尿路扩张积水和肾功能损害。泌尿系统有些疾病与尿路梗阻常互为因果。如感染和结石可引起梗阻，而梗阻又可以继发感染和结石。因此，在治疗感染和结石的同时，必须解决尿路梗阻的问题。

第一节 概 述

一、病因

尿路梗阻的常见病因如下。

1. 尿路结石。

2. 泌尿生殖系统肿瘤。

3. 前列腺增生症。

4. 先天发育异常。

5. 邻近器官病变的压迫或侵犯。

6. 创伤或炎症引起的瘢痕狭窄。

7. 中枢或周围神经受到损害。

8. 结核。

9. 医源性输尿管梗阻。

二、病理生理

1. 基本病理改变是梗阻部位以上压力增高，尿路扩张积水，长时间梗阻将导致肾积水和肾功能损害。

2. 常见的并发症是感染和结石。

第二节 肾 积 水

一、定义

1. 肾积水 尿液从肾盂排出受阻，蓄积后肾内压力增高，肾盂肾盏扩张，肾实质萎缩，功能减退，称为肾积水。

2. 巨大肾积水 肾积水容量超过 1000ml 或小儿超过 24 小时尿液总量时，称为巨大肾积水。

二、临床表现

1. 上尿路急性梗阻时，常常出现肾绞痛、恶心、呕吐、血尿及肾区压痛等。

2. 上尿路慢性梗阻由于发展常较缓慢，症状不明显或仅有腰部隐痛不适。当发展成巨大肾积水时，腹部可出现肿块。

3. 下尿路梗阻时，主要表现为排尿困难和膀胱排空障碍，甚至出现尿潴留，而引起肾积水出现的症状常较晚，临床多表现为不同程度的肾功能损害。

4. 肾积水如并发感染，则表现为急性肾盂肾炎症状，出现寒战、高热、腰痛及膀胱刺激症状等。如梗阻不解除，感染的肾积水很难治愈，或可发展成为脓肾，腹部有可能扪及肿块，患者常有发热及消瘦等。

5. 尿路梗阻长时间得不到解除，将导致梗阻侧肾功能减退甚至丧失。

📝 主治语录：孤立肾或双侧上尿路完全梗阻时可出现无尿、肾衰竭。

三、诊断

1. 影像学检查

（1）超声：首选。可以确定肾积水的程度和肾皮质萎缩情况，还可以鉴别增大的肾是实性肿块还是肾积水。

（2）X 线检查：若肾积水是结石所致。

1）尿路平片：可见到尿路结石影及积水增大的肾轮廓。

2）静脉尿路造影：早期可见肾盏、肾盂扩张，肾盏杯口消失或呈囊状显影。

3）逆行肾盂造影：可清晰显示输尿管及肾盂肾盏影像。易引起感染。

📝 主治语录：逆行插管时必须严格无菌操作及应用抗生素。

（3）磁共振水成像（MRU）：可以清晰显示肾积水、输尿管积水。

（4）CT：CT 平扫可显示结石及肾的形态；CT 三维成像可以发现梗阻的部位及病因。

2. 内镜检查　输尿管镜及膀胱镜可用于部分尿路梗阻患者

的检查、对腔内病变引起的梗阻可明确诊断，而且还可以同时进行治疗，输尿管逆行插管可立即解除梗阻，输尿管镜下可行碎石、肿瘤切除、狭窄内切开等治疗。

3. 肾功能检查　放射性核素肾显像可以了解肾实质损害程度及分侧肾功能。肾图检查，尤其是利尿肾图，对判定上尿路有无机械性梗阻及梗阻的程度有一定帮助。

主治语录：肾积水的诊断应包括积水程度、梗阻部位、积水的病因、有无感染及肾功能损害情况。

四、治疗

1. 尽快解除梗阻，治疗方法取决于梗阻病因。
2. 如果患者病情较危重，不允许作较大手术或梗阻暂时不能除去时，可在超声引导下经皮肾穿刺造瘘，引流尿液，以利于控制感染和改善肾功能；待患者身体条件许可时，再治疗梗阻的病因。
3. 若梗阻病因不能除去，肾造瘘则作为永久性的治疗措施。

第三节　尿　潴　留

一、病因

1. 机械性梗阻　最多见。
2. 动力性梗阻　最常见的原因为中枢和周围神经系统病变。

二、临床表现

1. 急性尿潴留发病突然，膀胱内充满尿液不能排出，胀痛难忍，辗转不安。
2. 慢性尿潴留多表现为排尿不畅、尿频，排尿不尽感。

三、诊断

1. 耻骨上区常可见到半球形膨隆，用手按压有明显尿意，叩诊为浊音。

2. 超声检查可以明确诊断。

四、治疗

1. 急性尿潴留

（1）治疗原则是解除梗阻，恢复排尿。

（2）导尿术是解除急性尿潴留最简便的办法。

（3）如梗阻病因不能解除，可以永久引流尿液。

✎ **主治语录**：前列腺增生症引起的急性尿潴留，应留置导尿管一周后再试行拔除导尿管。

2. 慢性尿潴留

（1）机械性梗阻引起，有上尿路扩张肾积水、肾功能损害者，先行膀胱尿液引流，择期手术。

（2）动力性梗阻引起，多需间歇自行导尿；上尿路积水严重者，可行耻骨上膀胱造瘘术或其他尿流改道术。

第四节　良性前列腺增生

一、病因

老龄和有功能的睾丸是前列腺增生发病的两个重要因素。

二、临床表现

多于 50 岁后出现症状，症状与前列腺体积大小之间并不一致，而取决于引起梗阻的程度、病变发展速度以及是否合并感

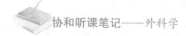

染等，症状可时轻时重。

1. 尿频　是最常见的早期症状，夜间尤甚。

2. 排尿困难　是最重要的症状。排尿迟缓、断续、尿流细而无力、射程短、终末滴沥、排尿时间延长。

3. 慢性尿潴留和充溢性尿失禁。

4. 合并感染或结石，明显尿频、尿急、尿痛，血管破裂，无痛性肉眼血尿。严重肾积水、肾功能损害，可出现慢性肾功能不全，还可引起腹股沟疝、内痔与脱肛。

　　主治语录：前列腺增生发生的无痛性肉眼血尿，应与泌尿系肿瘤引起的血尿鉴别。

三、诊断

1. 直肠指检　多数患者可触到增大的前列腺，表面光滑、质韧、有弹性，边缘清楚，中央沟变浅或消失。

2. 超声　采用经腹壁或直肠途径进行。

3. 尿流率检查　最大尿流率 < 15ml/s 表示排尿不畅；<10ml/s表明梗阻较为严重。

4. PSA 测定　排除前列腺癌。

四、鉴别诊断

1. 前列腺癌　前列腺有结节，质硬或血清 PSA 升高，MRI 和系统前列腺穿刺活检等检查。

2. 膀胱颈挛缩　40~50 岁出现排尿不畅症状，前列腺体积不增大，膀胱镜检查可确诊。

3. 尿道狭窄　多有尿道损伤及感染病史，尿道膀胱造影与尿道镜检查可确诊。

4. 神经源性膀胱功能障碍　前列腺不增大。常有中枢或周

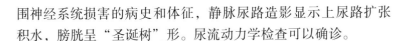

围神经系统损害的病史和体征，静脉尿路造影显示上尿路扩张积水，膀胱呈"圣诞树"形。尿流动力学检查可以确诊。

五、治疗

1. 观察等待　若症状较轻，不影响生活与睡眠，一般无须治疗，可观察等待。

2. 药物治疗　常用的药物有 α 受体阻断药、5α 还原酶抑制药和植物类药等。

3. 手术治疗　经尿道前列腺切除术（TURP）最常用。

4. 其他　经尿道球囊扩张术、前列腺尿道支架以及经直肠高强度聚焦超声（HIFU）等。

 历年真题

1. 前列腺增生患者最重要的症状是
   A. 尿潴留
   B. 排尿困难
   C. 尿失禁
   D. 无痛性肉眼血尿
   E. 尿频、尿急、尿痛

2. 下列前列腺增生的手术适应证，不正确的是
   A. 双侧肾积水，肾功能不全
   B. 反复肉眼血尿
   C. 合并膀胱结石
   D. 合并神经源性膀胱功能障碍
   E. 残余尿量大

参考答案：1. B　2. D

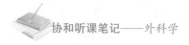

第五十二章 尿 路 结 石

核心问题

1. 肾、输尿管结石的临床表现、诊断和治疗。
2. 膀胱结石的临床表现和治疗。

内容精要

尿路结石又称为尿石症，为最常见的泌尿外科疾病之一。尿路结石可分为上尿路结石和下尿路结石。

第一节 概 述

一、结石形成的危险因素

1. 代谢异常
（1）形成尿结石的物质排出增加。
（2）尿 pH 改变。
（3）尿中抑制晶体形成和聚集的物质减少。
（4）尿量减少，使盐类和有机物质的浓度增高。
2. 局部病因 尿路梗阻、感染和尿路存在异物均是诱发结石形成的局部因素。

3. 药物相关因素

（1）尿液的浓度高而溶解度比较低的药物。

（2）能够诱发结石形成的药物。

二、成分及特性

草酸钙结石最常见，通常尿路结石以多种盐类混合形成。

三、病理生理

1. 在肾和膀胱内形成，多数输尿管结石和尿道结石是结石排出过程中停留该处所致。

2. 结石常停留或嵌顿于输尿管的三个生理狭窄处，并以输尿管下 1/3 处最多见。

主治语录：输尿管三个生理狭窄为肾盂输尿管连接处、输尿管跨过髂血管处及输尿管膀胱壁段。

第二节 上尿路结石

一、临床表现

1. 疼痛

（1）肾结石，可有肾区疼痛伴肋脊角叩击痛。肾盂大结石及肾盏结石，可有活动后上腹或腰部钝痛。

（2）输尿管结石，可有肾绞痛。典型表现为疼痛剧烈难忍，阵发性发作，可放射到同侧睾丸或阴唇。

2. 血尿 镜下血尿常见，活动后镜下血尿可以是唯一临床表现。引起尿路完全性梗阻或固定不动时，可能没有血尿。

3. 恶心呕吐 输尿管结石引起尿路梗阻时，使输尿管管腔内压力增高，管壁局部扩张、痉挛和缺血。由于输尿管与肠有共同的神经支配而导致恶心、呕吐，常与肾绞痛伴发。

4. 膀胱刺激征　见于结石伴感染或输尿管膀胱壁段结石时。

主治语录：肾和输尿管结石为上尿路结石，主要症状是疼痛和血尿。

二、诊断

1. 病史和体格检查　与活动有关的疼痛和血尿，典型的肾绞痛。

2. 实验室检查

（1）血液分析：应检测血钙、尿酸、肌酐。

（2）尿液分析。

（3）结石成分分析。

3. 影像学检查

（1）超声：是首选的影像学检查。

（2）X线检查

1）尿路平片：能发现90%以上的结石。侧位片显示上尿路结石位于椎体前缘之后，腹腔内钙化阴影位于椎体之前。

2）静脉尿路造影：若有充盈缺损，则提示有X线阴性结石或合并息肉、肾盂癌等可能。

3）逆行或经皮肾穿刺造影。

4）平扫CT。

（3）磁共振水成像（MRU）。

（4）放射性核素肾显像。

（5）内镜检查：包括经皮肾镜、输尿管硬、软镜和膀胱镜检查。

三、治疗

1. 病因治疗。

2. 药物治疗　结石<0.6cm、表面光滑、结石以下尿路无梗阻时可采用药物排石治疗。

3. 体外冲击波碎石（ESWL）

（1）适应证：适用于直径≤2cm的肾结石及输尿管上段结石。

（2）禁忌证：结石远端尿路梗阻、妊娠、出血性疾病、严重心脑血管病、主动脉或肾动脉瘤、尚未控制的泌尿系感染等。过于肥胖、肾位置过高、骨关节严重畸形、结石定位不清等，由于技术性原因而不适宜采用此法。

（3）碎石效果：结石体积较大且无肾积水的肾结石，由于碎石没有扩散空间，效果较差，常需多次碎石。胱氨酸、草酸钙结石质硬，不易粉碎。输尿管结石如停留时间长合并息肉或发生结石嵌顿时也难以粉碎。

（4）并发症：一过性肉眼血尿，一般无需特殊处理。

4. 经皮肾镜碎石取石术（PCNL）

（1）适应证：所有需手术干预的肾结石，包括完全性和不完全性鹿角结石、≥2cm的肾结石、有症状的肾盏或憩室内结石、体外冲击波难以粉碎及治疗失败的结石，以及部分L_4以上较大的输尿管上段结石。

（2）禁忌证：凝血机制障碍、过于肥胖穿刺针不能达到肾或脊柱畸形者。

5. 输尿管镜碎石取石术（URL）　输尿管软镜主要用于肾结石（<2cm）的治疗。

6. 腹腔镜输尿管切开取石（LUL）　适用于>2cm输尿管结石，或经ESWL、输尿管镜手术治疗失败者。一般不作为首选方案。

7. 开放手术治疗

（1）方法

1）肾盂切开取石术：主要适用于肾盂输尿管处梗阻合并肾盂结石，可在取石的同时解除梗阻。

2）肾实质切开取石术。

3）肾部分切除术：适用于结石在肾一极或结石所在肾盏有明显扩张、实质萎缩和有明显复发因素者。

4）肾切除术：因结石导致肾结构严重破坏，功能丧失，或合并肾积脓，而对侧肾功能良好，可将患肾切除。

5）输尿管切开取石术：适用于嵌顿较久或其他方法治疗失败的结石。

（2）双侧上尿路同时存在结石的手术治疗原则

1）双侧输尿管结石，应尽可能同时解除梗阻，可采用双侧输尿管镜碎石取石术，如不能成功，可行输尿管逆行插管或行经皮肾穿刺造瘘术，条件许可也可行经皮肾镜碎石取石术。

2）一侧肾结石，另一侧输尿管结石时，先处理输尿管结石。

3）双侧肾结石时，在尽可能保留肾的前提下，先处理容易取出且安全的一侧。若肾功能极差，梗阻严重，全身情况不良，宜先行经皮肾造瘘。待患者情况改善后再处理结石。

4）孤立肾上尿路结石或双侧上尿路结石引起急性完全性梗阻无尿时，一旦诊断明确，只要患者全身情况许可，应及时施行手术。若病情严重不能耐受手术，亦应试行输尿管插管，通过结石后留置导管引流；不能通过结石时，则改行经皮肾造瘘。

四、预防

1. 大量饮水　增加尿量，稀释尿中形成结石物质的浓度，减少晶体沉积。

2. 调节饮食

（1）草酸盐结石的患者应限制浓茶、菠菜、番茄、芦笋、花生等摄入。

（2）高尿酸的患者应避免高嘌呤食物如动物内脏。

（3）限制钠盐、蛋白质的过量摄入，增加水果、蔬菜、粗粮及纤维素摄入。

3. 特殊性预防

（1）草酸盐结石患者可口服维生素 B_6，以减少草酸盐排出；口服氧化镁可增加尿中草酸溶解度。

（2）尿酸结石患者可口服别嘌醇和碳酸氢钠，以抑制结石形成。

（3）有尿路梗阻、尿路异物、尿路感染或长期卧床等，应及时去除这些结石诱因。

第三节 下尿路结石

一、临床表现

下尿路结石包括膀胱结石和尿道结石。

1. 膀胱结石的典型症状为排尿突然中断，疼痛放射至远端尿道及阴茎头部，伴排尿困难和膀胱刺激症状。

2. 尿道结石典型症状为排尿困难，点滴状排尿，伴尿痛，重者可发生急性尿潴留及会阴部剧痛。

3. 除典型症状外，下尿路结石常伴发血尿和感染。

4. 憩室内结石可仅表现为尿路感染。

二、诊断

根据典型症状和影像学检查可作出诊断。

1. 超声检查　能发现膀胱及后尿道强光团及声影，还可同时发现膀胱憩室、良性前列腺增生等。

2. X 线检查　能显示绝大多数结石，怀疑有尿路结石可能时还需作尿路平片及排泄性尿路造影。

3. 膀胱尿道镜检查　能直接见到结石，并可发现膀胱及尿道病变。

三、治疗

1. 膀胱结石　采用手术治疗，同时治疗病因。

（1）经尿道膀胱镜取石或碎石：适用于结石<2~3cm 者。

（2）耻骨上膀胱切开取石术。

主治语录：膀胱感染严重时，应用抗菌药物；若有排尿困难，则应先留置导尿，以利于引流尿液及控制感染。

2. 尿道结石

（1）前尿道结石：采用阴茎根阻滞麻醉下，压迫结石近端尿道，阻止结石后退，注入无菌液状石蜡，再轻轻地向尿道远端推挤，钩取或钳出，取出有困难者可选择内镜下碎石后取出。

（2）后尿道结石：可用尿道探条将结石轻轻地推入膀胱，再按膀胱结石处理。

 历年真题

1. 鉴别上尿路结石与腹腔钙化灶常用的检查方法是

A. 静脉尿路造影

B. CT

C. 腹部侧位 X 线平片

D. B 超

E. MRI

2. 男孩，5 岁。排尿困难，尿流中断，跑动或改变体位姿势后又可排尿。最可能的疾病是

A. 尿道狭窄

B. 神经源性膀胱

C. 前尿道结石

D. 尿道瓣膜

E. 膀胱结石

参考答案：1. C　2. E

第五十三章　泌尿、男性生殖系统肿瘤

核心问题

1. 肾癌的病理、临床表现、手术方式和治疗。
2. 膀胱肿瘤的诊断和治疗。
3. 前列腺癌的诊断和治疗。

内容精要

在我国，泌尿、男生殖系统肿瘤以膀胱癌多见。其次为肾癌、前列腺癌。

第一节　肾　肿　瘤

一、肾细胞癌（肾癌）

1. 病理

（1）常为单发，瘤体多数为实性肿瘤。

（2）肾癌起源于肾小管上皮细胞，病理类型包括透明细胞癌、乳头状细胞癌、嫌色细胞癌、未分类肾细胞癌、集合管癌、肾髓质癌和基因相关性肾癌。

2. 临床表现　肾癌高发年龄为 50~70 岁，男女比例为

3∶2。常见临床表现如下。

（1）血尿、疼痛和肿块：间歇无痛肉眼血尿是常见症状，疼痛常为腰部钝痛或隐痛，可有肾绞痛，腹部或腰部肿块。

主治语录：肉眼血尿、腰痛和腹部肿块被称为肾癌的"三联征"。

（2）副瘤综合征：发热、高血压、血沉增快等。其他表现有高钙血症、高血糖、红细胞增多症、肝功能异常、贫血、体重减轻、消瘦及恶病质等。

（3）转移性肿瘤症状。

3. 诊断

（1）血尿、疼痛和肿块，出现上述任何一项症状，即应考虑肾癌的可能。

（2）辅助检查

1）超声：典型肾癌表现为不均匀的中低回声实性肿块。

2）X 线检查：尿路平片可见肾外形增大。静脉尿路造影可见肾盏、肾盂不规则变形、狭窄、拉长、移位或充盈缺损。

3）CT：是目前诊断肾癌最可靠的影像学方法，表现为肾实质内不均质肿块。

4）MRI：在显示邻近器官有无受侵犯，肾静脉或下腔静脉内有无癌栓方面，MRI 则优于 CT。

4. 治疗

（1）外科手术

1）根治性肾切除术

适应证：不适合行保留肾单位手术的 T_1 期肾癌以及 $T_2 \sim T_4$ 期肾癌。

经典的根治性肾切除术范围：患侧肾周筋膜、肾周脂肪、患肾、同侧肾上腺、从膈肌脚到腹主动脉分叉处腹主动脉或下腔静脉旁淋巴结及髂血管分叉处以上输尿管，如合并肾静脉或下腔静脉内癌栓应同时取出。

2）保留肾单位手术

适应证：T_1 期肾癌、肾癌发生于解剖性或功能性的孤立肾，根治性肾切除术将会导致肾功能不全或尿毒症的患者。

保留肾单位手术范围：完整切除肿瘤及肿瘤周围肾周脂肪组织。

（2）辅助治疗：用于肾癌的靶向治疗药物包括舒尼替尼等酪氨酸激酶抑制药（TKI）和替西罗莫司等 mTOR 抑制药两大类。

二、肾母细胞瘤

1. 病理

（1）肾母细胞瘤常常压迫周围正常肾实质形成假包膜，其切面均匀呈灰白色，常有出血与梗死，间有囊腔形成。

（2）肾母细胞瘤是从胚胎性肾组织发生，典型的组织学特征为由胚芽、上皮和间质三种成分组成的恶性混合瘤。

（3）在分子病理上，肾母细胞瘤主要有 *WT1* 基因突变、*WTX* 基因缺失以及染色体 11p15 位点基因变异等。

2. 扩散和转移 晚期肿瘤突破肾包膜后，可广泛侵犯周围组织和器官。转移途径同肾癌，经淋巴转移至肾蒂及主动脉旁淋巴结，经血行转移可播散至全身多个部位，以肺最常见，其次为肝、脑等。

3. 临床表现

（1）无症状的腹部肿块是最常见、最重要的症状。位于上腹一侧季肋部，表面光滑，中等硬度，无压痛，有一定活动度。

（2）约 20% 患者有血尿。

（3）25% 病儿初次诊断时有高血压。

（4）其他常见症状有发热、食欲缺乏、体重减轻等。偶有肿瘤破裂出血以急腹症就诊者。晚期可出现恶心、呕吐、贫血等症状。

主治语录：少数病儿伴有虹膜缺失、泌尿生殖系统异常和偏侧肥大等。

4. 诊断与鉴别诊断

（1）小儿发现上腹部肿块。影像学检查对诊断有决定性意义。

（2）肾母细胞瘤需与巨大肾积水、神经母细胞瘤鉴别。

5. 治疗　手术联合化疗和放疗的综合治疗。

三、肾血管平滑肌脂肪瘤

1. 病理　肾血管平滑肌脂肪瘤在肾皮质和髓质内均可发生。肿瘤大小不一，切面呈灰白、灰黄或混杂黄色，有些可见出血灶，向肾脏外或集合系统生长，缺乏完整包膜，但界限清楚。

2. 临床表现

（1）泌尿系统表现：肾血管平滑肌脂肪瘤缺乏特异性表现，肿瘤较小可无任何症状。肿瘤内部出血可出现突发局部疼痛；大体积的肿瘤突发破裂出血，可出现急性腰腹痛、低血容量性休克、血尿、腹部肿块等表现。

（2）肾外表现：伴发结节硬化症者可伴有面部蝶形分布的皮脂腺腺瘤、癫痫、智力减退等。

3. 诊断

（1）超声：表现为强回声。

（2）CT：表现为单侧或双侧的肾脏增大或局部突出，内见类圆形或分叶状不均匀肿块，其中可见斑片状或多灶性低密度脂肪影（CT值<-20HU），境界一般较清楚。

（3）MRI：肾血管平滑肌脂肪瘤的脂肪组织在 T_1WI、T_2WI 上表现出中、高信号灶，T_2WI 抑脂像呈现低信号或信号明显下降，这是与肾癌鉴别最具特征性的征象。

（4）肾动脉造影：可见瘤体内血管壁厚薄不一、缺乏弹性、血管迂曲形成动脉瘤样改变等。

4. 治疗

（1）观察等待：对于<4cm 的肿瘤建议密切观察，每 6~12 个月监测肿瘤变化。

（2）手术治疗：肿瘤>4cm，发生破裂出血的风险上升，可考虑行保留肾单位手术。

（3）介入治疗。

第二节 尿路上皮肿瘤

一、膀胱肿瘤

1. 病因

（1）吸烟。

（2）长期接触工业化学产品。

（3）膀胱慢性感染与异物长期刺激。

（4）其他。

2. 病理

（1）组织学分级

1）WHO 1973 分级法根据肿瘤细胞的分化程度将其分为乳头状瘤；尿路上皮癌 I 级，分化良好；尿路上皮癌 II 级，中度分化；尿路上皮癌 III 级，分化不良。

2）WHO 2004 分级法调整为乳头状瘤、低度恶性潜能的乳头状尿路上皮肿瘤、低级别乳头状尿路上皮癌和高级别乳头状尿路上皮癌。

（2）生长方式：分为原位癌、乳头状癌及浸润性癌。

（3）浸润深度：采用 TNM 分期法。

（4）复发、进展与转移

1）膀胱癌易复发，可进展为肌层浸润性膀胱癌。

2）淋巴转移是最主要的转移途径，主要转移到闭孔及髂血管等处盆腔淋巴结。

3）血行转移多在晚期，主要转移至肝、肺、肾上腺等。

4）种植转移可见于尿道上皮、腹部切口、切除的前列腺窝和腹腔。

3. 临床表现

（1）发病年龄大多数为 50~70 岁。男性多见。

（2）血尿：最常见。间歇性无痛全程肉眼血尿，可自行减轻或停止。

（3）尿频、尿急、尿痛：多为晚期表现。

（4）肿瘤侵及输尿管可致肾积水、肾功能不全。广泛浸润盆腔或转移时，出现腰骶部疼痛、下肢水肿、贫血、体重下降等症状。骨转移时可出现骨痛。

✏️ 主治语录：鳞癌多为结石感染长期刺激所致，可伴有膀胱结石。

4. 诊断

（1）中老年出现无痛性肉眼血尿。

（2）尿液检查：尿常规检查时反复尿沉渣中红细胞计数>5 个/高倍镜视野应警惕膀胱癌可能。在新鲜尿液中易发现脱落的肿瘤细胞，故尿细胞学检查是膀胱癌诊断和术后随诊的主要方法之一。

（3）影像学检查：超声可发现直径>0.5cm 的肿瘤。静脉肾盂造影（IVU）和尿路 CT 重建（CTU）、MRI、CT、放射性核素骨扫描均有助于明确诊断。

（4）膀胱镜检查：可直接观察到肿瘤的部位、大小、数目、形态，初步估计浸润程度等，并可对肿瘤和可疑病变进行活检。

（5）膀胱双合诊：常用于术前对于肿瘤浸润范围和深度的评估。

5. 治疗

（1）以手术治疗为主。根据肿瘤的分化程度、临床分期并结合患者全身状况，选择合适的手术方式。

（2）非肌层浸润性膀胱癌采用经尿道膀胱肿瘤电切术，术后辅助腔内化疗或免疫治疗。

（3）肌层浸润性膀胱癌及膀胱非尿路上皮癌采用根治性膀胱切除术，必要时术后辅助化疗或放疗。

二、肾盂、输尿管癌

1. 病因　主要有吸烟，长期服用镇痛药、咖啡，应用环磷酰胺、含马兜铃酸药物等，慢性感染、结石长期刺激等也可能是致病危险因素。职业因素（如接触苯胺、砷等）可增加上尿路肿瘤的发生危险。

2. 病理　多数为尿路上皮癌，其次为鳞癌、腺癌，也有少量的微乳头样肉瘤样和淋巴上皮瘤样癌等。

3. 临床表现

（1）最常见的症状主要是间歇无痛肉眼血尿或镜下血尿，偶可见条状血块。

（2）少数患者有腰部钝痛、肾绞痛。

（3）晚期可出现腰部或腹部肿物、消瘦、体重下降、贫血、下肢水肿及骨痛等症状。

4. 诊断　中老年无痛性间歇性血尿，除怀疑膀胱肿瘤外，尚应考虑肾盂、输尿管癌可能，结合超声、静脉尿路造影、CT

等影像学检查，多可准确诊断。

（1）影像学检查

1）超声：可发现肾盂或输尿管腔内占位性病变及病变部位以上扩张或积水。

2）静脉尿路造影：可发现肾盂、输尿管癌部位的充盈缺损、梗阻和肾积水，梗阻严重造成肾功能明显减退可致集合系统未显影。

3）CT增强+三维重建（CTU）：是诊断肾盂、输尿管癌的首要手段，主要表现为肾盏、肾盂及输尿管某一部位充盈缺损、增厚或梗阻等。

主治语录：对于不能接受CT检查的患者，磁共振水成像（MRU）诊断效能与CTU相当。

（2）膀胱镜和尿细胞学检查：膀胱镜检查有时可见患侧输尿管口喷血，也可发现同时存在的膀胱肿瘤。

（3）诊断性输尿管镜检查。

5. 鉴别诊断

（1）肾细胞癌：当肾盂癌侵犯肾实质时常需与肾癌相鉴别。肾癌CT表现常为外生性生长的圆形或类圆形、具有假包膜、注射造影剂为"快进快退"影像学表现的富血供肿瘤。

（2）肾盂内血块和坏死组织：平扫容易与肾盂癌混淆，但是CT或MRI增强扫描缺乏强化。

（3）输尿管狭窄或结石：常有结石、感染或手术等病史，表现为上尿路不同程度的梗阻和肾积水，一般通过静脉肾盂造影、CTU、逆行造影或输尿管镜诊断性检查等可以进行鉴别。

（4）输尿管息肉：是一种较少见的良性肿瘤，常继发于结石；原发性输尿管息肉常表现为长段息肉，常不伴肾积水，输尿管镜检查及活检可明确病变部位、数目及性质。

6. 治疗

（1）根治性肾、输尿管切除术：适用于多发、体积较大、高级别或影像学怀疑浸润性生长的肿瘤。标准的手术方法是切除患肾及全长输尿管，包括输尿管开口部位的膀胱壁。

（2）保留肾脏手术。

（3）综合治疗。

第三节 前列腺癌

一、病理

95%为腺泡腺癌，好发于前列腺外周带。

二、临床表现

1. 多数无明显症状。随着肿瘤生长，前列腺癌可表现为下尿路梗阻症状。

2. 出现骨转移时，可引起骨痛、脊髓压迫症状及病理性骨折等。

3. 其他晚期症状有贫血、衰弱、下肢浮肿、排便困难等。

主治语录：前列腺癌可经血行、淋巴扩散或直接侵及邻近器官（如精囊、膀胱等）。最常见的转移部位是淋巴结和骨骼。

三、诊断

1. 体格检查　直肠指检可发现前列腺癌结节，质地多较正常腺体坚硬，但当肿瘤处于早期，或者原发于前列腺移行带等区域时，直肠指检常无异常发现。

2. 实验室检查　前列腺特异性抗原（PSA）是前列腺癌重

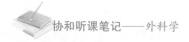
要的血清标志物，正常参考值为 0~4ng/ml。当发生前列腺癌时 PSA 常有升高，并往往与体内肿瘤负荷的多少成正比。

3. 影像学检查。

主治语录：前列腺穿刺活检是病理确诊前列腺癌的主要方法，多在经直肠超声的引导下进行。

四、治疗

1. 早期（器官局限性，意即肿瘤仅位于前列腺内部）前列腺癌　可以通过根治性手术或者根治性放疗等方式达到良好的治疗效果，甚至得以治愈。

2. 局部进展期（肿瘤突破前列腺包膜但未发生转移）和转移性前列腺癌　一般选择雄激素去除治疗为主的姑息性治疗，以期延长患者生存期，改善生活质量。

3. 手术治疗　根治性前列腺切除术是治疗前列腺癌最有效的方法。

4. 放射治疗　前列腺癌的放疗分为根治性放疗和姑息性放疗。

5. 雄激素去除治疗。

6. 其他　冷冻治疗、高聚能超声等新兴物理能量治疗对前列腺癌病灶具有一定控制效果，其远期治疗效果及适合人群尚无定论。

第四节　睾丸肿瘤

一、病理

1. 睾丸肿瘤分原发性和继发性两大类。

2. 原发性睾丸肿瘤又分为生殖细胞肿瘤和非生殖细胞肿瘤。

睾丸生殖细胞肿瘤的组织学基本类型，即精原细胞瘤、胚胎癌、畸胎瘤、绒毛膜癌和卵黄囊瘤等。睾丸生殖细胞肿瘤可以由多种成分组成。非生殖细胞肿瘤包括间质细胞瘤和支持细胞瘤等。

3. 睾丸肿瘤早期即可发生淋巴转移，最先转移到肾门水平的腹主动脉及下腔静脉旁淋巴结。经血行转移可扩散至肺、骨或肝。

4. 继发性睾丸肿瘤主要来自淋巴瘤及白血病等恶性肿瘤。

二、临床表现

1. 睾丸肿瘤的典型表现多为患侧阴囊内单发无痛性肿块。

2. 睾丸肿瘤较小时，临床症状不明显，随着肿瘤逐渐增大，可表现为患侧睾丸质硬而沉重，有轻微坠胀或钝痛。

3. 附睾、输精管多无异常。极少数患者起病较急，突然出现疼痛性肿块，局部红肿伴发热，多因肿瘤出血、梗死、坏死所致。

4. 隐睾患者在腹部或腹股沟部发现肿块并逐渐增大，常是隐睾发生恶变的表现。

5. 睾丸肿瘤转移病灶引起症状，如背痛（腹膜后转移激惹神经根）、咳嗽、咯血、呼吸困难（肺转移）、恶心、呕吐（十二指肠后转移）、下肢末梢水肿（下腔静脉梗阻）、骨痛等。

主治语录：睾丸肿瘤多发于青壮年男性，但卵黄囊瘤是婴幼儿易发生的睾丸肿瘤。

三、诊断

1. 体格检查患侧睾丸增大或扪及肿块，质地较硬，与睾丸界限不清，用手托起较对侧沉重感，透光试验阴性。

2. 检测血甲胎蛋白和人绒毛膜促性腺激素-β 亚基，可升高。

3. 超声和 CT 有助于睾丸肿瘤的诊断及与阴囊内其他肿物的鉴别。

4. 胸部 X 线片可了解肺部和纵隔有无转移病变。

四、治疗

1. 睾丸肿瘤患者应先经腹股沟入路行根治性睾丸切除术，根据睾丸肿瘤组织类型和临床分期再选择后续的治疗方法。

2. 精原细胞瘤对放射治疗敏感，术后可配合放射治疗，亦可配合以铂类为基础的化学治疗。

3. 非精原细胞瘤行睾丸根治术后，根据具体情况可选择行密切监测、腹膜后淋巴结清扫术、化疗等。

第五节 阴 茎 癌

一、病因

1. 目前较明确的发病因素有包皮过长、包茎、慢性包皮龟头炎、吸烟、人乳头瘤病毒感染、射线暴露等。

2. 阴茎皮角、Bowen 样丘疹病、阴茎黏膜白斑、高级别上皮内瘤变、巨大尖锐湿疣、Queyrat 增殖样红斑、苔藓样硬化等癌前病变亦可转变为阴茎癌。

二、病理

绝大多数是鳞癌，主要通过淋巴转移。

三、临床表现

1. 多见于 40~60 岁有包茎或包皮过长的患者。

2. 早期可见到类丘疹、疣状红斑或经久不愈溃疡等病变，或包皮内刺痒、灼痛或硬块，有血性分泌物或脓液流出。

3. 随着病变发展，疼痛加剧，肿瘤突出包皮口或穿破包皮，晚期呈菜花样，表面坏死形成溃疡，渗出物恶臭。

4. 查体可触及腹股沟肿大、质硬的淋巴结。

四、诊断

1. 对于 40 岁以上有包茎或包皮过长的男性，当发现阴茎头部肿块、红肿、慢性溃疡、湿疹、恶臭血性或脓性分泌物者，应高度怀疑阴茎癌。

2. 活组织检查可确诊。

3. 超声、CT 和 MRI 有助于判断盆腔淋巴结与脏器转移情况。

五、治疗

1. 手术治疗　原则是肿瘤病灶的根治性切除与局部器官的最大程度保留。

2. 放射治疗。

3. 化学治疗。

主治语录：对于有包茎、包皮过长且不易上翻，或既往反复包皮龟头炎的患者应尽早行包皮环切术，特别是儿童。

第六节　阴囊 Paget 病

一、病理

1. 病理组织学上以见到 Paget 细胞巢为诊断依据。

2. Paget 细胞大而圆、核大、胞质丰富而淡染。

3. 细胞角蛋白 7、癌胚抗原等免疫组化染色对诊断具有重要意义，细胞角蛋白 7 还可用于评估肿瘤切缘是否阳性。

二、临床表现

1. 早期主要表现为阴囊皮肤瘙痒、红斑、脱屑或结痂，逐渐发展成糜烂、溃疡伴浆液性渗出物，数月或数年后，病变逐渐扩大，可累及阴茎及会阴等处，早期病灶边界往往较清楚。

2. 如出现深部溃疡、凸起的边界，以及斑块状肿瘤，提示肿瘤呈浸润性生长。肿瘤发生转移较晚，主要经淋巴转移，通常先有腹股沟淋巴结转移，血性转移较少。

主治语录： 阴囊 Paget 病好发于 50 岁以上的老年人，易被误诊为阴囊湿疹或皮炎。

三、治疗

1. 病灶切除术是首选和有效的治疗方法，手术切除范围应距皮损边缘 2cm 以上，深度达深筋膜。

2. 伴有腹股沟淋巴结转移者应行腹股沟淋巴结清扫术。

 历年真题

1. 肾细胞癌最常见的病理类型是

  A. 集合管癌

  B. 嫌色细胞癌

  C. 未分类肾细胞癌

  D. 透明细胞癌

  E. 乳头状肾细胞癌

2. 老年人无痛性肉眼血尿，首先应考虑

  A. 泌尿系肿瘤

  B. 泌尿系畸形

  C. 泌尿系感染

  D. 泌尿系结石

  E. 泌尿系结核

参考答案：1. D 2. A

第五十四章 泌尿、男性生殖系统的其他疾病

核心问题

1. 精索静脉曲张的临床表现及治疗。
2. 鞘膜积液的临床表现、诊断及治疗

内容精要

精索静脉曲张是指精索内静脉蔓状静脉丛的异常伸长、扩张和迂曲，可分原发性和继发性，临床上以原发性精索静脉曲张为多见。鞘膜积液可分为睾丸鞘膜积液、精索鞘膜积液和睾丸、精索鞘膜积液和交通性鞘膜积液。

第一节 肾 下 垂

一、病因

肾下垂的发生可能与肾窝浅，肾周围脂肪减少，肾蒂长，分娩后腹壁松弛使腹内压降低等多种因素相关。

二、病理

1. 肾下垂一般因尿流不畅或肾蒂血管发生扭转与牵拉时出

现病理改变。

2. 输尿管扭曲，尿流受阻可引起肾盂积水、肾盂感染、肾结石等。

3. 移动过大可引起肾血管扭转，导致肾淤血，甚至肾萎缩。

4. 肾下垂常伴有其他内脏下垂。

三、临床表现

1. 多发生于 20~40 岁瘦高体型的女性，右侧多于左侧。

2. 腰痛是主要症状，呈钝痛或牵扯痛，站立时加剧，平卧后消失。

3. 肾蒂血管或输尿管扭转时，可发生迪特尔（Dietl）危象，表现为肾绞痛、恶心、呕吐、脉搏增快。

主治语录：患者症状的轻重与肾移动的幅度不完全一致。

四、诊断

1. 体检　在平卧、侧卧及直立位时确定肾的位置及移动度。

2. 超声　在平卧位、直立位时测量肾的位置，并作对比。

3. 静脉尿路造影　肾盂较正常下降超过一个椎体可诊断为肾下垂。肾下垂分为四度：Ⅰ度，下降到第 3 腰椎水平；Ⅱ度，降至第 4 腰椎水平；Ⅲ度，降至第 5 腰椎水平；Ⅳ度，第 5 腰椎以下。

五、鉴别诊断

1. 先天性异位肾　多位于下腹或盆腔内，位置固定，平卧后肾不能复位。

2. 肾上极或肾外肿瘤压迫　超声、静脉尿路造影、CT 或 MRI 检查均可鉴别。

六、治疗

1. 症状不明显者，一般无须进行治疗。

2. 有腰痛、血尿者，加强腹肌锻炼，增加营养，使用紧束宽弹性腰带或肾托。

3. 症状较重，平卧或托肾后症状无明显好转，并有肾积水或伴发感染者，可施行开放或腹腔镜下肾悬吊固定术。

第二节　肾血管性高血压

一、病因

1. 引起肾动脉狭窄的原因有动脉粥样硬化、纤维肌性发育异常和多发性大动脉炎。

2. 在我国，以多发性大动脉炎为最常见的原因。

二、临床表现

1. 常见症状　有头痛、头晕、心悸、胸闷、视力减退、恶心、呕吐等高血压表现。

2. 发病特点

（1）青年发病常＜30岁，女性为多；老年发病常＞50岁，男性为多。

（2）长期高血压骤然加剧或高血压突然发作，病程短或发展快。

（3）使用2~3种降压药后血压仍然难以控制。

（4）腰背部及肋腹部可有疼痛，半数以上病例可听到上腹部血管杂音。

（5）多发性大动脉炎患者一般无高血压家族史。

（6）吸烟是动脉粥样硬化的危险因素。

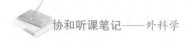

三、诊断

1. 首先应了解有无肾外性疾病、肾实质性高血压和原发性高血压病史；其次，在体格检查时注意有无严重的高血压、上腹部杂音（包括收缩期和舒张期的双相杂音）、严重的高血压视网膜病（Ⅲ～Ⅳ级）和全身性动脉粥样硬化等情况。疑为肾血管性高血压的患者应进一步检查，确立诊断。

2. 影像学检查

（1）多普勒超声检查：可显示患肾体积小于健肾，患肾血管狭窄段血流流道变细、血流高速、阻力指数较高。

（2）静脉尿路造影

1）患肾集合系统延迟显影（是最重要表现）。

2）两肾大小差异超过 1.5cm（是最常见表现）。

3）患肾显像期延长。

4）病侧肾盂肾盏系统有侧支循环的血管压迹。

（3）放射性核素肾图。

（4）腹主-肾动脉造影：是目前确诊肾血管性高血压的常规方法和手术治疗的必要依据。

（5）螺旋 CT 血管成像和磁共振血管成像。

3. 血液检查

（1）血浆肾素活性测定。

（2）血管紧张素阻滞实验。

四、治疗

1. 介入治疗

（1）经皮腔内血管成形术。

（2）经皮血管内支架置放术。

2. 手术治疗

（1）血管重建术。

（2）自体肾移植。

（3）肾切除术。

主治语录：肾血管性高血压的治疗目的为控制或降低血压，恢复足够的肾血流量，改善肾功能。

第三节　精索静脉曲张

一、病因

1. 原发性精索静脉曲张　是由于精索内静脉瓣发育不全，静脉丛壁的平滑肌或弹力纤维薄弱等原因所致。

原发性精索静脉曲张左侧明显高于右侧的原因：左侧精索静脉比右侧长 8~10cm；左侧精索静脉压大于右侧；左精索内静脉呈直角注入左肾静脉；左肾静脉通过主动脉和肠系膜上动脉之间；左精索内静脉下段位于乙状结肠后面等。这些解剖结构使左精索内静脉容易受压，并增加静脉回流阻力。

2. 继发性精索静脉曲张　多因为腹膜后肿瘤、肾肿瘤等压迫精索内静脉，或下腔静脉、肾静脉癌栓，使静脉回流受阻所致等。

二、病理生理

1. 原发性精索静脉曲张导致精液质量下降的机制包括静脉扩张淤血，局部温度升高，睾丸组织内 CO_2 蓄积，血液内儿茶酚胺、皮质醇、前列腺素的浓度增加等，进而影响睾丸的生精功能。

2. 同时由于双侧睾丸的静脉系统间有丰富的吻合支，也会使健侧的睾丸生精功能受到影响，从而导致男性精液质量下降。

三、临床表现

1. 原发性精索静脉曲张如病变轻，一般多无症状，易被忽视，仅在体格检查时发现。

2. 症状严重时，可表现为患侧阴囊胀大，有坠胀、隐痛感，步行或站立过久则症状加重，平卧后症状可缓解或消失。

四、诊断

1. 立位检查，患侧较健侧阴囊明显松弛下垂，曲张的精索内静脉似蚯蚓团状。平卧位，曲张静脉缩小或消失。轻者局部体征不明显，可作 Valsalva 试验。

2. 超声检查、放射性核素^{99m}Tc 阴囊显像等可以帮助明确诊断。

3. 平卧位后，曲张静脉仍不消失，应怀疑属继发性病变，须检查同侧腰腹部，并作超声、静脉尿路造影或 CT、MRI 检查。

五、治疗

1. 无症状或症状轻者，可仅用阴囊托带或穿紧身内裤。

主治语录：轻度患者如精液分析正常应定期随访，每 1~2 年进行一次精液常规分析及睾丸超声检查。

2. 症状较重，伴有精子异常者，应行手术治疗。显微镜下精索静脉结扎术是首选治疗方法。

第四节 鞘 膜 积 液

一、病因

鞘膜的分泌与吸收功能失去平衡，分泌过多或吸收过少，都可形成鞘膜积液。

二、类型

1. 睾丸鞘膜积液。
2. 精索鞘膜积液。
3. 睾丸、精索鞘膜积液（婴儿型）。
4. 交通性鞘膜积液（先天性）。

三、临床表现

1. 一侧鞘膜积液多见，表现为阴囊或腹股沟囊性肿块，呈慢性、无痛性逐渐增大。
2. 积液量多时感到阴囊下坠、胀痛和牵扯感。
3. 巨大睾丸鞘膜积液时，阴茎缩入包皮内，影响排尿、行走和劳动。

四、诊断

1. 睾丸鞘膜积液，表面光滑，有弹性和囊样感，触不到睾丸和附睾。透光试验阳性。

主治语录：若积液为脓性、血性或乳糜性，透光试验为阴性。

2. 超声呈液性暗区，对于鞘膜积液具有良好的诊断作用。
3. 精索囊肿常位于腹股沟或睾丸上方，积液的鞘膜囊与睾丸有明显分界。
4. 睾丸、精索鞘膜积液时阴囊有梨形肿物，睾丸亦摸不清。
5. 交通性鞘膜积液，立位时阴囊肿大，卧位鞘膜囊缩小或消失，睾丸可触及。

五、鉴别诊断

1. 睾丸肿瘤　为实质性肿块，质地坚硬，患侧睾丸有沉重

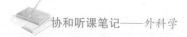

感，掂量时如秤砣，透光试验阴性。

2. 腹股沟斜疝　可见肠型、闻及肠鸣音、咳嗽时内环处有冲击感，透光试验亦呈阴性。

六、治疗

1. 成人积液量少无症状，不需手术治疗。

2. 积液量多，体积大伴明显的症状，行睾丸鞘膜切除+翻转术。

3. 继发性睾丸鞘膜积液，若为损伤性积血，可采用保守治疗。

4. 婴儿先天性鞘膜积液常可自行吸收消退，可不急于手术治疗，1 岁以后仍存在的建议手术治疗。

第五节　女性压力性尿失禁

一、病因

1. 明确的因素　年龄、产次及分娩方式、盆腔脏器脱垂、肥胖、种族遗传因素。

2. 可能相关的危险因素　雌激素低下、子宫切除等盆底手术、吸烟、糖尿病、慢性咳嗽、长期便秘和抑郁症等。

二、病理生理

膀胱颈及近端尿道过度下移、尿道支持丧失、尿道固有括约肌缺陷、尿道黏膜封闭功能减退和支配控尿组织的神经功能障碍。

三、临床表现

主要症状是咳嗽、打喷嚏、大笑、跳跃、行走等各种腹压增加时尿液不自主漏出，停止加压动作后漏尿停止。一般不伴膀胱刺激症状、血尿和排尿困难等。

四、诊断

1. 病史　典型症状。同时注意。

（1）有无服用引起尿失禁药物，如可乐定、酚苄明、特拉唑嗪等。

（2）有无引起膀胱和括约肌功能障碍疾病。

（3）有无妇科手术史、放疗史等。

2. 查体

（1）观察阴道有无萎缩、盆底肌自主收缩力、是否存在盆底器官脱垂、有无膀胱阴道瘘和尿道阴道瘘等。

（2）压力诱发试验：仰卧或站立位，咳嗽时可见尿道口尿液漏出，停止咳嗽时消失则为阳性。

（3）直肠指诊了解括约肌张力、盆底肌收缩力。

（4）膀胱抬举试验、棉签试验目前临床上应用较少。

3. 排尿日记　连续记录 72 小时排尿情况，包括每次排尿时间、尿量、尿失禁次数和量及其他伴随症状等。

4. 其他检查

（1）尿常规：可排除尿路感染引起的急迫性尿失禁。

（2）超声残余尿量测定：可排除充盈性尿失禁。

（3）尿动力学检查或影像尿动力学检查：可了解膀胱和括约肌功能。

五、鉴别诊断

1. 真性尿失禁　主要是尿道括约肌损伤引起尿液持续从尿道流出，膀胱常呈空虚状态。常见于外伤、手术或先天性疾病引起的尿道括约肌功能障碍。

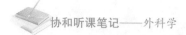

2. **急迫性尿失禁**　由突发的、不可抑制的逼尿肌收缩导致强烈的排尿欲望并发生漏尿。常见于急性膀胱炎。

3. **充溢性尿失禁**　指膀胱功能完全失代偿，膀胱过度充盈而造成尿液溢出，常见于各种原因所致的慢性尿潴留。

六、治疗

1. 非手术治疗

（1）减少刺激性食物，控制体重。

（2）盆底肌训练、盆底肌生物反馈电刺激治疗。

（3）药物治疗。

2. **手术治疗**　如无张力尿道中段悬吊术和腹腔镜下 Burch 术。

　历年真题

关于鞘膜积液，不正确的是

A. 交通性鞘膜积液，卧位时会缩小或消失

B. 成人的睾丸鞘膜积液，均需手术治疗

C. 婴儿的鞘膜积液常可自行吸收消退，不需手术治疗

D. 积液为脓性、血性或乳糜性时，则透光试验为阴性

E. 一侧鞘膜积液多见

参考答案：B

第五十五章 肾上腺疾病的外科治疗

内容精要

肾上腺各部分病变导致其分泌异常皆可引起不同的疾病。在外科治疗的肾上腺疾病中，以原发性醛固酮增多症、皮质醇增多症和儿茶酚胺症最为常见。

第一节 原发性醛固酮增多症

一、病因和病理

1. 分泌醛固酮的肾上腺皮脂腺瘤。
2. 单侧肾上腺皮质球状带增生。
3. 双侧肾上腺皮质球状带增生。
4. 分泌醛固酮的肾上腺皮质腺癌。
5. 分泌醛固酮的异位肿瘤。
6. 家族性醛固酮增多症。

二、临床表现

1. 30~50 岁多见，主要表现为高血压和低血钾。

2. 高血压，几乎所有 PHA 患者均有高血压，以舒张压升高为主，一般降血压药物效果不佳。

3. 肌无力，70% 患者呈持续性低血钾，30% 为间歇性，患者表现为肌无力，甚至周期性瘫痪，首先累及四肢，重者发生软瘫，并影响呼吸和吞咽。可出现低血钾心电图改变。

4. 烦渴、多饮、多尿，以夜尿增多为主，主要是由肾浓缩功能下降引起。

三、辅助检查

1. 实验室检查

（1）低血钾、高血钠。

（2）碱中毒，血 CO_2 结合力正常高值或高于正常，尿 pH 偏高。

（3）尿钾排出增多，24 小时超过 25~30mmol/L。

（4）血和尿醛固酮含量升高。

（5）血浆肾素活性降低。

2. 特殊检查

（1）螺内酯试验。

（2）诊断性试验：体位试验；钠钾平衡试验。

3. 定位检查　超声；CT；MRI；^{131}I-19-碘-胆固醇肾上腺核素显像。

主治语录：MRI 空间分辨率低于 CT，不作为常规应用。

四、诊断

根据典型临床表现及低血钾、碱中毒、血和尿醛固酮含量增高，CT 显示肾上腺形态异常，诊断原发性醛固酮增多症一般不困难。血浆醛固酮（ng/dl）/肾素浓度［ng/（ml·h）］≥40 对 PHA 的诊断有重要意义。

五、治疗

1. 手术治疗　术前需控制高血压、纠正低血钾、碱中毒等。

2. 药物治疗　常用的药物有螺内酯、阿米洛利、氨苯蝶啶等。

第二节　皮质醇增多症

一、病因和病理

1. ACTH 依赖性皮质醇增多症

（1）库欣病：占皮质醇增多症的 70%~80%。

（2）异位 ACTH 综合征。

2. ACTH 非依赖性皮质醇增多症

（1）分泌皮质醇的肾上腺皮质腺瘤或腺癌。

（2）肾上腺皮质束状带结节状或腺瘤样增生。

主治语录：医源性皮质醇增多症是由于长期使用糖皮质激素或 ACTH 所致。

二、临床表现

1. 多见于 15~30 岁的女性。

2. 向心性肥胖，满月脸，水牛背，悬垂腹，颈短，四肢肌萎缩。

3. 皮肤菲薄，下腹壁、大腿内侧、腋下皮肤可见紫纹，可见痤疮和多毛。

4. 轻度或中度高血压。

5. 性腺功能紊乱，性欲减退，月经不调，甚至闭经。

6. 其他　骨质疏松症引起腰背痛及易发生病理性骨折；精神症状，如失眠、记忆力减退、注意力分散等。

三、辅助检查

1. 实验室检查

（1）血浆游离皮质醇测定：血浆皮质醇多增高且昼夜分泌节律消失。

（2）血浆 ACTH 测定：血浆 ACTH 测定，持续 ACTH > 3.3pmol/L，提示为 ACTH 依赖性 CS；如 2 次 ACTH 浓度 < 1.1pmol/L，则提示为非 ACTH 依赖性皮质醇增多症。

（3）尿游离皮质醇及其代谢产物测定。

（4）血糖及尿糖测定。

主治语录：血浆 ACTH 测定对病因鉴别有参考意义。

2. 试验检查

（1）小剂量地塞米松试验：测定值较对照值下降超过 50%，是单纯性肥胖症和正常人的表现。而试验后血皮质醇下降不明显，则为皮质醇增多症。

（2）大剂量地塞米松试验：测定值较对照值下降超过 50%，提示为库欣病。

3. 定位检查　超声、CT、MRI。

四、诊断

根据患者典型的临床表现，应先进行肾上腺超声筛查，若发现肾上腺形态异常，则作 CT 进一步明确诊断。当怀疑库欣病时还应作垂体 MRI 检查。也应考虑到异位 ACTH 综合征的可能。

不同方法的皮质醇、ACTH 测定及相关试验检查则有助于完善皮质醇增多症的诊断。

五、治疗

1. 库欣病　应用手术显微镜经鼻经蝶窦切除垂体瘤。

2. 肾上腺皮质腺瘤或腺癌　采用腹腔镜肾上腺腺瘤切除术或连同病侧肾上腺全部切除。

3. 肾上腺皮质束状带结节状增生　按束状带腺瘤治疗原则处理。

4. 异位 ACTH 综合征　手术切除原发肿瘤。

5. 药物治疗　可作为皮质醇增多症术后复发及无法切除的肾上腺皮质癌等的辅助治疗，常用药物有氨鲁米特、密托坦等。

第三节　儿茶酚胺症

一、嗜铬细胞瘤

1. 病理

（1）多数嗜铬细胞瘤为良性肿瘤。

（2）嗜铬细胞瘤能自主分泌儿茶酚胺，包括肾上腺素、去甲肾上腺素及多巴胺。

2. 临床表现

（1）高血压

1）可以是持续性增高，阵发性加重，早期也可只表现为阵发性高血压。

2）发作时血压急骤升高可达 200mmHg 以上，伴头痛、头晕、心悸、气短、面色苍白、大汗淋漓、恶心呕吐、视物模糊等，严重者可出现脑出血或肺水肿等高血压危象。

3）发作缓解后患者极度疲劳、衰弱，可出现面部等皮肤潮红。

4）发作可由体位突然改变、情绪激动、剧烈运动、咳嗽等诱发。膀胱部位的嗜铬细胞瘤常在排尿时症状发作。发作频率及持续时间不定，与瘤体大小无关。少数患者可出现发作性低血压、休克等表现。

（2）代谢紊乱：血糖升高或糖耐量下降，低血钾。

（3）其他：少数患者表现为胃肠道症状，出现恶心呕吐、腹痛、便秘、肠道散在溃疡及坏死穿孔等。常出现眼底改变，表现为视盘水肿、出血。

3. 诊断

（1）测定血中去甲肾上腺素、肾上腺素、多巴胺是诊断嗜铬细胞瘤最敏感的方法。

（2）对临床可疑而儿茶酚胺不增高者应用药物试验有一定的诊断意义。

主治语录：高血压者可作抑制试验。

（3）超声和 CT 扫描能清楚显示肾上腺部位的肿瘤，诊断嗜铬细胞瘤准确率高，是常用检查方法。

4. 治疗　手术切除嗜铬细胞瘤是唯一有效的治疗方法，可采用腹腔镜手术或开放性手术。

二、肾上腺髓质增生

1. 表现为双侧肾上腺体积增大，可不对称，有时可见结节样改变。临床少见。

2. 可手术切除增生明显一侧的肾上腺，若效果不佳，可再行对侧增生肾上腺部分切除或应用 ^{131}I-MIBG 治疗。

第四节　无症状肾上腺肿物

1. 无症状肾上腺肿物常见有肾上腺皮质良性肿瘤。另外有肾上腺转移癌、肾上腺皮质癌、肾上腺囊肿、肾卜腺血肿、髓质脂肪瘤、畸胎瘤等，少数的肾上腺嗜铬细胞瘤和肾上腺嗜酸性细胞瘤等也可无症状。

2. 为了明确肿物的来源与性质，均应做肾上腺功能的实验室检查。

 历年真题

1. 皮质醇增多症（Cushing 综合征）最常见的病因是
   A. 肾上腺皮质腺瘤
   B. 肾上腺皮质腺癌
   C. 垂体 ACTH 分泌过多
   D. 异位 ACTH 综合征
   E. 医源性皮质醇增多症
2. 诊断库欣综合征（Cushing 综合征）最有意义的检查是
   A. 地塞米松抑制试验
   B. 甲吡酮试验
   C. 赛庚啶试验
   D. ACTH 兴奋试验
   E. 螺内酯试验

参考答案：1. C　2. A

第五十六章 男性性功能障碍、
不育和节育

核心问题

1. 男性性功能障碍的病因和临床表现。
2. 男性不育症的病因、诊断及治疗。

内容精要

最常见的男性性功能障碍是勃起障碍和早泄。夫妇同居1年以上，未采用任何避孕措施，由于男方因素造成女方不孕者，称为男性不育。男性节育是指由男性采取避孕或绝育措施而达到节制生育目的，是人类控制生育的重要措施之一。

第一节 概 论

男性生殖器官分为内生殖器与外生殖器。

内生殖器官包括生殖腺、输精管道和附属性腺。生殖腺为睾丸。输精管道包括附睾、输精管、射精管以及与排尿共用的尿道。附属性腺包括精囊腺、前列腺和尿道球腺等。外生殖器包括阴茎和阴囊。

男性生殖生理活动包括精子发生、精子成熟及精子排出。

第二节　男性性功能障碍

一、勃起功能障碍（ED）

1. 病因

（1）年龄增长。

（2）躯体疾病：心血管病、高血压、糖尿病等。

（3）精神心理因素。

（4）用药：如利尿剂、降压药、心脏病用药等。

（5）不良生活方式：吸烟、酗酒及过度劳累等。

（6）外伤、手术及其他医源因素。

2. 诊断

（1）了解性生活史、既往病史及心理社会史对 ED 首诊很重要。

（2）夜间阴茎勃起试验（NPT）对区分心理性和器质性 ED 有帮助。

（3）阴茎海绵体注射血管活性药物试验、血管系统检查、勃起神经检测检查，可作出动脉性、静脉性和神经性等病因学的诊断。

（4）海绵体活检已被采用来评价海绵体结构与功能。

3. 治疗

（1）矫正引起 ED 的有关因素。

（2）针对 ED 的直接治疗

1）性心理治疗。

2）口服药物。

3）局部治疗。

4）手术治疗包括血管手术和阴茎假体植入术。

二、早泄

1. 早泄分为原发性早泄和继发性早泄。

✎ 主治语录：传统观点认为早泄大多是心理性原因。近年来研究发现，这类患者还存在阴茎感觉高度敏感，或由于包皮阴茎头炎和前列腺炎等疾病诱发。

2. 治疗早泄需根据其发病原因，首先治疗诱发病因，并由妻子密切合作，采用性感集中训练法，克服对性行为的错误认识和自罪感，建立和恢复性的自然反应。

3. 性交时应用避孕套，或阴茎头局部应用利多卡因喷雾剂或软膏剂，通过局部麻醉作用来延长射精潜伏期。

第三节　男性不育症

一、病因

1. 先天性原因。

2. 后天性泌尿生殖系统异常。

3. 泌尿生殖道感染。

4. 阴囊温度升高。

5. 内分泌异常。

6. 遗传性异常。

7. 免疫性不育。

8. 全身性因素。

9. 医源性因素。

10. 生活因素。

11. 特发性原因。

✎ 主治语录：勃起功能障碍、不射精、逆行射精等均可造成不育。

二、诊断

1. 病史　全面了解家族史、生育史、性生活史和其他对生育可能造成影响的因素。

2. 体格检查　全身检查；生殖器官的检查；直肠指检。

3. 实验室检查

（1）精液分析：是评价男性生育力的重要依据。

（2）选择性检查

1）抗精子抗体检查。

2）精液的生化检查。

3）男生殖系统细菌学和脱落细胞学检查。

4）内分泌检查。

5）免疫学检查。

6）影像学检查。

4. 特殊检查　睾丸活检术；精子功能试验；性交后试验；性功能检查。

三、治疗

1. 夫妇双方共同参与诊断与治疗。

2. 预防性治疗

（1）预防性传播疾病。

（2）睾丸下降不完全者，应在幼儿期作出相应处理。

（3）安全的环境、避免对睾丸有害因子及化学物品的接触。

（4）对采用有损睾丸功能的治疗者，包括某些药物如肿瘤化疗等，在用药前将患者的精液贮存于人类精子库。

3. 非手术治疗。

4. 手术治疗

（1）提高睾丸精子发生的手术：精索内静脉高位结扎术和睾丸固定术。

（2）解除输精管道的梗阻。

（3）解除其他致使精液不能正常进入女性生殖道因素的手

术，如尿道下裂手术等。

（4）其他全身疾病致男性不育的手术，如垂体瘤手术和甲状腺疾病手术治疗等。

5. 人类辅助生殖技术。

第四节 男性节育

一、男性避孕

1. 避孕套避孕　是屏障避孕法中最有效的一种避孕法。

2. 自然避孕法　根据女性月经周期，进行周期性禁欲。最符合自然状态。

3. 杀精子药物避孕法。

二、男性绝育

1. 输精管结扎术　适用于已婚男子。

2. 输精管黏堵术。

 历年真题

不属于人类辅助生殖技术的是

　A. 丈夫精液人工授精

　B. 卵胞质内精子注射

　C. 供者精液人工授精

　D. 输精管附睾吻合术

　E. 体外受精胚胎移植

参考答案：D

第五十七章 运动系统畸形

核心问题

1. 先天性肌性斜颈的临床表现及治疗。
2. 发育性髋关节脱位的诊断及治疗。

内容精要

运动系统畸形是骨科常见病、多发病，可分为先天性畸形和姿态性畸形。

第一节 先天性畸形

一、先天性肌性斜颈

1. 定义 先天性肌性斜颈是指一侧胸锁乳突肌纤维性挛缩，导致颈部和头面部向患侧偏斜畸形，是新生儿及婴幼儿常见的肌肉骨骼系统先天性疾病之一。

2. 临床表现

（1）通常在婴儿出生后，一侧胸锁乳突肌即有肿块，质硬、椭圆形或圆形、位置固定。肿块表面不红，温度正常，无压痛。

（2）头偏向患侧，下颌转向健侧，下颌主动或被动地向患侧旋转活动（或头部偏向健侧）均有不同程度受限。

（3）继之肿块逐渐缩小至消失，约半年后形成纤维性挛缩的条索。

3. 诊断　根据临床表现，患侧胸锁乳突肌呈条索状挛缩，头面部偏斜即可明确诊断。

4. 鉴别诊断

（1）骨性斜颈：寰枢椎半脱位、颈椎半椎体、齿状突畸形等先天性颈椎发育异常均可表现为不同程度的斜颈。但胸锁乳突肌无挛缩。X线检查可确诊。

（2）颈部感染引发的斜颈：如咽喉部炎症、扁桃体炎、颈淋巴结的化脓性或结核性感染等，由于炎症刺激致局部软组织充血水肿，颈椎韧带更加松弛，导致寰枢椎旋转移位而发生斜颈，但胸锁乳突肌无挛缩。磁共振检查可发现软组织水肿或脓肿。

（3）视力性斜颈：因视力障碍，如屈光不正、眼神经麻痹、眼睑下垂，视物时出现斜颈姿势。但无胸锁乳突肌挛缩，也无颈部活动受限。

5. 治疗

（1）非手术治疗：适用于 1 岁以内的婴儿，目的在于促进局部肿块消散，防止胸锁乳突肌挛缩。包括局部热敷，按摩，手法矫正和矫形帽外固定。每天局部轻柔按摩、热敷，适度向健侧牵拉头部，每天数次，每次 10~15 下。睡眠时可用沙袋固定头部于矫正位。

（2）手术疗法：适合 1 岁以上患儿，最佳手术年龄为 1~4 岁，胸锁乳突肌切断术是最常用的手术方式。术后佩戴头颈胸矫形支具固定 4~6 周，保持头部和颈部呈过度矫正位，纠正头颈偏斜的姿势。

主治语录：早发现、早期保守治疗可获得良好的疗效，是预防头面、颈椎畸形的关键。

二、先天性手部畸形

1. 先天性并指畸形

（1）定义：亦称蹼指，是两个或两个以上手指及其相关组织先天性病理相连。双侧多见，最常累及中指、环指，极少累及拇指。相邻两指仅软组织连接者多见，偶尔有骨及关节连接。

（2）治疗的目的首先是改善功能，其次是改善外观。分指手术应在学龄前完成。

2. 多指畸形

（1）是最常见的手部先天性畸形，常与短指、并指等畸形同时存在，多见于拇指及小指。畸形有三型：

1）外在软组织块与骨不连接，没有骨骼、关节或肌腱。

2）具有手指所有条件，附着于第 1 掌骨头或分叉的掌骨头。

3）具有完整的外生手指及掌骨。

（2）治疗：手术治疗在 1 岁以后为佳，以切除副指、保留正指为原则。

三、发育性髋关节脱位

（一）病理

主要病理变化随年龄增长而不同，见表57-1-1。

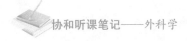

表 57-1-1　发育性髋关节脱位的病理变化

		站立前期	脱位期（站立行走期）
原发性病变	髋臼	髋臼前、上、后缘发育不良，平坦，髋臼浅	髋臼缘不发育，髋臼更浅而平坦，臼窝内充满脂肪组织和纤维组织。脱位的股骨头压迫髂骨翼形成假臼
	股骨头	较小、圆韧带肥厚，股骨头可在髋臼内、脱位或半脱位，但易回纳入髋臼	向髋臼后上方脱出，小而扁平或形状不规则，圆韧带肥厚
	股骨颈	前倾角略增大	前倾角明显增大，变短变粗
	关节囊	松弛，关节不稳	随股骨头上移而拉长，增厚呈葫芦形
继发性病变	—	—	由于股骨头脱位，可引起脊柱腰段侧凸或过度前凸，久而久之可致腰肌劳损和脊柱骨关节病、骨盆倾斜等

（二）临床表现和诊断

1. 站立前期

（1）若出现下述症状提示有髋关节脱位的可能

1）两侧大腿内侧皮肤皱褶不对称，患侧加深增多。

2）患儿会阴部增宽，双侧脱位时更为明显。

3）患侧髋关节活动少且受限，蹬踩力量较健侧弱，常处于屈曲位，不能伸直。

4）患侧下肢短缩。

5）牵拉患侧下肢时有弹响声或弹响感，有时患儿会哭闹。

（2）辅助检查

1）髋关节屈曲外展试验：单侧外展<70°，双侧外展不对称≥20°称为外展试验阳性，可疑有髋关节脱位、半脱位或发

育不良。检查时若听到响声，即刻外展超过 80° 表示脱位已复位。

2）Allis 征：患儿平卧，屈膝 90°，双腿并拢，双侧内踝对齐，两足平放检查台上，患侧膝关节平面低于健侧为阳性。

3）Ortolani 试验：患儿仰卧，助手固定骨盆，检查者一手拇指置于股骨内侧上段正对大转子处，其余指置于股骨大转子外侧，另一手将同侧髋、膝关节各屈曲 90° 并逐步外展，同时置于大转子外侧的四指将大转子向前、内侧推压，此时可听到或感到"弹跳"，即为阳性。这是脱位的股骨头通过杠杆作用滑入髋臼而产生。

4）Barlow 试验：患儿仰卧，屈髋屈膝，使髋关节逐步内收，检查者将拇指放在患儿大腿内侧小转子处加压并向外上方推压股骨头，感到股骨头从髋臼内滑出髋臼外的弹响，当去掉拇指的压力则股骨头又自然弹回到髋臼内，此为阳性。这表明髋关节不稳定或有半脱位。

2. 脱位期（站立行走期）

（1）临床表现

1）患儿一般开始行走的时间较正常儿晚。单侧脱位时患儿跛行。

2）双侧脱位时，站立时骨盆前倾，臀部后耸，腰部前凸特别明显，行走呈鸭行步态。

3）患儿仰卧位，双侧髋、膝关节各屈曲 90° 时，双侧膝关节不在同一平面；推拉患侧股骨时，股骨头可上下移动，似打气筒样；内收肌紧张，髋关节外展活动受限。

（2）Trendelenburg 征：在正常情况下，用单足站立时，臀中、小肌收缩，对侧骨盆抬起才能保持身体平衡。如果站立侧患有髋关节脱位时，因臀中、小肌松弛，对侧骨盆不但不能抬起反而下降。

（三）治疗

1. 新生儿期（0~6个月）　治疗的目的在于稳定髋关节。不需手术，只需采用固定方法使其处于外展屈曲位。首选Pavilk吊带，维持髋关节屈曲100°~110°，外展20°~50°。

2. 婴儿期（6个月~1.5岁）　需要闭合复位或切开复位。首选麻醉下闭合复位，石膏或支具固定髋关节于屈髋95°，外展40°~45°位置。

3. 幼儿期（1.5~3岁）　多主张切开复位。

4. 儿童期及以上（3岁以上）　需手术治疗。常用术式有：

（1）Salter骨盆截骨术：适用于6岁以下，髋臼指数<45°，以前缘缺损为主的髋臼发育不良。

（2）Pemberton环髋臼截骨术：适用于Y形软骨骨骺尚未闭合，髋臼指数较大的病儿。

（3）Steel三联截骨术。

（4）Chiari骨盆内移截骨术。

（5）人工关节置换术。

四、先天性马蹄内翻足

1. 病理

（1）前足内收。

（2）踝关节跖屈。

（3）跟骨内翻。

（4）继发性胫骨远端内旋。

2. 临床表现　出生后一侧或双侧足出现程度不等内翻下垂畸形（呈马蹄内翻状）。轻者足前部内收、下垂，足跖面出现皱褶，背伸外展有弹性阻力。一般分为松软型（外因型）与僵硬型（内因型）。

3. 鉴别诊断

（1）先天性多发性关节挛缩症：累及四肢多关节，畸形较固定，不易矫正，早期有骨性改变。

（2）脑性瘫痪：为痉挛性瘫痪，肌张力增高，反射亢进，有病理反射，以及其他大脑受累的表现等。

（3）脊髓灰质炎后遗症：肌肉有麻痹和萎缩现象。

4. 治疗

（1）非手术治疗

1）Ponseti 矫形法：出生后 5~7 天开始。

2）手法扳正：适用于 1 岁以内的婴儿。

主治语录：先天性马蹄内翻足首选非手术治疗。新生儿时期是治疗的最佳时机。

（2）手术治疗

1）跟腱延长术。

2）足内侧挛缩组织松解术。

3）跖腱膜切断术。

4）踝关节后方关节囊切开术。

第二节　姿态性畸形

一、平足症

1. 病因

（1）先天性因素：足骨、韧带或肌肉等发育异常。

（2）后天性因素

1）长期负重站立，体重增加，长途跋涉过度疲劳，维持足弓肌肉、韧带、关节囊及腱膜等软组织逐渐衰弱，足弓逐渐低平。

2）长期患病卧床，缺乏锻炼，肌萎缩，张力减弱，负重时足弓下陷。

3）穿鞋不当，鞋跟过高，长期体重前移，跟骨向前下倾斜，足纵弓遭到破坏。

4）足部骨病，如类风湿关节炎、骨关节结核等。

5）脊髓灰质炎足内外在肌力失衡后遗留平足症。

2. 临床表现

（1）早期症状为踝关节前内侧疼痛，长时间站立或步行加重，休息减轻。

（2）站立位足跟外翻，足内缘饱满，足纵弓低平或消失，舟骨结节向内侧突出，足印明显肥大。

（3）X线检查侧位示足纵弓明显低平塌陷，跟、舟、骰、距骨关系失常。

主治语录：严重者跗骨骨关节炎形成。

3. 治疗

（1）预防为主。

（2）柔韧性平足症：功能锻炼，穿矫形鞋或矫形鞋垫。

（3）僵硬性平足症：全麻下内翻手法矫正畸形后，石膏靴固定足于内翻内收位，5~6周后拆除石膏改穿平足矫形鞋。

二、踇外翻

1. 病因　多与遗传及穿鞋不适有关。

2. 临床表现

（1）多见于中老年女性，常呈对称性。

（2）踇趾的跖趾关节轻度半脱位，内侧关节囊附着处因受牵拉，可有骨赘形成。

（3）第1跖骨头的突出部分，因长期受鞋帮的摩擦，局部皮肤增厚，并可在该处皮下产生滑囊，如红肿发炎，则成为滑囊炎。

（4）严重者跗趾的跖趾关节可产生骨关节炎，引起疼痛。第 2、3 跖骨头跖面皮肤因负担加重，形成胼胝。第 2 趾近侧趾骨间关节处背侧皮肤因与鞋帮摩擦可形成胼胝或鸡眼。

3. 影像学检查

（1）跗外翻角：指第一跖骨与近节趾骨轴线的夹角，它反映跗外翻的程度。正常男性平均 10.1°，女性平均 10.6°。该角>15°为异常。

（2）第 1、2 跖骨间角：指第 1、2 跖骨轴线的夹角，它反映第 1 跖骨内收的程度。正常男性平均 8.3°，女性平均 9.9°。该角>10°为异常。

主治语录：为进一步了解病情，明确诊断及指导治疗，应摄负重足正位、侧位及籽骨轴位 X 线平片。

4. 治疗

（1）非手术治疗：穿前部宽松的鞋。许多器具可用于防止跗外翻的发展。轻度外翻可在第 1、2 趾间应用硅胶分趾垫或分趾鞋袜，也可应用跗外翻矫形器、矫形鞋或平足鞋垫矫正。

（2）手术治疗：保守治疗无效，疼痛及畸形严重者可行手术治疗。手术治疗的目的是矫正畸形、减轻疼痛、恢复美观外形。主要分为软组织手术、截骨矫形手术、软组织结合截骨矫形手术。

三、脊柱侧凸

（一）分类

1. 非结构性脊柱侧凸。

2. 结构性脊柱侧凸。

（二）病理

1. 脊柱结构的改变。

2. 椎间盘、肌肉及韧带的改变。

3. 肋骨的改变。

4. 内脏的改变。

（三）临床表现

1. 早期畸形不明显，常不引起注意。

2. 生长发育期，侧凸畸形发展迅速，可出现身高不及同龄人、双肩不等高、胸廓不对称。

3. 侧凸畸形严重者可出现"剃刀背"畸形，影响心肺发育，出现神经系统牵拉或压迫的相应症状。

（四）诊断

1. 体格检查

（1）注意皮肤有无色素沉着或皮下组织肿物，背部有无异常毛发及囊性物。

（2）注意乳房发育情况，胸廓是否对称。

（3）让患者向前弯腰，观察其背部是否对称，若一侧隆起，说明肋骨及椎体旋转畸形。

（4）注意观察两肩对称情况。沿 C_7 棘突置铅垂线，测量臀部裂缝至垂线的距离，观察躯干是否失代偿。

（5）检查脊柱活动范围和神经系统，同时测量患者身高和体重。

2. 辅助检查

（1）X 线检查

1）站立位脊柱全长正侧位像：是诊断脊柱侧凸的基本

方法。

2）仰卧位最大左右弯曲位像、重力悬吊位牵引像及支点反向弯曲像。

3）去旋转像。

4）脊柱侧凸的 X 线测量：Cobb 法；Ferguson 法。

5）椎体旋转度的测量：通常采用 Nash-Moe 法。

（2）特殊影像学检查：脊髓造影、CT、MRI。

（3）肺功能检查。

（4）电生理检查：肌电图检查；神经传导速度测定；诱发电位检查；术中脊髓监测。

（5）发育成熟度的鉴定：第二性征；骨龄。

（五）治疗

1. 目的

（1）矫正畸形。

（2）获得稳定。

（3）维持平衡。

（4）减缓或阻止进展。

✎ 主治语录：不同类型的脊柱侧凸，其治疗原则与方法也不尽相同。

2. 非手术治疗

（1）观察随访：适用于侧凸小于20°的患者。主要目的是观察脊柱畸形是否发展。每4~6个月复诊1次，常规行站立位脊柱全长正侧位片检查。

（2）支具治疗：是进展型特发性脊柱侧凸唯一有效的非手术疗法。适应证为生长期儿童20°~40°的柔软性侧凸。一般根据患者身材量体定做支具。每天需佩戴16~23小时，直至骨骼发

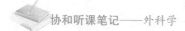

育成熟。定期复查站立位脊柱全长正侧位片，按时调整或更换支具。如支具控制无效，侧凸角度超过 40°～50°，应行手术治疗。

3. 手术治疗　严重或进展型脊柱侧凸通常需要手术治疗。手术治疗的适应证如下。

（1）支具治疗无效。

（2）生长期儿童侧凸不断加重。

（3）脊柱失平衡。

（4）明显外观畸形。

历年真题

婴儿先天性肌性斜颈的主要体征是

A. 颈部疼痛、活动受限

B. 颈部淋巴结肿大

C. X 线摄片可见颈椎骨骼异常

D. 患侧胸锁乳突肌内可摸到梭

形、质硬且固定的肿块

E. 头偏向健侧，下颌转向病侧

参考答案：D

第五十八章 骨 折 概 论

核心问题

1. 骨折的概念、分类、临床表现、治疗原则和并发症。

2. 影响骨折愈合的因素。

3. 骨折的急救、复位标准及开放性骨折的处理方法。

内容精要

骨折即骨的完整性和连续性中断。骨折的特有体征为畸形、异常活动、骨擦音或骨擦感。骨折的治疗有三大原则，即复位、固定和康复治疗。

第一节 骨折的定义、成因、分类及移位

一、定义

骨折即骨的完整性和连续性中断。

二、成因

1. 直接暴力。

2. 间接暴力。

3. 疲劳性骨折。

三、分类

1. 根据骨折处皮肤、黏膜的完整性分类

（1）闭合性骨折：骨折处皮肤或黏膜完整，骨折端不与外界相通。

（2）开放性骨折：骨折处皮肤或黏膜破裂，骨折端与外界相通。

主治语录：耻骨骨折伴膀胱或尿道破裂，尾骨骨折致直肠破裂均属开放性骨折。

2. 根据骨折的程度和形态分类

（1）横形骨折。

（2）斜形骨折。

（3）螺旋形骨折。

（4）粉碎性骨折。

（5）青枝骨折。

（6）嵌插骨折。

（7）压缩性骨折。

（8）骨骺损伤。

3. 根据骨折端稳定程度分类

（1）稳定性骨折：裂缝骨折、青枝骨折、横形骨折、压缩性骨折、嵌插骨折。

（2）不稳定性骨折：斜形骨折、螺旋形骨折、粉碎性骨折。

骨折段移位：成角移位；缩短移位；旋转移位；侧方移位；分离移位。

造成不同移位的影响因素：外界直接暴力的作用方向；不

同部位的骨折由于肌肉的牵拉；不恰当的搬运。

第二节　骨折的临床表现及影像学检查

一、临床表现

1. 全身表现

（1）休克：主要原因是出血。

（2）发热：血肿吸收时可出现低热。开放性骨折出现高热时，考虑感染。

2. 局部表现

（1）骨折的一般表现：局部疼痛、肿胀和功能障碍。

（2）骨折的专有体征

1）畸形：主要表现为缩短、成角或旋转畸形。

2）异常活动：正常情况下肢体不能活动的部位，骨折后出现异常活动。

3）骨擦音或骨擦感。

主治语录：具有以上三个骨折特有体征之一者，即可诊断为骨折。应注意，有些骨折没有上述三个典型的骨折特有体征。

二、骨折的 X 线检查

1. 首选且常规进行 X 线检查。

2. X 线检查应拍摄包括邻近一个关节在内的正、侧位片。必要时应拍摄特殊位置的 X 线平片。

三、骨折的 CT 检查

1. 骨和关节解剖部位越复杂或常规 X 线越难以检查的部

位，CT 越能提供更多的诊断信息。

2. CT 能清晰地显示椎体爆裂骨折碎裂的后方骨片突入椎管的情况。

四、骨折的 MRI 检查

1. 磁共振所获得的图像清晰、精细、分辨率高、对比度好、信息量大，特别对软组织层次的显示和观察椎体周围韧带、脊髓损伤情况和椎体挫伤较好。

2. 行横轴位、矢状位及冠状位或任意断层扫描，可以清晰显示椎体及脊髓损伤情况，并可观察椎管内是否有出血，还可以发现 X 线平片及 CT 未能发现的隐匿性骨折并确定骨挫伤的范围。

第三节 骨折的并发症

一、早期并发症

1. 休克。

2. 脂肪栓塞综合征。

3. 重要内脏器官损伤

（1）肝、脾破裂。

（2）肺损伤。

（3）膀胱和尿道损伤。

（4）直肠损伤。

4. 重要周围组织损伤

（1）重要血管损伤。

（2）周围神经损伤。

（3）脊髓损伤。

5. 骨筋膜室综合征 根据其缺血的不同程度而导致以下

情况。

（1）濒临缺血性肌挛缩。

（2）缺血性肌挛缩。

（3）坏疽。

主治语录：患肢感觉异常、被动牵拉受累肌肉出现疼痛、肌肉在主动屈曲时出现疼痛、筋膜室即肌腹处有压痛可确诊骨筋膜室综合征。

二、晚期并发症

1. 坠积性肺炎　发生于长期卧床，特别是老年、体弱和伴有慢性病的患者。

2. 压疮　长期卧床，身体骨突起处受压，局部血液循环障碍，常见于骶骨部、髋部、足跟部。

3. 下肢深静脉血栓形成　多见于骨盆骨折或下肢骨折。

4. 感染　开放性骨折，污染较重或伴有较严重的软组织损伤者，清创不彻底可引起。

5. 损伤性骨化（骨化性肌炎）　多见于肘关节。

6. 创伤性关节炎　关节内骨折，关节面破坏，未能准确复位，长期磨损引起。

7. 关节僵硬　患肢长时间固定，静脉和淋巴回流不畅，关节周围组织中浆液纤维性渗出和纤维蛋白沉积，发生纤维粘连，同时关节囊和周围肌肉挛缩，致使关节活动障碍。

8. 急性骨萎缩　好发于手、足骨折后，典型症状是疼痛和血管舒缩紊乱。

9. 缺血性骨坏死　常见的有腕舟状骨骨折后近侧骨折段缺血性坏死，股骨颈骨折后股骨头缺血性坏死。

10. 缺血性肌挛缩　骨筋膜室综合征处理不当所致。典型的

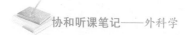
畸形是爪形手和爪形足。

第四节　骨折愈合过程

一、骨折愈合过程

1. 血肿炎症机化期

（1）骨折断端及其周围形成血肿。

（2）伤后 6~8 小时，血肿凝结成血块。部分软组织和骨组织坏死，引起无菌性炎症反应。

（3）血肿机化形成肉芽组织。

（4）内源性生长因子释放。

（5）间充质细胞聚集、增殖及血管增生，并向成骨细胞转化。

（6）纤维连结：肉芽组织内成纤维细胞合成和分泌大量胶原纤维，转化为纤维结缔组织，使骨折两端连接起来。

2. 原始骨痂形成期

（1）膜内成骨。

（2）内骨痂和外骨痂形成。

（3）骨痂钙化加强，骨折达到临床愈合。

（4）膜内成骨较快，以骨外膜为主。因此，任何对骨外膜的损伤均对骨折愈合不利。

3. 骨痂改造塑形期

（1）原始骨痂被板层骨所替代，形成坚强的骨性连接。

（2）骨折处恢复正常骨结构，在组织学和放射学上不留痕迹。

主治语录：骨折愈合可分为一期愈合和二期愈合，临床上骨折愈合过程多为二期愈合。

二、骨折临床愈合标准

1. 局部无压痛及纵向叩击痛。
2. 局部无异常活动。
3. X 线平片显示骨折处有连续性骨痂，骨折线已模糊。

第五节 影响骨折愈合的因素

一、全身因素

1. 年龄 儿童骨折愈合较快，老年人所需时间长。
2. 健康状况 健康状况欠佳，特别是慢性消耗性疾病者，骨折愈合时间明显延长。

二、局部因素

1. 骨折的类型 螺旋形和斜形骨折，愈合较快。横形骨折、多发性骨折或一骨多段骨折，愈合较慢。
2. 骨折部位的血液供应 是影响骨折愈合的重要因素。
3. 软组织损伤程度。
4. 软组织嵌入。
5. 感染。

主治语录：股骨颈头下型骨折，股骨头血液供应几乎完全中断，容易发生骨折不愈合或缺血性坏死。

三、不当的治疗方法影响骨折愈合

1. 反复多次的手法复位。
2. 切开复位时，软组织和骨膜剥离过多。
3. 开放性骨折清创时，过多地摘除碎骨片。

4. 行持续骨牵引治疗时，牵引力过重。

5. 骨折固定不牢固。

6. 过早和不恰当的功能锻炼。

第六节　骨折的急救

急救的目的是用最为简单而有效的方法抢救生命、保护患肢、迅速转运，以便尽快妥善处理。

1. 抢救休克　保温，减少搬动，输液、输血。

主治语录：合并颅脑损伤处于昏迷状态者，应注意保持呼吸道通畅。

2. 包扎伤口　加压包扎，止血带止血。若骨折端已戳出伤口，并已污染，又未压迫重要血管、神经者，应清创处理后，再行复位。

3. 妥善固定的目的

（1）避免骨折端在搬运过程中对周围重要组织。

（2）减少骨折端的活动，减轻患者疼痛。

（3）便于运送。

4. 迅速转运。

第七节　骨折的治疗原则

一、三大原则

1. 复位　是将移位的骨折段恢复正常或近乎正常的解剖关系，重建骨的支架作用。

2. 固定　是骨折愈合的关键。

3. 功能锻炼及恢复　是恢复患肢功能的重要保证。

二、骨折的复位

（一）复位标准

1. 解剖复位　恢复正常的解剖关系，对位和对线完全良好。

2. 功能复位　骨折愈合后对肢体功能无明显影响。功能复位的标准：

（1）骨折部位的旋转移位、分离移位必须完全矫正。

（2）成角移位必须完全复位。

（3）长骨干横形骨折，骨折端对位至少达1/3，干骺端骨折至少应对位3/4。

（二）复位方法

1. 手法复位　进行手法复位时，其动作必须轻柔，并争取一次复位成功。

🖊主治语录：粗暴的手法和反复多次的复位，均可增加软组织损伤，影响骨折愈合，且可能引起并发症。

2. 切开复位

（1）切开复位的指征

1）骨折端之间有肌或肌腱等软组织嵌入。

2）关节内骨折。

3）骨折并发主要血管、神经损伤。

4）多处骨折。

5）四肢斜形、螺旋形、粉碎性骨折及脊柱骨折并脊髓损伤者。

6）老年人四肢骨折需尽早离床活动。

（2）切开复位的优缺点

1）优点：骨折可达到解剖复位。

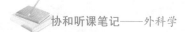

2）缺点：①切开复位时分离软组织和骨膜，减少骨折部位的血液供应。②增加局部软组织损伤的程度，降低局部抵抗力，若无菌操作不严，则易发生感染，引起化脓性骨髓炎等。

三、骨折的固定

（一）外固定

1. 小夹板　适用于四肢闭合性、无移位、稳定性骨折。少用。

2. 骨科固定支具　适用于四肢闭合性的稳定性骨折。

3. 石膏绷带

（1）指征

1）开放性骨折清创缝合术后。

2）某些部位的骨折切开复位内固定术后。

3）畸形矫正后维持矫形位置和骨关节融合术后。

4）化脓性关节炎和骨髓炎患肢的固定。

（2）注意事项

1）应在石膏下垫置枕头，抬高患肢，以利消除肿胀。

2）包扎石膏绷带过程中，不可用手指顶压石膏，以免局部压迫而发生溃疡。

3）石膏绷带未凝固前，不应改变肢体位置，特别是关节部位，以免石膏折断。

4）患肢出现持续剧烈疼痛、患肢麻木、颜色发紫和皮温下降，则多为石膏绷带包扎过紧引起的肢体受压，应立即将石膏全长纵形剖开减压，否则继续发展可致肢体坏疽。

5）肢体肿胀消退后引起石膏过松，失去固定作用，应及时更换。

6）石膏绷带固定过程中，应作主动肌肉舒缩锻炼，未固定的关节应早期活动。

4. 头颈及外展支具固定　前者主要用于颈椎损伤，后者用于肩关节周围骨折、肱骨骨折及臂丛神经损伤等。

5. 持续牵引　皮肤牵引、枕颌带牵引和骨牵引。指征为：

（1）颈椎骨折脱位：枕颌带牵引或颅骨牵引。

（2）股骨骨折：股骨或胫骨结节骨牵引。

（3）胫骨骨折：跟骨牵引。

6. 骨外固定器指征

（1）开放性骨折。

（2）闭合性骨折伴广泛软组织损伤。

（3）骨折合并感染和骨折不愈合。

（4）截骨矫形或关节融合术后。

（二）内固定

内固定主要用于闭合或切开复位后，采用金属内固定物，如接骨板、螺丝钉、加压钢板或带锁髓内钉等，将已复位的骨折予以固定。

主治语录：外固定，用于身体外部的固定；内固定，用于身体内部的固定。

四、康复治疗

见表58-7-1。

表 58-7-1　骨折的康复治疗

阶段	治疗内容
早期	骨折后1~2周内，促进患肢血液循环，消除肿胀，防止肌萎缩。功能锻炼应以患肢肌肉主动舒缩活动为主

续　表

阶段	治疗内容
中期阶段	骨折2周以后，可逐渐缓慢增加其活动强度和范围，在助步器的帮助下进行功能锻炼，以防肌萎缩和关节僵硬
晚期阶段	骨折已达临床愈合标准，外固定已拆除。是康复治疗的关键时期。通过锻炼，促进关节活动范围和肌力的恢复

第八节　开放性骨折的处理

一、开放性骨折的分度

第一度：皮肤由骨折端自内向外刺破，软组织损伤轻。

第二度：皮肤破裂或压碎，皮下组织与肌组织中度损伤。

第三度：广泛的皮肤、皮下组织与肌肉严重损伤，常合并血管、神经损伤。

主治语录：开放性骨折的处理原则是及时正确地处理创口，尽可能地防止感染，力争将开放性骨折转化为闭合性骨折。

二、术前检查与准备

1. 询问病史，了解创伤的经过、受伤的性质和时间，急救处理的情况等。

2. 检查全身情况，是否有休克和其他危及生命的重要器官损伤。

3. 通过肢体的运动、感觉，动脉搏动和末梢血液循环状况，确定是否有神经、肌腱和血管损伤。

4. 观察伤口，估计损伤的深度，软组织损伤情况和污染程度。

5. 拍摄患肢正、侧位 X 线平片，了解骨折类型和移位。必要时行 CT 或 MRI 检查。

三、清创的时间

原则上，清创越早，感染机会越少，治疗效果越好。伤后 6~8 小时内是清创的黄金时间。绝大多数可一期愈合。

四、清创的要点

1. 清创　将污染的创口，经过清洗、消毒，然后切除创缘、清除异物，切除坏死和失去活力的组织，使之变成清洁的创口。

（1）清洗：无菌敷料覆盖创口，用无菌刷及肥皂液刷洗患肢 2~3 次，范围包括创口上、下关节，刷洗后用无菌生理盐水冲洗，然后可用 0.1% 活力碘冲洗创口或用纱布浸湿 0.1% 活力碘敷于创口，再用生理盐水冲洗。常规消毒铺巾后行清创术。

（2）切除创缘皮肤 1~2mm，皮肤挫伤者，应切除失去活力的皮肤。

（3）关节韧带和关节囊严重挫伤者，应予以切除。

（4）骨外膜应尽量保留，若已污染，可仔细将其表面切除。

（5）骨折端的处理：彻底清理干净的同时应尽量保持骨的完整性，以利于骨折愈合。

主治语录：小骨片需根据骨折块是否有软组织连接慎重处理。较大骨片尤其是与周围组织尚有联系的骨片应予以保留，否则将造成骨缺损影响骨折愈合。

（6）再次清洗：无菌生理盐水清洗 2~3 次，然后用 0.1% 的活力碘浸泡或湿敷创口 3~5 分钟，杀灭残余细菌。

2. 骨折固定与组织修复

（1）骨折固定：第三度及第二度开放性骨折清创时间超过

伤后 6~8 小时者，不宜应用内固定，可选用外固定器固定。

（2）重要软组织修复。

（3）创口引流。

3. 闭合创口　完全闭合创口，争取一期愈合，是达到将开放性骨折转化为闭合性骨折的关键，也是清创术争取达到的主要目的。

（1）减张缝合和植皮术。

（2）皮瓣移植。

（3）清创过程完成后，根据伤情选择适当的固定方法固定患肢。

第九节　开放性关节损伤的处理原则

开放性关节损伤即皮肤和关节囊破裂，关节腔与外界相通。其处理原则与开放性骨折基本相同，治疗的主要目的是防止关节感染和恢复关节功能。可分为三度。

1. 第一度　锐器刺破关节囊，创口较小，关节软骨和骨骼无损伤。创口行清创缝合后，在关节内注入抗生素，适当固定3 周，开始功能锻炼。如有关节肿胀、积液则按化脓性关节炎早期处理。

2. 第二度　软组织损伤较广泛，关节软骨及骨骼部分破坏，创口内有异物。彻底清除关节内的异物、血肿和小的碎骨片。大的骨片应予复位，尽量保持关节软骨面的完整，关节囊和韧带应尽量保留，予以修复。关节囊的缺损可用筋膜修补。必要时关节腔内放置硅胶管，术后用林格液加抗生素灌洗引流，于术后48 小时拔除。

3. 第三度　软组织毁损，韧带断裂，关节软骨和骨骼严重损伤，创口内有异物，可合并关节脱位及血管、神经损伤等。

经彻底清创后敞开创口，无菌敷料湿敷，3~5 天后可行延期缝合。亦可彻底清创后，大面积软组织缺损可用显微外科技术行组织移植修复，如用肌皮瓣或皮瓣移植修复。关节功能无恢复可能者，可一期行关节融合术。

🖊 **主治语录：** 开放性关节损伤治疗的主要目的是防止关节感染和恢复关节功能。

第十节　骨折延迟愈合、不愈合和畸形愈合的处理

一、骨折延迟愈合

1. 概念　骨折经治疗，超过一般愈合所需的时间（一般为 4~8 个月），骨折断端仍未出现骨折连接。

2. X 线　显示骨折端骨痂少，轻度脱钙，骨折线仍明显，但无骨硬化表现。

3. 主要原因　骨折复位和固定不牢固，骨折端存在剪力和旋转力或者牵引过度所致的骨端分离。

二、骨折不愈合

1. 概念　骨折经过治疗，超过一般愈合时间（9 个月），且经再度延长治疗（时间 3 个月），仍达不到骨性愈合。

2. X 线

（1）肥大型：骨折端膨大、硬化，呈象足样。

（2）萎缩型：骨折端无骨痂，断端分离、萎缩。

3. 原因

（1）骨折端间嵌夹软组织。

（2）开放性骨折清创时去除较多骨片而造成骨缺损。

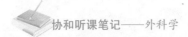

（3）多次手术对骨的血液供应破坏较大及内固定失败。

4. 治疗　一般需行植骨、内固定，必要时还需加用石钉绷带外固定予以治疗。

三、骨折畸形愈合

1. 概念　骨折愈合的位置未达到功能复位的要求，存在成角、旋转或重叠畸形。

2. 治疗

（1）畸形较轻，对功能影响不大者，可不予处理。

（2）畸形明显影响肢体功能者需行矫正。

 历年真题

---

1. 属于骨折晚期并发症的是

 A. 神经损伤

 B. 脂肪栓塞

 C. 出血

 D. 休克

 E. 骨化性肌炎

2. 骨折治疗原则中的首要步骤是

A. 功能锻炼

B. 内固定

C. 复位

D. 包扎

E. 外固定

参考答案：1. E　2. C

第五十九章 上肢骨、关节损伤

核心问题

1. 肱骨干骨折、肱骨髁上骨折及桡骨远端骨折的临床表现、诊断和治疗原则。

2. 肩关节脱位的临床表现、诊断和治疗原则。

3. 肱骨干骨折的临床表现和治疗原则。

4. 肘关节脱位、桡骨头半脱位的临床表现和治疗原则。

内容精要

上肢骨、关节损伤主要为骨折和脱位。检查主要根据 X 线检查，治疗方法主要包括手法复位、手术治疗。

第一节 锁骨骨折

一、解剖概要

1. 锁骨是上肢与躯干的连接和支撑装置，呈 S 形。

2. 远端 1/3 为扁平状凸向背侧，利于肌肉和韧带的附着、牵拉，其最远端与肩峰形成肩锁关节，并有喙锁韧带固定锁骨。

3. 而近端 1/3 为菱形凸向腹侧，通过坚强的韧带组织与胸

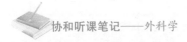

骨柄形成胸锁关节，并有胸锁乳突肌附着。

二、病因与分类

1. 多发生在儿童及青壮年，多为间接暴力引起。

2. 常见的受伤机制是侧方摔倒，肩部着地，力传导至锁骨，发生斜形骨折。

3. 分类

（1）Ⅰ型为中 1/3 骨折，近折端可向上、后移位，远折端向前、下移位，并有重叠移位。

（2）Ⅱ型为外 1/3 骨折，骨折远端向下移位，近端则向上移位，移位程度较大者，应怀疑喙锁韧带损伤。

（3）Ⅲ型为内 1/3 骨折。

主治语录：一般锁骨开放性骨折的发生率较低。

三、临床表现和诊断

1. 局部肿胀、瘀斑，肩关节活动时疼痛加剧。

2. 患者常用健手托住肘部，头部向患侧偏斜。

3. 可扪及骨折端，局限性压痛，有骨摩擦感。

四、治疗

1. 儿童青枝骨折及成人的无移位骨折，用三角巾悬吊患肢 3~6 周。

2. 锁骨中段骨折，采用手法复位，横形"8"字绷带固定。

3. 切开复位内固定的指征

（1）患者不能忍受"8"字绷带固定的痛苦。

（2）复位后再移位，影响外观。

（3）合并神经、血管损伤。

（4）开放性骨折。

（5）陈旧骨折不愈合。

（6）锁骨外端骨折，合并喙锁韧带断裂。

第二节　肩锁关节脱位

一、病因

暴力是引起肩锁关节脱位的主要原因。

二、分类

见表 59-2-1。

表 59-2-1　肩锁关节脱位的分类

分型	表　　现
Ⅰ型	肩锁关节囊、韧带损伤，尚未断裂
Ⅱ型	肩锁关节囊破裂，部分韧带损伤或断裂，关节半脱位
Ⅲ型	肩锁关节囊、韧带完全断裂，关节完全脱位

三、临床表现和诊断

1. Ⅰ型　肩部有打击或跌倒损伤史，肩锁关节处疼痛、肿胀、活动时疼痛加重，局部压痛明显。肩锁关节 X 线平片未发现明显移位。

2. Ⅱ型　除有Ⅰ型的临床表现和体征外，用手指按压锁骨外端有弹性感。X 线平片可见锁骨外端向上撬起，为半脱位。

3. Ⅲ型　除有Ⅰ型的临床表现和体征外，肩外上方肿胀严重，与对侧比较时可发现患侧明显高起，按压时弹性感更加明显，肩活动受限。X 线平片可见锁骨外端完全离开肩峰的相对

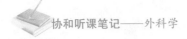

关节面，为完全性脱位。

四、治疗

1. Ⅰ型用三角巾悬吊患肢 2~3 周后开始肩关节活动，可获得较好功能。

2. Ⅱ型损伤有学者主张手法复位、加垫外固定，但固定常不可靠，易并发压疮，或演变为陈旧性脱位。

3. 对有症状的陈旧性半脱位及Ⅲ型患者，尤其是肩锁关节移位超过 2cm 者，可选择手术治疗。手术方法可选择切开复位张力带钢丝固定，对喙锁韧带无法修复者，可行韧带重建加张力带钢丝固定术。在切开复位的同时，可修复断裂的韧带。

第三节　肩关节脱位

一、病因与分类

1. 创伤是肩关节脱位的主要原因，多为间接暴力所致。

2. 根据肱骨头脱位的方向可分为前脱位、后脱位、上脱位及下脱位四型，以前脱位最多见。

　主治语录：习惯上将肱盂关节脱位称为肩关节脱位。

二、临床表现与诊断

1. 有上肢外展外旋或后伸着地受伤史，肩部疼痛、肿胀、肩关节活动障碍，患者有以健手托住病侧前臂、头向病侧倾斜的特殊姿势即应考虑有肩关节脱位的可能。

2. 检查可发现患肩方肩畸形，肩胛盂处空虚感，上肢弹性固定；Dugas 征阳性。

3. X 线正位、侧位片及穿胸片可确定肩关节脱位的类型、移位方向及有无撕脱骨折。

三、治疗

1. **手法复位** 复位前应准确判断是否有骨折。局部浸润麻醉，用 Hippocrates 法复位。

2. **固定方法** 单纯性肩关节脱位复位后可用三角巾悬吊上肢，肘关节屈曲 90°；关节囊破损明显，或肩带肌肌力不足者，术后摄片会有肩关节半脱位，宜用搭肩位胸肱绷带固定。

3. **康复治疗** 固定期间需活动腕部与手指，解除固定后，鼓励患者主动锻炼肩关节各个方向活动。配合理疗、按摩，效果更好。锻炼需循序渐进，不可冒进。

主治语录： 肩关节前脱位首选手法复位加外固定治疗；肩关节后脱位可行切开复位加外固定方法治疗。

第四节 肱骨近端骨折

一、解剖结构

肱骨近端包括肱骨大结节、小结节和肱骨外科颈三个重要的解剖部位。肱骨外科颈易发生骨折。

二、病因与分类

1. 肱骨近端骨折多因间接暴力引起。

2. 根据肱骨四个解剖部位（肱骨头、大结节，小结节和肱骨干）及相互之间的移位程度（以移位大于 1cm 或成角畸形大于 45°为移位标准）可分为以下几类。

一部分骨折：肱骨近端骨折，无论骨折线数量是多少，只要未达到上述移位标准，说明骨折部位尚有一定的软组织附着

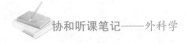

连接，有一定的稳定性。

两部分骨折：仅一个部位发生骨折并且移位者。

三部分骨折：当肱骨近端 4 个解剖部位中，有 2 个部位骨折并且移位。

四部分骨折：当肱骨近端 4 个部分都发生骨折移位时，形成四个分离的骨块。

三、诊断

根据骨折多因间接暴力所致的病史、X 线和 CT 检查（包括 CT 三维重建），可做出明确诊断。X 线检查除了正位（或后前位）外，应进行穿胸位 X 线平片。

四、治疗

1. 保守治疗　对于无移位的肱骨近端骨折、有轻度移位的 Neer 两部分骨折，患者功能要求不高者，可用上肢三角巾悬吊 3~4 周。

2. 手术治疗　切开复位钢板内固定术、人工肱骨头置换术。

第五节　肱骨干骨折

一、解剖概要

1. 肱骨外科颈下 1~2cm 至肱骨髁上 2cm 段内的骨折称为肱骨干骨折。

2. 肱骨干中下 1/3 段后外侧有桡神经沟，此处骨折容易发生桡神经损伤。

二、病因与分类

1. 直接暴力　常由外侧打击肱骨干中段，致横形或粉碎性骨折。

2. 间接暴力 手部着地或肘部着地，暴力向上传导，加上身体倾倒产生剪切应力，导致中下1/3骨折，多为斜形或螺旋形骨折。

三、临床表现和诊断

1. 上臂出现疼痛、肿胀、畸形，皮下瘀斑，上肢活动障碍。

2. 假关节活动，骨擦感，骨传导音减弱或消失。

3. X线平片可确定骨折的类型、移位方向。

4. 合并桡神经损伤，可出现垂腕，各手指掌指关节不能背伸，拇指不能伸，前臂旋后障碍，手背桡侧皮肤感觉减退或消失。

四、治疗

1. 手法复位、外固定

（1）麻醉：局部麻醉或臂丛神经阻滞麻醉。

（2）体位：在骨科牵引床上仰卧位。

（3）牵引：若骨折位于三角肌止点以上、胸大肌止点以下，在内收位牵引；若骨折线在三角肌止点以下，应在外展位牵引。

（4）复位：矫正成角及侧方移位。

主治语录：畸形矫正，骨传导音恢复即证明复位成功。

（5）外固定：石膏固定。

2. 切开复位、内固定

（1）手术指征

1）手法复位失败，骨折端对位对线不良，估计愈合后影响功能。

2）骨折有分离移位，或骨折端有软组织嵌入。

3）合并神经血管损伤。

4）陈旧骨折不愈合。

5）影响功能的畸形愈合。

6）同一肢体有多发性骨折。

7）8~12 小时以内污染不重的开放性骨折。

（2）对于有桡神经损伤的患者，术中探查神经，若完全断裂，可一期修复桡神经。若为挫伤，神经连续性存在，则切开神经外膜，减轻神经继发性病理改变。

3. 康复治疗　复位术后抬高患肢，主动练习手指屈伸活动。2~3 周后，开始腕、肘关节主动屈伸活动和肩关节的外展、内收活动，但活动量不宜过大，逐渐增加活动量和活动频率。6~8 周后加大活动量，并做肩关节旋转活动。在锻炼过程中，可配合理疗、体疗等。

第六节　肱骨髁上骨折

一、解剖概要

1. 肱骨髁上骨折是指肱骨干与肱骨髁的交界处发生的骨折。

2. 肱骨干轴线与肱骨髁轴线之间有 30°~50° 的前倾角，是容易发生骨折的解剖因素。

3. 肱骨髁内、前方，有肱动脉、正中神经经过，内侧有尺神经，外侧有桡神经，均可因肱骨髁上骨折的侧方移位而受到损伤。

主治语录：肱骨髁上骨折多发生于 10 岁以下儿童，可分为屈曲型和伸直型。

二、伸直型肱骨髁上骨折

1. 病因

（1）多为间接暴力引起。跌倒时手掌着地，身体前倾。

（2）近折端向前下移位，远折端向上移位。跌倒同时受侧方暴力，可发生尺侧或桡侧移位。

2. 临床表现和诊断

（1）儿童有手着地受伤史，肘部疼痛、肿胀、皮下瘀斑，向后突出并处于半屈位。

（2）局部明显压痛，有骨摩擦音及假关节活动，肘前方可扪到骨折断端，肘后三角关系正常。

（3）必须拍肘部正、侧位 X 线平片，不仅能确定骨折的存在，更主要的是准确判断骨折移位情况，为选择治疗方法提供依据。

3. 治疗

（1）手法复位外固定：用于受伤时间短，局部肿胀轻，没有血液循环障碍。

（2）手术治疗：指征如下。

1）手法复位失败。

2）小的开放伤口，污染不重。

3）有神经血管损伤。

（3）康复治疗：伸直型肱骨髁上骨折极易压迫肱动脉或刺破肱动脉，导致前臂骨筋膜室综合征。早期未能正确治疗，可导致缺血性肌挛缩。出现 5P 征（疼痛、脉搏消失、皮肤苍白、感觉异常、肌肉麻痹），手术减压也难以避免缺血性挛缩。

三、屈曲型肱骨髁上骨折

1. 病因　多为间接暴力引起。跌倒时，肘关节处于屈曲位，肘后方着地。

2. 临床表现和诊断

（1）局部肿胀，疼痛，肘后凸起，皮下瘀斑。

（2）肘上方压痛，后方可扪到骨折端。

（3）X线：近折端向后下移位，远折端向前移位，骨折线呈由前上斜向后下的斜形骨折。

（4）可刺破皮肤形成开放骨折。可出现尺侧或桡侧移位，较少合并神经血管损伤。

3. 治疗　基本原则与伸直型肱骨髁上骨折相同，但手法复位的方法相反。

第七节　肘关节脱位

一、病因

外伤是导致肘关节脱位的主要原因。

二、临床表现与诊断

1. 伤后肘部疼痛、肿胀、活动障碍。

2. 检查肘后突畸形，前臂半屈位，并有弹性固定，肘后空虚感，可扣到凹陷，肘后三角关系改变。侧方脱位可合并神经损伤，应检查手部感觉、运动功能。

3. 正、侧位 X 线平片可发现肘关节脱位的移位情况、有无合并骨折。

三、治疗

1. 手法复位　采用单人复位法。

主治语录：复位成功的标志为肘关节恢复正常活动，肘后三角关系恢复正常。

2. 固定　长臂石膏托或支具固定肘关节于屈曲 90°，用三角巾悬吊胸前 2~3 周后可行功能锻炼。

3. 手术治疗　肘关节在功能锻炼时，如屈曲位超过 30°，有明显肘关节不稳或脱位趋势时，应手术重建肘关节韧带。

第八节　桡骨头半脱位

一、临床表现与诊断

1. 手、腕有被动向上牵拉受伤的病史。
2. 肘部疼痛，活动受限、前臂处于半屈位及旋前位。
3. 检查肘部外侧有压痛。
4. X 线平片常不能发现桡骨头脱位。

二、治疗

手法复位，不用麻醉。复位成功的标志是有轻微的弹响声，肘关节旋转、屈伸活动正常。复位后不必固定。

主治语录：复位后须告诫家长不可再暴力牵拉，以免复发。

第九节　前臂双骨折

一、病因

1. 直接暴力　多导致同一平面的横形或粉碎性骨折。
2. 间接暴力　跌倒时手掌着地，暴力作用首先使桡骨骨折，可通过骨间膜向内下方传导，引起低位尺骨斜形骨折。
3. 扭转暴力　跌倒时手掌着地，前臂发生旋转，导致不同平面的尺桡骨螺旋形骨折或斜形骨折。多为高位尺骨骨折和低位桡骨骨折。

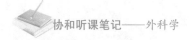

二、临床表现和诊断

1. 前臂疼痛、肿胀、畸形及功能障碍。

2. 检查可发现骨摩擦音及假关节活动。骨传导音减弱或消失。

3. X线检查应包括肘关节或腕关节，可发现骨折的准确部位、骨折类型及移位方向，以及是否合并桡骨头脱位或尺骨小头脱位。

主治语录：尺骨上 1/3 骨干骨折可合并桡骨小头脱位，称为孟氏骨折。桡骨干下 1/3 骨折合并尺骨小头脱位，称为盖氏骨折。

三、治疗

1. 手法复位外固定

（1）若其中一骨干骨折线为横形稳定骨折，另一骨干为不稳定的斜形或螺旋形骨折时，应先复位稳定的骨折。

（2）若尺、桡骨骨折均为不稳定型，发生在上 1/3 的骨折，先复位尺骨；发生在下 1/3 的骨折先复位桡骨；发生在中段的骨折，一般先复位尺骨。

（3）在 X 线平片上发现斜形骨折的斜面呈背向靠拢，应认为是远折端有旋转，应先按导致旋转移位的反方向使其纠正，再进行骨折端的复位。

2. 切开复位内固定　手术指征如下。

（1）手法复位失败。

（2）受伤时间较短、伤口污染不重的开放性骨折。

（3）合并神经、血管、肌腱损伤。

（4）同侧肢体有多发性损伤。

（5）陈旧骨折畸形愈合。

3. 康复治疗

（1）抬高患肢，严密观察肢体肿胀程度、感觉、运动功能及血液循环情况。

（2）术后 2 周开始练习手指屈伸活动和腕关节活动。4 周以后开始练习肘、肩关节活动。8~10 周后拍片证实骨折已愈合，才可进行前臂旋转活动。

第十节 桡骨远端骨折

一、解剖概要

桡骨远端骨折是距桡骨下端关节面 3cm 以内的骨折。此部位是松质骨与密质骨的交界处，为解剖薄弱处，易发生骨折。

二、病因与分类

1. 多为间接暴力引起。跌倒时，手部着地，暴力向上传导。

2. 可分为伸直型骨折、屈曲型骨折、关节面骨折伴腕关节脱位。

三、伸直型骨折（Colles 骨折）

1. 临床表现和诊断

（1）局部疼痛、肿胀，侧看呈"银叉"畸形，正面呈"刺刀样"畸形（图 59-10-1）。

（2）检查局部压痛明显，腕关节活动障碍。

（3）X 线：骨折远端向桡、背侧移位，近端向掌侧移位。可同时伴有下尺桡关节脱位及尺骨茎突骨折。

2. 治疗

（1）以手法复位外固定治疗为主，部分需要手术治疗。

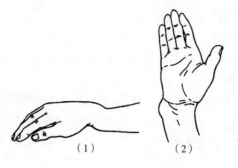

图 59-10-1　伸直型桡骨远端骨折后的畸形

（1）"银叉"畸形（2）"刺刀样"畸形

（2）切开复位内固定，手术指征：

1）严重粉碎骨折移位明显，桡骨下端关节面破坏。

2）手法复位失败或复位成功，外固定不能维持复位。

（3）康复运动：4~6 周后去除外固定，逐渐开始腕关节活动。

四、屈曲型骨折（Smith 骨折）

1. 临床表现及诊断

（1）腕部下垂，局部肿胀，腕背侧皮下瘀斑，腕部活动受限。

（2）局部有明显压痛。

（3）X 线片可发现典型移位，近折端向背侧移位，远折端向掌侧、桡侧移位。

　主治语录：屈曲型骨折与伸直型骨折移位方向相反。

2. 治疗　主要采用手法复位，夹板或石膏固定。

五、桡骨远端关节面骨折伴腕关节脱位

1. 病因　腕背伸、前臂旋前位跌倒，手掌着地。

2. 临床上表现

（1）与 Colles 骨折相似的"银叉"畸形及相应的体征。

（2）X 线片可发现典型的移位。当跌倒时，腕关节屈曲、手背着地受伤，可发生桡骨远端掌侧关节面骨折及腕骨向掌侧移位。

3. 治疗 首先采用手法复位、夹板或石膏外固定方法治疗。

 历年真题

1. 不属于肱骨髁上骨折的临床表现是

　A. 肘部疼痛、肿胀

　B. 肘部皮下瘀斑

　C. 肘后三角异常

　D. 手部皮肤苍白，皮温较低

　E. 前臂缺血性肌坏死

2. 伸直型桡骨下端骨折的畸形是

　A. 垂腕型

　B. 银叉型

　C. 尺偏型

　D. 爪形手

　E. 僵硬型

参考答案：1. C　2. B

第六十章 手外伤及断肢（指）再植

核心问题

1. 手外伤的治疗原则。
2. 断肢（指）再植的急救处理和禁忌证。

内容精要

手外伤时早期准确的诊断、快速有效的治疗显得尤为重要。目前断肢（指）再植技术已相当成熟。

第一节 手 外 伤

一、解剖概要

1. 手的休息位　腕关节背伸 $10° \sim 15°$，轻度尺偏。掌指关节和指间关节半屈曲位。

2. 手的功能位　腕关节背伸 $20° \sim 25°$，轻度尺偏。拇指处于对指位，其掌指关节和指间关节微屈。其他手指略微分开，掌指关节及近指间关节半屈位。

二、损伤原因

刺伤；切割伤；钝器伤；挤压伤；火器伤。

三、检查与诊断

1. 皮肤损伤的检查

（1）皮肤的颜色与温度：损伤局部呈苍白、青紫且冰凉者，表示活力不良。

（2）毛细血管回流试验：皮色恢复缓慢，甚至不恢复者，则活力不良或无活力。

（3）皮肤边缘出血状况：修剪皮肤边缘时，如不出血，则活力差。

✎ 主治语录：皮肤损伤后的活力判断至关重要。

2. 肌腱损伤的检查

（1）肌腱断裂表现出手的休息位改变，出现畸形。

（2）屈指深、浅屈肌腱断裂，该手指呈伸直状态。中节指骨背侧的伸肌腱损伤则远侧指间关节屈曲呈锤状指畸形。

3. 神经损伤的检查

（1）正中神经损伤后，其运动功能障碍表现为拇短展肌、拇对掌肌麻痹所致的拇外展、对掌功能及拇、示指捏物功能丧失；感觉障碍位于手掌桡侧半，拇、示、中指和环指桡侧半，拇指指间关节和示、中指及环指桡侧半近侧指间关节以远的背面。

（2）尺神经运动功能障碍为第 3、4 蚓状肌麻痹所致的环、小指爪形手畸形，骨间肌和拇收肌麻痹所致的 Froment 征，即示指与拇指对指时，示指近侧指间关节屈曲，远侧指间关节过伸，而拇指的掌指关节过伸、指间关节屈曲；感觉障碍位于手掌尺侧、环指尺侧及小指掌背侧。

（3）桡神经损伤感觉障碍位于手背桡侧和桡侧 2 个半手指近侧指间关节以近。

4. 血管损伤的检查

（1）动脉损伤则皮色苍白、皮温降低、指腹瘪陷、毛细血管回流缓慢或消失，动脉搏动减弱或消失。

（2）静脉回流障碍则皮色青紫、肿胀、毛细血管回流加快，动脉搏动存在。

（3）Allen 试验。

5. 骨关节损伤的检查 X 线平片检查最为重要，CT 检查适用于复杂腕骨骨折，MRI 检查适用于韧带及三角纤维软骨复合体损伤。检查手部各关节活动时，以关节伸直位为 0°，注意双侧对比。

四、现场急救

1. 止血 局部加压包扎（最简便而有效）。

2. 创口包扎 无菌敷料或清洁布类包扎伤口。

3. 局部固定 固定至腕平面以上。

4. 迅速转运。

五、治疗原则

1. 早期彻底清创。

2. 组织修复 争取在伤后 6~8 小时内进行。

3. 一期闭合创口 皮肤裂伤，可直接缝合。少数污染严重、受伤时间长、感染可能性大的创口，可在清除异物和明显坏死组织后用生理盐水纱布温敷、负压闭合引流或冲洗处理，观察 3~5 天，再次清创，延期修复。

4. 术后处理

（1）肌腱缝合后固定 3~4 周，神经修复 4 周，关节脱位 3 周，骨折 4~6 周。术后 10~14 天依据创面愈合情况拆除伤口缝线。

（2）合理药物治疗。

（3）手部骨折与脱位治疗：最终目的是恢复手的运动功能，治疗原则包括骨折准确复位、有效固定、早期康复锻炼。

第二节 断肢（指）再植

一、定义

1. 完全性断肢（指） 外伤所致肢（指）断离，没有任何组织相连或虽有受伤失活组织相连，清创时必须切除，称为完全性断肢（指）。

2. 不完全性断肢（指） 凡伤肢（指）断面有主要血管断裂合并骨折脱位，伤肢断面相连的软组织少于断面总量的 1/4，伤指断面相连皮肤不超过周径的 1/8，不吻合血管，伤肢（指）远端将发生坏死称为不完全性断肢（指）。

二、断肢（指）急救

1. 包括止血、包扎、固定、离断肢（指）保存，迅速转运。

2. 离断肢（指）体远距离运送，采用干燥冷藏法保存，即将断肢（指）用无菌或清洁敷料包好，放入塑料袋中再放在加盖的容器内，外周加冰块保存。

三、适应证及禁忌证

1. 适应证

（1）全身情况良好。

（2）肢体的条件：与受伤的性质有关，如切割伤再植成活率高，效果较好。碾压伤，切除碾压部分后，再植成功率仍可较高。撕脱伤成功率和功能恢复均较差。

（3）再植时限：一般以外伤后 6~8 小时为限。

（4）离断平面：再植时限与离断平面有密切关系。高位断肢可引起全身毒性反应，甚至死亡。

（5）年龄：老年患者体质差，经常合并有慢性器质性疾病，是否再植应慎重。

2. 禁忌证

（1）合并全身性慢性疾病，或合并严重脏器损伤，不能耐受长时间手术，有出血倾向者。

（2）断肢（指）多发骨折、严重软组织挫伤、血管床严重破坏，血管、神经、肌腱高位撕脱，预计术后功能恢复差。

（3）断肢（指）经刺激性液体或其他消毒液长时间浸泡者。

（4）高温季节，离断时间过长，断肢未经冷藏保存者。

（5）合并精神异常，不愿合作，无再植要求者。

四、手术原则

1. 彻底清创。

2. 修整重建骨支架。

3. 缝合肌（肉）腱。

4. 重建血液循环。

5. 缝合神经。

6. 闭合创口。

7. 包扎。

主治语录：若肢（指）离断时间短，修复顺序为骨折固定，修复屈伸肌腱，吻合静脉、动脉，修复神经，闭合创口。

五、术后处理

1. 一般护理。

2. 密切观察全身反应。

3. 定期观察再植肢（指）体血液循环，及时发现和处理血管危象。

4. 防止血管痉挛、抗血液凝固治疗。

5. 抗生素应用。

6. 再植肢（指）康复治疗。

第三节 显微外科技术

一、显微外科的设备和器材

1. 光学放大设备 包括手术显微镜和放大镜。

2. 显微手术器械 包括微血管钳、镊子、剪刀、持针器、血管夹、合拢器、冲洗平针头等。

3. 显微缝合针线。

二、显微外科基本技术

显微外科基本手术技术包括显微血管、淋巴管吻合技术、神经、肌腱缝合技术。其中，前者要求最高，也最常用。

三、显微外科的应用范围

1. 断肢（指）再植。

2. 吻合血管的组织移植。

3. 吻合血管的足趾移植再造拇指。

4. 吻合血管的空肠移植。

5. 周围神经显微修复。

6. 小管道显微修复。

7. 吻合血管的器官移植。

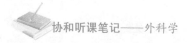

第四节　显微外科技术新进展

1. **超级显微外科**　是一种吻合细小血管或单根神经束的微血管神经吻合与切取技术，血管口径 0.3~0.8mm。

2. **数字化显微外科技术**　可实现由二维变三维、由平面变立体、由静态变动态的解剖模式，可将显微解剖结构三维立体地从任意角度及方向上观察。

历年真题

1. 手外伤治疗的最终目的是
　　A. 早期彻底清创
　　B. 一期闭合伤口
　　C. 骨折解剖复位固定
　　D. 组织修复
　　E. 恢复手部功能

2. 切纸工人，不慎将右拇指切断，因工地距医院较远，为争取再植成功，再植时限不超过
　　A. 6~8 小时
　　B. 9~11 小时
　　C. 12~14 小时
　　D. 15~17 小时
　　E. 18~20 小时

参考答案：1. E　2. A

第六十一章　下肢骨、关节损伤

.

核心问题

1. 髋关节脱位的分类、临床表现和治疗原则。

2. 股骨颈骨折的分类、临床表现、诊断和治疗原则。

3. 股骨干骨折、胫腓骨骨折的临床表现、诊断和治疗原则。

4. 膝关节半月板损伤的临床表现、诊断和治疗原则。

5. 踝部骨折、踝部扭伤的临床表现、诊断和治疗原则。

内容精要

股骨颈骨折、股骨干骨折等为下肢骨、关节损伤的常见疾病。高能暴力常会引起髋关节脱位。膝关节半月板损伤多有外伤病史。踝关节结构复杂，损伤后有其治疗的特殊性。

第一节　髋关节脱位

一、髋关节后脱位

1. 脱位机制　多发生于交通事故。患者处于屈膝及髋关节屈曲内收位，股骨轻度内旋，当膝部受到撞击时，股骨头从髋关节囊的后下部薄弱区脱出。

2．分类

Ⅰ型：单纯脱位或伴有髋臼后壁小骨折片。

Ⅱ型：股骨头脱位，合并髋臼后壁一大块骨折。

Ⅲ型：股骨头脱位，合并髋臼后壁粉碎骨折。

Ⅳ型：股骨头脱位，合并髋臼后壁和顶部骨折。

Ⅴ型：股骨头脱位，合并股骨头骨折。

3．临床表现与诊断

（1）有明显外伤史，通常暴力很大。

（2）有明显的疼痛，髋关节不能活动。

（3）患肢短缩，髋关节呈屈曲、内收、内旋畸形。

（4）可以在臀部摸到脱出的股骨头，大转子上移明显。

（5）合并坐骨神经损伤者，多表现以腓总神经损伤为主的体征。

（6）X线检查可了解脱位情况以及有无骨折。

4．治疗

（1）Ⅰ型损伤的治疗

1）复位：最初24~48小时是黄金时期，尽可能在24小时内。常用Allis法，即提拉法。

2）固定、功能锻炼：2~3周后开始活动关节，4周后扶双拐下地活动，3个月后可完全承重。

（2）Ⅱ~Ⅴ型损伤的治疗：主张早期切开复位与内固定。

二、髋关节前脱位

1．脱位机制　髋关节前脱位少见，多发生于交通事故和高处坠落伤，髋关节处于外展、外旋位时受到轴向直接暴力。

2．临床表现与诊断

（1）有强大暴力所致外伤史。

（2）患肢呈外展、外旋和屈曲畸形。

（3）腹股沟处肿胀，可以摸到股骨头。

（4）X线检查可以了解脱位方向。

主治语录：根据典型的畸形表现，可区分前脱位和后脱位。

3. 治疗

（1）复位。

（2）固定和功能锻炼：均同髋关节后脱位。

三、髋关节中心脱位

1. 脱位机制

（1）来自侧方的暴力，直接撞击在股骨粗隆区。可以使股骨头水平向内移动，穿过髋臼内侧壁而进入骨盆腔。

（2）受伤时下肢处轻度内收位，则产生髋臼后部骨折。

（3）如下肢处于轻度外展与外旋位，产生髋臼爆破型粉碎性骨折。

2. 临床表现与诊断

（1）一般为高能量损伤。

（2）后腹膜间隙内出血甚多，可出现出血性休克。

（3）髋部肿胀、疼痛、活动障碍；大腿上段外侧方大血肿。

主治语录：肢体短缩情况取决于股骨头内陷的程度。

（4）可合并有腹部内脏损伤。

（5）X线检查可明确伤情，CT三维成像可立体再现髋臼骨折情况。

3. 治疗

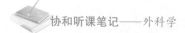

（1）髋关节中心脱位可出现低血容量性休克及合并有腹部内脏损伤，必须及时处理。

（2）股骨头内移较明显的，需用股骨髁上骨牵引，但常难奏效，需根据髋臼骨折类型早期切开复位同时固定髋臼骨折。

第二节　股骨近端骨折

一、股骨颈骨折

1. 解剖概要

（1）股骨头、颈与髋臼共同构成髋关节。股骨颈的长轴线与股骨干纵轴线之间形成颈干角，平均 127°。

（2）颈干角变大，为髋外翻，变小为髋内翻。

（3）股骨头血液供应的来源

1）股骨头圆韧带的小凹动脉，提供股骨头凹部的血液循环。

2）股骨干滋养动脉升支，沿股骨颈进入股骨头。

3）旋股内、外侧动脉的分支，是股骨头、颈的重要营养动脉。

🖊主治语录：旋股内侧动脉损伤是导致股骨头缺血坏死的主要原因。

2. 分类

（1）按骨折线部位分类

1）股骨头下骨折。

2）经股骨颈骨折。

3）股骨颈基底骨折。

（2）按骨折线方向分类

1）内收骨折。

2）外展骨折。

（3）按移位程度分类（Garden 分型）

Ⅰ型：不完全骨折：骨的完整性部分中断。

Ⅱ型：完全骨折但不移位或嵌插移位。

Ⅲ型：完全骨折，部分移位且股骨头与股骨颈有接触。

Ⅳ型：完全移位的骨折。

3. 临床表现与诊断

（1）中、老年人有摔倒受伤历史，伤后感髋部疼痛，下肢活动受限，不能站立和行走。

（2）检查时可发现患肢出现外旋畸形，一般在 45°~60°。若外旋畸形达到 90°，应怀疑有转子间骨折。

（3）可出现局部压痛及轴向叩击痛。

（4）患肢短缩，Bryant 三角底边较健侧缩短。大转子超过 Nélaton 线之上，表明大转子有向上移位。

（5）髋部 X 线正侧位片。

4. 治疗

（1）手术方法

1）闭合复位内固定。

2）切开复位内固定。

3）人工关节置换术。

（2）术后处理

1）空心拉力螺钉内固定手术后，骨量正常，解剖复位，固定效果可的，即可在床上坐起，主动活动膝、踝关节，但不能侧卧、盘腿，必须在医护人员协助下变换体位，6 周后扶双拐下地，逐渐部分负重行走。骨愈合后可弃拐负重行走。

2）人工股骨头置换或全髋关节置换术的患者，术后即可伸屈髋关节，练习股四头肌主动收缩，伸膝。根据患者全身情况和耐受力可于 24 小时后，在护工帮助下，开始下地活动。术后

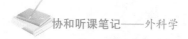

1周开始借助助行器下地活动。

二、股骨转子间骨折

1. 解剖概要 转子间处于股骨干与股骨颈的交界处，是承受剪切应力最大的部位。

2. 分类

Ⅰ型：顺转子间骨折，骨折无移位，为稳定性骨折。

Ⅱ型：小转子骨折轻微，可获得稳定的复位，为稳定性骨折。

Ⅲ型：小转子粉碎性骨折，不能获得稳定的复位，为不稳定性骨折。

Ⅳ型：不稳定性骨折，为Ⅲ型骨折加大转子骨折。

Ⅴ型：逆转子间骨折，由于内收肌的牵引存在移位的倾向，为不稳定性骨折。

3. 临床表现和诊断

（1）转子区出现疼痛、肿胀、瘀斑，下肢不能活动。

（2）转子间压痛，下肢外旋畸形明显，可达90°，有轴向叩击痛。

（3）下肢短缩。

（4）X线可明确骨折的类型及移位情况。

4. 治疗

（1）非手术治疗：胫骨结节或股骨髁上外展位骨牵引。

（2）手术治疗：Gamma钉、动力髋螺钉等。

第三节 股骨干骨折

一、解剖概要

股骨干骨折是指转子下、股骨髁上这一段骨干的骨折。

二、病因

1. 直接暴力作用于股骨，容易引起横形或粉碎性骨折，同时有广泛软组织损伤。

2. 间接暴力作用，常导致斜形或螺旋形骨折，周围软组织损伤较轻。

三、分类

可分为上 1/3、中 1/3 和下 1/3 骨折。

1. 上 1/3 骨折，近折端向前、外及外旋方向移位；远折端向内、后方向移位或向近端移位。

2. 中 1/3 骨折后，骨折向外成角。

3. 下 1/3 骨折后，远折端向后方移位，近折端向前移位，形成短缩畸形。

四、临床表现与诊断

1. 根据骨折特有表现可作出临床诊断。

2. X 线正、侧位片检查可明确骨折的准确部位、类型和移位情况。

3. 下 1/3 骨折，应检查远端肢体的血液循环及感觉、运动功能。

4. 单一股骨干骨折，应对患者的全身情况作出正确判断。

五、治疗

1. 非手术治疗　3 岁以下儿童采用垂直悬吊皮肤牵引。

主治语录：在牵引过程中，要定时测量肢体长度和进行床旁 X 线检查，了解牵引力是否过大。

2. **手术治疗**　成人多采用钢板、带锁髓内钉固定；儿童采用弹性钉内固定。

第四节　股骨远端骨折

一、解剖概要

1. 股骨远端包括股骨髁和股骨髁上，股骨内外髁构成远端关节面。

2. 股骨远端的后面有腓肠肌内外侧头的起点。

3. 股骨的两髁，与相应的胫骨平台形成关节。外髁的外侧面有外侧副韧带的起点。内髁的内侧面是凹形，远端有内侧副韧带的起点。位于内髁最上方的部分是内收肌结节，是内收肌的止点。

二、分型及损伤机制

1. 股骨髁上骨折指发生于股骨髁至股骨远端干骺端。

2. 大多为高能量损伤及高处坠落所致。

3. 股骨髁间骨折常称为 T 形或 Y 形骨折。

三、临床表现与诊断

1. 膝关节和股骨远端部位肿胀、畸形和压痛。骨折端有异常活动和骨擦感。

2. 常规拍摄股骨远端正、侧位 X 线平片。

四、治疗

1. **非手术治疗**　已较少采用。

2. **手术治疗**　绝大多数股骨远端骨折都应采用手术治疗。

　主治语录：手术治疗目的是解剖复位、坚强内固定和早期进行康复锻炼。

第五节 髌骨骨折

一、解剖概要

1. 前方有股四头肌腱膜覆盖，并向下延伸形成髌韧带，止于胫骨结节。两侧为髌旁腱膜。后面为关节软骨面，与股骨髁髌面形成髌股关节。

2. 髌骨与其周围的韧带、腱膜共同形成伸膝装置，是下肢活动中十分重要的结构。

二、病因与分类

1. 暴力直接作用于髌骨，如跌倒时跪地，髌骨直接撞击地面，发生骨折。

2. 直接暴力常致髌骨粉碎骨折；肌肉牵拉常致髌骨横形骨折。

主治语录：髌骨骨折可导致创伤性关节炎或膝关节活动受限。

三、临床表现与诊断

1. 伤后膝前肿胀，有时可扪及骨折分离出现的凹陷。

2. 膝关节的正、侧位 X 线检查可明确骨折的部位、类型及移位程度。

四、治疗

1. 无移位的髌骨骨折，有移位的横形骨折，如果移位在0.5cm 以内，采用非手术方法治疗。

2. 超过 0.5cm 的分离应手术治疗，切开复位，克氏针钢丝张力带固定或钢丝捆扎固定。髌骨的上极或下极骨折，骨折块较大，仍可采用上述方法治疗。若骨折块太小，可予以切除，用钢丝缝合重建髌韧带，术后伸直位固定 4~6 周。

3. 粉碎骨折如果关节软骨面不平整，应行手术治疗，恢复关节面的平滑，复位后用钢丝环绕捆扎固定。

4. 对严重粉碎骨折，无法恢复髌骨软骨面完整性时，可摘除髌骨，修补韧带及关节，术后 3~4 周开始进行功能锻炼。

第六节　膝关节韧带损伤

一、损伤机制

1. 内侧副韧带损伤　为膝外翻暴力所致。多见于运动创伤。

2. 外侧副韧带损伤　主要为膝内翻暴力所致。如果暴力强大，可伤及髂胫束和腓总神经。

3. 前交叉韧带损伤　可由膝关节伸直位内翻损伤和膝关节屈曲位外翻损伤所致，往往合并内、外侧韧带与半月板损伤。暴力来自膝关节后方，胫骨上端的力量也可使前交叉韧带损伤。多见于竞技运动。

4. 后交叉韧带损伤　来自前方的使胫骨上端后移的暴力所致。常与前交叉韧带同时损伤。

二、病理变化

1. 韧带损伤可分为扭伤（即部分纤维断裂）、部分韧带断裂、完全断裂和联合性损伤。

2. O'Donoghue 三联征指前交叉韧带断裂同时合并有内侧副韧带与内侧半月板损伤。

3. 韧带断裂的部分可分成韧带体部断裂、韧带与骨骼连接处断裂、韧带附着处的撕脱性骨折。

三、临床表现与诊断

1. 症状

（1）外伤病史。以青少年多见，男性多于女性；以运动员最为多见。

（2）受伤时有时可听到韧带断裂的响声，疼痛剧烈。

（3）膝关节肿胀、压痛与积血，膝部肌痉挛，活动受限，膝关节处于强迫体位。

（4）膝关节侧副韧带的断裂处有明显的压痛点，可摸到蜷缩的韧带断端。

2. 特殊检查

（1）侧方应力试验：疼痛或发现内翻、外翻角度超出正常范围并有弹跳感时，提示有侧副韧带扭伤或断裂。

（2）抽屉试验

1）前移增加表示前交叉韧带断裂；后移增加表示后交叉韧带断裂。

2）单独前交叉韧带断裂时，胫骨前移幅度仅略大于正常，若前移明显增加，说明可能还合并有内侧副韧带损伤。

主治语录：急性期建议抽屉试验在麻醉下进行操作。

（3）Lachman 试验：比抽屉试验阳性率高。

（4）轴移试验：阳性提示前外侧旋转不稳定。

3. 影像学检查与关节镜检查

（1）普通 X 线平片，应力位平片：两侧间隙相差 4mm 以下为轻度扭伤，4～12mm 为部分断裂，12mm 以上为完全性断裂，可能还合并有前交叉韧带损伤。

（2）MRI 检查可发现意料不到的韧带结构损伤与隐匿的骨折线。

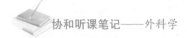

（3）关节镜检查：对诊断交叉韧带损伤十分重要。75%急性创伤性关节血肿可发现为前交叉韧带损伤。

四、治疗

1. 内侧副韧带损伤　扭伤或部分断裂（深层）可保守治疗，如有半月板损伤与前交叉韧带损伤者也应在手术时同时进行处理。

2. 外侧副韧带损伤　立即手术修补。

3. 前交叉韧带损伤　关节镜下行韧带重建术。如伴有髁间嵴骨折，骨折片抬高移位>2mm，应行螺钉固定。

4. 后交叉韧带损伤　关节镜下早期修复重建。

第七节　膝关节半月板损伤

一、解剖概要

1. 半月板中内部分无血液供应，其营养主要来自滑液，只有与胫骨缘连接的边缘部分能从滑膜得到血液供应。

2. 内侧半月板只有前半部稍松弛，有活动的余地。

3. 外侧半月板的活动度较大。

4. 膝关节旋转活动最容易使半月板发生破裂。

二、损伤机制与病理

1. 研磨力量是产生半月板破裂的主要原因。

2. 当膝关节半屈曲时，猛烈的旋转所产生的研磨力量会使半月板发生破裂。

3. 半蹲或蹲位工作最容易发生半月板损伤。

✎ 主治语录：产生半月板损伤的四个因素，膝半屈、内收或外展、重力挤压和旋转力量。

三、半月板撕裂的类型

按 O'Connor 分类法分类。

1. 纵形撕裂。

2. 水平撕裂。

3. 斜形撕裂。

4. 横形撕裂。

5. 变异形撕裂。

纵行撕裂的走向平行于半月板边缘，穿过半月板全层的纵行撕裂会产生可移动的内侧撕裂瓣片，如果内侧撕裂瓣片移位进入髁间窝，常称为"桶柄状撕裂"。

四、临床表现

1. 部分急性损伤病例有外伤病史，慢性损伤病例无明确外伤病史。

2. 多见于运动员与体力劳动者，男性多于女性。

3. 膝关节剧痛，伸不直，迅速出现肿胀，有时有关节内积血。

4. 急性期过后转入慢性阶段。此时肿胀不明显，关节功能恢复，关节疼痛，活动时有弹响。

✎ 主治语录：关节交锁：在活动时突然听到"咔嗒"声，关节便不能伸直，忍痛挥动几下小腿，再听到"咔嗒"声，关节又可伸直。

5. 慢性阶段的体征有关节间隙压痛、弹跳，膝关节屈曲挛缩与股内侧肌的萎缩。

（1）前角的水平撕裂在屈伸膝关节时可以看到"膝眼"处在弹跳。

（2）膝关节屈曲挛缩则提示撕裂的半月板嵌于股骨髁下长期难以解锁。

（3）股内侧肌的萎缩为失用性，提示膝关节内部结构紊乱。

6. 几种特殊试验

（1）过伸试验。

（2）过屈试验。

（3）半月板旋转挤压试验（Mc Murray 试验）。

（4）研磨试验（Apley 试验）。

（5）蹲走试验。

五、影像学检查与关节镜检查

1. MRI 检查是有效的辅助诊断方法。

2. 关节镜检查可用于诊断、活组织检查和半月板修复及部分切除术。

六、治疗

1. 急性半月板损伤，长腿石膏托固定 4 周。有积血者可于局麻下抽尽后加压包扎。急性期过后疼痛减轻，可以开始进行股四头肌锻炼。

2. 关节镜下手术

（1）边缘分离的半月板可以缝合，容易交锁的撕裂的半月板瓣片可以局部切除，有条件缝合的亦可以予以修复。

（2）破碎不堪的半月板亦可以在镜下全部摘除。

第八节　胫骨平台骨折

一、解剖概要

1. 胫骨平台是膝的重要载荷结构，一旦发生骨折，久而易发骨关节炎。

2. 内外侧分别有内、外侧副韧带，骨折时常发生交叉韧带及半月板的损伤。

二、病因

1. 间接暴力　高处坠落伤时，足先着地，再向侧方倒下。
2. 直接暴力　暴力直接打击膝内侧或外侧。

三、分类（Schatzker 分型）

Ⅰ型：外侧平台劈裂骨折，无关节面塌陷。多发生于年轻人。

Ⅱ型：外侧平台劈裂，关节面塌陷。

Ⅲ型：外侧平台单纯压缩骨折。

Ⅳ型：胫骨内侧平台骨折。

Ⅴ型：双侧平台骨折。

Ⅵ型：双侧平台骨折加胫骨干与干骺端分离。

四、临床表现

1. 胫骨平台骨折时，出现膝部疼痛、肿胀和下肢不能负重等症状。

2. 膝关节主动、被动活动受限，胫骨近端和膝关节局部触痛。

五、影像学检查

1. 正、侧位 X 线平片足以诊断骨折。

2. CT 可以了解骨折块移位和关节面塌陷的形态。

3. MRI 可清楚地显示损伤的半月板、韧带、关节软骨及关节周围软组织等改变，还能显示骨挫伤，并能判断病变的严重程度。

4. 必要时行血管造影检查。

六、治疗

1. 无移位的胫骨平台骨折，可采用下肢石膏托固定 4~6 周，即可进行功能锻炼。

2. 移位的胫骨平台骨折为不稳定的关节内骨折，必须坚持解剖复位、坚强固定，有骨缺损时，应植骨填充，早锻炼晚负重的原则。6~8 周后逐渐开始活动，至骨折愈合后才可完全负重。

✎ **主治语录**：胫骨平台骨折的治疗以恢复关节面的平整，平台宽度，韧带的完整性及膝关节活动范围为目的。

第九节　胫腓骨干骨折

一、解剖概要

1. 胫骨干中、下 1/3 交界处，即三棱形和四边形交界处是骨折的好发部位。

2. 胫骨上 1/3 骨折，可致胫后动脉损伤。

3. 中、下 1/3 的骨折使营养动脉损伤；下 1/3 段胫骨几乎无肌附着，因此下 1/3 段骨折愈合较慢。

4. 腓总神经由腘窝后、外侧斜向下外方，腓骨颈有移位的骨折可引起腓总神经损伤。

✎ **主治语录**：胫骨嵴是骨折后手法复位的重要标志。

二、分类

1. 胫腓骨干双骨折　多见。

2. 单纯胫骨干骨折。

3. 单纯腓骨干骨折。

三、治疗

1. 胫腓骨骨干骨折的治疗目的是矫正成角、旋转畸形，恢复胫骨上、下关节面的平行关系，恢复肢体长度。

2. 无移位的胫腓骨干骨折采用石膏固定。有移位的横形或短斜形骨折采用手法复位，石膏固定。

3. 不稳定的胫腓骨干双骨折采用微创或切开复位。软组织损伤严重的开放性胫腓骨干双骨折，在进行彻底的清创术后，选用髓内针或外固定架固定，同时做局部皮瓣或肌皮瓣转移覆盖创面。

第十节　踝部骨折

一、分类

1. Ⅰ型　内翻内收型。

2. Ⅱ型　①外翻外展型。②内翻外旋型。

主治语录：Ⅱ型骨折均为三踝骨折。下胫腓韧带完整，不发生踝关节脱位是此型骨折的特征。

3. Ⅲ型　外翻外旋型。

4. 垂直压缩型。

二、临床表现和诊断

1. 踝部肿胀明显，瘀斑，出现内翻或外翻畸形，活动障碍。

2. 可在骨折处扪到局限性压痛。

3. 踝关节正位、侧位 X 线拍片可明确骨折的部位、类型、

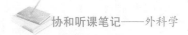

移位方向。

4. 对Ⅲ型骨折，需检查腓骨全长。

三、治疗

1. **Ⅰ型骨折** 为双踝骨折，为恢复韧带的张力，一般均应行切开复位，松质骨螺钉、钢板内固定。

2. **Ⅱ型骨折** 为三踝骨折，内踝骨折采用松质骨螺钉内固定，外踝骨折常需采用钢板固定。影响胫骨 1/4～1/3 关节面的后踝骨折也需用松质骨螺钉或支撑钢板内固定。

3. **Ⅲ型骨折** 除需对内踝行切开复位、内固定外，外踝或腓骨骨折也应行钢板螺钉内固定，固定腓骨是保证胫腓下端稳定性的重要方法。

主治语录：以上三型骨折，有韧带、关节囊断裂的应同时修补。

4. **垂直压缩型骨折** 多需切开复位内固定，将压缩塌陷部位复位后遗留的骨缺损用自体松质骨或人工骨充填。

第十一节　踝部扭伤

一、解剖概要

踝关节韧带，主要有三组：内侧副韧带、外侧副韧带和下胫腓韧带。

二、病因

1. 踝关节处于跖屈位，遭受内翻或外翻暴力，使踝部韧带过度牵拉，导致韧带部分损伤或完全断裂。

2. 若急性韧带损伤修复不好，韧带松弛，易致复发性损伤，导致踝关节慢性不稳定。

三、临床表现与诊断

1. 踝部扭伤后出现疼痛、肿胀，皮下瘀斑，活动踝关节疼痛加重。

2. 伤处有局限性压痛点，踝关节跖屈位加压，使足内翻或外翻时疼痛加重。

3. 加压极度内翻位行踝关节正位 X 线平片，可发现外侧关节间隙显著增宽，或在侧位片上发现距骨向前半脱位，多为外侧副韧带完全损伤。

4. 踝关节正、侧位摄片可发现撕脱骨折。

四、治疗

1. 急性损伤应立即冷敷。48 小时后可局部理疗。韧带部分损伤或松弛者，可行石膏固定，或用宽胶布、绷带固定。韧带完全断裂合并踝关节不稳定者，或有小的撕脱骨折片，也可采用石膏固定 4~6 周。

若有骨折片进入关节，可切开复位，固定骨折片，或直接修复断裂的韧带。术后用石膏固定 3~4 周。

2. 对反复损伤韧带松弛、踝关节不稳定者，宜采用自体肌腱转移或异体肌腱移植修复重建踝稳定性。后期可致踝关节脱位、骨关节炎，经保守治疗无效，可行手术治疗。

第十二节 足部骨折

一、跟骨骨折

1. 病因　高处坠落，足跟着地是跟骨骨折的主要原因。

2. 分类

Ⅰ型骨折：指无论有几条骨折线，但没有移位。

Ⅱ型骨折：指后关节面损伤成两部分的骨折。

Ⅲ型骨折：指后关节面损伤成3个部分的骨折。

Ⅳ型骨折：指后关节面损伤成4个及4个以上的骨折块。

主治语录：严重粉碎骨折，最大骨块小于3cm，称为跟骨骨性毁损伤。

3. 临床表现与诊断

（1）坠落伤后出现跟部疼痛、肿胀，皮下瘀斑，足底扁平及局部畸形，不能行走。

（2）跟部有局限性压痛，跟骨横径较健侧增宽。

（3）踝关节正位、侧位和跟骨轴位 X 线平片，可确定骨折的类型、移位程度。

4. 治疗 原则：恢复距下关节的对位关系和跟骨结节关节角，纠正跟骨变宽，维持正常的足弓高度和负重关系。

（1）不波及距下关节的关节外骨折，移位不大的跟骨前端骨折、结节骨折，以及无移位载距突骨折，石膏固定4周后即可开始功能训练。

（2）较大的载距突骨折块移位时应采用内侧入路切开复位内固定。

（3）跟骨体骨折骨折块移位较大时，可手法复位石膏外固定，失败者切开复位内固定。

（4）跟骨结节鸟嘴状骨折，可采用闭合撬拨复位或切开复位，松质骨螺钉固定，并早期活动踝关节。

二、跖骨骨折

1. 跖骨骨折大多数为直接暴力引起。

2. 跖骨骨折可发生在跖骨基底部、跖骨干和跖骨颈部。

（1）跖骨基底骨折：紧急手法复位，石膏外固定。

（2）跖骨干骨折：无移位的不需特殊治疗，休息 3~4 周即可下地活动；有移位的多个跖骨干骨折先试行手法复位，若不成功则切开复位，经跖骨头下方打入髓内针固定4~6周。

（3）跖骨颈骨折：先试行手法复位，若复位失败，切开复位，交叉克氏针内固定，4~6 周后可拔出克氏针。骨愈合牢固后负重行走。

三、趾骨骨折

1. 病因

（1）多为直接暴力损伤。

（2）重物打击伤常导致粉碎骨折或纵形骨折，同时合并趾甲损伤，开放骨折多见。

（3）踢撞硬物致伤多发生横形或斜形骨折。

2. 治疗

（1）无移位的趾骨骨折不需特别治疗，石膏托固定，2~3 周即可带石膏行走，6 周去石膏行走。

（2）有移位的单个趾骨骨折，行手法复位，将邻趾与伤趾用胶布一起固定。

（3）多数趾骨骨折在复位后，石膏托固定2~3 周即可进行功能锻炼。

 历年真题

1. 股骨干下 1/3 骨折时骨折端移位方向是
   A. 近折端向前上移位、远折端向前方移位
   B. 近折端向前上移位、远折端向后方移位
   C. 近折端向后上移位、远折端向前方移位
   D. 近折端向后下移位、远折端向内侧移位

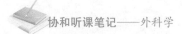
E. 近折端向后下移位、远折端
向前方移位

2. 成人股骨干骨折，并有足背及
胫后动脉搏动细弱，其首选的
治疗方法是

A. 下肢皮牵引

B. 下肢骨牵引

C. 手法复位夹板外固定

D. 切开复位内固定

E. 手法复位石膏外固定

参考答案：1. B　2. D

第六十二章 脊柱、脊髓损伤

核心问题

1. 脊柱骨折的临床表现、急救和治疗原则。
2. 脊髓损伤的临床表现、并发症和治疗原则。

内容精要

脊柱骨折包括颈椎、胸椎、胸腰段及腰椎的骨折。脊髓损伤是脊柱骨折的严重并发症。胸腰段损伤使下肢的感觉与运动产生障碍，称为截瘫；而颈段脊髓损伤后，双上肢也有神经功能障碍，为四肢瘫痪。

第一节 脊柱骨折

一、分类

1. 颈椎骨折分类

（1）屈曲型损伤：前柱压缩、后柱牵张损伤。

1）压缩型骨折：多见。X 线侧位片为椎体前缘骨皮质嵌插成角，或为椎体上终板破裂压缩，多见于骨质疏松者。

2）骨折-脱位：因过度屈曲导致后纵韧带断裂，暴力使脱

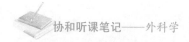

位椎体的下关节突移行于下位椎体上关节突的前方，称为关节突交锁。大部分有颈脊髓损伤。部分可有小关节突骨折。

（2）垂直压缩型损伤

1）Jefferson骨折：即寰椎的前、后弓双侧骨折。

2）爆裂型骨折：为下颈椎（$C_{3\sim7}$）椎体粉碎性骨折，多见于C_5、C_6椎体。

（3）过伸损伤

1）无骨折-脱位的过伸损伤。

2）枢椎椎弓根骨折。

（4）齿状突骨折

Ⅰ型：齿状突尖端撕脱骨折。

Ⅱ型：齿状突基部、枢椎体上方骨折。

Ⅲ型：枢椎体上部骨折，可累及一侧或为双侧枢椎上关节突。

2. 胸腰椎骨折分类

（1）依据骨折稳定性分类

1）稳定性骨折：轻度和中度压缩骨折，脊柱的后柱完整。

2）不稳定性骨折：三柱中有两柱骨折；爆裂骨折；累及前、中、后三柱的骨折-脱位，常伴有神经损伤症状。

（2）依据骨折形态分类

1）压缩骨折。

2）爆裂骨折。

3）Chance骨折。

4）骨折-脱位。

二、临床表现

1. 病史

（1）外伤史：详细询问受伤时间、受伤方式、受伤时姿势与伤后肢体活动情况。

（2）主要临床症状

1）局部疼痛。

2）站立及翻身困难。

3）腹膜后血肿刺激腹腔神经丛，使肠蠕动减慢，常出现腹痛、腹胀，甚至肠麻痹症状。

4）如有瘫痪，则表现为四肢或双下肢感觉、运动障碍。

（3）并发症：应注意是否合并有颅脑、胸、腹和盆腔脏器的损伤。

2. 体征　有无体位异常、压痛、畸形、感觉异常、肌力异常、反射异常。

3. 实验室检查　对脊柱骨折诊断意义不大。

三、影像学检查

1. X线平片　拍摄压痛区域的正、侧位片，必要时加摄斜位片或张口位片，在斜位片上可以了解有无椎弓峡部骨折。

2. CT　压痛区域的CT及三维重建。必要时，可拍摄脊柱全长CT三维重建。

3. MRI　疑有脊髓、神经损伤或椎间盘与韧带损伤时应作脊柱相应部位的磁共振检查。

4. 其他　如超声检查腹膜后血肿、电生理检查四肢神经情况等。

主治语录：根据外伤史、体格检查和影像学检查一般均能协助诊断。但应包括病因诊断（外伤性或病理性骨折）、骨折部位和骨折类型。

四、急救

搬运方式，采用担架、木板甚至门板运送。搬运过程中应注意保持伤员颈部的稳定性，以免加重颈脊髓损伤。

五、治疗

1. 颈椎损伤

（1）上颈椎（寰椎和枢椎）损伤

1）寰椎前后弓骨折：Halo 架固定 12 周或颅骨牵引治疗。骨折移位明显者手术治疗。

2）寰枢椎脱位：牵引复位后行寰枢椎融合术。

3）齿状突骨折：Ⅰ型、Ⅲ型和没有移位的Ⅱ型骨折非手术治疗。Ⅱ型移位超过 4mm 的手术治疗。

4）枢椎椎弓根骨折：无移位的牵引或 Halo 架固定 12 周。若椎体向前移位，颅骨牵引复位，植骨融合内固定。

（2）下颈椎（C_{3-7}）损伤

1）压缩性骨折：最常见于 C_{4-5} 或 C_{5-6} 节段。椎体压缩小于 1/3 的压缩骨折可行头颈胸支具固定 8~12 周，大于 1/3 的不稳定骨折应行骨折椎体次全切除，植骨融合内固定。

2）爆裂性骨折：前路手术，骨折椎体次全切除，植骨融合内固定。

3）骨折-脱位：若无椎间盘突出可行颅骨牵引复位及前路椎间融合，也可行后路切开复位固定术。若合并急性椎间盘突出，在复位前需先行前路椎间盘切除和植骨融合内固定，再行后路切开复位内固定。

4）颈椎过伸性损伤：常行后路椎板成形术扩大椎管容积。

2. 胸腰椎损伤 根据 TLICS 评分系统选择治疗方案。高龄骨质疏松患者轻微外伤引起的骨质疏松性压缩性骨折，临床上多选择微创手术治疗。

第二节 脊 髓 损 伤

一、病理生理

1. 脊髓震荡 脊髓受到强烈震荡后发生超限抑制，脊髓功能处于生理停滞状态。脊髓神经细胞结构正常，无形态学改变。

2. 不完全性脊髓损伤 伤后 3 小时灰质内出血较少，白质无改变；伤后 6~10 小时，出血灶扩大，神经组织水肿，24~48 小时以后逐渐消退。

3. 完全性脊髓损伤 脊髓内的病变呈进行性加重，从中心出血至全脊髓出血水肿，从中心坏死到大范围脊髓坏死，可长达 2~3cm。晚期脊髓为胶质组织代替，也可为脊髓完全断裂。

二、临床表现

1. 脊髓震荡 损伤平面以下感觉、运动及反射完全消失或大部分消失。一般经过数小时至数天恢复，不留后遗症。

2. 不完全脊髓损伤 类型见表 62-2-1。

表 62-2-1 不完全脊髓损伤的类型

类 别	表 现
前脊髓综合征	四肢瘫痪，下肢重于上肢，但下肢和会阴部仍保持位置觉和深感觉，有时甚至还保留有浅感觉
后脊髓综合征	脊髓受损平面以下运动功能和痛温觉、触觉存在，但深感觉全部或部分消失
脊髓中央管周围综合征	损伤平面以下的四肢瘫，上肢重于下肢，没有感觉分离
脊髓半切综合征	损伤平面以下同侧肢体的运动及深感觉消失，对侧肢体痛觉和温觉消失

3. 完全性脊髓损伤

（1）脊髓实质完全性横贯性损害，损伤平面以下的最低位骶段感觉、运动功能完全丧失，包括肛门周围的感觉和肛门括约肌的收缩运动丧失，称为脊髓休克期。

（2）2~4周后逐渐演变成痉挛性瘫痪，表现为肌张力增高、腱反射亢进，并出现病理性锥体束征。

（3）胸段脊髓损伤表现为截瘫。

（4）颈段脊髓损伤则表现为四肢瘫。上颈椎损伤的四肢瘫均为痉挛性瘫痪，下颈椎损伤的四肢瘫上肢表现为弛缓性瘫痪，下肢仍为痉挛性瘫痪。

4. 脊髓圆锥损伤　会阴部（鞍区）皮肤感觉缺失，括约肌功能丧失致大小便不能控制和性功能障碍，双下肢的感觉和运动仍保持正常。

5. 马尾神经损伤　损伤平面以下弛缓性瘫痪，有感觉及运动功能及性功能障碍及括约肌功能丧失，肌张力降低，腱反射消失，没有病理性锥体束征。

三、脊髓损伤程度评估

脊髓损伤严重度分级可作为脊髓损伤的自然转归和治疗前后对照的观察指标。目前较常用的是美国脊髓损伤学会 ASIA 分级（表 62-2-2）。

表 62-2-2　ASIA 功能分级

级别	损伤程度	功　能
A	完全损伤	损伤平面以下无任何感觉、运动功能保留
B	不完全损伤	损伤平面以下，包括腰骶段感觉存在，但无运动功能
C	不完全损伤	损伤平面以下有运动功能，一半以上关键肌肉肌力小于 3 级

续 表

级别	损伤程度	功 能
D	不完全损伤	损伤平面以下有运动功能，一半以上关键肌肉肌力大于或等于 3 级
E	正常	感觉和运动功能正常

四、影像学检查

1. X 线平片和 CT 检查为脊髓损伤最常规的影像学检查手段，可发现损伤部位的脊柱骨折或脱位。

2. MRI 检查可能观察到脊髓损害变化。

五、并发症

1. 呼吸衰竭与呼吸道感染

（1）颈 1、2 的损伤往往伤者在现场即已死亡。

（2）颈 3、4 的损伤影响到膈神经的中枢，常于早期因呼吸衰竭而死亡。

（3）颈 4~5 以下的损伤，因伤后脊髓水肿的蔓延，波及中枢而产生呼吸功能障碍。

（4）只有下颈椎损伤才能保住腹式呼吸，久卧者容易产生坠积性肺炎。一般在 1 周内便可发生呼吸道感染。

主治语录：上颈椎损伤、出现呼吸衰竭者、呼吸道感染痰液不易咳出者和已有窒息者应做气管切开。

2. 泌尿生殖道的感染和结石的防治方法

（1）伤后 2~3 周开始导尿管定期开放。

（2）教会患者遵循严格无菌操作法，自行定时插导尿管排尿。

（3）需长期留置导尿管而又无法控制泌尿生殖道感染者，可作永久性耻骨膀胱造瘘术。

（4）人工体神经-内脏神经反射弧，用以控制排尿。

主治语录：多饮水可以防止泌尿道结石，每日饮水量最好达 3000ml 以上。

3. 压疮

（1）概念：截瘫患者长期卧床，皮肤知觉丧失，骨隆突部位的皮肤长时间受压于床褥与骨隆突之间而发生神经营养性改变，皮肤出现坏死。

（2）最常发生的部位为骶部、股骨大转子、髂嵴和足跟等处。

（3）防治方法

1）床褥平整柔软，保持皮肤清洁干燥。

2）每 2~3 小时翻身 1 次，日夜坚持。

3）对骨隆突部位每日用 50% 乙醇擦洗，滑石粉按摩。

4）浅表压疮可以用红外线灯烘烤。

5）深度压疮应剪除坏死组织，勤换敷料。

6）炎症控制，肉芽新鲜时，作转移皮瓣缝合。

4. 体温失调

（1）颈脊髓损伤后，自主神经系统功能紊乱，受伤平面以下皮肤不能出汗，对气温的变化丧失了调节和适应能力，常易产生高热，可达 40℃ 以上。

（2）处理方法

1）将患者安置在设有空调的室内。

2）物理降温，如冰敷、冰水灌肠、乙醇擦浴。

3）药物疗法，输液和冬眠药物。

六、治疗原则

1. 非手术治疗　　伤后 6 小时是关键时期，24 小时内为急性期，应尽早治疗。

（1）药物治疗：受伤 8 小以内者，甲泼尼龙冲击治疗。每千克体重 30mg 剂量一次给药，15 分钟静脉注射完毕，休息 45 分钟，在以后 23 小时内以 5.4mg/（kg·h）剂量持续静脉滴注。

（2）高压氧治疗：伤后 4~6 小时内应用可收到良好的效果。高压氧用 0.2MPa 氧压，1.5 小时/次，10 次为 1 个疗程。

（3）其他：自由基清除剂、改善微循环药物、兴奋性氨基酸受体阻断药等。

2. 手术治疗指征

（1）脊柱骨折-脱位有关节突交锁者。

（2）脊柱骨折复位不满意，或仍有脊柱不稳定因素存在者。

（3）影像学显示有碎骨片突入椎管内压迫脊髓者。

（4）截瘫平面不断上升，提示椎管内有活动性出血者。

 历年真题

1. 脊柱骨折搬运时禁用的方法是
   A. 平托将伤员移至木板
   B. 平托将伤员移至担架
   C. 多人用手同时平托搬运
   D. 将患者躯干成一整体滚动
   E. 一人抬头一人抬足搬运

2. 男，35 岁。车祸致腰背部受伤，腰部活动明显受限，双下肢出现弛缓性瘫痪，大小便失禁。

伤后 1 小时双下肢感觉、运动功能好转。最可能的诊断是
   A. 马尾神经损伤
   B. 脊髓挫伤
   C. 脊髓受压
   D. 脊髓震荡
   E. 脊髓出血

参考答案：1. E　2. D

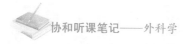

第六十三章 骨盆、髋臼骨折

核心问题

骨盆骨折的分类、临床表现和并发症、诊断、处理原则。

内容精要

骨盆与髋臼骨折常由高能量损伤引起。常伴严重脏器的损伤。对于骨盆骨折，评估创伤情况后，局部的处理因骨折类型而异。髋臼骨折治疗上应尽可能达到解剖复位、牢固固定及早期的关节功能锻炼。

第一节 骨盆骨折

一、解剖概要

骨盆骨折时，往往先折断副弓。骨盆骨折时，可能损伤盆腔内脏器及血管神经。

二、分类

1. 按骨折部位分类
（1）骨盆边缘撕脱性骨折

1）髂前上棘撕脱骨折：缝匠肌猛烈收缩的结果。

2）髂前下棘撕脱骨折：股直肌猛烈收缩的结果。

3）坐骨结节撕脱骨折：腘绳肌猛烈收缩的结果。

（2）髂骨翼骨折。

（3）骶尾骨骨折

1）骶骨骨折。

2）尾骨骨折。

（4）骨盆环骨折。

2. 按骨盆环稳定性分类

（1）A 型：稳定型（后环完整）。

（2）B 型：部分稳定型（旋转不稳定，但垂直稳定；后环不完全性损伤）。

（3）C 型：旋转、垂直均不稳定（后环完全损伤）。

3. 按暴力方向分类

（1）侧方挤压损伤。

（2）前后挤压损伤。

（3）垂直剪切损伤。

（4）混合暴力损伤。

三、临床表现

1. 多有强大暴力外伤史。多存在严重的多发伤，休克常见。如为开放性损伤，病情更严重。

2. 体征

1）骨盆分离试验与挤压试验阳性。

2）肢体长度不对称。

3）会阴部瘀斑是耻骨和坐骨骨折的特有体征。

主治语录：骨盆骨折时，可能损伤盆腔内脏器及血管神经。

四、影像学检查

1. X 线检查可显示骨折类型及骨折块移位情况。

2. CT 的三维重建可以更加立体直观地显示骨折类型和移位的方向。

五、并发症

1. 腹膜后血肿。

2. 盆腔内脏器损伤　膀胱、后尿道与直肠损伤。

3. 神经损伤　主要是腰骶神经丛与坐骨神经损伤。

4. 脂肪栓塞与静脉栓塞。

六、急救处理

1. 监测血压和脉搏。

2. 快速建立输血补液通道，应建立于上肢或颈部。

3. 视病情情况及早完成 X 线和 CT 检查，观察患者排尿情况。

4. 诊断性腹腔穿刺，用于有腹膜刺激症状者。如抽吸出不凝的血液，提示腹腔内脏器破裂的可能。阴性结果不能否定腹腔内脏器损伤可能，必要时可重复进行。

5. 超声检查。

七、治疗

1. 根据全身情况决定治疗步骤，切勿打开腹膜后血肿。

2. 有休克时应积极抢救，危及生命的并发症应首先处理。

3. 骨盆骨折本身的处理

（1）骨盆边缘性骨折：无移位者不必特殊处理。

（2）骶尾骨骨折：无移位采用非手术治疗，以卧床休息为

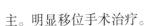

主。明显移位手术治疗。

（3）单纯性耻骨联合分离且较轻者，骨盆兜悬吊固定。

（4）骨盆环双处骨折伴骨盆环断裂，手术复位及内固定，再加上外固定支架。

第二节　髋臼骨折

一、分类

1. 单一骨折　累及髋臼的一个柱或壁，包括后壁骨折、后柱骨折、前壁骨折、前柱骨折和横断骨折5类。

2. 复合骨折　至少包含2个单一骨折，包括T形骨折、后柱伴后壁骨折、横断伴后壁骨折、前柱伴后半横形骨折和双柱骨折5类。

二、治疗

1. 保守治疗　主要是卧床和牵引。适应证：无移位或移位<3mm；严重骨质疏松者；局部或其他部位有感染者；有手术禁忌证，如合并其他系统疾患，不能耐受手术者；闭合复位且较稳定的髋臼骨折。

2. 手术治疗

（1）手术指征：髋关节不稳定及移位>3mm者，尤其是双柱骨折有错位者。有下列情况应行急诊手术：

1）髋关节脱位不能闭合复位。

2）髋关节复位后不能维持复位。

3）合并神经损伤且进行性加重。

4）合并血管损伤。

5）开放性髋臼骨折。

（2）手术时机：伤后4~7天。

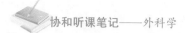

（3）术前准备：主要是肠道准备和患肢准备，术前病侧下肢牵引。

（4）手术入路：包括后方的 Kocher-Langenbeck 入路（适应于后壁、后柱和横断伴后壁骨折）；髂腹股沟入路（适应于前柱、前壁及大多数双柱骨折）；髂股入路及前后联合入路。针对髋臼前柱、前壁的骨折，目前也常采用改良 Stoppa 入路、腹直肌旁入路。

（5）手术方法：切开复位重建钢板或髋臼 W 形安全角度接骨板内固定、空心钉固定及全髋关节置换术。

 历年真题

男，25 岁。工地高空坠落受伤，出现血压下降、腹胀、腹痛。查体：髂骨挤压分离试验阳性，双下肢不等长，会阴部瘀斑。首先考虑的诊断是

A. 股骨颈骨折

B. 股骨干骨折

C. 髋关节脱位

D. 骨盆骨折

E. 脊柱骨折

参考答案：D

第六十四章　周围神经损伤

核心问题

上、下肢神经损伤的临床表现和治疗原则。

内容精要

　　周围神经损伤可造成感觉、运动功能障碍，若不及时进行正确有效的治疗，愈后效果极差，可导致终身残疾。治疗原则为尽可能早期恢复神经的连续性。

第一节　概　　论

一、神经损伤的分类

　　1. 神经传导功能障碍　多由轻度牵拉、短时间压迫引起。

　　2. 神经轴索中断　神经功能障碍多可自行恢复，由钝性打击或持续压迫引起。

　　3. 神经断裂　神经功能丧失。

二、病理和再生

　　1. 远端轴索及髓鞘伤后数小时即发生结构改变，2~3天逐渐分解成小段或碎片，5~6天后，吞噬细胞增生，吞噬清除碎裂溶解的轴索与髓鞘。

2. 施万细胞增生，约在伤后 3 天达到高峰，持续 2~3 周。

3. 轴索反应即胞体肿大，胞质尼氏体溶解或消失。损伤部位距胞体愈近反应愈明显。

4. 伤后 1 周，近端轴索长出许多再生的支芽，直至终末器官恢复功能。

三、临床表现与诊断

1. 运动功能障碍

（1）所支配的肌肉呈弛缓性瘫痪。

（2）有些关节活动可被其他肌肉所替代。

（3）出现特殊的畸形：桡神经肘上损伤的垂腕畸形，尺神经腕上损伤的爪形手等。

（4）肌萎缩逐渐发生。

2. 感觉功能障碍

（1）所支配的皮肤感觉均消失。

（2）部分神经损伤感觉障碍表现为减退、过敏。

（3）一般神经损伤修复后，实体感觉难以恢复。

3. 自主神经功能障碍

（1）以交感神经功能障碍为主。

（2）早期表现为皮肤潮红、皮温增高、干燥无汗等。

（3）晚期表现为苍白、皮温降低、自觉寒冷，皮纹变光滑，指甲增厚、纵嵴、弯曲，生长缓慢。

主治语录：手指触摸皮肤和化学方法的汗腺功能检查有助于判断神经是否损伤、损伤后功能恢复情况。无汗表示神经损伤，从无汗到有汗则表示神经功能恢复，而且恢复早期为多汗。

4. 叩击试验（Tinel 征）

（1）按压或叩击神经干，局部出现针刺性疼痛，并有麻痛感向该神经支配区放射为阳性，表示为神经损伤部位。

（2）从神经修复处向远端沿神经干叩击，Tinel 征阳性则是神经恢复的表现。

5. 神经电生理检查

（1）神经损伤 3 周后，肌电图呈现失神经支配的纤颤、正相电位。

（2）神经受损时，神经传导速度减慢，神经断裂时为 0。

四、治疗

1. 治疗原则　尽可能早期恢复神经的连续性。

（1）闭合性损伤

1）多能自行恢复。

2）若神经功能无恢复，或部分神经功能恢复后停留在一定水平不再有进展，则应手术探查。

（2）开放性损伤

1）一期修复：伤后 6~8 小时内即行手术，适宜污染轻的切割伤。

2）延期修复：伤后 2~4 周，适宜未行一期修复神经，且伤口无感染者。

3）二期修复：伤后 2~4 个月，适宜于伤口曾感染或火器伤、高速震荡伤。

2. 手术方法　神经松解术、神经缝合术、神经移植术、神经移位术和神经植入术。

第二节　上肢神经损伤

一、臂丛神经损伤

1. 病因　多由牵拉所致。

2. 临床表现　臂丛神经损伤可表现为上臂丛、下臂丛或全臂丛神经损伤。

（1）上臂丛神经损伤表现为肩外展和屈肘功能障碍。

（2）下臂丛神经损伤表现为尺神经支配肌肉麻痹及部分正中神经和桡神经功能障碍。

（3）全臂丛损伤表现为整个上肢肌呈弛缓性麻痹。

（4）若臂丛神经为根性撕脱伤，可出现霍纳征，即病侧眼睑下垂、眼裂变窄、瞳孔缩小、额面部无汗等。

（5）臂丛神经损伤除支配肌肉麻痹外，相应支配的皮肤感觉区域出现感觉减退或消失。

> 主治语录：臂丛神经根的感觉支配为颈 5，上臂外侧；颈 6，前臂外侧及拇、示指；颈 7，中指；颈 8，环、小指及前臂内侧；胸 1，上臂内侧中、下部。

3. 治疗

（1）若为根性撕脱伤，则应早期探查，行神经移位术。

（2）若为开放性、药物性或手术性损伤，应早期修复。

（3）闭合性牵拉伤，可观察 3 个月，若无明显功能恢复者应手术探查，行神经松解、缝合或移植术。

（4）晚期臂丛神经损伤或神经修复后功能无恢复者，可采用剩余有功能的肌肉行肌肉（腱）移位术或关节融合术重建部分重要功能。

二、正中神经损伤

1. 解剖概要

（1）正中神经由臂丛内、外侧束的正中神经内、外侧头组成，于喙肱肌起点附近移至腋动脉前方，随后在肱动脉内侧与之伴行。

（2）正中神经上臂段无分支，前臂段有很多分支，支配旋前圆肌、指浅屈肌、桡侧腕屈肌、掌长肌、示、中指指深屈肌、拇长屈肌、旋前方肌。

（3）在手掌部支配拇短展肌、拇短屈肌外侧头、拇指对掌肌和1、2蚓状肌。

（4）3条指掌侧总神经支配桡侧3个半手指掌面和近侧指关节及远背侧的皮肤。

2. 病因　正中神经损伤常由儿童肱骨髁上骨折和腕部切割伤引起。

3. 临床表现

（1）腕部损伤时所支配的鱼际肌和蚓状肌麻痹表现为拇指对掌功能障碍和手的桡侧半感觉障碍，特别是示、中指远节感觉消失。

（2）肘上损伤则所支配的前臂肌亦麻痹。除上述表现外，另有拇指和示、中指屈曲功能障碍。

4. 治疗　正中神经的闭合性挤压损伤，应予短期观察，如无恢复表现则应手术探查。如为开放性损伤应争取行一期修复或延期修复。若神经修复后功能无恢复，则行肌腱移位重建拇指对掌功能。

三、尺神经损伤

1. 解剖概要

（1）尺神经分为深支、浅支。

（2）深支支配小鱼际肌、全部骨间肌和3、4蚓状肌及拇收肌和拇短屈肌内侧头。

（3）浅支支配手掌尺侧及尺侧一个半手指的皮肤感觉。

2. 临床表现

（1）腕部损伤主要表现为骨间肌、3、4蚓状肌、拇收肌麻痹所致环、小指爪形手畸形及手指内收、外展障碍和 Froment 征以及手部尺侧半和尺侧一个半手指感觉障碍，特别是小指感觉消失。

（2）肘上损伤除以上表现外另有环、小指末节屈曲功能障碍，一般仅表现为屈曲无力。

3. 治疗　应尽早神经探查，采用显微外科技术修复。晚期可通过功能重建矫正爪形手畸形。

四、桡神经损伤

1. 桡神经于肱桡肌与桡侧腕长伸肌之间进入前臂，分成深、浅两支。

2. 桡神经在上臂分支支配肱三头肌，在肘部支配肱桡肌、桡侧腕长伸肌，其深支支配桡侧腕短伸肌，旋后肌、尺侧腕伸肌、指总伸肌、示指和小指固有伸肌、拇长展肌和拇长伸肌、短伸肌。

3. 桡神经在肱骨中段后方至肱骨中、下 1/3 交界处骨折时容易引起桡神经损伤，表现为伸腕、伸拇、伸指、前臂旋后障碍及手背桡侧（虎口区）感觉异常。典型的畸形是垂腕。

4. 肱骨骨折所致桡神经损伤多为挤压、挫伤，应首先复位骨折、固定，观察 2~3 个月。

第三节　下肢神经损伤

一、股神经损伤

1. 股神经在髂肌表面下行，穿腹股沟韧带后方于其下 3~4cm 在股动脉外侧分支，支配缝匠肌、股四头肌，皮支至股前部、在膝移行为隐神经支配小腿内侧皮肤。

2. 主要临床表现

（1）股四头肌麻痹所致膝关节伸直障碍。

（2）股前和小腿内侧感觉障碍。

二、坐骨神经损伤

1. 髋关节后脱位、臀部刀伤、臀肌挛缩手术以及臀部肌注药物均可致其高位损伤。

（1）股后部肌肉及小腿和足部所有肌肉全部瘫痪，膝关节不能屈、踝关节与足趾运动功能完全丧失，呈足下垂。

（2）小腿后外侧和足部感觉丧失。

2. 股后中、下部损伤，膝关节屈曲功能保留。

3. 高位损伤应尽早手术探查，行神经松解或修复手术。

三、胫神经损伤

1. 股骨髁上骨折及膝关节脱位易损伤胫神经。

2. 小腿后侧屈肌群及足底内在肌麻痹，出现踝跖屈、内收、内翻障碍，足趾跖屈、外展和内收障碍。

3. 小腿后侧、足背外侧、跟外侧和足底感觉障碍。

4. 观察 2~3 个月，无恢复表现者手术探查。

四、腓总神经损伤

1. 骨头、颈部骨折易引起腓总神经损伤。

2. 小腿前外侧伸肌麻痹，出现踝背伸、外翻功能障碍，呈内翻下垂畸形，伸踇、伸趾功能丧失。

3. 小腿前外侧和足背前、内侧感觉障碍。

4. 尽早手术探查。功能不恢复者，晚期行肌腱移位矫正足下垂畸形。

主治语录：下肢神经由前方的股神经和后方的坐骨神经及分支（胫神经和腓总神经）组成。

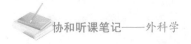

第四节　周围神经卡压综合征

一、定义

周围神经在其行径中，因解剖特点，需经过一些骨-纤维隧道，跨越或穿过腱膜、筋膜，局部空间有一定限制。当这些隧道、腱膜、筋膜因各种原因产生狭窄或组织增生、肥厚、粘连等均致神经被挤压，长此下去便可产生神经传导功能障碍，严重者可致神经永久性损害，这种现象称为神经卡压综合征。

二、腕管综合征

1. 解剖概要

（1）腕管是由腕骨构成底和两侧壁、屈肌支持带为顶的一个骨-纤维隧道。

（2）腕管内有拇长屈肌腱，2~5指的指深、浅屈肌腱和正中神经通过。

（3）当腕关节掌屈时，正中神经受压，同时用力握拳，则受压更剧。

2. 病因

（1）外源性压迫。

（2）管腔本身变小。

（3）管腔内容物增多、体积增大。

（4）职业因素。

3. 临床表现

（1）中年女性多见，男性常有职业病史。

（2）患者首先感到桡侧三个手指端麻木或疼痛，持物无力，以中指为甚。夜间或清晨症状最重，适当抖动手腕可以减轻。有时疼痛可牵涉到前臂。

（3）查体

1）拇、示、中指有感觉过敏或迟钝。

2）大鱼际肌萎缩，拇指对掌无力。

3）腕部正中神经蒂内尔（Tinel）征阳性。

4）屈腕试验阳性率高。

5）腕管内有炎症或肿块者，局部隆起、有压痛或可扪及肿块边缘。

（4）电生理检查：大鱼际肌肌电图及腕-指的正中神经传导速度测定有神经损害。

4. 鉴别诊断 主要与各种原因所致腕上正中神经的慢性损害相鉴别。

📝 主治语录：腕管综合征的体征在腕以远，而颈椎病的神经根损害除手指外，尚有前臂屈肌运动障碍，屈腕试验及腕部 Tinel 征均阴性。电生理检查两者有明显的区别。

5. 治疗

（1）非手术治疗：腕管内注射醋酸泼尼松龙可收到较好效果。

（2）手术治疗。

三、肘管综合征

1. 解剖概要

（1）尺神经沟为肱骨内上髁和鹰嘴之间的骨性凹面，其上有尺侧副韧带、尺侧屈腕肌筋膜和弓状韧带覆盖，两者之间的通道称为肘管。

（2）当肘关节屈、伸时，尺神经在肘管内被反复牵张或松弛。

2. 病因

（1）肘外翻。

（2）尺神经半脱位。

（3）肱骨内上髁骨折。

（4）创伤性骨化。

3. 临床表现

（1）首先表现手背尺侧、小鱼际、小指及环指尺侧半皮肤感觉异常，通常为麻木或刺痛。

（2）继发生感觉异常一定时间后，可出现小指对掌无力及手指收、展不灵活。

（3）查体可见手部小鱼际肌、骨间肌萎缩，及环、小指呈爪状畸形。前述区域皮肤痛觉减退。夹纸试验阳性及尺神经沟处 Tinel 征阳性，Froment 征阳性。

（4）电生理检查发现肘下尺神经传导速度减慢，小鱼际肌及骨间肌肌电图异常。

（5）基础疾病表现：如肘外翻、尺神经沟处增厚或有肿块。X 线平片显示局部有移位骨块或异常骨化等。

4. 治疗　手术探查尺神经，如术中发现该段尺神经较硬或有狭窄，应行神经外膜或束间松解并将尺神经移出尺神经沟，置于肘内前方。

四、旋后肌综合征

1. 病因

（1）前臂伸肌过度使用。

（2）类风湿关节炎所致非感染性炎症均可使旋后肌腱弓处增生、粘连和瘢痕形成。

（3）旋后肌处良性占位性病变。

2. 临床表现

（1）通常表现为桡神经深支支配的肌肉不完全性麻痹。

（2）腕关节可以主动伸直，但偏向桡侧。没有虎口区感觉异常。

3. 治疗　一旦诊断成立，即应行神经探查术，切开旋后肌腱弓减压、切除致压物，必要时作神经松解。

五、梨状肌综合征

1. 病因

（1）臀部外伤出血、粘连、瘢痕形成；注射药物使梨状肌变性，纤维挛缩；髋臼后上部骨折移位、骨痂过大均可使坐骨神经在梨状肌处受压。

（2）坐骨神经出骨盆时行径变异，穿行于梨状肌内，当髋外旋时肌肉强力收缩可使坐骨神经受到过大压力，长此以往产生坐骨神经慢性损伤。

2. 临床表现

（1）主要表现为坐骨神经痛，疼痛从臀部经大腿后方向小腿和足部放射。

（2）检查时患者有疼痛性跛行，轻度小腿肌萎缩，小腿以下皮肤感觉异常。

（3）有时臀部可扪及条索状或块状物。

（4）臀部压痛处 Tinel 征可阳性。

（5）有髋臼骨折病史 X 线片上可显示移位的骨块或骨痂。

3. 鉴别诊断　需与腰椎间盘突出症、神经鞘膜瘤鉴别。

4. 治疗　早期保守治疗可缓解，如病因不能解除，则手术治疗。

 历年真题

尺神经损伤的典型体征是

 A. Froment 征阳性

 B. 对掌功能障碍

 C. 拇指感觉异常

 D. 垂腕

 E. Finkelstein 试验阳性

参考答案：A

第六十五章 运动系统慢性损伤

核心问题

1. 腰腿痛及颈肩痛的常见病因。

2. 狭窄性腱鞘炎、肱骨外上髁炎、粘连性肩关节囊炎的临床表现及治疗原则。

内容精要

运动系统慢性损伤是临床常见的病损。多不需手术治疗。多数慢性损伤可以预防并经过治疗后减轻或消除其症状，若病因不消除容易复发。

第一节 概 论

一、病因

1. 全身疾病造成的局部组织病理性紧张、痉挛。

2. 由于环境温度变化引起局部血管痉挛，循环供给下降，局部代谢产物积聚。

3. 长期、反复、持续地重复同一个姿势、工作、学习和职业动作。

4. 操作中技术不熟练、注意力不集中、姿势不正确，使局部产生异常应力。

5. 身体生理结构或姿态性异常，应力分布不均。

6. 急性损伤后未得到正确的康复转为慢性损伤。

二、分类

1. 软组织慢性损伤　包括肌、肌腱、腱鞘、韧带和滑囊的慢性损伤。

2. 骨的慢性损伤　主要指在骨结构较纤细及易产生应力集中部位的疲劳性骨折。

3. 软骨的慢性损伤　包括关节软骨及骨骺软骨的慢性损伤。

4. 周围神经卡压伤。

三、临床特点

1. 局部长期慢性疼痛，但无明确外伤史。

2. 特定部位有一压痛点或肿块，常伴有某种特殊的体征。

3. 局部炎症无明显急性炎症表现。

4. 近期有与疼痛部位相关的过度活动史。

5. 部分患者有可导致运动系统慢性损伤的姿势、工作习惯或职业史。

四、治疗原则

1. 减少损伤性因素。

2. 物理治疗。

3. 合理应用非甾体抗炎药。

4. 合理、正确使用肾上腺糖皮质激素。

5. 适时采用手术治疗。

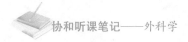

第二节　慢性软组织损伤

一、腰腿痛

1. 病因　创伤、炎症、肿瘤和先天性疾患。

2. 疼痛性质及压痛点

（1）疼痛性质

1）局部压痛。

2）牵涉痛或感应痛：亦称反射痛。

3）放射痛：是神经根受到损害的特征性表现。

（2）压痛点

1）棘上或棘间韧带劳损压痛点在该棘突表面或两相邻棘突之间。

2）第3腰椎横突综合征压痛点在横突尖端。

3）臀肌筋膜炎时压痛点多在髂嵴内下方。

4）臀上皮神经炎的压痛点在髂嵴外1/3。

5）腰肌劳损的压痛点在腰段骶棘肌中外侧缘。

6）腰骶韧带劳损的压痛点在腰骶椎与髂后上棘之间。

📝主治语录：深部组织仅在该结构的体表处有深压痛或叩痛，不如软组织病变时明确。

3. 治疗

（1）非手术治疗

1）卧床休息，减少弯腰活动，佩戴腰围支具。

2）腰背肌锻炼。

3）牵引、理疗、推拿和按摩。

4）适当使用非甾体抗炎药。

（2）手术治疗。

二、颈肩痛

1. 病因

（1）急性创伤。

（2）慢性劳损。

（3）颈椎结构性异常。

（4）环境因素。

（5）心理因素。

（6）其他。

2. 临床表现

（1）主要表现为颈项、肩背部的疼痛，晨起或天气变化及受凉后症状加重，活动后则头痛减轻，常反复发作。

（2）急性发作时，局部肌肉痉挛、颈项强直、活动受限。

（3）可在疼痛区域内触摸到明显的痛点、痛性结节、索状物。

3. 诊断

（1）结合病史、症状及体征多可作出诊断。

（2）患者多有风寒潮湿环境下的生活工作史或慢性劳损史。

4. 鉴别诊断　需与颈椎退变性疼痛、颈椎间盘突出症、肩周炎疾患等进行鉴别。

5. 治疗　非手术治疗为主，针对病因采取相应措施，防治结合。

三、棘上、棘间韧带损伤

1. 临床表现

（1）无明确外伤史。腰痛长期不愈，以弯腰时明显。

（2）检查时在损伤韧带处棘突或棘间有压痛但无红肿。

2. 治疗

（1）出现症状后应尽可能避免弯腰动作，为修复创造有利环境。

（2）局部注射糖皮质激素可明显缓解症状。

（3）理疗有一定疗效。

（4）病程长、非手术治疗无效者，有报道称可行筋膜条带修补术，但其疗效尚不肯定。

第三节　骨的慢性损伤

一、疲劳骨折

1. 病因　慢性损伤是疲劳骨折的基本原因。

2. 临床表现

（1）损伤部位出现逐渐加重的疼痛为主要症状。

主治语录： 早期常为前足痛，在训练中或训练结束时明显。

（2）有局部压痛及轻度骨性隆起，无反常活动。

（3）X 线摄片，在出现症状的 2～3 周内常无明显异常，可能数月后异常表现如皮质增厚、硬化以及骨折线等。

（4）MRI。

3. 治疗　与暴力骨折相似。多需局部牢固的外固定和正确的康复功能锻炼。

二、月骨缺血性坏死

1. 病因　腕部活动频繁者，长期对月骨产生振荡、撞击，使关节囊、韧带小血管损伤、闭塞，导致月骨缺血。骨髓内压力增高，进一步使循环受阻，产生缺血性坏死。

2. 临床表现

（1）腕关节胀痛、乏力，活动时加重，休息后缓解。

（2）腕背轻度肿胀，月骨区有明显压痛，叩击第 3 掌骨头时，月骨区疼痛。腕关节各方向活动均可受限，以背伸最明显。

（3）X 线片：数月后可见月骨密度增加，表面不光滑，形态不规则。骨中心有囊状吸收。周围腕骨有骨质疏松。

（4）放射性核素骨显像：可早期发现月骨处有异常放射性浓聚。

3. 治疗

（1）早期可将腕关节固定在背伸 20°~30°位，直到月骨形态和血供恢复为止。

（2）月骨已完全坏死、变形者，可行月骨切除或人工假体植入术。

第四节　软骨的慢性损伤

一、髌骨软骨软化症

1. 病因

（1）先天性因素：髌骨发育障碍、位置异常及股骨髁大、小异常；或后天性膝关节内、外翻，胫骨外旋畸形等。

（2）膝关节长期、用力、快速屈伸，增加髌股关节的磨损。这是本病的常见原因。

（3）髌骨软骨的营养主要来自关节滑液，各种原因所致滑液成分异常，均可使髌骨软骨营养不良，易受到轻微外力而产生退行性变。

2. 临床表现

（1）青年运动员较多见。初期为髌骨下疼痛或膝前痛，开始训练时明显，稍加活动后缓解，过久训练又加重，休息后渐消失。

（2）髌骨边缘压痛。伸膝位挤压或推动髌骨可有摩擦感，伴疼痛。

（3）X线平片晚期可见髌骨边缘骨赘形成，髌股关节面不平滑或间隙狭窄。

（4）放射性核素骨显像，侧位显示髌骨局限性放射性浓聚，有早期诊断意义。

3. 治疗

（1）出现症状后，制动膝关节1~2周。股四头肌抗阻力锻炼。

（2）肿胀、疼痛突然加剧时，应行冷敷，48小时后改用湿热敷和理疗。

（3）关节内注射玻璃酸钠（透明质酸钠）。

（4）经严格非手术治疗无效，或有先天性畸形者可手术治疗。

主治语录：以非手术治疗为主。

二、胫骨结节骨软骨病

1. 临床表现

（1）常见于9~14岁好动的儿童，常有近期参加剧烈运动史。

（2）胫骨结节处逐渐出现疼痛，隆起为特点，疼痛与活动有明显关系。

（3）胫骨结节明显隆起，皮肤无炎症。局部质硬、压痛较重。

（4）X线平片显示胫骨结节骨骺增大、致密或碎裂，周围软组织肿胀。

2. 治疗

（1）本病是一种良性自限性疾病，保守治疗有效果。

（2）18岁后症状可自行消失，但局部隆起不会改变。

（3）有明显疼痛者可予冰敷，短期内使用镇痛药或非甾体抗炎药，及穿戴胫骨结节保护垫。

三、股骨头骨软骨病

1. 病理　发展过程如下。

（1）缺血期。

（2）血供重建期。

（3）愈合期。

（4）畸形残存期。

主治语录：血供重建期是治疗的关键期。

2. 临床表现

（1）好发于3~10岁儿童，男女之比约为6∶1，单侧发病较多。

（2）髋部疼痛，逐渐加重。出现跛行和摇摆步态。

主治语录：疼痛和跛行的程度与活动度有明显关系。

（3）跛行，患肢肌萎缩，内收肌痉挛。晚期患肢稍有短缩。托马斯（Thomas）征阳性。患髋外展、后伸、内旋受限较重。

（4）X线片：股骨头密度增高，骨骺碎裂、变扁，股骨颈增粗及髋关节部分性脱位等。

（5）放射性核素骨显像：早期诊断准确率高。

3. 治疗

（1）治疗原则

1）应使股骨头完全包容在髋臼内。

2）避免髋臼外上缘对股骨头的局限性压应力。

3）减轻对股骨头的压力。

4）维持髋关节良好的活动范围。

（2）非手术治疗：用支架将患髋固定在外展 40°、轻度内旋。

（3）手术治疗：包括滑膜切除术，股骨转子下内旋、内翻截骨术，骨盆截骨术及血管植入术等。

第五节　其　　他

一、滑囊炎

临床上以中老年女性坐骨结节滑囊炎和趾滑囊炎多见。

1. 病因及病理

（1）滑囊炎根据其病因、性质可分为创伤性滑囊炎、化脓性滑囊炎、结核性滑囊炎、类风湿性滑囊炎、痛风性滑囊炎、化学性滑囊炎等。

（2）急性期囊内积液为血性，以后呈黄色，慢性期则为黏液。

（3）滑囊炎好发于骨结构突出的部位，长期、反复、集中和力量稍大的摩擦和压迫是产生滑囊炎的主要原因。

2. 临床表现

（1）关节或骨突出部圆形或椭圆形肿物，缓慢长大伴压痛。

（2）某些关节部位伴有部分功能障碍。

（3）局部肿物表浅者可触及清晰的边界，有波动感，皮肤无细菌性炎症表现。

（4）晚期可见关节部位肌肉萎缩。

　　主治语录：部位深者，边界不清，有时可被误认为是实质性肿瘤，可做超声或 MRI 做出鉴别诊断。

3. 治疗

（1）避免继续摩擦和压迫，关节予以适当制动并辅以物理治疗后多数可消退。

（2）对于没有相对禁忌证的患者，主张开始治疗时使用非甾体抗炎药，非甾体抗炎药可与局部注射联用，当禁用局部注射时非甾体抗炎药也可单独使用。

（3）经穿刺抽出囊内积液，然后注入醋酸泼尼松龙，加压包扎，有时可治愈。

（4）对非手术治疗无效者可考虑滑囊切除术，但有复发可能。

二、狭窄性腱鞘炎

1. 病因　手指长期快速活动和手指长期用力活动是主要病因。

2. 病理

（1）肌腱和腱鞘均有水肿、增生、粘连和变性。

（2）用力伸屈手指，葫芦状膨大部在环状韧带处强行挤过，就产生弹拨动作和响声，并伴有疼痛，故称弹响指。

3. 临床表现

（1）弹响指和弹响拇：初时，晨起患指发僵、疼痛，缓慢活动后即消失。体格检查可在远侧掌横纹处触及黄豆大小的痛性结节。

（2）桡骨茎突狭窄性腱鞘炎：腕关节桡侧疼痛，逐渐加重，无力提物。检查时皮肤无炎症表现，在桡骨茎突表面或其远侧有局限性压痛，有时可触及痛性结节。

主治语录：小儿拇长屈肌腱鞘炎常为双侧性，表现为拇指屈伸时发生弹响，或指间关节交锁于屈曲位，掌指关节皮下可触及痛性结节。

4. 治疗

（1）保守治疗：调整手部活动、夹板固定和短期使用非甾体抗炎药。

（2）非手术治疗无效时可考虑行狭窄的腱鞘切开减压术。

（3）小儿先天性狭窄性腱鞘炎保守治疗通常无效，应行手术治疗。

三、腱鞘囊肿

1. 临床表现

（1）女性和青少年多见。腕背、桡侧腕屈肌腱及足背发病率最高。

（2）检查可发现 0.5~2.5cm 的圆形或椭圆形肿物，表面光滑，不与皮肤粘连。因囊内液体充盈，张力较大，扪之如硬橡皮样实质性感觉。用粗针头穿刺可抽出透明胶冻状物。

2. 治疗

（1）非手术治疗：囊内容物排出后，在囊内注入药物或留置可取出的无菌异物（如缝扎粗丝线），并加压包扎，使囊腔粘连而消失。通常是在囊内注入醋酸泼尼松龙 0.5ml，然后加压包扎。

（2）手术治疗。

✎ 主治语录：腱鞘囊肿有时可被挤压破裂而自愈。

四、肱骨外上髁炎

1. 病因及病理

（1）需反复用力活动腕部的职业和生活动作均可导致肱骨外上髁炎。

（2）肱骨外上髁炎的基本病理变化是慢性损伤性炎症。

2. 临床表现

（1）肘关节外侧痛，用力握拳、伸腕时疼痛加重以致不能持物。

（2）检查时，仅在肱骨外上髁、桡骨头及两者之间有局限性、极敏锐的压痛。

（3）伸肌腱牵拉试验（Mills征）：伸肘，握拳，屈腕，然后前臂旋前，此时肘外侧出现疼痛为阳性。

主治语录：皮肤无炎症，肘关节活动一般不受影响。

3. 治疗 非手术治疗对绝大多数患者有效。

（1）限制以用力握拳、伸腕为主要动作的腕关节活动是治疗和预防复发的关键。

（2）封闭疗法：在压痛点注射醋酸泼尼松龙或得宝松 1ml 和 2% 利多卡因 1~2ml 的混合液。

（3）对不能间断训练的运动员，适当减少运动量。

（4）对非手术治疗效果不佳的顽固疼痛者，可施行伸肌总腱起点剥离松解术或卡压神经血管束切除术，或结合关节镜手术。

五、粘连性肩关节囊炎

1. 病因

（1）肩部原因

1）本病大多发生在 50 岁左右的人，软组织退行性变，对各种外力的承受能力减弱是基本因素。

2）长期过度活动、姿势不良等所产生的慢性损伤是主要的激发因素。

3）上肢外伤后肩部固定过久，肩周组织继发萎缩、粘连。

4）肩部急性挫伤、牵拉伤后治疗不当等。

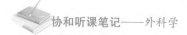

（2）肩外因素：如颈椎病等。

2. 临床表现

1）本病有自限性，一般在 6~24 个月可自愈，但部分不能恢复到正常功能水平。

2）女性多于男性，左侧多于右侧。

3）肩部某一处局限性疼痛，与动作、姿势有明显关系。

4）X 线平片见肩关节结构正常；可有不同程度骨质疏松，MRI 见关节囊增厚，肩部滑囊可有渗出，MRI 对鉴别诊断意义较大。

3. 鉴别诊断

（1）肩袖损伤

1）60 岁以上老人，肩颈痛，肩关节无力。

2）被动活动范围基本正常。

3）疼痛弧。

4）落臂征。

5）超声、MRI 有肩袖撕裂的特征性表现。

（2）肩峰下撞击综合征

1）肩外侧痛（夜间痛）。

2）外展、上举障碍。

3）X 线平片显示肩峰、肱骨大结节硬化，骨赘形成。

4）超声、MRI 排除肩袖损伤。

（3）肩关节不稳

1）外伤史（骨折脱位）。

2）肩周痛、无力。

3）影像检查：可见肱骨头或关节盂部分缺失。

4）关节镜可见骨或关节囊损伤征。

（4）颈椎病

1）有神经根刺激症状。

2）肩关节被动活动大致正常且无痛。

3）X线平片，斜位相应椎间孔狭窄。

4）肌电图提示神经根性损伤。

（5）其他

1）永久起搏器后肩周痛。

2）肩胛背神经卡压综合征。

3）锁骨外端骨折，锁骨沟钢板使用后。

4）胸腔内或颈肩部炎症、肿瘤疾患。

4. 治疗 目的是缓解疼痛，恢复功能，避免肌肉萎缩。

（1）早期给予理疗、针灸、适度的推拿按摩，可改善症状。

（2）痛点局限时，可局部注射醋酸泼尼松龙，能明显缓解疼痛。

（3）疼痛持续、夜间难以入睡时，可短期服用非甾体抗炎药。

（4）每日进行肩关节的主动活动，活动以不引起剧痛为限。

（5）对症状持续且重者，以上治疗无效时，在麻醉下采用手法或关节镜下松解粘连，然后再注入类固醇或透明质酸钠，可取得满意疗效。

（6）肩外因素所致粘连性肩关节囊炎除局部治疗外，还需对原发病进行治疗。

 历年真题

女，50岁。右肩痛半年，活动受限，近来自觉梳头都感到困难，检查：右肩活动受限，肩周肌肉萎缩，局部明显压痛，X线片无异常，考虑为

A. 肩关节结核

B. 粘连性肩关节囊炎

C. 类风湿关节炎

D. 肩部肿瘤

E. 骨关节炎

参考答案：B

第六十六章 股骨头坏死

核心问题

股骨头坏死的病理、临床表现、诊断和治疗。

内容精要

股骨头坏死为股骨头血供中断或受损，引起骨细胞及骨髓成分死亡及随后的修复，继而导致股骨头结构改变，股骨头塌陷，引起患者关节疼痛、关节功能障碍的疾病。

一、病因

1. 创伤性因素。

2. 非创伤性因素

(1) 肾上腺糖皮质激素。

(2) 乙醇中毒。

(3) 减压病。

(4) 镰状细胞贫血。

(5) 特发性股骨头坏死。

(6) 其他。

主治语录：创伤性坏死为股骨头坏死的常见原因。

二、病理

1. 肉眼观察

（1）早期表现为髋关节滑膜增厚、水肿、充血。股骨头软骨较完整。

（2）随着病变逐渐加重，可出现软骨表面压痕，关节软骨下沉，触之有乒乓球样浮动感，甚至发生软骨龟裂、剥脱，使软骨下骨质外露。更严重者可出现股骨头变形，头颈交界处明显骨质增生。

（3）髋臼软骨表面早期无改变，晚期常出现软骨面不平整，髋臼边缘骨质增生等退行性骨关节炎改变。有时可有关节内游离体。

2. 显微镜检查 沿股骨头的冠状面做一整体大切片，股骨头坏死的病理改变较恒定，典型的可分为以下五层。

A 层：为关节软骨。

B 层：为坏死的骨组织。

C 层：为肉芽组织。

D 层：为反应性新生骨。

E 层：为正常组织。

三、临床表现及诊断技术

1. 临床表现

（1）早期多为腹股沟、臀部和大腿部位为主的关节痛，偶伴有膝关节疼痛。疼痛间断发作并逐渐加重，如果是双侧病变可呈交替性疼痛。

（2）典型体征为腹股沟区深部压痛，可放射至臀或膝部，"4"字试验阳性。体格检查还可有内收肌压痛，髋关节活动受限，其中以内旋、屈曲外旋活动受限最为明显。

2. 诊断技术

（1）X线平片：在股骨头坏死的诊断中仍有不可替代的作用。X线平片体位主要包括正位及蛙式侧位，蛙式侧位可补充显示正位片的重叠部分。X线平片诊断股骨头坏死可分为四期，见表66-1-1。

表66-1-1　股骨头坏死的X线分期

分　　期	X线表现
Ⅰ期（软骨下溶解期）	股骨头外形完整，关节间隙正常，股骨头负重区关节软骨下骨质中可见1~2cm宽的弧形透明带，构成"新月征"。此为坏死松质骨塌陷并与关节软骨分离的表现
Ⅱ期（股骨头修复期）	股骨头外形完整，关节间隙正常，股骨头负重区关节软骨下骨质密度增高，周围可见点状及斑片状密度减低区及囊性改变，病变周围常见一密度增高的硬化带包绕着上述病变区
Ⅲ期（股骨头塌陷期）	股骨头负重区的软骨下骨呈不同程度的变平和塌陷，股骨头失去了圆而光滑的外形，软骨下骨的骨密度增高。关节间隙仍保持正常宽度。Shenton线基本保持连续
Ⅳ期（股骨头脱位期）	股骨头负重区严重塌陷，股骨头变扁平，股骨头内下方骨质一般均无塌陷。股骨头外上方，即未被髋臼所遮盖处，因未承受压力，而成为一较高的残存突起。股骨头向外上方移位，Shenton线不连续。关节间隙可变窄，髋臼外上缘常有骨赘形成，呈现继发性髋关节骨关节炎的表现

（2）CT：可发现早期细微骨质改变，确定是否存在骨塌陷，显示病变延伸范围，从而为治疗方案的选择提供帮助。

（3）MRI：是一种有效的非创伤性的早期诊断方法。

（4）放射性核素扫描及γ闪烁照相。

（5）组织学检查。

四、临床分期

见表66-1-2。

表 66-1-2　股骨头坏死的临床分期

分期	表　现
0 期	所有诊断性检查均正常，仅根据组织学检查结果做出诊断
1 期	X 线平片和 CT 正常，MRI 及活检阳性，受累程度为 A、B 或 C（分别为<15%、15%~30% 及>30%）
2 期	放射影像学检查结果为阳性但无塌陷（无新月征），受累程度为 A、B 或 C
3 期	X 线平片或者 CT 或断层照片上可见圆顶早期变扁和/或新月征，受累程度为 A、B 或 C，并以凹陷程度（以 mm 计）进一步表征
4 期	X 线平片上可见股骨头变扁及关节间隙变窄，以及骨关节炎的其他放射影像学征象

五、治疗

1. 非手术疗法　包括保护性负重、药物治疗、物理治疗及康复锻炼等。适用于非负重面坏死且病灶范围小，头外形基本正常且广泛硬化的病例。

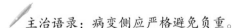主治语录：病变侧应严格避免负重。

2. 手术疗法　包括髓芯减压术、带血管蒂骨移植、截骨术及关节置换术。

历年真题

股骨头坏死的典型体征是

　A. 髋关节内旋活动受限
　B. 髋关节外旋活动受限
　C. 腹股沟区深部压痛

　D. 内收肌压痛
　E. 外收肌压痛

参考答案：C

第六十七章 颈、腰椎退行性疾病

核心问题

1. 颈椎病的分型及各型的临床特点、诊断及治疗。
2. 腰椎间盘突出症的临床表现、诊断及治疗。

内容精要

因退变所致的颈腰痛在诸多疼痛疾病中占有主导地位，因此有必要重视对本病的预防及早期诊断。应早期治疗，以期降低发病率。治疗包括非手术治疗与手术治疗。

第一节 颈椎退行性疾病

一、颈椎病

1. 病因

（1）颈椎间盘退行性变：是颈椎病发生和发展的最基本原因。

（2）损伤。

（3）颈椎发育性椎管狭窄。

✎ 主治语录：颈椎运动范围大、易受劳损的节段最易发病，如 $C_{5\sim6}$ 最常见，$C_{4\sim5}$ 及 $C_{6\sim7}$ 次之。

2. 分型及临床应用

（1）神经根型颈椎病

1）开始多为颈肩痛，短期内加重，并向上肢放射。放射痛范围根据受压神经根不同而表现在相应皮节（表67-1-1）。

2）皮肤可有麻木、过敏等异常，同时可有上肢肌力下降、手指动作不灵活。

3）检查可见患侧颈部肌肉痉挛，颈肩部肌肉可有压痛，患肢活动有不同程度受限。上肢牵拉试验及压头试验可出现阳性，表现为诱发根性疼痛。

表 67-1-1 神经根受累的临床症状和体征

椎间盘	颈神经根	临床症状和体征
$C_{2\sim3}$	C_3	颈后部疼痛及麻木，特别是乳突及耳郭周围，无肌力减弱或反射改变
$C_{3\sim4}$	C_4	颈后部疼痛及麻木并沿肩胛提肌放射，伴有向前胸放射。无肌力减弱或反射改变
$C_{4\sim5}$	C_5	沿一侧颈部及肩部放射，在三角肌处麻木，三角肌无力和萎缩，无反射改变
$C_{5\sim6}$	C_6	沿上臂和前臂外侧向远端放射痛至拇指和示指，拇指尖。手背第一背侧骨间肌处麻木。肱二头肌肌力和肱二头肌反射减弱
$C_{6\sim7}$	C_7	沿上臂和前臂背侧中央向远端放射痛至中指，亦可至示指和环指。肱三头肌肌力和肱三头肌反射减弱
$C_7\sim T_1$	C_8	可引起指屈肌和手部骨间肌的肌力减弱，及环指、小指和手掌尺侧的感觉丧失，但无反射的改变

（2）脊髓型颈椎病

1）患者出现上肢或下肢麻木无力、僵硬、双足踩棉花感，束带感，双手精细动作障碍，后期可出现大小便功能障碍。

2）检查时可有感觉障碍平面，肌力减退，四肢腱反射活跃或亢进，而浅反射减弱或消失。霍夫曼征、巴宾斯基征等病理征可呈阳性。

（3）椎动脉型颈椎病：椎-基底动脉供血不全，出现头晕、恶心、耳鸣、偏头痛等症状，或转动颈椎时突发眩晕而猝倒。还可出现自主神经症状，心悸、心律失常、胃肠功能减退等。

（4）交感型颈椎病：症状多，体征少。患者可感到颈项痛，头痛、头晕；面部或躯干麻木发凉，痛觉迟钝；感心悸、心律失常；亦可有耳鸣、听力减退，或诉记忆力减退、失眠等症状。

3. 影像学检查

（1）X 线检查：可示颈椎曲度改变，生理前凸减小、消失或反张，椎体前后缘骨赘形成及椎间隙狭窄，颈椎斜位片可见椎间孔狭窄等。

（2）CT 检查：可示颈椎间盘突出，颈椎管矢状径变小，黄韧带骨化，硬膜外腔脂肪消失，脊髓受压等征象。

（3）MRI 检查：T_1WI 示椎间盘向椎管内突出等，T_2WI 示硬膜外腔消失，椎间盘呈低信号，脊髓受压或脊髓内出现高信号区。

4. 诊断　中年以上患者，根据病史和体格检查，特别是神经系统检查，结合 X 线平片以及 CT、MRI 等检查，一般能做出诊断。

主治语录：颈椎病的诊断必须结合影像学、临床症状和肌电相关检查，不能单独依靠影像学表现作为诊断的依据。

5. 鉴别诊断

（1）神经根型颈椎病

1）与周围神经卡压综合征，如胸廓出口综合征、肘管综合征和尺管综合征等鉴别。但这些综合征的发生均有局部的骨性和纤维性嵌压神经的因素，凭借仔细体检和影像学分析以及肌电图可确定。

2）需与肩周炎鉴别，后者 50 岁左右多发，疼痛主要在肩部，症状向远端不超过肘关节，没有麻木，肌力无减退。

（2）脊髓型颈椎病

1）肌萎缩侧索硬化症：多见于 40 岁左右患者，发病突然，病情进展迅速，常以上肢运动改变为主要症状，一般有肌力减弱，但是无感觉障碍。肌萎缩以手内在肌明显，并由远端向近端发展出现肩部和颈部肌肉萎缩，而颈椎病罕有肩部肌肉萎缩，故应检查胸锁乳突肌和舌肌。肌电图示胸锁乳突肌和舌肌出现自发电位。

2）脊髓空洞症：多见于青壮年，患者常有感觉分离现象，呈痛、温觉消失，触觉及深感觉存在。因关节神经营养障碍，无疼痛感觉，出现关节骨质破坏，称为 Charcot 关节（神经性、创伤性关节炎）。MRI 示脊髓内有与脑脊液相同之异常信号区。

（3）椎动脉型颈椎病：要与前庭疾患、脑血管病、眼肌疾患等相鉴别，应排除梅尼埃病。颈椎动力位片示颈椎不稳，椎动脉造影或磁共振成像椎动脉显影（MRA）显示椎动脉狭窄、迂曲或不通等，可作为此型颈椎病诊断的参考。

（4）交感型颈椎病：应排除心脑血管疾病，并与引起眩晕的疾病相鉴别，如脑源性、耳源性、眼源性、外伤性以及神经官能性眩晕等。

6. 治疗

（1）非手术治疗：包括颈椎牵引、颈部制动、颈部理疗、改善不良工作体位和睡眠姿势、调整枕头高度等方法。常配合应用非甾体抗炎药和肌肉松弛药、神经营养药等。

（2）手术治疗

1）手术适应证：神经根性疼痛剧烈，保守治疗无效；脊髓或神经根明显受压，伴有神经功能障碍；症状虽然不甚严重但保守治疗半年无效，或影响正常生活和工作者，应采取手术治疗。

2) 手术方式：颈椎前路减压融合术；后路减压术。

二、颈椎间盘突出症

1. 临床表现

（1）颈椎间盘突出症多发生于 40~50 岁，突出部位以 $C_{5~6}$、$C_{4~5}$ 为最多。

（2）患者既往有颈项疼痛病史或无症状，在轻微外力作用下或无明确诱因出现颈肩痛或上肢痛，或者肢体不同程度的感觉、运动障碍。

（3）突出的椎间盘组织压迫颈神经根时，患者有颈项痛、颈肩痛或上肢放射痛，疼痛较重，向神经根分布范围放射，病程较久者以麻木感为主。

（4）当颈椎间盘组织压迫脊髓时，患者表现为四肢不同程度的感觉、运动障碍或括约肌功能障碍，也可表现为截瘫、四肢瘫或布朗-塞卡（Brown-Sequard）综合征等。

2. 影像学检查

（1）常规 X 线检查应拍摄颈椎正侧位片、双斜位片，以观察颈椎序列、各椎间隙高度变化、椎间孔形态的改变以及骨赘形成情况等退行性改变。

（2）CT 扫描可以显示椎间盘突出的类型、骨赘形成与否，是否合并后纵韧带和黄韧带肥厚、钙化或骨化，关节突关节的增生肥大程度，椎管形态的改变。

（3）MRI 检查可以显示颈椎的解剖学形态，是颈椎间盘突出症的重要诊断依据。

3. 诊断与鉴别诊断

（1）典型的颈椎间盘突出症临床表现和影像学检查相符，诊断即可确立。

（2）与颈椎管狭窄症、椎管内肿瘤及肩关节周围疾患等进行鉴别。MRI 可提供重要依据。

4. 治疗 对于神经根压迫症状为主者，先采取非手术治疗。若非手术治疗无效，疼痛加重，甚至出现肌肉瘫痪等症状时，应及时行颈椎手术治疗，椎间盘切除、解除神经根及脊髓的压迫。经典的手术方法为颈椎前路椎间盘切除植骨融合术。

三、颈椎后纵韧带骨化症

1. 临床表现

（1）本病好发于 50~60 岁，男性多于女性。

（2）患者头颈痛、四肢感觉异常、疼痛或功能障碍。典型症状是步态不稳。

（3）检查时，上肢或四肢有不同程度的感觉障碍，四肢肌力减退，双下肢肌张力增高。腱反射亢进，严重者膝、踝阵挛阳性，霍夫曼征或巴宾斯基征阳性。

2. 治疗

（1）非手术治疗：休息、口服消炎止痛药、理疗等。

（2）手术治疗：后路手术；前路手术和前后路复合手术。

第二节 腰椎退行性疾病

一、腰椎间盘突出症

1. 病因

（1）椎间盘退变是根本原因。

（2）损伤：积累损伤是椎间盘退变的主要原因。

（3）妊娠。

（4）遗传因素。

（5）发育异常。

2. 分型

（1）膨出型。

（2）突出型。

（3）游离型。

（4）Schmorl 结节及经骨突出型。

3. 临床表现　①常见于 20～50 岁患者，男女之比约为（4~6）∶1。②多有弯腰劳动或长期坐位工作史，首次发病常见于半弯腰持重或突然做扭腰动作过程中。

（1）症状：腰痛、坐骨神经痛和马尾综合征。

（2）体征

1）腰椎侧突。

2）腰部活动受限，以前屈受限最明显。

3）压痛及骶棘肌痉挛。

4）直腿抬高试验及加强试验阳性（图 67-2-1）。

5）神经系统表现：感觉异常；肌力下降；反射异常。

（3）影像学检查及其他检查

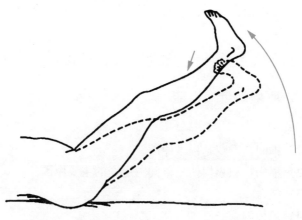

图 67-2-1　直腿抬高试验（实线）和加强试验（虚线）

1）X 线平片。

2）造影检查。

3）CT 和 MRI。

4）其他：肌电图等电生理检查。

4. 诊断

（1）病史、症状、体征以及 X 线平片上相应神经节段有椎盘退行性表现。

（2）结合 X 线造影、CT、MRI 等方法，能准确做出病变间隙、突出方向、突出物大小、神经受压情况的诊断。

主治语录：仅有 CT、MRI 表现而无临床表现者，不应诊断为本病。

5. 鉴别诊断

（1）腰肌劳损：中年人多发。无明显诱因的慢性疼痛为主要症状，腰痛为酸胀痛，休息后可缓解。在疼痛区有固定的压痛点，在压痛点进行叩击，疼痛反而减轻。痛点局部封闭有良好的效果。

（2）第三腰椎横突综合征：主要表现为腰痛，少数可沿骶棘肌向下放射。检查见骶棘肌痉挛、第三腰椎横突尖压痛，无神经受累体征。局部封闭有很好的近期疗效。

（3）梨状肌综合征：主要表现为臀部和下肢疼痛，症状的出现和加重常与活动有关，休息可明显缓解。查体可见臀肌萎缩、臀部深压痛及直腿抬高试验阳性，但神经定位体征多不明确。髋关节外展、外旋位抗阻力时，可诱发症状。

（4）腰椎管狭窄症：临床上以下腰痛、马尾神经或腰神经受压症状为主要表现，以神经源性间歇性跛行为主要特点。主诉症状多而阳性体征少。结合 CT 和 MRI 检查可确诊。

（5）腰椎滑脱与椎弓峡部裂：表现为下腰痛，滑脱较重时可发生神经根症状，且常诱发椎间盘退变、突出。腰骶部侧位片可以了解滑脱的程度，斜位片可以了解有无峡部裂。MRI 检查可明确脊髓和神经受压情况。

（6）腰椎结核：有结核病史或接触史。常有午后低热、乏力等全身中毒症状，血沉增快。X 线片上有明显的骨破坏，受累的椎体间隙变窄，病灶旁有寒性脓肿阴影。

（7）脊柱肿瘤：CT 和 MRI 均可与椎间盘突出相鉴别。

（8）椎管内肿瘤：脑脊液检查及 MRI 检查可鉴别。

（9）盆腔疾病。

（10）下肢血管病变。

6. 治疗

（1）非手术治疗

1）适应证：初次发病，病程较短的患者；休息以后症状可以自行缓解者；由于全身疾病或有局部皮肤疾病，不能实行手术者；不同意手术者。

2）治疗方法：卧床休息；非甾体抗炎药物；牵引疗法；理疗。

（2）手术治疗

1）适应证：腰腿痛症状严重，反复发作，经半年以上非手术治疗无效，且病情逐渐加重，影响工作和生活者；中央型突出有马尾神经综合征，括约肌功能障碍者，应按急诊进行手术；有明显的神经受累表现者。

2）手术方法：传统开放手术包括全椎板切除髓核摘除术、半椎板切除髓核摘除术以及椎板开窗髓核摘除术；显微外科腰椎间盘摘除术；微创椎间盘摘除手术；人工椎间盘置换术。

二、腰椎管狭窄症

1. 临床表现

（1）中老年好发。

（2）神经源性间歇性跛行。患者活动行走后除了有疼痛、麻木的症状外，亦可因步行距离增加而感小腿乏力，此类症状可因休息、下蹲而缓解，再度行走活动又复出现，称为神经源性间歇性跛行。

（3）体格检查时往往表现为症状重，体征轻。

2. 治疗 症状轻时非手术治疗。经非手术治疗无效、腰骶部疼痛较重、有明显间歇性跛行、影像学检查椎管狭窄严重者，则行单纯椎管减压术或减压植骨融合内固定术。

三、腰椎滑脱症

1. 临床表现

（1）先天性椎弓崩裂滑脱。

（2）退行性腰椎滑脱。

2. 影像学检查

（1）椎弓崩裂征象：X线腰椎45°斜位摄片示上关节突轮廓似"狗耳"，横突似"狗头"，椎弓根似"狗眼"，下关节突似"狗前肢"，关节突间部或称峡部似"狗颈部"椎弓峡部崩裂时"狗颈部"可见裂隙。

（2）Meyerding腰椎滑脱分度

Ⅰ度：椎体向前滑动不超过椎体中部矢状径的1/4者。

Ⅱ度：超过1/4，但不超过2/4者。

Ⅲ度：超过2/4，但不超过3/4者。

Ⅳ度：超过椎体矢状径的3/4者。

（3）CT可进一步明确峡部完整性情况。MRI检查可了解硬膜囊及马尾神经受压情况。

3. 治疗

（1）患者症状较轻时保守治疗。卧床休息，应用非甾体抗炎药，牵引、支具保护，可有效缓解症状。

（2）先天性腰椎滑脱Ⅰ度以内且无明显症状，无需特殊治疗，嘱患者若有轻微腰腿痛症状，可对症治疗；先天性腰椎滑脱Ⅰ~Ⅱ度或Ⅱ度以上，患者有腰腿痛神经症状，应行手术腰椎管减压，腰椎滑脱复位、内固定和植骨融合手术。

（3）退行性腰椎滑脱或峡部裂性腰椎滑脱，腰腿痛症状明显者，应行手术腰椎管减压、腰椎滑脱复位、内固定和植骨融合术。

 历年真题

1. 鉴别中央型椎间盘突出症与椎管内肿瘤最有意义的检查是
   A. MRI
   B. 鞍区感觉试验
   C. CT
   D. B超
   E. 肛门括约肌检查

2. 对腰椎间盘突出症，可判断突出的节段、脊髓和神经根受压程度及范围的最佳手段是
   A. 超声
   B. MRI
   C. 肌电图
   D. X线
   E. 血流图

参考答案：1. A 2. B

第六十八章 骨与关节化脓性感染

核心问题

1. 急性血源性骨髓炎、化脓性关节炎的病因、病理、诊断及治疗原则。

2. 慢性血源性骨髓炎的诊断及治疗原则。

内容精要

化脓性骨髓炎是由化脓性细菌感染引起的病变，包括骨膜、骨皮质、骨松质及骨髓组织炎症。化脓性关节炎则为关节内的化脓性感染。

第一节 化脓性骨髓炎

一、概述

急性血源性骨髓炎多发生于儿童及青少年，以骨质吸收、破坏为主。最常见的发生部位为胫骨近端和股骨远端，其次为肱骨与髂骨，脊柱或其他四肢骨髓都可以发病，肋骨和颅骨少见。

1. 病因 化脓性细菌感染。

2. 感染途径

（1）血源性感染。

（2）创伤后感染。

（3）邻近感染灶。

二、急性血源性骨髓炎

1. 病因

（1）溶血性金黄色葡萄球菌是最常见的致病菌。

（2）经过血行播散。

（3）儿童骨骺板处血流丰富而流动缓慢，使细菌更易沉积，因此儿童长骨干骺端为好发部位。

2. 病理　骨质破坏与死骨形成，后期有新生骨，成为骨性包壳。

3. 临床表现

（1）典型全身症状为恶寒、高热、呕吐，呈脓毒症样发作。

（2）起病急，有寒战，继而高热至39℃以上，有明显的脓毒症症状。

（3）早期患区剧痛，患肢半屈曲状，周围肌痉挛，因疼痛抗拒做主动与被动运动。

（4）自然病程可以维持3~4周。

4. 辅助检查

（1）白细胞计数增多。

（2）红细胞沉降率加快。

（3）血中C反应蛋白水平：在骨髓炎的诊断中比红细胞沉降率更有价值、更敏感。

（4）血培养可获致病菌。

（5）局部脓肿分层穿刺：抽出混浊液体或血性液可做涂片检查与细菌培养，涂片中发现多是脓细胞或细菌即可明确诊断。

主治语录：任何性质穿刺液都应作细菌培养与药物敏感试验。

（6）X线检查：起病后14天内往往无异常发现。

（7）CT检查：可以提前发现骨膜下脓肿。

（8）MRI检查。

5. 诊断与鉴别诊断

（1）凡有下列表现应想到有急性骨髓炎的可能

1）全身中毒症状，高热寒战，局部持续性剧痛，长骨干骺端疼痛剧烈而不愿活动肢体，局部深压痛。

2）白细胞总数升高，中性粒细胞增多，血培养阳性。

3）分层穿刺见脓液和炎性分泌物。

4）X线平片征象，两周左右方有变化。

5）MRI检查具有早期诊断价值。

（2）应与蜂窝织炎和深部脓肿、风湿病与化脓性关节炎、骨肉瘤和尤因肉瘤进行鉴别。

6. 治疗

（1）抗生素治疗：在发病5天内使用往往可以控制炎症。

（2）手术治疗：最好在抗生素治疗后48~72小时仍不能控制局部症状时进行手术。手术包括钻孔引流术或开窗减压术。

（3）全身辅助治疗。

（4）局部辅助治疗。

主治语录：手术目的为引流脓液，减少脓毒症症状；阻止急性骨髓炎转变为慢性骨髓炎。

三、慢性血源性骨髓炎

1. 病理

（1）由于死骨形成，较大死骨不能吸收，进而成为异物及细菌病灶，引起周围炎性反应及新骨增生，形成包壳，骨质增厚粗糙。如形成窦道，常经年不愈。如引流不畅，可引起全身症状。

（2）外周骨膜亦不断形成新骨而成为骨壳。

（3）细菌多以金黄色葡萄球菌为主要的致病菌，最常检出的是 A 型与非 A 型链球菌、铜绿假单胞菌、变形杆菌和大肠埃希菌。儿童患者还有嗜血属流感杆菌骨感染。

2. 临床表现

（1）病变不活动阶段可无症状，有局部肿胀，骨质增厚，表面粗糙，肢体增粗及变形。

（2）如有窦道，伤口长期不愈，偶有小块死骨排出。

（3）急性感染发作表现为疼痛，表面皮肤红、肿、热及压痛。体温可升高 1~2℃。可有全身中毒症状。

（4）由于炎症反复发作，多处窦道，对肢体功能影响较大，有肌肉萎缩；如发生病理骨折，可有肢体短缩或成角畸形，多有关节挛缩或僵硬。

（5）放射学变化：X 线平片显示有虫蛀状骨破坏与骨质稀疏，并逐渐出现硬化区。新骨形成，骨膜反应为层状，部分呈三角状，状如骨肿瘤。CT 可显示出脓腔与小型死骨。

3. 治疗　手术治疗为主。原则是清除死骨、炎性肉芽组织和消灭无效腔。

（1）手术指征：有死骨形成，有无效腔及窦道流脓者均应手术治疗。

（2）手术禁忌证

1）慢性骨髓炎急性发作时不宜做病灶清除术，应以抗生素治疗为主，积脓时宜切开引流。

2）大块死骨形成而包壳尚未充分生成者，此为相对禁忌证。

（3）手术方法

1）蝶形手术。

2）肌瓣填塞。

3）闭式灌洗。

4）患骨整段切除或截肢。

5）缺损骨修复。

6）伤口的闭合：一期缝合，留置负压吸引管。

四、局限性骨脓肿

1. 通常发生于长骨的干骺端，多见于胫骨、股骨与肱骨。

2. 主要原因是细胞的毒力不大和机体抵抗力较强。

3. 临床表现

（1）常无急性血源性骨髓炎的病史。病程往往迁徙性，持续数年之久。

（2）劳累或轻微外伤后局部有疼痛及皮温升高，使用抗生素后炎症表现迅速消退。

（3）X线平片表现为骨的囊性病变，周围有硬化骨包绕。

4. 治疗

（1）偶有发作时可以使用抗生素。

（2）反复急性发作的需手术治疗。手术时间为在两次急性发作的间歇期。

五、硬化性骨髓炎

1. 多发生在长管状骨骨干，以胫骨为好发部位。

2. 临床表现

（1）慢性病程，局部常有疼痛及皮肤温度高。使用抗生素后症状可以缓解。多次发作后骨干增粗。

（2）X线平片：大量骨密质增生，表现为大片浓白阴影。

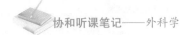

（3）分层摄片与 CT 检查可以探查出普通 X 线平片难以辨出的小透亮区。

3．治疗

（1）使用抗生素可以缓解急性发作所致的疼痛。

（2）部分病例抗生素难以奏效而需手术治疗。

六、创伤后骨髓炎

1．病因

（1）最常见原因是开放性骨折术后感染。

（2）骨折切开复位或其他骨关节手术后出现感染。

2．临床表现

（1）病变都在骨折端附近。急性期的感染以髓腔内感染最为严重，有高热、寒战等毒血症症状。

（2）骨折附近的皮肤肌肉坏死感染，病程转入慢性，往往还伴有感染性骨不连或骨缺损。

3．治疗原则

（1）急性期立即敞开创口引流，以免脓液进入骨髓腔内。

（2）全身性使用抗生素，并按细菌培养及药物敏感试验的结果调整用药。

（3）分次清创，清除创口内异物、坏死组织与游离碎骨片。

（4）管型石膏固定，开窗换药；或用外固定支架固定，以便换药。

（5）慢性期骨密质上钻洞，削去死骨。

（6）有骨缺损者伤口愈合后 6 个月内没有复发才可手术植骨，也可在抗生素保护下提前移植自体骨。

（7）植骨必须植入自体骨，包括松质骨粒、整块骨两大类。

（8）创伤后骨髓炎往往伴有皮肤缺损，必要时还需植皮。

（9）开放性骨折有大段骨坏死者，取出死骨后短期内安装外固定器，并在合适的时间内作植骨术。

七、化脓性脊椎炎

1. 化脓性脊椎炎比较少见，临床上有两种类型，一种为椎体化脓性骨髓炎，另一种为椎间隙感染。

2. 椎体化脓性骨髓炎的致病菌以金黄色葡萄球菌最为多见。起病常急骤，有畏寒、寒战及高热，毒血症症状明显。治疗上必须使用足量有效的抗生素。

3. 椎间隙感染的致病菌以金黄色葡萄球菌与白色葡萄球菌最为常见。以非手术疗法为主，选用足量抗生素与全身支持疗法。

第二节 化脓性关节炎

化脓性关节炎多见于儿童，好发于髋、膝关节。

一、病因

1. 最常见的致病菌为金黄色葡萄球菌。

2. 感染途径

（1）血行传播。

（2）邻近关节附近的化脓性病灶直接蔓延至关节腔内。

（3）开放性关节损伤发生感染。

（4）医源性：关节手术后感染和关节内注射药物后发生感染。

二、病理

1. 浆液性渗出期　病理改变为可逆性。

2. 浆液纤维素性渗出期　部分病理不可逆。

3. 脓性渗出期 病变为不可逆性，遗留重度关节功能障碍。

三、临床表现

1. 一般都有外伤诱发病史。

2. 起病急骤，寒战高热，体温可达39℃以上，甚至出现谵妄与昏迷，小儿多见。

3. 病变关节迅速出现疼痛与功能障碍，浅表关节，红、肿、热、痛明显，常处于半屈曲位，以减少疼痛；深部的关节，往往处于屈曲、外旋、外展位。

4. 患者因剧痛往往拒作任何检查。关节腔内积液在膝部最为明显，可见髌上囊明显隆起，浮髌试验可为阳性。

主治语录：因疼痛与张力过高有时难以做浮髌试验。

5. 脓液难以穿透，一旦穿透至软组织内，则蜂窝织炎表现严重，深部脓肿穿破皮肤后会成为瘘管，此时全身与局部的炎症表现迅速缓解，病变转入慢性阶段。

四、辅助检查

1. 实验室检查

（1）白细胞计数增多≥10×10^9/L，多量中性多核白细胞。

（2）红细胞沉降率增快。

（3）关节液外观可为浆液性（清的）、纤维蛋白性（混的）或脓性（黄白色）。镜检可见多量脓细胞，或涂片作革兰染色，可见成堆阳性球菌。寒战期抽血培养可检出病原菌。

2. X线表现

（1）早期只可见关节周围软组织肿胀，明显的髌上囊肿胀，儿童病例可见关节间隙增宽。

（2）出现骨骼改变的第一个征象为骨质疏松。接着出现关节间隙进行性变窄；骨面毛糙，并有虫蚀状骨质破坏，进展迅速病灶周围骨质变为浓白。

（3）后期可出现关节挛缩畸形、关节间隙狭窄，甚至有骨小梁通过成为骨性强直。

五、诊断

1. 全身与局部症状和体征。

2. 关节穿刺和关节液检查对早期诊断有价值，应作细胞计数、分类、涂片革兰染色找病原菌，抽出物应作细菌培养和药物敏感试验。

主治语录： X线表现出现较晚，不能作为诊断依据。

六、鉴别诊断

需与下列疾病作鉴别，见表68-2-1。

七、治疗

1. 早期足量全身性使用抗生素，原则同急性血源性骨髓炎。

2. 关节腔内注射抗生素。

3. 经关节镜治疗。

4. 关节腔持续性灌洗，适用于表浅的大关节。

5. 关节切开引流，适用于较深的大关节，穿刺插管难以成功的部位，如髋关节。

6. 为防止关节内粘连，尽可能保留关节功能，可做持续性关节被动活动。

7. 后期病例如有陈旧性病理性脱位者可行矫形手术，髋关节强直者可行全髋关节置换手术，为防止感染，术前、术中和术后都须使用抗生素。

表68-2-1 化脓性关节炎的鉴别诊断

疾病	起病	发热	关节发病数	好发部位	局部症状和体征	周围血象	血沉	X线表现	穿刺液检查
化脓性关节炎	急骤	高热	单发，很少3个以上	膝、髋	急性炎症明显	高	高	早期无变化	清→混→脓性，多量脓细胞，可找到革兰阳性球菌
关节结核	缓慢	低热	单发多	膝、髋	急性炎症不明显	正常	高	早期无变化	清→混、可发现抗酸杆菌
风湿性关节炎	急	高热	多发性对称性游走性	全身大关节	有急性炎症、伴心脏病	高	高	无变化	清、少量白细胞
类风湿关节炎	一般不急	偶有高热	多发性对称性	全身大小关节	有急性炎症、伴小关节病变	可增高	高	早期无变化	清→草绿色、混浊，中等量白细胞、类风湿因子阳性
创伤性关节炎	缓慢	无	单发性	膝、踝、髋	无炎症表现	不高	正常	关节间隙窄、骨硬化	清、少量白细胞
痛风	急、夜间发作	可有中、低热	多发、一般2个	踇趾；跖趾关节	红肿显著	高，血尿酸增高	增高	早期无变化	清→混、内有尿酸盐结晶

历年真题

急性血源性骨髓炎的好发年龄是

 A. 婴幼儿

 B. 青少年

 C. 青年

D. 中壮年

E. 老年

参考答案：B

第六十九章　骨与关节结核

核心问题

1. 骨与关节结核的病理和治疗原则。

2. 脊柱结核、髋关节结核的临床表现、诊断和治疗原则。

内容精要

骨与关节结核是由结核分枝杆菌侵入骨或关节而引起的一种继发性感染性疾病。骨与关节结核是最常见的肺外继发性结核。其中脊柱结核多见。

第一节　概　　述

一、发病特点

1. 骨与关节结核是由结核分枝杆菌侵入骨或关节而引起的一种继发性感染性疾病。

2. 骨与关节结核是最常见的肺外继发性结核，脊柱结核最多见。

3. 骨与关节结核的好发部位都是一些负重大，活动多，易于发生损伤的部位。

4. 发病的高危人群包括既往感染过结核者、高发区移民、糖尿病或慢性肾功能不全者、营养不良者、长期使用免疫抑制剂者。

二、病理

1. 最初是单纯性滑膜结核或单纯性骨结核，以后者多见。

2. 结核病灶侵及关节腔，破坏关节软骨面，称为全关节结核。

3. 全关节结核若不能控制，便会出现破溃，产生瘘管或窦道，并引起继发感染。

三、临床表现

1. 起病多较缓慢，症状隐匿。全身症状包括午后低热、乏力、盗汗，典型病例还可见消瘦、食欲缺乏、贫血等症状。少数起病急骤，可有高热，一般见于儿童。

2. 关节病变大多为单发性，少数为多发性。

3. 病变部位初起隐痛，活动后加剧。儿童患者常有"夜啼"。

4. 浅表关节检查可见关节肿胀和积液，并有压痛。关节常处于半屈曲状态，以缓解疼痛。晚期患者可见肌肉萎缩，关节呈梭形肿胀。病理性脱位与病理性骨折不少见。

5. 脊柱结核主要有疼痛、肌肉痉挛、神经功能障碍等，大多数有寒性脓肿生成。

6. 结核进一步发展，导致病灶部位积聚了大量脓液、结核性肉芽组织、死骨和干酪样坏死组织。由于无红、热等急性炎症反应表现，故结核性脓肿称为"冷脓肿"或"寒性脓肿"。

7. 后遗症

（1）关节腔粘连导致关节功能障碍。

（2）畸形，如关节屈曲挛缩畸形、脊柱后凸畸形。

（3）小儿骨骺破坏导致肢体不等长。

✏ 主治语录：患者常有肺结核病史或家庭结核病史。

四、实验室检查

1. 血液学

（1）轻度贫血，血白细胞计数一般正常。

（2）红细胞沉降率在病变活动期明显增快，静止期正常。

（3）C 反应蛋白的高低与疾病的炎症反应程度关系密切。

2. 细菌学　脓或关节液涂片镜检找到抗酸杆菌或结核分枝杆菌培养阳性可诊断为结核病。

3. 免疫学

（1）结核菌素试验（PPD）：对儿童特别是 1 岁以下儿童可作为结核诊断的依据。

（2）γ-干扰素释放试验：检测结核感染者体内特异的效应 T 淋巴细胞，可用于结核病或结核潜伏感染者的诊断。

4. 分子生物学

（1）聚合酶链反应（PCR）：广泛用于结核病实验室诊断。

（2）Xpert MTB/RIF 技术：可快速诊断结核病。

五、病理检查

病理学检查可见典型结核性肉芽肿，且通过抗酸染色或其他细菌学检查证据证明为结核杆菌感染是确诊的依据。

六、影像学检查

1. X 线　一般在起病 6~8 周后方有 X 线平片改变。

2. CT　可以清晰地确定病灶的位置、死骨的情况、软组

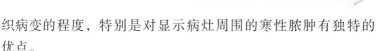

织病变的程度，特别是对显示病灶周围的寒性脓肿有独特的优点。

3. MRI　可观察脊髓有无受压与变性。

4. 超声　可以探查深部寒性脓肿的位置和大小。

5. 关节镜检查及滑膜活检　对诊断滑膜结核很有价值。

七、治疗

1. 全身治疗

（1）支持疗法。

（2）抗结核药物：异烟肼、利福平和乙胺丁醇为第一线药物。首选异烟肼与利福平。

（3）治愈标准

1）全身情况良好，体温正常，食欲良好。

2）局部无症状，无疼痛，窦道闭合。

3）3次血沉均正常。

4）影像学表现脓肿缩小乃至消失，或已经钙化；无死骨，病灶边缘轮廓清晰。

5）起床活动已1年，仍能保持上述4项指标。

主治语录：抗结核药物治疗贯穿整个治疗过程，在骨与关节结核治疗中占主导地位。

2. 局部治疗

（1）局部制动。

（2）局部注射抗结核药物。

（3）手术治疗

1）脓肿切开引流术。

2）病灶清除术。

手术适应证：经保守治疗效果不佳，病变仍有进展；有明显的死骨及较大脓肿形成；窦道流脓经久不愈；脊柱结核有脊柱不稳定、脊髓马尾神经受压或严重后凸畸形等。

手术禁忌证：伴有其他脏器活动期结核者；病情危重，全身状态差；合并其他疾病不能耐受手术者。

3）其他手术：关节融合术、截骨术、人工关节置换术、椎管减压术、植骨融合内固定术。

第二节 脊柱结核

一、脊柱结核

1. 病理 椎体结核可分为中心型和边缘型两种。

（1）中心型椎体结核：多见于 10 岁以下的儿童，好发于胸椎。病变进展快，一般只侵犯一个椎体。

（2）边缘型椎体结核：多见于成人，腰椎为好发部位。椎间盘破坏是本病的特征，椎间隙变窄。

（3）椎体破坏后形成的寒性脓肿可有两种表现：椎旁脓肿和流注脓肿。

2. 临床表现

（1）结核全身中毒症状：起病缓慢，有午后低热、疲倦、消瘦、盗汗、食欲缺乏与贫血等全身症状。儿童常有夜啼、呆滞或性情急躁等。

（2）局部表现：主要有疼痛、肌肉痉挛、脊柱或活动受限、神经功能障碍等。

主治语录：脊柱结核发病率占骨与关节结核的首位，疼痛是最早出现的症状。

（3）拾物试验：患者从地上拾物时，不能弯腰，需挺腰屈膝屈髋下蹲才能取物，称拾物试验阳性。

3. 影像学检查

（1）X线片：可见骨质破坏和椎间隙狭窄。

（2）CT：对腰大肌脓肿有独特的诊断价值。

（3）MRI：对脊柱结核具有早期诊断价值，是脊柱结核必不可少的检查方法。

4. 鉴别诊断

（1）强直性脊柱炎：多数有骶髂关节炎，症状以后背疼痛为主。X线检查无骨破坏与死骨，脊柱呈"竹节"样改变。胸椎受累后会出现胸廓扩张受限等临床表现，血清 HLA-B27 检查多为阳性。

（2）化脓性脊柱炎：发病急，有高热及明显疼痛，进展很快，早期血培养可检出致病菌。特征性 X 线表现可作鉴别。

（3）腰椎间盘突出症：无全身症状，有下肢神经根受压症状。X线平片上无骨质破坏，CT、MRI 检查可发现突出的椎间盘压迫硬膜囊或神经根。

（4）脊柱肿瘤：多见于老人，X 线片可见椎体骨破坏累及椎弓根，椎间隙高度正常。

（5）嗜酸性肉芽肿：多见于胸椎，12 岁以下儿童多见，整个椎体均匀性变扁呈线条状，上下椎间隙正常。无发热等全身症状。

（6）退行性脊柱骨关节病：老年性疾病，椎间隙变窄，邻近的上下关节突增生、硬化，无骨质破坏与全身症状。

5. 治疗　目的：彻底清除病灶、解除神经压迫、重建脊柱稳定性、矫正脊柱畸形。

（1）全身治疗：支持治疗和抗结核药物治疗。

（2）局部治疗

1）矫形治疗。

2）脓肿穿刺或引流。

3）窦道换药。

4）**手术治疗**

适应证：经保守治疗效果不佳，病变仍有进展；病灶内有较大的死骨及寒性脓肿；窦道经久不愈；骨质破坏严重，脊柱不稳定；出现脊髓和马尾神经受压迫症状或截瘫；严重后凸畸形。

手术治疗原则：术前4~6周规范抗结核化疗，控制混合感染；术中彻底清除病灶，解除神经及脊髓压迫，重建脊柱稳定性；术后继续完成规范化疗全疗程。

二、脊柱结核并发截瘫

1. 发病机制

（1）早期瘫痪由于病灶处于活动期，脓液、结核性肉芽组织、干酪样坏死物质和死骨进入椎管内压迫了脊髓。

（2）迟发性瘫痪发生于病变已静止的后期，甚至已愈合后多年。致瘫的原因主要是瘢痕组织形成对脊髓产生环形压迫或由椎体破坏引起脊柱后凸畸形，以及椎体病理性脱位造成椎管前方骨嵴压迫脊髓，导致截瘫。

2. 临床表现和诊断

（1）脊柱结核的全身症状和局部表现，脊髓受压迫的临床表现。

（2）初始表现为背部疼痛和病变节段束带感，然后出现瘫痪。

（3）瘫痪最早出现运动障碍，接着出现感觉障碍，大小便功能障碍最迟出现。

（4）CT和MRI检查可以显示病灶部位、破坏程度、脊髓受压情况。

主治语录：胸椎结核发生截瘫最多见。

3. 治疗

（1）脊柱结核出现神经症状而影像学检查有脊髓受压者，且受压节段与临床症状、体征检查平面相一致时，原则上应手术治疗。

（2）部分不能耐受手术者可先作非手术治疗，待情况好转时再争取手术。

第三节　髋关节结核

一、病理

1. 早期髋关节结核为单纯性滑膜结核或单纯性骨结核，以单纯性滑膜结核多见。

2. 单纯性骨结核的好发部位在髋臼上缘及股骨头的边缘部分。

3. 表现为骨质破坏，出现死骨和空洞，且常形成脓肿。后期会产生寒性脓肿与病理性脱位。

二、临床表现

1. 症状

（1）起病缓慢，低热、乏力、倦怠、食欲缺乏、消瘦及贫血等全身症状，多为单发性。

（2）早期症状为疼痛。在小儿则表现为夜啼。儿童常诉膝部疼痛。疼痛加剧，可出现跛行。

（3）后期，腹股沟内侧与臀部出现寒性脓肿。股骨头破坏明显时会形成病理性脱位，通常为后脱位。

（4）髋关节表现为屈曲、内收、内旋畸形，髋关节强直与下肢不等长最为常见。

2. 特殊检查

（1）"4"字试验。

（2）髋关节过伸试验。

（3）托马斯（Thomas）征。

三、影像学检查

1. X线平片

（1）局限性骨质疏松通常是最早的放射学表现。

（2）疾病后期，常有破坏性关节炎伴有少量反应性硬化表现。

（3）严重者股骨头几乎消失。后期可出现病理性脱位。

2. CT扫描　能清楚显示髋关节内积液量，骨及软组织侵害，显示X线平片不能发现的微小骨破坏病灶。

3. MRI　更能早期显示骨内的炎性浸润、关节积液、软骨破坏等。

四、鉴别诊断

1. 一过性髋关节滑膜炎　8岁以下儿童多见，主诉髋或膝关节疼痛、跛行或不愿走路，髋关节活动轻度受限，患儿发病前一般有上呼吸道感染病史，卧床休息及患肢皮肤牵引数周后即愈。

2. 儿童股骨头骨软骨病　典型的X线特征：股骨头致密扁平，关节间隙增宽，以后可出现股骨头破碎、坏死及囊性变，股骨颈粗而短。临床检查髋关节活动很少受限，红细胞沉降率正常。

3. 类风湿关节炎　多发性、对称性病变，典型晨僵等。

4. 化脓性关节炎　发病急骤，有高热。急性期有脓毒症表现，血液和关节液中可检出化脓性致病菌。X线表现破坏迅速，并有增生性改变，后期会发生骨性强直。

主治语录：慢性低毒性化脓性髋关节炎与髋关节结核合并混合感染的鉴别有时较困难，必须依靠脓液的细菌培养和活检才能确诊。

5. 强直性脊柱炎 早期与骶髂关节结核有时容易混淆，但前者多见于男性青壮年，患者双侧骶髂关节及腰椎有疼痛，活动受限，常为两侧发病。

五、治疗

1. 全身支持治疗。

2. 药物治疗。

3. 牵引 皮肤牵引或骨牵引以缓解疼痛、矫正畸形。

4. 手术治疗 滑膜切除术、病灶清除术、关节融合术、截骨矫形术、关节成形术。

第四节 膝关节结核

一、病理

1. 膝关节滑膜丰富，起病时以滑膜结核多见，以炎性浸润和渗出为主，表现为膝关节肿胀和积液。

2. 病变经滑膜附着处侵袭至骨骼，产生边缘性骨侵蚀，沿着软骨下潜行发展，使大块关节软骨板剥落而形成全关节结核。

3. 后期则有脓液积聚，成为寒性脓肿，破溃后形成慢性窦道。

4. 关节韧带结构的毁坏引起病理性半脱位或脱位。

5. 病变静止后产生膝关节纤维性强直，有时还伴有屈曲挛缩。

二、临床表现

1. 起病缓慢，有低热、乏力、疲倦、食欲缺乏、消瘦、贫血等全身症状。红细胞沉降率增快。

2. 儿童有夜啼表现。

3. 肿胀和积液十分明显。膝眼饱满，髌上囊肿大，浮髌试验阳性。

4. 早期膝关节穿刺可获得比较清亮的液体，随着病程进展，抽出液逐渐变混，纤维素混杂在内，最终变为脓性。

5. 膝部呈梭形肿胀。由于疼痛、膝关节半屈曲状，日久即发生屈曲挛缩。

6. 后期寒性脓肿形成，溃破后成慢性窦道，经久不愈。或产生病理性脱位。

7. 病变静止或愈合后膝关节呈纤维性强直。骨生长受到抑制，造成双下肢不等长。

三、影像学检查与关节镜检查

1. X线　病程较长者可见进行性关节间隙变窄和边缘性骨腐蚀。至后期，关节间隙消失。

2. MRI　具有早期诊断价值。

3. 关节镜检查　既可作关节液培养和组织活检，同时也可行镜下滑膜的切除术。

四、治疗

1. 全身治疗　全身抗结核药治疗。

2. 非手术治疗　关节腔穿刺注药、关节制动和窦道换药。

3. 手术治疗　滑膜切除术、病灶切除术等。

 历年真题

1. 骨与关节结核发病率最高的部　　位是

A. 肩关节

B. 肘关节

C. 脊柱

D. 髋关节

E. 膝关节

2. 骨与关节结核的手术适应证为

A. 年龄过大或过小

B. 有其他脏器活动性结核病变

C. 抗结核治疗在 2 周之内

D. 全身中毒症状严重，抗结核药物效果不佳

E. 窦道流脓经久不愈

参考答案：1. C　2. E

第七十章 非化脓性关节炎

核心问题

骨关节炎、强直性脊柱炎的病因、临床表现及治疗。

内容精要

骨关节炎是一种以关节软骨退行性变和继发性骨质增生为特征的慢性关节疾病，好发于负重较大的膝关节、髋关节、脊柱及远侧指间关节等部位。

第一节 骨关节炎

一、分类

1. 原发性 多见于50岁以上的中老年人。

2. 继发性 可发生于青壮年，可继发于创伤、炎症、关节不稳定、慢性反复的积累性劳损或先天性疾病等。

二、病理

1. 关节软骨退变、变性、磨损、消失，软骨下骨裸露、硬化、象牙质变。

2. 随后软骨下骨囊腔变，关节边缘骨赘形成，伴滑膜增生，关节囊、周围韧带退变、纤维化、萎缩。最终关节面完全破坏、畸形。

三、临床表现

1. 关节疼痛及压痛。
2. 关节僵硬，晨僵。
3. 关节肿大。
4. 骨擦音（感）。
5. 关节无力、活动障碍。

主治语录：骨关节炎的主要症状是疼痛，可与天气变化、潮湿受凉等因素有关。

四、实验室检查

1. 伴有滑膜炎可出现 C 反应蛋白和红细胞沉降率轻度升高。
2. 继发性骨关节炎患者可出现原发病的实验室检查异常。

五、X 线检查

非对称性关节间隙变窄，软骨下骨硬化和囊性变，关节边缘增生和骨赘形成或伴有不同程度的关节积液，部分关节内可见游离体。严重者可出现关节畸形，如膝内翻。

六、治疗

治疗的目的是缓解或解除症状，延缓关节退变，最大限度地保持和恢复日常生活。

1. **非药物治疗**　患者教育；物理治疗；行动支持；改变负

重力线。

2. 药物治疗　局部药物治疗；全身镇痛药物；关节腔药物注射。

主治语录：不主张随意选用关节腔内注射糖皮质激素，更反对多次反复使用。

3. 手术治疗　手术治疗的目的是消除疼痛、矫正畸形和改善关节功能。方法包括：游离体摘除术；通过关节镜行关节清理术；截骨术；关节融合术和关节置换术等。

第二节　强直性脊柱炎

一、病理

基本病理为原发性、慢性、血管翳破坏性炎症，韧带骨化属继发的修复过程。

二、临床表现

1. 好发于16~30岁的青、壮年，男性占90%，有明显的家族遗传史。

2. 早期主要表现下腰痛或骶髂部不适、疼痛或发僵。也可表现为臀部、腹股沟酸痛或不适，症状可向下肢放射。少数以颈、胸痛首发。半数患者以下肢大关节如髋、膝、踝关节炎症为首发症状，常为非对称性，反复发作与缓解。

主治语录：症状在静止、休息时加重，活动后缓解。

3. 晚期脊柱僵硬可致躯干和髋关节屈曲，最终发生驼背畸形。胸椎呈后凸，骨性强直而头部前伸畸形。由于颈、腰部不能旋转，侧视时必须转动全身。若髋关节受累则呈摇摆步态。

个别患者症状始自颈椎，逐渐向下波及胸椎和腰椎，称别赫捷列夫（Bechterew）病，容易累及神经根而发生上肢瘫痪、呼吸困难，预后较差。

三、实验室检查

血小板计数升高、贫血、红细胞沉降率增快和 C 反应蛋白升高都可能是强直性脊柱炎病情活动导致。强直性脊柱炎类风湿因子一般为阴性，免疫球蛋白可轻度升高。HLA-B27 检测对于诊断强直性脊柱炎起一定辅助作用。

四、X 线表现

1. 早期关节边缘呈虫蛀状改变，间隙不规则增宽，软骨下骨有硬化致密改变。

2. 关节面模糊，间隙逐渐变窄，双侧骶髂关节完全融合。

3. 椎间小关节出现类似变化，形成广泛而严重的骨化性骨桥表现，称为"竹节样脊柱"。病变晚期累及髋关节呈骨性强直。

五、修订的纽约标准（1984 年）

如果患者具备 4，并分别附加 1~3 条中的任何 1 条可确诊为强直性脊柱炎。

1. 下腰背痛的病程至少持续 3 个月，疼痛随活动改善，但休息不减轻。

2. 腰椎在前后和侧屈方向活动受限。

3. 胸廓扩展范围小于同年龄和性别的正常值。

4. 双侧骶髂关节炎 Ⅱ~Ⅳ级，或单侧骶髂关节炎 Ⅲ~Ⅳ级。

五、治疗

1. 早期疼痛时可给予非甾体抗炎药。症状缓解后，鼓励患者行脊柱功能锻炼，保持适当姿势，防止驼背。

2. 严重驼背而影响生活时，可行腰椎截骨矫形。

3. 髋关节强直者可行髋关节置换术。

第三节 类风湿关节炎

一、病因

可能有关因素如下。

1. 自身免疫反应。

2. 感染。

3. 遗传因素。

二、病理

基本病理变化是关节滑膜的慢性炎症。

三、临床表现

1. 多发生在 20~45 岁，女性多见。

2. 早期出现乏力，全身肌肉痛，低热和手足麻木、刺痛等全身症状，以及反复发作的、对称性、多发性小关节炎。

3. 受累关节以近端指间关节、掌指关节、腕、肘、肩、膝和足趾关节最为多见。

4. 最为常见的关节畸形是腕和肘关节强直、掌指关节的半脱位、手指向尺侧偏斜和呈"天鹅颈"样表现。

四、实验室检查

1. 血红蛋白减少，淋巴细胞计数增加。

2. 大约 70%~80% 的病例类风湿因子阳性。

3. 红细胞沉降率加快，C 反应蛋白增高，血清 IgG、IgA、

IgM 增高。

4. 关节液混浊，黏稠度降低，黏蛋白凝固力差，糖含量降低，细菌培养阴性。

五、X 线表现

1. 早期关节周围软组织肿大，关节间隙增宽，骨质疏松。
2. 晚期关节间隙消失，最终出现骨性强直。

六、诊断标准

1. 晨起关节僵硬至少 1 小时（≥6 周）。
2. 3 个或 3 个以上关节肿胀（≥6 周）。
3. 腕、掌指关节或近侧指间关节肿胀（≥6 周）。
4. 对称性关节肿胀（≥6 周）。
5. 皮下结节。
6. 手、腕关节 X 线平片有明确的骨质疏松或骨侵蚀。
7. 类风湿因子阳性（效价>1∶32）。

确认本病需具备 4 条或 4 条以上标准。应与风湿性关节炎、强直性脊柱炎等鉴别。

七、治疗

尚无特效疗法。目的在于控制炎症，减轻症状，延缓病情进展，保持关节功能和防止畸形。包括一般处理（急性期卧床休息等）、药物治疗（第一线的药物主要是非甾体类药物）和手术治疗。

 历年真题

骨关节炎的主要病变是

A. 关节内化脓性感染

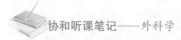

B. 关节特异性炎症

C. 关节软骨退变和继发性骨质增生

D. 关节骨质疏松

E. 骨与关节慢性疼痛

参考答案: C

第七十一章 骨　肿　瘤

核心问题

1. 骨肿瘤的临床表现、良性与恶性骨肿瘤的诊断、鉴别诊断和治疗原则。

2. 骨肉瘤的临床表现、诊断及治疗原则。

3. 骨软骨瘤、骨巨细胞瘤的临床表现、诊断及治疗原则。

内容精要

凡发生在骨内或起源于各种骨组织成分的肿瘤，不论是原发性、继发性还是转移性统称为骨肿瘤。良性与恶性骨肿瘤的治疗各有特点。

第一节　概　　论

一、发病情况

1. 良性原发性骨肿瘤比恶性多见。

2. 骨肿瘤与发病年龄有关，骨肉瘤多发生于青少年，骨巨细胞瘤主要发生于成人。

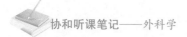

3. 骨肿瘤多见于长骨生长活跃的部位即干骺端。

二、临床表现

1. 疼痛与压痛。

2. 局部肿块和肿胀。

3. 功能障碍和压迫症状。

主治语录：脊髓肿瘤不论是良、恶性都可能引起压迫症状，甚至出现截瘫。

4. 病理性骨折。

5. 晚期恶性骨肿瘤可出现全身症状。远处转移多为血行转移。

三、诊断

1. 影像学检查

（1）X 线检查：能反映骨与软组织的基本病变。

（2）CT 和 MRI 检查：可为骨肿瘤的存在及确定骨肿瘤的性质提供依据，也可更清楚地显示肿瘤的范围，识别肿瘤侵袭的程度，以及与邻近组织的关系，协助制订手术方案和评估治疗效果。

（3）ECT 检查：可以明确病损范围。

（4）DSA：可显示肿瘤血供情况。

（5）其他。

2. 病理检查　是骨肿瘤确诊的唯一可靠检查。

3. 生化测定

（1）骨质迅速破坏时，血钙往往升高。

（2）血清碱性磷酸酶反映成骨活动，成骨性肿瘤中明显升高。

（3）男性酸性磷酸酶的升高提示转移瘤来自前列腺癌。

（4）尿 Bence-Jones 蛋白阳性可提示骨髓瘤的存在。

4. 现代生物技术检测。

四、外科分期

外科分期是将外科分级 G、肿瘤解剖定位 T 和区域性或远处转移 M 结合起来，综合评价。

1. 外科分级

（1）G_0（良性）

1）组织学良性细胞学表现，分化良好。

2）X 线表现肿瘤为边界清楚、局限在囊内或外生隆起突向软组织。

3）临床显示包囊完整，无卫星病灶，无跳跃转移，极少远隔转移。

（2）G_1（低度恶性）

1）组织学显示细胞分化中等。

2）X 线表现为肿瘤穿越瘤囊，骨皮质破坏可向囊外生长。

3）临床表现为生长较慢，无跳跃转移，偶有远隔转移。

（3）G_2（高度恶性）

1）组织学显示核分裂多见，分化极差，细胞、基质之比高。

2）X 线表现为边缘模糊，肿瘤扩散波及软组织。

3）临床表现为肿块生长快，症状明显，有跳跃转移现象，常发生局部及远隔转移。

2. 肿瘤解剖定位　T 是指肿瘤侵袭范围，以肿瘤囊和间室为界。

（1）T_0：囊内。

（2）T_1：间室内。

（3）T_2：间室外。

3. 区域性或远处转移 M

（1）M_0：无转移。

（2）M_1：转移。

五、治疗

以外科分期为指导，尽量达到既切除肿瘤，又可保全肢体。

1. 良性骨肿瘤的外科治疗

1）刮除植骨术：适用于良性骨肿瘤及瘤样病变。

2）外生性骨肿瘤的切除。

2. 恶性骨肿瘤的外科治疗

（1）保肢治疗：在正常组织中完整切除肿瘤，截骨平面应在肿瘤边缘 3~5cm，软组织切除范围为反应区外 1~5cm。保肢手术适应证如下。

1）肢体发育成熟。

2）II_A 期或化疗敏感的 II_B 期肿瘤。

3）血管神经束未受累，肿瘤能够完整切除。

4）术后局部复发率和转移率不高于截肢，术后肢体功能优于义肢。

5）患者要求保肢。

（2）截肢术：对于就诊较晚，破坏广泛和对其他辅助治疗无效的恶性骨肿瘤。

3. 化学治疗。

4. 放射疗法。

5. 其他。

第二节　良性骨肿瘤

一、骨样骨瘤

1. 骨样骨瘤是一种孤立性、圆形的、成骨性的良性肿瘤，以疼痛为主，可服用阿司匹林止痛。较少见。

2. 常发生于儿童和少年，好发部位以下肢长骨为主。

3. 手术治疗，将瘤巢及其外围的骨组织彻底清除，可防止复发。

主治语录：CT 检查有助于发现瘤巢。

二、骨软骨瘤

1. 多发生于青少年，好发于长骨干骺端。可分为单发性与多发性两种。

2. 一般不需治疗。若肿瘤生长过快，有疼痛或影响关节活动功能；影响邻骨或发生关节畸形；压迫神经、血管以及肿瘤自身发生骨折；肿瘤表面滑囊反复感染；或病变活跃有恶变可能者应行切除术。

三、软骨瘤

1. 软骨瘤是一种松质骨的、透明软骨组织构成的、软骨源性的良性肿瘤，好发于手和足的管状骨。

2. 以无痛性肿胀和畸形为主。

3. 以手术治疗为主。采用刮除或病段切除植骨术，预后好。

第三节　骨巨细胞瘤

一、临床表现

1. 主要症状为疼痛和肿胀，与病情发展相关。

2. 局部包块压之有乒乓球样感觉和压痛，病变的关节活动受限。

3. X 线表现为骨端偏心位、溶骨性、囊性破坏而无骨膜反应，病灶膨胀生长、骨皮质变薄，呈肥皂泡样改变。

4. 血管造影显示肿瘤血管丰富，并有动静脉瘘形成。

主治语录： 侵袭性强的肿瘤可穿破骨皮质致病理骨折。

二、治疗

1. 属 $G_0T_0M_{0~1}$ 者，以手术治疗为主，采用切除术加灭活处理，再植入自体或异体骨或骨水泥。

2. 属 $G_{1~2}T_{1~2}M_0$ 者，采用广泛或根治切除。

3. 对发生于手术困难部位如脊椎者可采用放化疗，但放疗后易肉瘤变，应高度重视。

第四节　原发性恶性骨肿瘤

一、骨肉瘤

1. 临床表现

（1）主要症状为局部疼痛，持续性，逐渐加剧，夜间尤重。

（2）可伴有局部肿块，附近关节活动受限。局部表面皮温增高，静脉怒张。

（3）溶骨性骨肉瘤因侵蚀皮质骨而导致病理性骨折。

（4）核素骨显像可以确定肿瘤的大小及发现转移病灶。

2. 影像学检查

（1）X线可表现为不同形态，密质骨和髓腔有成骨性、溶骨性和混合性骨质破坏，骨膜反应明显，呈侵袭性发展，可见Codman 三角或呈"日光射线"形态。

（2）MRI 可用于明确肿瘤的边界和侵袭范围。

3. 治疗

（1）属 $G_2T_{1~2}M_0$ 者，采取综合治疗。需术前、术后化疗。

（2）属 $G_2T_{1\sim2}M_1$ 者，除上述治疗外，还可行手术切除转移灶。

主治语录： 骨肉瘤是一种最常见的恶性骨肿瘤，特点是肿瘤产生骨样基质。

二、软骨肉瘤

1. 特点是肿瘤细胞产生软骨，有透明软骨的分化，常出现黏液样变、钙化和骨化。好发于成人和老年人；男性稍多于女性；好发部位以骨盆最多见。

2. 发病缓慢，以疼痛和肿胀为主。肿块增长缓慢，可产生压迫症状。X 线表现为一密度减低的溶骨性破坏，边界不清，病灶内有散在的钙化斑点或絮状骨化影，典型者可有云雾状改变。

3. 手术治疗为主，方法与骨肉瘤相同。对放疗不敏感。预后比骨肉瘤好。

三、骨纤维肉瘤

骨纤维肉瘤为源于纤维组织的一种少见的、原发性恶性骨肿瘤，好发于四肢长骨干骺端偏干，以股骨多见。主要症状为疼痛和肿胀。X 线表现为骨髓腔内溶骨性破坏，呈虫蚀样，边界不清，很少有骨膜反应。

四、尤因肉瘤

1. 主要症状为局部疼痛、肿胀，并进行性加重。

2. X 线表现常见的特征是长骨骨干或扁骨发生较广泛的浸润性骨破坏，表现为虫蚀样溶骨改变，界限不清；外有骨膜反应，呈板层状或"葱皮状"表现。

3. 采用放疗加化疗和手术的综合治疗。

五、恶性淋巴瘤

恶性淋巴瘤是一种恶性淋巴细胞组成并在骨骼内产生膨胀性病灶的肿瘤。好发年龄为 40~60 岁，以疼痛和肿块为主要表现，常发生病理性骨折。X 线平片示广泛不规则溶骨，有时呈"溶冰征"，骨膜反应少见。

六、骨髓瘤

骨髓瘤是起源于骨髓造血组织，浆细胞过度增生所致的恶性肿瘤，可以是孤立性，由于其产生多发性骨损害，故也称为多发性骨髓瘤。常见于 40 岁以上的男性，好发部位为含有造血骨髓的骨骼。骨髓穿刺活检发现大量的异常浆细胞即可确诊。

七、脊索瘤

脊索瘤是一种先天性的，来源于残余的胚胎性脊索组织的恶性肿瘤。病理特征之一是肿瘤组织呈小叶型生长类型，有气泡样细胞核黏液基质。大部分发生在脊椎和颅底，以骶尾椎最多见。

第五节　转移性骨肿瘤

1. 常见于中老年患者，40~60 岁的年龄段居多。儿童则多来自成神经细胞肿瘤。好发部位为躯干骨。

2. 主要症状是疼痛、肿胀、病理性骨折和脊髓压迫，以疼痛最为常见。

3. X 线表现为溶骨性、成骨性和混合性的骨质破坏，以溶骨性多见，病理性骨折多见。

主治语录：骨扫描是检测转移性骨肿瘤敏感的方法。

　　4. 溶骨性骨转移时血钙升高，成骨性骨转移时血清碱性磷酸酶升高，前列腺癌骨转移时酸性磷酸酶升高。

　　5. 转移性骨肿瘤的治疗通常采用姑息疗法。

第六节 其他病损

一、骨囊肿

　　1. 常见于儿童和青少年，好发于长管状骨干骺端。

　　2. X线表现为干骺端圆形或椭圆形界限清楚的溶骨性病灶，骨皮质有不同程度的膨胀变薄，单房或多房性，经常毗邻骨骺生长板，但不越过生长板。

　　3. 单纯性骨囊肿的标准治疗为病灶刮除，自体或异体骨移植填充缺损。

二、动脉瘤性骨囊肿

　　1. 好发于青少年，好发部位为长骨的干骺端。

　　2. X线表现为长骨骨干或干骺端的气球样、透亮的膨胀性、囊状溶骨性改变，偏心，边界清晰，有骨性间隔，将囊腔分隔成蜂窝状或泡沫状。

　　3. 刮除植骨术是主要的治疗方法。

　　主治语录：疼痛和肿胀是主要的症状，大多数患者以病理性骨折就诊。

三、骨嗜酸性肉芽肿

　　1. 好发于青少年，好发部位为颅骨、肋骨、脊柱和肩胛骨等，长骨病损多见于干骺端和骨干，单发病灶较多。

2. X 线表现为孤立而界限分明的溶骨性缺损，可偏于一侧而引起骨膜反应。椎体的嗜酸性肉芽肿可表现为扁平椎体。

3. 刮除植骨术或放射疗法均为有效的治疗方法。

四、骨纤维发育不良

1. 好发于青少年和中年，多发生在 10～25 岁骨骼生长阶段。

2. X 线表现为受累骨骼膨胀变粗，密质骨变薄，典型特征是呈磨砂玻璃样改变，界限清楚。股骨近端的病损可使股骨颈弯曲，酷似"牧羊人手杖"。

 历年真题

---

1. 不是恶性骨肿瘤特有 X 线表现的是

   A. Codman 三角

   B. "葱皮"现象

   C. 虫噬样骨破坏，界限模糊不清

   D. 病理性骨折

   E. 日光射线

2. 骨软骨瘤多见于

   A. 长骨骨端

   B. 长骨骨骺

   C. 长骨骨干

   D. 长骨干骺端

   E. 扁骨骨端

参考答案：1. D　2. D